国医名师

肛肠科诊治绝技

主编 王真权 杨向东 贾小强 李胜龙 王琛

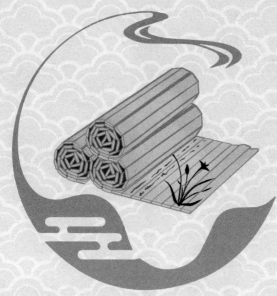

科学技术文献出版社
SCIENTIFIC AND TECHNICAL DOCUMENTATION PRESS
·北京·

图书在版编目（CIP）数据

国医名师肛肠科诊治绝技 / 王真权等主编. —北京：科学技术文献出版社，2024.5
ISBN 978-7-5235-0608-0

Ⅰ.①国… Ⅱ.①王… Ⅲ.①肛门疾病—中医治疗法 ②直肠疾病—中医治疗法 Ⅳ.① R266

中国国家版本馆 CIP 数据核字（2023）第 155507 号

国医名师肛肠科诊治绝技

策划编辑：薛士兵 责任编辑：刘英杰 张 睿 责任校对：张吲哚 责任出版：张志平

出 版 者	科学技术文献出版社
地 址	北京市复兴路15号 邮编 100038
编 务 部	(010) 58882938，58882087（传真）
发 行 部	(010) 58882868，58882870（传真）
邮 购 部	(010) 58882873
官 方 网 址	www.stdp.com.cn
发 行 者	科学技术文献出版社发行 全国各地新华书店经销
印 刷 者	北京时尚印佳彩色印刷有限公司
版 次	2024 年 5 月第 1 版 2024 年 5 月第 1 次印刷
开 本	710×1000 1/16
字 数	460千
印 张	28 彩插2面
书 号	ISBN 978-7-5235-0608-0
定 价	79.80元

编委会

王爱华　湖南中医药大学第一附属医院

尹　璐　上海中医药大学附属龙华医院

石　荣　福建中医药大学附属人民医院

史学文　山东中医药大学附属医院

代红雨　北京中医药大学东方医院

刘　喜　深圳市中医肛肠医院

刘少琼　南华大学附属第一医院

芮　冬　河北省老年病医院

芮洪顺　中国中医科学院广安门医院

苏　丹　中山大学附属第六医院

李克亚　湖南中医药大学第二附属医院

李胜龙　南方医科大学南方医院

杨向东　成都肛肠专科医院

肖　戈　湖南中医药大学第二附属医院

肖　佑　湖南中医药大学第二附属医院

肖　超　湖南中医药大学第二附属医院

肖慧荣　江西中医药大学附属医院

何颖华　中国中医科学院广安门医院

张　力　广东省中医院

张　磊　西安市中医医院肛肠病医院

陆文洪　湖南中医药大学第二附属医院

陈　敏　成都中医药大学附属医院

陈莹璐　重庆市中医院

易　满　新疆医科大学第四附属医院

罗超兰　成都肛肠专科医院

罗雯鹏　湖南中医药大学第二附属医院

周建华　长春中医药大学附属医院

赵建政　湖南中医药大学第二附属医院

贺荔枝　湖南中医药大学第二附属医院

贾小强　中国中医科学院西苑医院

高建忠　山西中医药大学附属医院

席作武　河南省中医院

盛贵江　北京马应龙长青肛肠医院

崔春辉　中国中医科学院西苑医院

潘　燎　湖南中医药大学第二附属医院

魏峰明　山西中医药大学附属医院

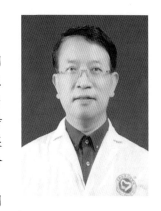

杨向东，教授，主任医师，博士研究生导师，四川省十大名中医，四川省有突出贡献的优秀专家，四川省卫生计生领军人才，四川省天府名医，全国老中医药专家学术经验继承工作指导老师，杨向东是全国名老中医药专家传承工作室专家。先后参与出版医学专著20部，发表专业论文近200篇，主持各级科研项目20余项，先后荣获各级科技进步奖9项。现任中华便秘医学会会长、四川省中医药学会副秘书长、中国民族医药学会肛肠分会执行会长、中医药高等教育学会临床教育研究会肛肠分会副会长、中国医师协会肛肠医师分会中西医结合专委会主任委员等。《中西医结合肛肠病学》编委。

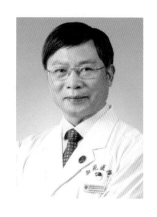

贾小强，教授，主任医师，博士研究生导师，博士后合作导师，中国中医科学院西苑医院肛肠科主任、外科教研室主任、学科带头人，国家卫生健康委人才交流服务中心高级人才评价项目专家，北京名中医身边工程专家团队负责人。曾获全国第三批优秀中医临床人才、全国中医肛肠学科名专家、全国中医肛肠学科科技先进工作者等荣誉。兼任白求恩精神研究会肛肠分会会长、中国医师协会中西医结合医师分会肛肠专家委员会主任委员、世界中医药联合会肛肠分会副会长、中国中医药研究促进会肛肠分会副会长等职；《中国肛肠病杂志》编委、《结直肠肛门外科》编委、《医师报》中西医结合栏目执行主编等。发表学术论文60余篇，出版学术专著17部。

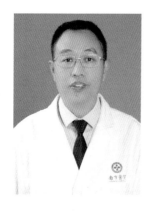

李胜龙，教授，主任医师，医学博士，硕士研究生导师，南方医科大学南方医院肛肠科主任，国家重点专科普通外科负责人之一，全国中医肛肠学科名专家。是好大夫在线痔疮搜索首席推荐专家，个人网站点击率超过三千万人次，5次被评为好大夫在线"年度好大夫"。现任广东省医师协会中西医肛肠医师分会会长、中国西南西北肛肠协会副会长、北京中医疑难病研究会肛肠分会副主任委员、广东省保健学会肛肠分会副主任委员，主持省部级科研课题5项，主编专著2部，参编6部，发表核心期刊论文及SCI论文40余篇。

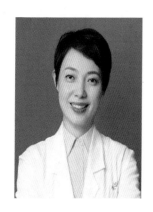

王琛，教授，主任医师，医学博士，博士研究生导师，上海中医药大学附属龙华医院肛肠科主任，上海市中医药研究院中医外科研究所副所长。荣获上海市中医药领军人才、上海市卫生计生系统优秀学科带头人、上海市先进工作者等荣誉。现任世界中医药学会联合会肛肠病专业委员会常务理事、上海中西医结合学会大肠肛门病专业委员副主任委员、中国民族医药学会肛肠科分会副会长、上海市医师协会肛肠专业委员会会长、《结直肠肛门外科》杂志编委。承担国家自然科学基金和省部级课题8项，发表论文35篇，其中SCI 6篇。主编及参编学术专著6部。获得上海市各级科技进步奖共7项。获得国家发明专利授权3项，实用新型专利授权6项。

中医治疗肛肠病历史悠久，底蕴深厚，是中医国粹中一颗璀璨的明珠。华夏五千年来，通过浩如烟海的医学典籍，我们发现肛肠疾病的诊疗方式在历代医家的努力下得到完善。譬如马王堆出土的帛书中，记载了世界上最早用结扎方式治疗痔疮的"系痔法"，东汉张仲景首创"肛门栓剂"和"灌肠术"，宋代的枯痔散及枯痔疗法，现仍在日本、东南亚等国家沿用，明代《古今医统大全》里精确地阐述了肛瘘挂线疗法，至今仍有很高的科学价值。

进入21世纪以来，全球化的步伐在加快。资料统计显示，随着人们的饮食结构变化、生活节奏加快、精神压力过大，肛肠疾病呈现出年轻化、多样化、大众化的趋势。肛肠疾病的发病率迅速增高，这使得肛肠医学迫切需要有效合理的治疗手段。可喜的是，近年来，随着科学技术的发展，肛肠学科无论是基础科学研究方面还是临床诊疗方面都发展迅速。

党的十八大以来，党中央、国务院坚持把人民健康放在优先发展的战略位置，我国走出了一条中国特色卫生健康事业改革发展之路。中医药守正创新、传承发展，呈现出良好的发展态势。为响应党和国家的政策，我们力求在继承中医学的同时，与现代肛肠学科先进的理论及诊疗技术相结合，中西并举，丰富肛肠疾病诊疗学的内容，共同促进我国肛肠学科的发展。

此书荟萃中西医肛肠诊疗学精华，详细、系统地整理了我国肛肠学界知名专家的学术思想及临床实践经验。诸多肛肠名家将蕴藏着他们心血的结晶与千锤百炼的临床经验倾囊而出，希望能为肛肠外科医师提供诊疗思路与借鉴。

夫医以济世，精医重道，仁心惠世，愈疾为善，术贵乎精，必精而专。望承肛肠学科之精髓，扬我岐黄之华彩。值本书出版之际，感谢参与本书编写的各位教授、专家奉献出宝贵的经验，感谢科学技术文献出版社对编写工作的大力支持。由于我们水平有限，可能对文献和典籍的收集和理解不够全面，书中不免有遗漏或者不足之处，恳请各位同人批评指正！

目录

第一节　国医大师陈民藩教授学术思想与"二十字"诀

【个人简介】

陈民藩，男，1935年12月出生，福建省福州市人，中共党员。福建中医药大学附属人民医院主任医师，教授，第四届国医大师，首届全国名中医，全国中医药杰出贡献奖获得者，全国优秀中医临床人才研修项目及第二、第四、第六批全国老中医药专家学术经验继承工作指导老师，全国中医药传承博士后合作导师。

荣誉称号：国务院政府特殊津贴（1992年），"福州市第二十六届劳动模范"（1997年），福建省教委系统"优秀共产党员"（1997年），国家人事部、卫生部等三部委授予"全国卫生系统先进工作者"称号（1998年），中华中医药学会授予全国"郭春园式的好医生"称号（2011年），"首届全国名中医"（2017年），"全国中医药杰出贡献奖"（2019年），第四届"国医大师"称号（2022年）。

科研成果：主持研究的化腐、生肌、镇痛结合的"枯痔疗法"，获得"全国科学大会奖"和"福建省科技成果奖"（1978年）；福建省人民政府授予"中医科研突出贡献奖"（1985年）；《肛门科临床手册》获"福建省中医图书三等奖"（1992年）；《陈民藩学术思想与临证经验》获"中华中医药学会学术著作二等奖"（2017年）；"全国名中医陈民藩教授肛瘘诊疗技术研究"获中华中医药学会科学技术奖"三等奖"（2020年）。

社会兼职：中华中医药学会肛肠分会顾问，福建省中医药学会肛肠分会名誉主任委员，福建省中医药学会肛肠分会第一至第三届主任委员，第四、第五、第六届名誉主任委员。

【学术思想】

陈民藩教授是国家区域中医（肛肠）诊疗中心培育项目和国家临床重点专科学术带头人。他构建了"湿热论治、以通为用、内外并治、存体寡损、形神兼顾"的"二十字"诀学术思想精髓，始终引领学科跨越性发展。

一、肛肠病内治多从湿热辨证论治

陈民藩教授擅长兼收并蓄各家之长，认为"金元四大家"中"河间苦寒""东垣之甘温"均各有其地区、气候、社会条件差异。地处东南沿海的福建多湿、多热，患者易感湿邪、热邪。肛肠疾病病位居于下焦，易为湿热下注而致湿热毒邪蕴结，气血瘀滞，经脉阻塞。因此内治法上他主张多从湿热论治，他的经验方多为二妙散加味衍化而来，二妙散来源于《丹溪心法》，组成是苍术、黄柏等份。原方用于治疗湿热下注之痿证，也用于治疗黄带、下部湿疮。方中黄柏苦寒清热，苍术苦温，善能燥湿，二药相伍，共成清热燥湿之效。陈老在辨治肛肠疾病过程中，根据病种病性和疾病的阶段灵活遣方选药，形成黄白胶囊、黄术胶囊、清解饮、清毒饮、清创饮等系列专科处方和制剂。他还重视兼夹证的分析，做到辨证论治主次兼顾，根据四季变化灵活药物配伍，也会根据患者体质差异加以辨证治疗。在从湿热论治之时，陈民藩教授不忘顾护胃气，强调应将顾护"脾胃之气"贯穿疾病治疗的始终。疾病早、中期以祛邪为主兼以扶正或祛邪扶正并得，后期以扶正顾本为先。

二、整体观念，内治外治并重，以通为用，辨证辨病结合

陈民藩教授在肛肠疾病的临床实践中，始终注重整体辨证论治方法，形成一套独特的内外并治，术后调理的理法方药体系。外用敷药法为最常用方法，能将药物直接作用于患处，起效快，使用方便，易于患者接受。他运用"酸涩收敛""去腐生肌"理论研制了紫白膏、消炎生肌膏、消痔洗剂等一系列院内外用剂型，应用于不同疾病或同一疾病不同阶段，有其独特疗效。紫白膏是陈民藩教授根据痔病因病机的特点而研制的一种中药膏剂，具有清热利湿，凉血止血，消肿止痛等作用。消痔洗剂主要药物组成：马齿苋、明矾、芒硝、生大黄等。熏洗疗法是通过水蒸气和药液对肛门部的熏蒸和浸泡，达到通络调血、消肿止痛、祛风燥湿等作用，有利于局部水肿的消除。

三、强调理论联系实际，重在创新，疗法有常有变

陈民藩教授重视从古籍医典中汲取理论营养，也重视收集当今国内外专科的学术发展动态。在临床实践中不断提升对"枯痔疗法""结扎疗法""挂线疗法""中药内治外用疗法"等的认识与应用。在吸收疗法优点的同时，发现问题和解决问题，重在改进创新。枯痔丁疗法、枯痔散疗法是中医学传统的肛肠专科特色方法。数百年来，被广泛应用。旧式疗法是含砒剂，因使用不当，发生过砒中毒死亡的悲剧。陈民藩教授从20世纪50年代参加工作起，不断开展枯痔丁规范应用的研究，最先发表含砒枯痔丁的用法用量标准，继而研制出新型无砒枯痔丁及枯痔液。他主持的"枯痔疗法"科研项目，获得1978年"全国科学大会奖"和"福建省科技成果奖"，把"枯痔疗法"向前发展了一大步。"挂线疗法"是一种中医治疗高位肛瘘的优势方法。陈老深得其疗法精髓是慢性切割，使瘘道切断与组织修复同步，能保护肛管直肠环的功能。在临床应用中，他认为挂线疗法还有引流作用、止血作用、标志物作用等特点。把它应用于肛裂、肛门狭窄、盆底肌肥厚综合征等疾病，扩大了挂线技术的适用范围。

四、手术治疗注重存体寡损，形神兼顾

陈民藩教授提倡，手术手法要轻巧细致，强调疗法要少出血、少损伤，要注重保形态和保功能。由于肛门解剖的特点及手术视野欠佳局限，一些人术中不注意肛管皮肤保护，对肛管组织切除过多出现肛管狭窄，或使用痔注射疗法时，硬化剂过量导致肛管溃烂或变硬，肛管功能受损；肛周脓肿、肛瘘手术，应用完全切开或切挂术式，使手术创面大、术后易出现肛管缺损、肛液外溢或完全肛门失禁等症。这样，往往造成肛门形态和肛门功能的过度损伤。陈民藩教授指出魄门为人体的"方寸之地"，局部的形态与功能相互依存，要做到外保形态、内保功能的效果。"存体"就是通过新技术和新方法应用尽可能地保护或重建肛门直肠的组织结构，进而能够更多地维护或修复肛门功能，谓之"寡损"。一些复杂性肛瘘通过可塑形挂线技术、留皮桥技术达到少损伤保功能目的。环状混合痔应用痔吻合器的大 C 环技术、自由可变式痔镜技术等在保障组织的悬吊目的的同时，保留部分的黏膜桥，缓解环形瘢痕带来的肛门功能损害，从而更好地保护肛门的形态及功能。陈民藩教授也注重现代仪器与技术的应用，如肛肠动力测定，MRI、超声技术的应用，镇

痛技术的应用，来丰富发展肛肠专科诊断与治疗技术水平。

五、防治并重，预防为先

陈民藩教授认为肛肠病的发病与饮食不节、不良排便习惯有关。因此，他认为肛肠病的防治应该预防为先，主张平时避免过食辛辣刺激性食物，多食蔬菜、水果，保持大便通畅。培养良好的排便习惯，每日定时排便，便时不宜过于用力或久蹲。保持肛门清洁，每日便后坐浴。积极锻炼身体，增强体质，提高抗病能力。

【专长绝技】

一、痔病结扎疗法的演变与创新

结扎法是中医治疗痔病的经典疗法，至今已逾千年历史。通过结扎痔核，让痔组织发生缺血性坏死，逐渐脱落而创面生肌、长肉、痊愈。

痔病的内扎外切术式是陈民藩教授手术治疗痔病的基本疗法，在他的"存体寡损、形神兼顾"思想引领下，尤以外痔钳上切除的闭合式外切法为特点。同时，为尽可能多地保留肛管皮肤、更好地保护肛门口径，结合患者痔核形态和肛管口径大小，又将内扎外切术式演化为多种手术方式。

（一）混合痔内扎外切术式

治疗方法：患者采用左侧卧位，常规消毒肛周皮肤，铺无菌巾，麻醉成功后，暴露肛门，血管钳钳夹内痔痔核，圆针带 10 号丝线于痔核近心端 1/3 处贯穿内痔基底并结扎，Alice 钳夹取外痔，直钳钳夹外痔至齿线，在直钳上方切除外痔至齿线，用结扎内痔的丝线于齿线位回形结扎外痔，于结扎点外 0.5～1.0 cm 处剪除混合痔残端。术毕，止血海绵、凡士林纱条填塞创面，纱布、胶布加压固定。

混合痔内扎外切术式的手术关键：①术中麻醉充分，手术视野暴露清楚，术后疼痛轻；②术中结扎了远心端 2/3 的内痔使得痔的症状得到治疗，保留了近心端 1/3 的内痔使得肛管内正常的肛垫组织得以保留，进而充分保持了肛门的正常功能；③外痔用直钳钳夹后于钳上切除，术后切口仍处于闭合状态，既解决了单纯缝合闭合式切口术后疼痛、引流不畅的难题，又具备了闭合式切口疗程短、瘢痕小的优点；④内痔采用结扎方法，可使内痔缺血、坏死并在第 5～7 天自动脱落。

（二）内痔贯穿结扎术式

治疗方法：患者采用左侧卧位，常规消毒肛周皮肤，铺无菌巾，麻醉成功后，再用双手示指进行扩肛使痔核暴露，用弯血管钳夹住痔核基底部，用左手向肛外同一方向牵引，右手用持针钳夹住已穿有丝线的缝针，将双线从痔核基底部中央稍偏上穿过。将已贯穿痔核的双线交叉放置，并用剪刀沿齿线剪一浅表裂口，再分端进行"8"字形结扎。术毕，止血海绵、凡士林纱条填塞创面，纱布、胶布加压固定。

（三）环形内痔分段结扎法

治疗方法：患者采用左侧卧位，常规消毒肛周皮肤，铺无菌巾，麻醉成功后，先以根部相连环形内痔隆起最明显处为重点，划分为几个痔块，在所划分的痔块一侧用两把止血钳夹住黏膜，于中间剪开，同法处理痔块的另一侧。然后用止血钳将痔块基底夹住，同时去掉痔块两侧的止血钳，于齿线附近剪开一小口，用圆针锥线贯穿"8"字形结扎。同法处理其他痔核。术毕，止血海绵、凡士林纱条填塞创面，纱布、胶布加压固定。

（四）混合痔内扎外切术结合内痔注射术式

治疗方法：患者采用左侧卧位，常规消毒肛周皮肤，铺无菌巾，麻醉成功后，充分暴露肛门部，在其外痔部分做"V"字形皮肤切口，用血管钳钝性剥离外痔皮下静脉丛，至齿线稍上。然后用弯形血管钳夹住被剥离的外痔皮瓣和内痔基底部，在内痔基底正中用圆针粗丝线贯穿做"8"字形结扎，剪去"V"字形内的皮肤及静脉丛，使肛门部呈放射状伤口。对于其他部位较小的内痔痔核运用内痔注射法加以处理。术毕，止血海绵、凡士林纱条填塞创面，纱布、胶布加压固定。

（五）肛门松解术结合内扎外切术式

主要适用于肛门偏紧或预期术后肛门偏紧的痔病患者。

治疗方法：患者采用左侧卧位，常规消毒肛周皮肤，铺无菌巾，麻醉成功后，检查并根据肛门松紧的程度采用手指扩肛或肛门侧切扩肛或肛门正后位扩肛的方式进行肛门松解，肛门松解后对混合痔的处理参照混合痔内扎外切的方法进行处理。

（六）痔病围手术期的处理要点

1.痔病手术时，术者要细心和耐心，细心评估患者术前的肛门口径，预判术后及创面愈合后的口径，术时尽可能多地保留肛管皮肤，注意肛门口径的保护是专科医师跟非专科医师的本质区别。

2. 术后压迫创口半小时并予止痛、止血等对症处理。

3. 禁便 48 小时，术后第一天，适当给予润肠通便药物，保持大便通畅，忌食辛辣、刺激食物，以免影响排便，刺激伤口。

4. 术后尤其是脱落阶段，容易并发大出血，患者需尽量卧床休息，减少剧烈活动，并保持大便规律，降低大出血发生的概率。

5. 术后要保持肛门清洁，防止伤口感染。

二、枯痔疗法今与昔

枯痔疗法在我国具有悠久的历史，其中枯痔散治疗延续了一千多年。枯痔钉和枯痔注射疗法都是在枯痔散疗法基础上发展起来的，尤其是枯痔注射疗法一直运用至今。

陈民藩教授认为枯痔疗法有广义与狭义之分，狭义枯痔疗法指枯痔散、枯痔钉和枯痔注射疗法，广义的枯痔疗法还包括痔的结扎疗法，使得枯痔疗法的含义更加丰富。陈民藩教授创新发展了"枯痔疗法"，他率先规范了含砒枯痔钉的用法、用量，进而研制了无砒枯痔钉、枯痔液等，获 1978 年"全国科学大会奖"。

（一）枯痔散疗法

中医运用枯痔散治疗痔疾，最早见于南宋魏岘《魏氏家藏方》。所谓"枯痔"，是指将痔核脱水从而使其干枯、坏死。

自南宋以来，枯痔散治疗痔一般都是家传，配方也保密。主要成分都离不开"砒"和"白矾"这两种主药。临床研究显示，枯痔散中含有砒、铝、汞、硫等多种化学物。这些药物腐蚀性大，有较强的收敛、杀菌作用。

治疗方法：用枯痔散适量，加水调成糊状，涂于痔块表面，厚度以不见黏膜为宜，涂完后，用反褶棉纸将痔块包裹，防止药物腐蚀健康组织，外盖纱布棉垫。以后每次换药，将分泌物和药物洗去，再涂上枯痔散。每天换药 1~2 次，直至痔块变黑、变硬、枯干，与健康组织分离。一般 6~10 天后停止上枯痔散，患者每天坐浴。痔块脱落后，外敷生肌膏，使伤口愈合。

枯痔散的适应证是Ⅲ期内痔、嵌顿内痔和内痔伴有贫血者。禁忌证有不能脱出肛门外的Ⅰ期内痔、Ⅱ期内痔，伴有严重的肾脏病、肝脏病、腹泻、局部有急性炎症及妊娠期的患者。

注意事项：①敷药要均匀，注意保护周围皮肤；②便后溢水坐浴，并及时敷药；③痔核枯脱阶段，如痔核尚未完全枯脱，不可强行分离，以免发生大出血；④有砒中毒的可能，当怀疑为砒中毒时，应立即停药，并采取相应的治疗措施；⑤上药期间患者疼痛较甚，肛门部坠胀反应等较重；⑥需每日上药，且每次上药时间较长；⑦上药不当易损伤周围正常组织或痔核坏死脱落不完全。正是由于有以上缺点，目前枯痔散疗法已渐被其他疗法所代替。

（二）枯痔钉疗法

枯痔钉疗法是由枯痔散疗法演变、发展而来的。枯痔钉分为含砒和无砒两种。枯痔钉的制备，是将药物与糯米粉混合后加水制成两头尖、形如钉子的药条。

治疗方法：患者取截石位或侧卧位，充分暴露肛门，术者左手中、示指在患者肛缘处按压向外牵拉，使内痔暴露固定于肛外，做痔表面消毒。右手拇、示指捏住枯痔钉的尾段，距齿线上 0.3 ~ 0.5 cm 处，沿肠壁纵轴成 25°~ 35° 方向旋转插入痔核中心，深约 1 cm，以不插入肌层为度。插钉多少视痔核大小而定，一般每痔 1 次插 4 ~ 6 根，间距 0.3 ~ 0.5 cm。剪去多余的药钉，但应使钉外露 1 mm，才能保持固定和防止插口出血。药钉插毕后，立即将痔核推回肛内。同时塞入紫白膏，7 天左右痔核萎缩脱落。治疗时注意插钉不要重叠，深浅要适当，过深会引起括约肌坏死、感染、疼痛，过浅则药钉易脱落引起插口出血；同时做到先插小的痔核，后插大的痔核。

枯痔疗法适应于各期内痔及混合痔的内痔部分。禁忌证有各种急性疾病，严重慢性疾病，肛门直肠急性炎症，腹泻，恶性肿瘤，有出血倾向者。

（三）枯痔注射疗法

内痔注射疗法在我国兴起于 20 世纪 50 年代，发展自枯痔散、枯痔钉疗法。注射用枯痔液的主要成分是明矾、五倍子。陈民藩教授将枯痔钉药物制成枯痔钉注射液，继而将之改进为以明矾为主的水溶液和明矾甘油油剂溶液。

枯痔注射疗法因注射药物对组织作用的不同，主要有硬化萎缩法、坏死枯脱法。其主要机制是使痔组织产生炎症反应，导致痔核组织纤维化，痔区血供减少，痔核萎缩、粘连、固定，使痔脱出症状减轻或消失。目前临床上主要采用内痔硬化剂注射疗法，代表性药物为消痔灵。

三、挂线疗法

"挂线疗法"首载于《古今医统大全》，提出"药线日下，肠肌随长，僻处即补，水逐线流"的论断，初步阐释了挂线疗法的治疗机制。陈民藩教授结合其"存体寡损、形神兼顾"的思想，总结出挂线疗法的优点：其慢性勒割组织断裂的同时，底部组织也在生长；同时，创口两端维持着张力，起着粘连、固定作用，避免肛门失禁。

在具体操作过程中，应注意几方面问题：挂线的顶端技术，挂线探针顶点入肠腔与直肠纵轴小于45°；挂线方法要松紧结合；瘘管处理采取主道放射状切口和支道弧形切口的方法；低位的引流切口留短皮桥。这样能确保肛门形态的保全和减少括约肌的损伤。

（一）挂线疗法治疗肛瘘

挂线疗法是肛瘘的重要疗法之一，特别是对高位肛瘘、高位复杂性肛瘘，其疗效是显著的。随着对挂线疗法的机制、方法、技术特点的深入研究，目前临床上对肛瘘的挂线治疗形式也是多种多样的。

1. 肛瘘切开挂线术

适用于距肛门3～5 cm有内、外口的低位肛瘘及某些肛管直肠环未纤维化的高位肛瘘，或作为复杂性肛瘘切开或切除的辅助方法。方法是将探针自外口经瘘管探入，自内口穿出，于探针一端系橡皮筋，在探针引导下将橡皮筋穿过瘘管，切开瘘管内、外口之间的皮肤及皮下组织，修剪外口瘢痕组织及两侧皮瓣以利引流，拉紧橡皮筋并用丝线结扎。

2. 部分切开留皮桥式

低位切开留皮桥，高位挂线术：①马蹄形脓肿，先放射状切开与内口相应的脓肿腔于齿线，高位部分橡皮筋挂线结扎。然后左右侧脓肿做弧形切口，中间保留1～2 cm皮桥，皮桥下的坏死组织要彻底清除。②脓腔离肛缘远的脓肿，低位放射状切开，在肛缘外2 cm处留一段1～2 cm皮桥，彻底清除皮桥下坏死组织，高位部分挂线结扎。

3. 多切口切挂术式

在肛周同时做多个注射状切开的切口，切开脓肿至内口，高位部分橡皮筋挂线结扎，对多处高于齿线的脓肿，可同时多处挂线结扎，其中一条挂紧线，其他挂松线，本式运用于肛门直肠多发性深部脓肿和多处肛窦化脓性感染的深马蹄型脓肿。

4. 挂线引流旷置术式治疗复发性高位肛瘘

挂线引流旷置术：适用于有多次肛瘘手术失败史，肛管变形严重伴不完全性肛门失禁的高位复杂性肛瘘患者。病例特点：肛管手术瘢痕多，瘘管弯曲，多层、齿线以上脓肿大而深，一般挂线厚度在 4 cm 以上。术式要点：齿线以下瘘管选用留皮桥术式（部分切开），齿线以上瘘管用探针从高位瘘管顶端做人工瘘口探出，橡皮筋挂线结扎。等瘘管切割断裂 1/2 ~ 2/3，剪除挂线，改用瘘管冲洗，换药至愈合。本术式的特点：高位挂线的部分，其组织不被完全地割断切开，只是部分予以切开，促使瘘管引流通畅，经过旷置换药得到愈合。

（二）挂线疗法治疗肛周脓肿

挂线疗法治疗肛周脓肿为挂线疗法治疗肛瘘的延伸，可通过一次手术根治肛周脓肿。适用于直肠黏膜下脓肿、直肠后间隙脓肿、肛管后深间隙脓肿、坐骨直肠间隙脓肿。急性炎症期，肛周组织脆弱，手术早期紧线，易造成组织过快切开，感染的创面不能随线修复，应待先充分引流，组织炎症消退后，再行紧线。应用该疗法创面引流通畅，既可根治，又能较小地影响肛门功能，是根治肛门脓肿较为理想的术式。

（三）挂线疗法治疗肛管直肠狭窄

挂线疗法对肛管、直肠狭窄的治疗，主要是利用线的切割作用。适用于肛管、直肠的环状、镰状狭窄。为单线并可多部位分别挂线，以达到放射状切开狭窄部分，改善狭窄所致的排便困难。

（四）挂线疗法治疗其他肛肠疾病

切开挂线疗法治疗耻骨直肠肌综合征：系耻骨直肠肌排便时不松弛反而加强收缩，肛门口不仅不增大反而变小引起的排便障碍。采用挂线手术治疗耻骨直肠肌综合征疗效可靠。切开挂线疗法安全有效，而且避免了常规经典手术易于出血、水肿、感染、坏死等缺点。

【典型医案】

一、清热润肠、通便止血法治疗肛裂

郑某，女，29岁。

初诊：2006 年 12 月 1 日。

主诉：便时肛门疼痛、出血 7 天。

病史：7 天前因过食辛辣之品，大便干结，不易解，便时肛门疼痛，便后擦血，色鲜红，未经治疗。今晨便时肛门疼痛，便血量多，呈喷射状，

色鲜红，大便干，2日1次，小便通畅，伴口干。否认其他器质性疾病。

诊查：面色红润，舌质红，苔薄黄，脉数。肛检：截石位6点肛管见一新鲜裂口，触痛，肛管稍紧，因疼痛未行肛内指诊。

临床诊断：裂痔（肛裂）。

辨证：热结肠燥，大便干结，排便努挣，擦破肛管皮肤而成肛裂。

治法：清热润肠，通便止血。

处方：口服增液汤加减。生地黄12g，玄参9g，麦冬24g，槐花9g，火麻仁15g，当归9g，赤芍9g，枳壳6g，厚朴9g，黄芩9g。

水煎服，每日1剂。外用苦参汤熏洗，每日1次。

二诊：2006年12月8日。患者诉大便通畅，便时肛内疼痛渐轻，便血逐渐减少。守上方继服5剂。

三诊：2006年12月13日。患者诉无肛门疼痛，无便血，大便通畅，肛检肛管裂口已愈合，肛管稍紧，肛内未扪及明显异常。嘱注意饮食，少食辛辣刺激之品，保持大便通畅。

按语：本案患者因热结肠燥，大便干结，排便努挣，擦破肛管皮肤而成肛裂，热伤阴液，无水行舟，大便难解。治疗上以生地黄、玄参、麦冬、火麻仁滋阴润肠，黄芩清热燥湿，枳壳、厚朴行气通便，当归、赤芍活血止痛，槐花清肠凉血，外用苦参汤清热解毒利湿，标本兼治。

二、肛肠后脓肿切挂对口留皮桥术治疗肛门直肠周围间隙脓肿

陈某，男，53岁。

初诊：2006年9月9日。

主诉：反复肛旁肿痛4天。

病史：患者平素饮食辛辣之品、劳累久立，于入院前4天出现左侧肛旁红肿疼痛，呈持续性灼痛，触痛明显，伴发热恶寒，测体温38.0℃，无便血，无肛内肿物脱出。自行服用退烧药，体温未见下降，症状未见缓解。既往体健。

诊查：T 38.0℃ P 80次/分 R 19次/分 BP 120/70 mmHg。神志清楚，舌红苔黄腻，脉弦滑。心肺腹未见明显异常。肛检：①肛缘外2cm见一放射状手术瘢痕，长约3cm；②肛缘外1cm处见一4cm×5cm肿物，肿处皮肤潮红，肿物触痛明显，中心有波动感，皮温较高，因疼痛未行肛管指诊。

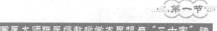

辅助检查：2006年9月9日血常规：WBC 13.0×10^9/L，NE 9.2×10^9/L，MO 1.1×10^9/L，尿常规、粪便常规、出凝血时间、心电图、X线胸片、乙肝三对、肝肾功均正常；HIV阴性；SCT见肛提肌下缘肛管后方两侧见类圆形囊性密度影，中心低密度部分CT值约25 Hu，周围境界模糊，大小约 3.1 cm × 1.9 cm，盆壁结构正常，未见肿大淋巴结，提示肛管后方两侧脓肿。

临床诊断：肛门直肠后间隙脓肿（肛痈）。

治疗：患者于2006年9月11日在连续硬膜外麻醉下行肛肠后脓肿切挂对口留皮桥术，术中于肿物波动感明显处抽吸黄稠脓液 50 mL，送细菌培养加药敏，在肛管后正中做放射状切口，探查6点切口脓腔向两侧波及，其中左侧脓腔大小 3 cm × 3 cm，分别于两侧距6点远端脓腔予切开，近6点位创面处分别留一 0.8 cm 宽的皮桥形成对口引流，6点位脓腔高点予橡皮筋挂线处理，6点位创面向肛外切开适当延长，修剪创面。术后予消炎、止痛、止血等对症处理，术后每日便后予 1：5000 高锰酸钾水坐浴，雷夫诺尔纱条换药，手术7天后开始予紧线处理直至挂线脱落。术后病理示送检纤维组织慢性炎。2006年9月26日血常规：WBC 8.8×10^9/L，NE 4.0×10^9/L，MO 0.7×10^9/L，目前患者一般情况可，挂线已脱落，创面基本愈合。

按语：

1. 肛门直肠周围脓肿的分类

肛门直肠周围脓肿是肛窦及其肛腺受细菌感染后，发生的肛门直肠周围间隙软组织化脓性炎症。根据其发生部位的深浅，分为高位脓肿、低位脓肿。后位肛门直肠周围脓肿中，皮下脓肿、肛门后浅间隙脓肿为低位脓肿，临床这类脓肿较为多见；直肠后间隙脓肿、肛门后深间隙脓肿，坏死性软组织炎为高位脓肿，临床这类脓肿较为少见。因此，临床上可以用肛门直肠脓肿的症状体征初步判别肛门直肠周围脓肿发生部位的深浅。

2. 肛门直肠周围脓肿诊疗中的误区

脓肿的成脓问题：一般认为肛门局部红肿热痛、肿块表面波动感是成脓的标志，可行切开排脓。低位脓肿容易产生上述表现，临床上诊断不困难。但深部脓肿尤其是直肠后脓肿，往往表现为肛内坠胀、全身恶寒发热，伴有排尿困难，排便不畅，局部检查表现为局部深压痛，6°后侧肛管及直肠下段包块，无明显波动感，常被认为是肛肠脓肿脓未形成的表现，因而失去早期治疗的时机，导致这类脓肿的发展扩散。因此，我们认为，后侧深部肛门直肠周围脓肿，局部肛门肿痛 4 天以上，伴有排尿困难，排便不畅，全身中度发热、血常规检查中白细胞总数大于 10 g/L，中性粒细胞比例大于 80%，标志着脓肿已成脓，就有切开引流的需要，可在 SCT、MRI、腔内 B 超局部检测定位下行脓肿手术，或先行抽脓定位后，再行脓肿手术。

抗生素的应用：肛门直肠周围脓肿治疗中抗生素的应用，临床上体现为对脓肿治疗的"消"与"疏"的认识问题。有人对脓肿不分阶段、不分部位，一味采用联合抗生素反复治疗，结果使之成为深部的脓肿包块，延误治疗，给后续治疗带来困难。因此脓肿包块反复感染发作，容易出现脓腔扩大甚至扩散。笔者认为，3 天以内早期肛门直肠周围脓肿，可应用抗生素使其脓肿消散，如若一段时间后局部再发肿胀疼痛，应选择手术切开引流等"疏"的方法。脓肿肿痛发生 4 天以上的，以切开引流或抽脓等方法为主，术后应用抗革兰氏杆菌和抗厌氧菌的抗生素，待脓液培养和药敏结果报告后，调整抗生素的使用。

3.手术中注意的问题

肛肠脓肿的术式选择是多种多样的，有一次性根治术或分期术式等，要因人、因时、因地处理。根本的问题：①要正确定位寻找感染的原发口，还要处理好内口以上的脓腔窦道。本例原发口在后侧 6° 齿线上。齿线以上脓腔采用挂线的方法处理。②正确选择术式。根据脓肿的范围大小、深浅及患者体质等因素进行设计。低位脓肿一般采用切开引流或切开留皮桥引流术式。高位脓肿采用切挂或留皮桥的切挂等术式。脓腔范围广的采用多切口切挂术。病程长、脓腔大、年龄高的病例，应用了切挂旷置引流术式。体质差、有基础疾病的病例采用分期术式。③注意保护肛门直肠环的功能和保持肛门外形。挂线疗法可减少肛门直肠环的损伤，起有效保护肛门直肠环功能的作用。但具体处理时也要注意细节问题。挂线结扎不能太紧，一般控制在 10 ~ 14 天脱线为佳。应用多挂线术式时应先紧一条挂线，其他用松挂线。避免多条挂线同时脱落，增加直肠环的损伤。挂线应与肛门括约肌成直角，避免斜挂。对脓腔深而大、患者年龄高的用挂线旷置法，不挂断直肠环，用先挂线扩创，再旷置引流的方法。肛门外形过度的损伤也容易产生肛门变形、组织外翻、肛门漏气、漏液的后遗症。应用留皮桥部分切开引流术能较好地保持肛门的外形，减少上述后遗症的发生。

【经方验方】

一、紫白膏

〔处方〕紫草、白及、地榆、大黄等。制成外用油膏，每支装 20 g。

〔功能〕清热解毒，凉血止血，生肌。

〔主治〕痔水肿，出血，肛裂，肛门病术后创面换药。

〔用法〕外涂，每日 1 ~ 2 次。

〔方解〕紫白膏以紫草、大黄、白及、煅石膏、冰片制成。方中大黄、紫草清热凉血、泻火解毒、抗菌消炎，为君药；白及、煅石膏收敛止血、消肿生肌，为臣药；冰片抗菌、消炎、镇痛，为佐使药。以上诸药合用，直达病所，共奏消肿止痛、清热解毒、凉血止血之效。

〔应用情况〕紫白膏组方严谨，依据肛肠疾病多易感湿邪、热邪的病因病机，以清热凉血止血、收敛消肿止痛为治则研制而成。目前已应用于临床 60 余年，在临床中被广泛应用于治疗痔、瘘、裂等肛肠疾病及其术后的治疗。该制剂无明显不良反应，安全有效，妊娠期女性亦可使用。该制剂在肛肠科的门诊及病房均有较大的用量。紫白膏相关的临床和基础研究课题 5 项、论文 10 余篇。

二、紫草油

〔处方〕紫草、黄连及茶油等。制成油剂，每支 30 mL。

〔功能〕清热消肿，收敛生肌。

〔主治〕肛周皮肤病恢复期，肛肠病开放性手术后期创面换药。

〔用法〕外涂，每日 1 ~ 2 次。

〔方解〕紫草油主要有紫草、黄连及茶油等。紫草油组方中紫草为君药，黄连为佐药。紫草味苦、甘，性寒，有清热消肿之功。黄连性寒，味苦，有清热、燥湿、泻火解毒的功效。二味共为君药并共奏清热利湿、消肿止痛之功。茶油作为调制剂，具有清热消肿、收敛生肌之效。

〔应用情况〕紫草油组方严谨，是在原方基础上加茶油进行调制的外用药，起到清热消肿、收敛生肌的作用。运用清热利湿化瘀法于肛肠病术后创面治疗，体现中医外治在临床的应用优势。本药剂在临床上已应用 50 余年，是一种外用油剂，具有疗效确切、安全性好、携带和使用方便的特点。紫白膏相关的临床和基础研究课题 6 项、论文 9 篇。

三、黄白胶囊

[处方]大黄、黄柏、白芷、鬼针草、地榆、侧柏叶、炙甘草等。制成胶囊，每粒装 0.3 g。

[功能]清热利湿，凉血止血，软便。

[主治]痔出血水肿，肛裂出血，肛肠病术后便秘、出血。

[用法]口服，每次 4 粒，每日 3 次。

[方解]方中大黄、黄柏为苦寒迅利之品，清热泻火通便。黄柏功擅清利下焦湿热，大黄泄热逐瘀，通利大便，伍黄柏则令湿热瘀滞由大便而去，两者合用，清热泻火之功显著，共为君药；热盛迫血妄行，血不循经而便血，以地榆之苦酸、侧柏叶之苦涩相配，凉血止血，为臣药；白芷辛温香燥，祛风泄湿，助君解毒散结，亦为臣药；鬼针草助君臣清热解毒、散瘀消肿，为佐药；炙甘草甘温和中，防寒凉太过，同时缓急止痛，调和诸药，为佐使药。诸药合用，共奏清热泻火、散结通便之效。

[应用情况]肛周疾病病机多为湿热下注肛肠，致湿热毒邪蕴结，气血瘀滞，经脉阻塞。而福建地处东南沿海，多湿、多热，患病时易感湿邪、热邪，因此对肛门直肠感染疾病多从湿热辨证施治。痔病形成的全身性病理状态也绝无可能在术后随局部病变的切除而消失，痔术后创面仍存在原病的病理状态。证之临床，可见术后患者均保留原有的证型。黄白胶囊用于痔出血水肿、肛裂出血、肛肠病术后便秘或出血等，可有效地治疗痔术后出血、便秘、创缘水肿等，起到清热利湿、凉血止血、软便的作用。该制剂在肛肠科的门诊及病房均有较大的用量。黄白胶囊相关的临床和基础研究课题 4 项、论文 6 篇。

四、黄术胶囊

[处方]黄柏、苍术、白术、鬼针草、夏枯草、白鲜皮、牡丹皮、大黄、甘草。制成胶囊，每粒装 0.3 g。

[功能]清热利湿，托里排毒。

[主治]肛窦炎，肛门直肠脓肿、肛瘘及术后应用。

[用法]口服，每次 4 粒，每日 3 次。

[方解]方中重用黄柏为君，能清热除湿、解毒泻火；苍术燥湿健脾、祛风除湿，白术健脾益气、利水化湿，两者共为臣药；佐以鬼针草清热解毒、

消肿散瘀；夏枯草清热解毒、消肿散结，白鲜皮清热燥湿、解毒祛风止痒，牡丹皮清热凉血、活血化瘀，大黄清湿热、泻火、凉血、解毒；甘草可补脾益气、缓急止痛、清热解毒、调和诸药，为使药。诸药合用，共奏清热利湿、托里排毒之效。

［应用情况］黄术胶囊可以减少创面分泌物，减轻创面疼痛，对肛窦炎、肛门直肠脓肿、肛瘘术后患者的创面愈合疗效显著，且中成药价格低廉，服用方便，临床应用依从性高。黄术胶囊在肛肠科门诊及病房均有较大用量，涉及相关的临床及基础研究论文 2 篇。

五、清解饮

［处方］黄柏 10 g，苍术 10 g，金银花 15 g，连翘 12 g，白芷 10 g，苎麻根 12 g，蒲公英 15 g，枳壳 10 g，紫苏梗 10 g，黄芪 15 g，党参 12 g，甘草 6 g。

［功能］清热解毒，利湿消肿。

［主治］肛痈、肛瘘术后，证属湿热下注者。

［用法］水煎煮，日服 1 剂。

［方解］方中黄柏为君，寒凉苦燥，可清热燥湿，其性沉降，尤擅清泄下焦的湿热之邪；苍术辛苦而温，能燥湿健脾，亦为君。金银花甘寒，清热解毒，消散痈肿力强；连翘苦寒，长于清心火，解疮毒，又能消散痈肿结聚，故前人有"疮家圣药"之称；白芷性温，可燥湿，长于消肿托脓；苎麻根味甘，性寒，有清热解毒、祛瘀止血之效；蒲公英苦寒，善清热解毒，消痈散结，均为臣药。枳壳、紫苏梗均归脾经，皆有理气宽中健脾之效，防止苦寒之味损伤脾胃功能，为佐药；黄芪、党参益气健脾，托毒排脓，亦为佐药。甘草味甘、性平，缓急止痛，调和诸药，为使药。黄柏、金银花、蒲公英、连翘降火清热、利湿解毒；白芷、苏梗、枳壳、苎麻根凉血散结、消肿止痛；苍术辛苦而温，能燥湿健脾，与苦寒清热之黄柏、蒲公英相配，阴阳相济，加党参、黄芪益气健脾，托毒排脓，邪去而不伤脾胃。全方共奏清热解毒、利湿消肿之功。

［应用情况］清解饮主要用于肛痈、肛瘘术后创面分泌物增多，肉芽组织水肿患者，可根据创面及全身症状随证加减，减轻肛痈、肛瘘患者术后疼痛，促创面愈合。该方在门诊及病房有广泛的应用，疗效显著，涉及相关的临床及基础研究论文 1 篇、课题 1 项。

六、消痔洗剂

[处方] 马齿苋 60 g，大黄 10 g，苦参 10 g，白矾 10 g，五倍子 10 g。

[功能] 清热利湿，消肿止痛。

[主治] 湿热下注型混合痔。

[用法] 中药煎成 1000 mL，加入温水 2000 mL，便后 38～40 ℃坐浴浸泡肛门局部，每次 10 分钟，7 天为 1 个疗程。

[方解] 方中马齿苋清热解毒，善清肠道热毒，外洗可消肛周疮疡肿痛，为君药，有报道称马齿苋鲜品对大肠埃希菌、金黄色葡萄球菌、沙门菌、变形杆菌、志贺菌、枯草芽孢杆菌等有较强的抑制作用；大黄性寒，味苦，泻下攻积、清热泻火、凉血解毒、逐瘀通经、利湿退黄，用于实热积滞便秘，血热吐衄，痈肿疔疮，跌打损伤，外治烧烫伤；苦参味极苦，性寒，清热燥湿，杀虫，利尿，大黄、苦参共为臣药；白矾收湿敛疮；五倍子有敛肺、涩肠、止汗、止血、解毒、敛疮的功效。

[应用情况] 混合痔患者易出现肛门局部的疼痛、水肿等症状，应用消痔洗剂对湿热下注型混合痔进行常温坐浴浸泡治疗，可明显减轻疼痛、水肿，疗效好，也用于痔术后的坐浴浸泡。

七、新枯痔钉

[处方] 黄柏 30 g，枯矾 5 g，白及 5 g，五倍子 10 g，米粉 50 g。

[功能] 去腐生肌镇痛。

[主治] 适用于各期内痔（Ⅱ期者效果较好）及内痔核大于外痔的混合痔。

[用法] 麻醉成功后，左手固定痔核下缘，右手捏住枯痔钉尾端，与肛管稍平行方向，直接刺入，不必旋转，插入长度一般为 0.8～1.2 cm，不超过痔核直径留在痔核外面余丁剪去 1 mm，插丁密度的间隔距离为 0.2 cm。一般先插左侧，然后再插右侧，一次治疗结束，操作完毕将内痔复位。

[应用情况] 本研究获得 1978 年"全国科学大会奖"与"福建省科技成果奖"。

[禁忌] 禁用于各种急性痔、严重慢性疾病、肛门炎症及嵌顿坏死内痔、大便次数不正常者。

第二节 国医肛肠名师柏连松学术思想与"一注二切法"

【个人简介】

柏连松，男，1936 年出生，上海人，中国民主促进会中央委员，上海市名中医，上海中医药大学附属曙光医院终身教授，主任医师，上海中医药大学博士研究生导师，第一、第三、第四、第五批全国老中医药专家学术经验继承工作指导老师，上海市老中医药专家学术经验继承人导师，上海市海派中医流派传承研究基地夏氏外科流派总基地负责人、代表性传承人（2012 年）。

荣誉称号：1993 年上海东方电视台评为"东方名医"称号，2000 年荣获 21 世纪国际医药发展大会"金象大奖"，2006 年荣获中华中医药学会首届中医药传承"特别贡献奖"，2007 年被中华中医药学会授予"全国中医肛肠专业名专家"称号，2008 年被中华中医药学会授予"全国中医肛肠学科有突出贡献名专家"荣誉称号，2009 年被中医药高等教育学会临床教育研究会、中医药高等教育学会临床教育研究会肛肠分会授予"肛肠专业高等教育知名专家"称号，2010 年柏连松名医工作室被中华中医药学会肛肠分会授予"全国中医肛肠学科先进名医工作室"。

科研成果：由柏连松教授首创研制的纯中药栓剂"消痔锭"曾获上海市优秀中成药新产品二等奖，被载入中国药典（1985 年）。柏连松教授的 "炎宁灌肠液治疗非特异性结直肠炎的临床与实验研究"曾获国家中医药管理局科技进步三等奖（1995 年），"痔科熏洗方抗炎、生肌作用的临床及实验研究"曾获上海市科学委员会科技进步三等奖（2001 年）。

社会兼职：曾任原卫生部新药评审专业委员会主任委员。中华中医药学会肛肠分会顾问，世界中医药学会肛肠专业委员会顾问，国家中医药管理局科技进步成果奖审评委员会专家，国家自然科学基金审评委员会委员等职。

【学术思想】

柏连松早年师从夏少农，后又跟随夏老长期工作在中医外科、肛肠科医教研一线，全面、系统地掌握了夏氏外科的学术思想。20 世纪 80 年代开始致力于肛肠病的研究，将夏氏外科的学术思想与肛肠病特点相结合，形成了具有夏氏外科特色的肛肠病理论体系；同时将传统肛肠病理论与西医学相结合，积累了丰富的临证经验，发明了治疗肛肠病的新药，创新了许多治疗方法，丰富和发展了夏氏外科的学术思想和内涵。

柏连松研习《黄帝内经》（简称《内经》），推崇《外科正宗》，以夏氏外科的学术思想为指导，临证用药尊夏氏外科用药之旨，提出了肛肠病病因病机新观点；临证注重顾护正气及脾胃之气，注重整体观念，强调肛肠病局部辨病必须与整体辨证相结合，手术时强调疾病治疗和肛门功能保护并重等。

一、脾胃虚弱是肛肠病发生的内在病机

《内经》云"正气存内，邪不可干""邪之所凑，其气必虚"，人的正气是外邪侵袭人体后是否患病的决定因素，故正气充沛，"虽有大风苛毒，弗之能害"。脾胃为后天之本，脾胃运化的水谷精微与肺吸入的清气形成宗气，不断滋养肾的元气，肾之元气，为先天之本、五脏之本。柏连松教授认为脾胃之气和肾之元气共同构成了人的正气，人出生后虽先天之气充沛，但后天失养，损伤脾气，久病及肾则伤其根本。肛肠疾病虽位于大肠和肛门，但与脾胃功能密切，脾胃受损主要由于：①先天禀赋不足，先天脾胃功能虚弱，致脾胃消化功能虚弱，脾胃难以将水谷中的精微物质消化吸收并上输肺脏为人体所用；②饮食不节，损伤脾胃，暴饮暴食，或过食生冷发物及长久饥饿，均可损伤脾胃；③久思劳倦，损伤心脾，久思则气郁，肝失疏泄，影响脾胃升降气机，清阳不升、浊阴不降则中焦气满。脾胃功能受损则外感湿热之邪易直中脾胃。柏连松教授治疗肛肠病以益气健脾为治疗大法，以甘温之黄芪、党参、白术补益脾气，以苦温之苍术燥湿，以甘平之茯苓渗湿利水、健脾和胃，以辛温之陈皮、枳壳等理气健脾，辅以醒脾开胃之品如炙鸡内金、谷芽、六神曲等，以恢复脾的运化功能。

二、湿热之邪是肛肠病的主要致病因素

柏连松教授认为由于人体自身禀赋及脾胃功能的差异，六淫外邪均可导致肛肠病的发生，而以湿热之邪为肛肠病的主要致病因素，尤其是对久病及术后多伴气血及肝肾不足者。其中湿为阴邪，湿性重浊，湿性下渗，易侵入下部，阻遏中焦气机；脾胃虚弱，脾失健运，寒湿内生，湿滞久郁化热。肛肠病的湿热之邪主要来源于：湿热之邪由表伤者，十之一二；湿热之邪由口鼻而入者，十之八九；太阴内伤，湿饮停聚，内外相引，故病湿热。胃为阳土，故易从阳热化；脾为阴土，故易从阴寒化。加之饮食不节，过食辛辣发物及膏粱厚味，湿热下移大肠。肛肠病病位在大肠，湿热之邪致下焦气机壅滞，传导失常，气血瘀滞而形成肛漏、痔疮等肛肠疾病。如肛瘘本由肛痈和痔疮久治不愈而来，多因过食辛辣发物、肥甘厚味，损伤脾胃，湿热蕴积，下注肛门，溃后湿热下注，余毒未尽，故有长期肿痛出脓。中医认为脓为气血所化，故肛痈溃后气血均已耗损，瘘者往往久病不愈，脓血淋漓不尽，久病则气血必虚，故古人云："肛瘘者皆属肝、脾、肾气血不足。"肛瘘手术为金刀器伤，术中气血流失，术后患者少气懒言，易自汗或盗汗，皆为正气受损、阴血耗损所致，术后创面出血、渗液皆为人体气血津液所化，故气血亏虚为本。柏连松教授治疗肛肠病，急性期多以黄柏、蒲公英苦寒清热燥湿，以赤芍、牡丹皮等凉血和营为治则；慢性期以黄芪、山药补益脾气，以女贞子、制黄精之滋肝补肾，滋肾润肺，以白芍、当归补血养血，以白茯苓、泽泻淡渗利湿为治则。

三、肛肠疑难杂症以脾胃虚弱、运化失健为本，以瘀毒湿热为标

柏连松教授认为各种肛肠疑难杂症均以脾胃功能虚弱、脾失健运为发病的内在病因病机，六淫之邪伤人、脾胃功能失调皆能致泄，以湿邪为主要致病因素。湿为阴邪，易阻气机，脾为太阴湿土，喜燥恶湿，湿邪致病易伤脾气和脾阳，导致脾胃纳运失常，清浊不分，润燥失济，水谷精微不能运化游溢为精气，而化为痰湿，加之膏粱厚味、气机不畅所致之瘀阻等，郁久生热化火。他认为此类疾病必伴有瘀、毒、湿、热，导致寒热错杂，病情缠绵难愈，投药难以速效，或变证丛生。又因慢性疾病多有情志抑郁、肝气郁结或肝失疏泄，故柏连松教授治疗慢性肠炎、结直肠良恶性肿瘤等疾病，以黄芪、太子参、怀山药、山茱萸、女贞子扶助正气，以紫苏梗、藿香梗、大腹皮、佛手、枳壳等理中焦气机，使脾升胃降功能恢复正常，以柴胡、香附、

白芍、当归等疏肝理气、养血柔肝，使脾胃受纳功能恢复正常，将清热利湿和燥湿健脾同用，以蒲公英、白花蛇舌草等攻毒久用而不伤正气，桃仁、虎杖活血化瘀，同时辅以醒脾开胃，化食积促运化。

四、肛肠病需局部辨病与整体辨证结合，注重内外并治

基于《外科正宗》的外科病"外之症则必根于其内也"的观点，结合夏氏外科的学术思想，柏连松教授提出了肛肠病形诸外而本诸内，需局部辨病与整体辨证结合，注重内外并治，手术治疗与功能保护并重的学术观点。他认为肛肠病虽为局部疾病，但与整体气血失调、脾胃虚弱及感受湿热之邪有关，而且肛门部位的疾病，术后的创面愈合有别于其他外科疾病及其他部位的疾病，创口的愈合具有一定的特殊性，能直接反映全身的气血阴阳状态。所以柏连松教授指出肛肠病多从整体出发，主张局部辨病与整体辨证有机结合，局部治疗与全身辨证治疗结合，内外治疗并重，通过调整患者的气血阴阳状况，才能缩短疗程，促进恢复。柏连松教授认为肛门部位的结构和功能具有特殊性，肛门周围的括约肌多为环状分布，肛门周围的手术对肛门的口径和肛门的括约功能均有不同程度的影响。柏连松教授重视肛肠疾病的治疗，同时非常注重肛门功能的保护，只有两者并重才能达到最佳的治疗效果，使患者的肛门功能最大限度地趋于正常，两者不能偏废任何一方。柏连松教授强调达到最佳效果主要在于：合适的适应证，合适的手术时机，合适的手术方式，合适的手术程度。柏连松教授注重两者之间的平衡，不主张因追求根治或达到最佳手术效果而过度损伤患者的正常组织，对患者造成难以恢复的损害。

【专长绝技】

一、四联疗法治疗重度环状混合痔

重度环状混合痔是最常见的肛肠疾病，发展到Ⅲ、Ⅳ期内痔时主要以手术治疗为主。目前混合痔外剥内扎术仍是治疗重度环状混合痔远期疗效确切的主要手术方式之一，并经过不断地改良以提高手术远期疗效、减轻术后疼痛、延缓痔核复发。柏连松教授通过半个多世纪的临床和实践，集各家长处，发扬中医特色，总结自己多年临床实践经验提出了"治疗痔应以减轻患者痛苦、缩短病程、延缓复发为宗旨"的学术思想，汲取了各种疗法的优点，

创制了治疗混合痔的四联疗法（外剥、内扎、注射硬化萎缩剂及长效麻醉疗法）。通过治疗组与对照组的临床比较，显示四联疗法与传统的混合痔外剥内扎术相比，在术后改善脱垂、水肿症状等方面两种术式无明显差异，但对于术后疼痛、不适症状的改善及便血量的减少，新疗法明显优于对照组。表明柏氏四联疗法解决了混合痔手术的疼痛、出血、病程长三大难题，增加了痔手术的安全性，减轻了痔手术患者的痛苦，延缓了痔复发的倾向，与传统的外剥内扎手术比较具有明显的临床疗效优势。

1. 适应证

适用于所有的混合痔，尤其适用于环状混合痔。要排除其手术禁忌证（与其他混合痔手术方式相同）。

2. 术前准备

患者术前一晚，睡前以 110 mL 甘油灌肠剂 1 支做清洁灌肠，术前当天肛周备皮即可。

3. 麻醉方式

局部浸润麻醉，0.75% 利多卡因注射液 10 mL 行截石位 3、9 点位局部浸润麻醉。

4. 操作要点

用组织钳提起拟切除混合痔的外痔顶端，自赘皮下缘向齿线方向做放射状细梭形切口，下端至痔体外 1 cm，钝性加锐性剥离皮下组织及曲张痔静脉丛，分离皮下组织至齿线上方 0.5 ~ 1 cm，尽量保留齿线结构。用弯血管钳完整钳夹痔核基底部，用 10 号丝线在止血钳下做"8"字贯穿缝扎或直接结扎，剪除大部分结扎的痔核，留下结扎线以方便术后观察；再运用同样的方法处理其他部位的痔核。分别在截石位 3、7、11 点处，母痔的痔动脉区、痔结扎的基底部，用消痔灵与 1% 利多卡因以 1∶1 配成的注射液进行注射，分三步注射。第一步，痔核上方的痔动脉区（截石位 3、7、11 点），注射进针角度一般与肛管平行，使痔上动脉硬化萎缩，可减少痔区的供血，使痔能较彻底地萎缩，同时可以防止复发；第二步，痔核的黏膜下层区将药液呈扇形注射，进针角度一般与肛管成 45°，不能太深，以免刺入肌层；第三步，痔核黏膜固有层，使痔核呈水泡状。注射后使痔核均匀、饱满、充盈，表面黏膜颜色呈粉红色，每处用量 2 ~ 3 mL。然后在每个外痔剥离切除创面注射长效麻醉剂（亚甲蓝注射液 2 mL 加 2% 盐酸利多卡因 10 mL 配成）各 1 ~ 2 mL。修除外痔切口的皮缘，使切口对合。

5.术后注意事项

混合痔术前合理分配痔核非常重要，相邻两个痔核间保留不少于 0.5 cm 的皮桥，且保持皮桥无张力，否则保留的皮桥不能存活。结扎痔核不宜过深。现代痔的概念发生了较大的变化，认为痔核是由肛垫肥大、增生、下移引起的一系列症状，但在痔核手术时，内痔缝扎的位置不能过深，合理钳夹内痔，保留合适和正常的肛垫组织对术后肛门功能的维持有非常重要的作用，同时可以减少术后出血、感染、疼痛等并发症。内痔缝扎的顶端呈犬齿状，可防止术后肛门狭窄。创面远侧端引流通畅，可减轻手术切口缘及肛缘外的水肿，减轻疼痛。注射亚甲蓝长效止痛药时，使用的是医用亚甲蓝液，不能使用工业用亚甲蓝染色剂。药液应注入皮下组织内，不能注入肌层内，以免引起肌肉组织的变形坏死。注射的药液应经过稀释，多以 2% 亚甲蓝注射液 0.5 mL 加生理盐水 9 mL 进行稀释。注射内痔硬化萎缩剂时掌握好注射的位置、注射的药物浓度和药物的剂量，才能减少出血、感染等并发症，提高痔手术的远期疗效。

二、双线切挂法治疗高位肛瘘

1.适应证

高位肛瘘，通过肛管直肠环以上瘘管穿破直肠壁形成继发性溃口者。

2.术前准备

患者术前一晚，睡前以 110 mL 甘油灌肠剂 1 支做清洁灌肠，术前当天肛周备皮即可。

3.麻醉方式

局部浸润麻醉，0.75% 利多卡因注射液 10 mL 行截石位 3、9 点位局部浸润麻醉。

4.操作方法

① 切除肛瘘的低位瘘管至肛管直肠环的下缘，包括主管道及所有支管，重点切除原发病灶——齿线处感染的肛隐窝、肛腺导管和肛腺，创面呈开放式。

② 双线切挂法处理肛瘘的高位瘘管。以左手示指插入肛内作为引导，右手持球头银丝探针，沿残余瘘管（肛管直肠环水平及上方的瘘管）走向缓缓向前推入，直至瘘管内口穿出，在球头探针的球头端缚以双股 7 号丝线，在丝线间再缚以普通橡皮筋，用手指或血管钳从肛门内口处拉出球头探针、

丝线和橡皮筋，用组织钳分别置于橡皮筋的两端以防滑脱，术者及助手交错将橡皮筋和丝线打结，主要防止橡皮筋滑脱及断裂。

三、隧道法治疗高位复杂性肛瘘

1. 适应证

高位肛瘘，通过肛管直肠环以上瘘管未穿破直肠壁，即未在直肠壁形成继发性溃口者。

2. 术前准备

患者术前一晚，睡前以 110 mL 甘油灌肠剂 1 支做清洁灌肠，术前当天肛周备皮即可。

3. 麻醉方式

局部浸润麻醉，0.75% 利多卡因注射液 10 mL 行截石位 3、9 点位局部浸润麻醉。

4. 操作方法

① 切除肛瘘的低位瘘管至肛管直肠环的下缘，包括主管道及所有支管，重点切除原发病灶——齿线处感染的肛隐窝、肛腺导管和肛腺，创面呈开放式。

② 隧道法处理肛瘘的高位瘘管。以左手示指插入肛内作为引导，右手持球头银丝探针，沿残余瘘管（肛管直肠环水平及上方的瘘管）走向缓缓向前推入，直至瘘管顶端最高点，明确直肠壁无溃口，确定瘘管切除范围。用组织钳夹残余瘘管的远端，用手术剪紧贴瘘管管壁向上继续边剥边切瘘管硬索，尽量少切除瘘管周围正常组织，尤其是括约肌，直至瘘管硬索变软则说明已至瘘管的顶端，可用血管钳横形钳夹后切断剥切组织，再继续探查直至彻底清创，使其呈潜行隧道状创面。注意在瘘管剥切过程中不能切破瘘管表面覆盖的组织，尤其是直肠黏膜，但需将瘘管内的腐败组织清除干净，如果术中难以彻底清除，可用八二丹填塞 1~2 日。

5. 术后注意事项

术后第二天拆除敷料，便后清洁创面，以痔疾洗液 50 mL + 温水 1000 mL 坐浴 10 分钟后创面换药，观察创面有无出血及异常分泌物，创面结扎线未脱落前敷以自制红油膏，以化腐生新，创面结扎线脱落后以自制三石散粉以生肌收口。如创面肉芽生长过高，可坐硬板凳以压平长高的肉芽。

【典型医案】

一、益气健脾、理气润肠治疗慢性功能性便秘

袁某，男，78 岁，退休职工。

初诊：2007 年 3 月 5 日。

主诉：大便困难 5 年余。

患者 5 年来大便困难，虽每日解大便 3～4 次，但是每次大便量少，排便不爽，需用力努挣，腹胀甚，得矢气则舒。纳食不馨，夜寐不安，醒后难以再入睡。舌质淡胖，苔薄白，脉弱无力。中医诊断：便秘（脾气虚弱）；西医诊断：便秘。证属脾气虚弱，运化失司，气机不畅。治拟益气健脾，调理气机。自拟方加减：黄芪 30 g，党参 30 g，白术 15 g，肉苁蓉 15 g，枳壳 10 g，大腹皮 10 g，生首乌 30 g，火麻仁 30 g，炙鸡内金 10 g，焦楂曲各 10 g，灵磁石 30 g（先煎），五味子 10 g。7 剂。

二诊：2007 年 3 月 12 日。患者药后大便每日仍 2～3 次，但排便爽，夜寐转安，胃纳转佳，但腹胀依旧，苔脉无明显变化。自拟方加减。3 月 5 日方去灵磁石、五味子，加枳实 10 g，全瓜蒌 30 g。7 剂。

三诊：2007 年 3 月 19 日。药后腹胀明显减轻，肠鸣辘辘，大便 1～2 日1 次，排便畅，寐安纳可，苔脉同前。予 3 月 12 日方加白茯苓 12 g，14 剂。

守方 3 个月，自觉全身舒畅，大便每日 1～2 次，排便畅，纳佳寐安。

按语： 本病例是由气虚引起的便秘，尤以病后、产后、年老体虚之人居多。虽然患者每日解大便 3～4 次，但是每次大便量少，排便不爽，需用力努挣，腹胀甚，仍诊断为便秘。

脾以运为健、以运为补，健脾先运脾，运脾必调气。方用黄芪、党参、白术补脾益气，枳壳、枳实、大腹皮调气促运，炙鸡内金、焦楂曲消食化积，肉苁蓉、生首乌、火麻仁润肠通便。诸药合用，寓理气于补益之中，寓调气于健胃之间，共奏健脾促运、调气和胃、润肠通便之效。方中枳壳、枳实为运脾调气之关键，药性微寒、味苦，入肺、脾、肝经，具有行气导滞、理气宽中之功效，既调节脾胃升降，又促进脾胃运化作用。枳壳行气之力稍弱，枳实行气力强，临证需灵活掌握。

二、清热解毒、燥湿健脾治疗小儿肛漏

陈某，男，10月余。

初诊：2008年6月16日。

主诉：肛旁流脓1个月。

患儿2008年5月于当地医院行肛周脓肿切开引流术，术后溃口一直不愈，流脓淋漓不尽，慕名来柏连松处求治。刻诊：患儿一般情况良好，胃纳平，大便调，夜寐安。专科检查：截石位9点肛旁距肛缘约1.5 cm见溃口一枚，有少量脓性分泌物，溃口周围稍有红肿硬结，无压痛。中医诊断：小儿肛漏（胎毒未清）；西医诊断：小儿肛瘘。证属胎毒未清，湿热蕴结。治拟清热利湿，解毒散结。自拟方：土茯苓15 g，黄柏10 g，虎杖15 g，蒲公英15 g。7剂。

外用：黄柏膏2盒外敷。

嘱患儿家属给患儿忌食海鲜，要求患儿坚持服用中药8个月，保持肛周脓肿不发作，则基本能根治。

二诊：2008年6月23日。服药1周，患儿肛旁溃口流脓减少，且溃口周围红肿完全消退。予土茯苓15 g，黄柏10 g，金银花10 g，蒲公英15 g。14剂。

外用：黄柏膏2盒外敷。

三诊：2008年7月7日。患儿溃口基本愈合，1个月后溃口愈合，瘢痕处凹陷。

患儿仍坚持服药巩固，至2009年5月11日，患儿肛瘘没有继发感染过，一直保持稳定，柏连松让其不必再来门诊。随访至今，患儿仍保持病情稳定，肛旁无再发红肿流脓。

按语：柏连松教授认为，小儿肛周脓肿、肛瘘的病因病机是胎毒未清，湿热之毒内伏，内伏外发。治疗本病，以清泄内伏之湿热胎毒为主旨。由于小儿脏腑幼嫩，各种生理功能尚未成熟，为"稚阴稚阳"之体，所以柏连松教授对小儿用药，组方精简，药味少，一般3~4味。首选药物为土茯苓，柏连松教授谓之"清胎毒之要药"。另外常选用清热利湿、解毒消痈的黄柏、虎杖、鹿衔草、金银花、蒲公英等药。治疗期间，母乳喂养婴幼儿，母亲也应忌服海腥发物、牛羊肉等辛辣炙煿之品，以免婴幼儿食母乳后，造成间接刺激，使胎毒加重或病情缠绵不愈。病情稳定后患儿仍要适当忌口，忌服海腥发物、牛羊肉等辛辣炙煿之品。

柏连松教授认为，大部分小儿肛周脓肿、肛瘘有自愈倾向。而且小儿肛门、臀部肌肉没发育完全，随着年龄增长会不断生长发育，如果手术不当，局部缺损严重，随着患儿的生长发育，会引起肛门畸形，甚至两侧臀部不对称。所以柏连松教授不主张过早做根治手术，而宜采用中药口服外用，控制感染，使病情稳定，不发作，随着患儿发育成长，逐渐自愈。一旦肛瘘已形成，并且没有自愈可能了，可等患儿稍大些，到 5～10 岁时再手术，可行瘘管切开术或挂线治疗。

【经方验方】

一、散瘀消痛散

[组成] 大黄、三七、徐长卿、冰片。

[功能] 清热解毒消肿，散瘀止痛。

[主治] 肛瘘术后创面换药。

[方解] 本方中大黄泻下力较强，善于荡涤肠胃积滞，外用有较好的清热泻火、凉血解毒作用，善活血祛瘀，为君药。徐长卿性温，味辛，具有祛风寒、化湿、止痛止痒的功效，可用于风湿痹痛、胃痛胀满、牙痛、腰痛、跌仆伤痛等多种病证，《神农本草经》记载其主"疫疾，邪恶气，温疟"，《肘后方》载其能治"注车注船"之候，《名医别录》中言其能"益气"。三七味甘、微苦，性温，入肝、胃、大肠经，有止血、散瘀、定痛、消肿之功效，与徐长卿共为臣药，助君药活血散瘀。冰片味辛苦，性微寒、凉，有清热散毒、生肌止痛的功效，外用治疗中风口噤、热病神昏、惊痫痰迷、气闭耳聋、喉痹、口疮、中耳炎、痈肿、痔疮、目赤翳膜，为佐药，《本草衍义》认为其有"独行则势弱，佐使则有功"的特点，《新修本草》记载其"主心腹邪气，风湿积聚，耳聋，明目，去目赤肤翳"。上药相合，共奏清热利湿、活血散瘀、生肌止痛之效。

[应用情况] 本方应用于各型肛瘘术后创面换药，与其他外用药膏对照观察各 40 例，术后创面疼痛、渗出、创面愈合时间等均优于其他药物。

二、四味痔血汤

[组成] 生黄芪、五味子、黄柏、仙鹤草。

［功能］清热凉血、益气养阴固脱。

［主治］用于湿热下注型内痔。

［方解］方中黄柏取其清热燥湿、泻火解毒之功；《神农本草经》言黄柏"主五脏肠胃中积热、黄疸、肠痔，止泄痢"；朱丹溪谓黄柏走至阴，有泻火补阴之功；现代药理证实黄柏有很好的抗菌作用，且对血小板有保护作用。生地黄清热凉血、养阴生肌；《汤液本草》云："生地黄，钱仲阳泻小肠火，与木通同用以导赤也，诸经之血热，与他药相随，亦能治之，溺血便血亦治之。"现代药理证明生地黄能调节机体纤溶凝血功能，并有抗感染和提高免疫功能的作用。黄芪补气升阳、托毒生肌；《神农本草经》言其："主痈疽，久败疮，排脓止痛，大风癞疾，五痔鼠瘘，补虚，小儿百病。"张元素首次提出黄芪"排脓止痛，活血生血，内托阴疽，为疮家圣药"；现代药理学研究发现，黄芪能提高机体免疫功能，改善局部微循环和血小板功能，能抗多种细菌等。仙鹤草有收敛止血、活血消肿的作用；清代《百草镜》云仙鹤草可"下气活血，理百病，散痞满"，可用于"跌仆吐血，血崩，痢，肠风下血"；现代药理研究结果显示仙鹤草可促进血液凝固，收缩周围血管，镇痛和抗菌等。全方有清热凉血、益气养阴固脱之作用，既顾及本虚，又可治标实，切中内痔出血的主要病机，故临床屡试不爽，疗效显著。

［应用情况］本方作为门诊治疗湿热下注型混合痔的基础方，使用10余年，经较系统地观察，临床疗效明显，无明显不良反应。

第三节 国医肛肠名师芮恒祥学术思想与诊治绝技

【个人简介】

芮恒祥，男，汉族，中共党员，1923 年出生于河北省武邑县，河北省政协第四、第五、第六届政协委员，我国著名老中医，原河北省医科大学附属中医院教授，全国中医传承首批师承制导师。

荣誉称号：1978 年，芮恒祥先后出席全国首届科技大会、全国医药卫生科技大会，荣获全国科技大会贡献奖，被评为有突出贡献的中医药专家，同时受邓小平、叶剑英、李先念等党和国家领导人接见并合影留念。

科研成果：2005 年 1 月"直肠内外消痔灵液治疗直肠脱垂的临床研究"获得中华中医药学会科学技术奖；2016 年 10 月 29 日科研项目"注射固脱术在治疗盆底疾病临床应用"获得中国中医药促进会中医药国际科技合作奖；2019 年 9 月主编《中国肛肠病诊疗学》一书获得中华中医药学会著作奖一等奖；2019 年 9 月《中医肛肠三十年》获得中华中医药学会著作奖三等奖；2020 年《出口梗阻型便秘三联征与三联术的临床应用》获得中国中医药研究促进会科技进步二等奖。

社会兼职：中华中医药学会肛肠分会常委、顾问，河北省中医肛肠学会主任委员、名誉主任委员，河北省北方大肠肛门病研究中心终身主任，《中国肛肠病杂志》编委。

【学术思想】

一、循古不泥，勇于创新治肛瘘

芮老在肛瘘治疗方面以预测瘘管走向准确，手术快捷，手术方法先进，疗效高而著称。无论是初发肛瘘还是久治不愈者，无论是单纯性肛瘘还是复杂性肛瘘，无不获得满意疗效。20世纪50年代末，患者张某，瘘管绕肛1周，有两条主管分别与直肠、肛窦相通。膝胸位12点，一条通向直肠环深面分支，一直向直肠内上行距齿线约13 cm与直肠相通；另一条向尾骨方向，穿过肛尾韧带，形成一空腔。X线片显示尾骨破坏严重，另一条开口于会阴部，瘘管向后延伸，分支后绕肛门一周与12点处外口相通，左侧一条于齿线水平有一内口，形成前后马蹄铁型肛瘘。左臀、臀间区及右臀大部分可见多个外口及手术瘢痕。此例切除尾骨，除了病变范围内残存的分支及外口，深部瘘管挂线，术后创面以化腐生肌散化腐生新，创面新鲜后植皮，痊愈出院。芮老认为，肛瘘发病是邪毒炽盛、郁而化热、湿毒流注下焦，酿腐成脓，穿肠破出是以为瘘。肛瘘又有位置高低之分，瘘管分支又有多寡之别，内口为肛瘘渊源所在，必当查明真实，切忌粗暴，找到真正内口，妥善处理，方为肛瘘治愈之关键，其他支管可旷置处理。芮老根据这一经验，在20世纪50年代创造性地提出了"芮氏截径术"这一独特的手术方法。该法采用治其本、兼顾其标的原则，重点处理原发病灶及部分主管，其余部分采用旷置引流，取代了全程切开瘘管的手术方法，有效地保持了肛门形态及括约肌功能。克服了肛瘘术后创面大、损伤多、形成瘢痕多的弊端。这一经验得到普及，成为目前临床治疗肛瘘普遍应用的手术方法。芮老认为，肛瘘虽为肛肠科的常见病，但分类复杂，大有区别。盘肛而生者有之，越过直肠环者有之，与邻近脏器相交通者有之，不可一概而论，否则事倍功半、收效甚微，甚至造成不良后果。为避免损伤肛门功能，芮老于20世纪60年代中期自行研制成可变向瘘管脱离器，以瘘管为轴心直达内口，借助高速旋转的空心刀全层脱出瘘管，形成新鲜创面，内口部位用可吸收缝线严密缝合。其治疗特点为极大地减少组织损伤。此术式不切断括约肌，保护了肛门功能，同时能缩短疗程，减轻患者痛苦。

芮老在多年的临床实践中，循古而不泥古，拘其法而不泥其方。如肛瘘治疗古法中就有挂线之法，方有芫花线、五毒线、江子线等20余种，但其制法都是经过煎、浆、晒、蒸、浸、泡等，是将药物敷于线上，使之具有化腐生肌、消炎止痛之功效，故在治疗中能起到化腐生新的作用。但这种线缺乏足够的张力与弹性，在使用中需要多次收线方能达到治疗目的，为改变这种不理想的情况，芮老于20世纪40年代末就改其为橡胶线，解决了用药线挂线治疗肛瘘手术中的诸多缺点，沿用至今，并得到广泛应用。

二、审证求因，不拘一格治痔疮

痔证诸多，临床证候不同，芮老强调治病求本，不能囿于病变局部的变化而论治，在审证求因的同时，结合现代医学的治疗方法使传统的治痔之法更为完美。

（一）内痔

芮老在治疗内痔时认识到含砒枯痔钉、枯痔散易致中毒，而且在应用中有诸多不便。芮老不断总结经验，于20世纪50年代初期研究出枯痔液。克服了枯痔钉、枯痔散的缺点，使疗效提高，疗程缩短。之后又自行研制"枪型自明连发吸扎器"，取代了手工结扎法。吸扎器的吸头为有机玻璃制成，可清楚观察痔核的吸入程度。针对环形痔，芮老提出先切开两侧黏膜再行结扎的方法，使之保留充分的黏膜桥防止造成环形狭窄。在手术治疗的同时，芮老也注重内治，辨寒热虚实，用汤药调理。如初期内痔，多因大肠实热、迫血下行，治疗选用清热凉血之剂；晚期内痔，多因气血亏虚，造成脱出不纳，则选用补益提升之剂。内外兼治，疗效更为确切。

（二）外痔

治疗外痔，芮老根据病因分而治之。如炎性外痔、血栓外痔，初发多以熏洗为主，辅之消炎活血膏剂外用，尽量使患者免受刀针之苦。对于反复发作者多采用手术治疗，手术时主张尽量保留肛管上皮及肛周皮肤，以不损伤肛门功能为要旨。

（三）混合痔

治疗混合痔，芮老力求察同索异，治法不求划一，精心设计切口，重视保留肛门上皮，尽量减少破坏，以防肛门功能受损引起不良后果。

三、中西贯通，取长补拙治疮疡

芮老虽以肛肠为业，但在治疗疮疡、皮肤病方面亦颇有经验。芮老认为消、托、补大法为中医外科之精要，一般用于疮疡初起、成脓、溃破后三个阶段，但不能拘泥不变。其关键在于审证。20世纪70年代后期，一女性找芮老治乳痈，经询问病史、局部检查后，芮老认为此病不是乳痈，而是中医所说的乳岩。此话一出，举座皆惊，有人提出用通乳、清热解毒之法消之。芮老认为该患者不在哺乳期，通乳之举无法可依，虽局部肿块，但界限不清，不具红肿热痛之乳痈征象，故用消法无据。乃建议去某医院就诊。两旬后患者家属特来拜谢说患者已手术，确诊为乳腺癌，幸发现早，治疗及时。治疗疮疡强调以消为贵，但使用时必查其因，不可只强调清热解毒为消。芮老认为解表通里、温通行气、理湿祛痰、活血化瘀均属消法之列。一般认为参芪茸桂谓之补，大滋大补方为法。芮老在运用补法时与之有别，常习陈实功"盖疮全赖脾土，调理必要端详"之说。自诫曰："治疮不调脾胃，路子没有走对。"芮老认为健脾之法贵不在补，应司其运健胃之法，意在调，贵在开。脾胃各司其职，运化功能强健，则升清降浊，气血充旺，邪不可干。如必用补益之品，定佐以木香、砂仁以升胃行气，白术、扁豆以利湿醒脾。

四、以防为主整体调治，内治外治相结合

芮老在 60 余年的临床实践中，强调"治未病""防患于未然"。每遇患者必告诫养生与疾病之关系，四时变化与天人相应之道理，辛辣之品、饮食不节、排便不规律与疾病发生之因果，使不少患者未经针药疾病得以缓解或恢复。在治疗中，不可忽视初发阶段，如肛痈未成脓期、血栓外痔初发，广泛运用熏蒸、塌浴、敷药以重外治，充分体现"异病同治"，再加审证求因，药物直达病所，起到釜底抽薪之效。芮老在临证中，强调整体观念，人体是一个有机整体，局部变化是机体阴阳失调的表现。崇尚"正气内存，邪不可干"。在治疗上注重扶正祛邪，水火相济。方可得心应手，事半功倍。如肛痈来势凶猛，局部掀红，肿痛凸大，高热寒战，脉洪大而数，舌苔红黄燥，则为脏毒实热、流注下焦，治宜清热解毒、凉血。内治同时兼用外治之法，即熏蒸、塌浴、敷药或进而手术治疗。如溃而不敛，脓汁清稀，时有潮热，懒言乏力，舌质淡，胖大舌，脉沉细无力，为虚寒之证，治宜滋阴养血，健脾开胃。如便秘之证，必当辨清大肠实热、大肠寒结、气虚便秘、气滞不行等证候。治疗上因人、因证而异，辨其证而投其药，不可诸证类同，千篇一律。在外治方面，虽均以熏蒸、塌浴、敷药或施以针刀之术，但亦需讲求病证同一。证有阴阳虚实，病有轻重、简单复杂，疾有新旧陈顽，治宜各寻其因，灵活善变，且配以相应的内治之法。古人云"有诸内，必形诸外"。弃内治外，是舍本求末；弃外治内，是舍近求远。芮老常告诫学生痔瘘乃一

统称，古人分"五痔、二十四痔"。现分内痔、外痔、混合痔，临床不能都用枯痔、结扎。古人称瘘有"海底、通脊、盘肛……"现分高位、低位、单纯与复杂，治疗亦不能一律挂线。取法得当，方可立竿见影。

五、治学严谨，崇尚医德

"开卷有益"是芮老的座右铭，"三人行必有我师"是芮老的为人准则，"活到老学到老"是芮老的治学态度。芮老一直到耄耋之年仍学而不倦，每有闲暇或目不离卷，或手不离笔，或笔不离砚。常说书是载人船，可渡弱水无边，笔是木石凿钻，可留痕迹万千。60余年的医疗生涯中，芮老举办学习班，带进修生，创办研究所及专科医院、专科科室，组织经验交流，开展科研创新，可谓成就斐然、硕果累累。但他从不以知名专家或老前辈自居，也不以经验丰富而满足。相反，和年轻人相处融洽，亦师亦友，称得上水乳交融。芮老有求必应，知无不言，言无不尽，由浅入深、由表及里、简明扼要地把自己对病证的源流、学术观点、经验毫无保留地向后人传授。对自己不明白的新知识、新事物又具有孩童般的好奇心，虚心向别人请教。故年轻人也乐于与芮老交流。芮老崇尚医德，严于律己，常说："医者，仁也，不可与人非；医者，仁术也，应尽心施术济人难，尽勇施口论短长。"其行为准则是诊视无男女，医病无贫富，应诊无节假，心中无匮酬。芮老思想解放，勇于探索，多为患者着想，善于因时、因地取不同方法治疗疾病。如时值夏秋患有"血痔"者，提倡清蒸素食马齿苋以取效，春季柳发又以柳为饵汤，如此用之，就地随时取材解除患者痛苦。在治疗中不仅重视药物及手术，同时力求掌握了解患者的心理活动，通过言谈语教，使患者产生信赖，解除忧思顾虑及精神负担，坚定战胜疾病的信念，使患者更好地配合治疗。芮老的这种仁心、仁术，可谓高风亮节，我辈楷模。芮老青壮年时忙患者之所急，为科研恨分身无术，无暇著书立说。年迈后笔耕不倦，悉心整理自己的医案，总结自己的经验，以待后人。这种"老牛自知夕阳短，不用扬鞭自奋蹄"的精神更值得提倡和效仿。

【专长绝技】

在多年的临床治疗中，芮老苦心钻研，勇于登攀，其多项科研成果荣获国家发明专利，并在专业医疗器械、药物与治疗方法上取得骄人成就。

一、连环吸扎器治疗内痔

连环吸扎器自带光源，可一次同时吸扎多个内痔和多点位的低位息肉及黏膜组织。用连环吸扎器，仅在肛门镜、直肠镜、乙状结肠镜下就可以完成不同深度的内痔和息肉的套扎。无须麻醉，手术快捷无出血，操作简便。该连环吸扎器的诞生，开创了肛肠专科治疗技术的新纪元。

（一）工作原理

用示指扣动第一制动扳机，活塞向后退缩，使气缸内形成负压，通过吸管将痔核吸入吸扎头内，在内照明的柔和光线下可清楚地观察吸入程度，当吸入得较理想时扣动第二制动扳机，推圈器向前移动推下胶圈。

（二）适应证

适用于各期内痔，直肠息肉。

（三）临床应用

本吸扎器应用于临床获得满意疗效。具有吸扎部位脱落较快、患者痛苦小的优点，未见有大出血情况。

（四）操作方法

术前常规准备。

体位可根据痔核或息肉所在部位不同而定。

直肠内消毒，插入斜口直肠镜，去除闭孔器，左手持直肠镜显露痔核，右手拇指、无名指、小指持枪型吸扎器，在内照明系统柔和的光线下，将吸扎器头对准痔核或息肉，示指扣动第一制动扳机，将痔核或息肉吸入套扎头内，若吸入得较理想，以中指扣动第二制动扳机，推圈器向前移动，推落胶圈于痔或息肉基底部。同法处理其他痔核或息肉。吸扎后，母痔基底部注射硬化剂，以防脱落后大出血。

（五）术后注意事项

术后 24 小时内不排大便，24 小时以后保持大便通畅。便后用 1：5000 高锰酸钾水坐浴，浴后直肠内注入 5 ~ 6 mL 九华膏，定期观察痔核情况。

二、探针刀治疗肛瘘

芮老在传统肛瘘切开刀的基础上进行改进，成功研制了 Ⅰ、Ⅱ 型镰形探针刀和鼠尾形探针刀。

（一）结构

Ⅰ、Ⅱ型镰形探针刀由银质刀柄、探针及钢质刀片结合组成。探针的头部分球头、锐头、钝头针眼型3种。刀身前部起到探针作用，后部加宽成槽，槽内镶嵌一钢质刀片。刀尾部为推刀向前的把手。它把探针、槽形探针、剪刀三者结合到一起，可以一次完成几个动作。

鼠尾探针刀由探针和刀柄两部分组合而成。探针的头部呈钝圆形，探入瘘管时不会造成假性瘘管和损伤。刀身细长，可随瘘管弯曲轻松探入。刀身向后渐宽成刀尾可将刀片机械固定。

（二）适应证

凡属应切开的肛瘘均可用镰形探针刀。凡应切开加挂线的高位肛瘘，均可用鼠尾形探针刀。

（三）操作

术前常规准备。

如为皮下瘘、直肠环以下肛瘘，或虽为高位肛瘘但只有一个内口、一个外口，病程已久者，可用镰形探针刀。以右手或左手拇、示、中三指持刀身，沿外口徐徐探入。另一手示指涂以润滑油类，进入肛门、直肠，指尖到内口上方，自内口经肛门引出探针部。以持刀首改持刀尾把手处，另一手用拇、示、中三指持探针，调整刀锋与肛缘垂直，一手向内上推动刀尾，一手向同一方向牵拉探针，窦道就可随之切开。

如高位肛瘘需切开挂线者，可选用鼠尾形探针刀。进刀法如前，但自内口引出探针头部后，暂不推刀切开窦道部分，而在探针的头部针孔内连接挂线用的胶线，然后推动刀尾，牵拉探针，只切需切开的部分，随之推刀的一只手向外拉出刀身，另一只手协助退回探针部分，带出胶线，即可收紧、打结、固定。

三、肛瘘脱管器

肛瘘脱管器治疗高位复杂性肛瘘，利用旋转型脱管刀从肛瘘外口直达内口完整脱出瘘管，严密闭合内口。杜绝了手术切开皮肤、皮下组织、切断肌肉及括约肌，造成术中或术后痛苦及愈后因肛管闭合不严导致肛液外溢甚者肛门失禁的风险。

四、芮氏捷径术

该法采用治其本、兼治其标的原则，重点处理原发病灶（内口）及部分主管道，支管外口做开窗处理，搔刮管道并清除坏死组织，分支瘘管保留，其余部分采用旷置引流。完善保护肛门括约肌的功能，最大限度地保留肛门解剖的完整性，且有效地克服了肛瘘术后创面大、瘢痕多、损伤重、易复发之弊端。茆氏捷径术是目前临床治疗肛瘘广为采用的手术方法。

【典型医案】

一、茆氏捷径术治疗马蹄型肛瘘

宋某，男，59岁。肛瘘病史28年，经多次手术治疗未愈。

检查：膝胸位3、9点距肛缘3~5cm，分别各见一溃口，按压有脓性分泌物溢出，肛周皮肤紫暗，质地坚硬，弹性差，探针及造影显示为后马蹄瘘。遂采用茆氏截径术手术治疗。麻醉成功后，患者取截石位，探针分别自3、9点外口探入，两侧瘘管通过肛管后方蔓延并相互交通，以瘘管相交处做人工外口，并以探针沿皮下条索状瘘管向肛内探查内口，切开人工外口至内口主管道，3点及9点两侧分支彻底搔刮并清除管腔内坏死组织，保留分支瘘管旷置引流，便后坐浴、换药治疗，2周伤口愈合，经3年随访无复发。

按语：对于肛瘘证治，茆老认为，脏毒炽盛，郁而化热，湿热乘虚流注下焦，腐坏肌肉，酿毒成脓，穿肠破溃而出，是以为瘘。肛瘘又有瘘管高低之分，瘘管又有分支多寡之别。内口为肛瘘之病源所在，必当查明真实，切忌粗暴，予以妥善处理，方为肛瘘治愈之关键。根据这一理论，茆老早在20世纪50年代创造性地运用了茆氏捷径术这一独特的手术方法。该法采用"治其本，兼治其标的原则"，重点处理原发病灶（内口）及部分主管道，支管外口做开窗处理，搔刮管道并清除坏死组织，分支瘘管保留，其余部分采用旷置引流。完善保护肛门括约肌的功能，最大限度地保留肛门解剖的完整性，且有效地克服了肛瘘术后创面大、瘢痕多、损伤重、易复发之弊端。

二、茆氏长麻枯脱油治疗肛裂

罗某，63岁。肛门疼痛20余年，因患有高血压、心绞痛，恐惧手术治疗，每次排便，似刀割撕裂状剧痛，致血压升高、心绞痛发作，痛苦到极限，1962年因剧痛难忍自杀未遂。

检查：肛乳头瘤大如鸽卵，哨兵痔形如指腹，皮下瘘明显，裂口坚硬呈灰白色。采用芮氏长麻枯脱油治疗。

治疗方法：丝线结扎切除肛乳头瘤，切开引流皮下瘘，修整皮缘，肛裂创面以长麻枯脱油局部封闭，双手交叉十字扩肛、纱条敷盖包扎。患者术后次日排便，战战兢兢做好了痛不欲生的心理准备，但排便后并无疼痛感，患者声泪俱下，如重获新生。患者经治 1 周出院，随访 2 年未复发。

按语：隋代巢元方在《诸病源候论》中第一次描述了肛裂的形状，他说"肛边长裂，痒而复痛出血者，脉痔也"；宋代《圣济总录·痔瘘门》对脉痔的病因及症状逐一进行了分析，认为："脉痔者，肛边生疮，痒而复痛，出血是也。""脏腑蕴积，风热不得宣通也，风热之气，乘虚流注下部，故肛边生疮，痒痛血出也，盖实为痛，虚为痒，今实热乘虚下攻肛肠，故痒且痛，又脉者血之腑，得热则妄行，故血乃出也。"肛裂初发患者，内以调理饮食，通畅大便；外以中药熏洗，方以清热解毒、活血止痛，才可取效。反复发作者可采用肛管扩张疗法。久治不愈合并肛管狭窄者，则采用自行研制的"长麻枯脱油"局部封闭，芮氏长麻枯脱油具有清热解毒、活血止痛的功效，镇痛期可长达 2 周余，可促使溃疡枯脱坏死，新肌生长，对于肛裂久治不愈合并肛管狭窄者，采用芮氏长麻枯脱油治疗，可解除困扰医患多年的肛管瓶颈现象。

【经方验方】

一、痔疡消

[处方] 当归、五倍子、川椒、防风、大清盐、大黄、黄柏。

[功能] 活血化瘀，消肿止痛。

[主治] 炎性外痔、血栓性外痔、静脉曲张性外痔、疮疡肿毒、皮肤瘙痒、顽固创面换药。

[用法] 外用洗剂，术后坐浴，创面局部熏洗治疗。

[方解] 方中当归补血活血，消肿止痛。五倍子收湿敛疮，涩肠止血。防风祛风止痒。川椒杀虫止痛。大黄解热泻火解毒，活血化瘀。大青盐凉血消肿。黄柏清热燥湿。

[应用情况] 用于治疗炎性血栓性外痔及肛肠术后外用坐浴换药。

[禁忌] 过敏体质慎用。

二、长麻枯脱油

［处方］普鲁卡因、祖师麻、川椒、石炭酸、麻油。

［功能］去腐生肌、杀虫止痒、消肿镇痛。

［主治］肛裂及肛周多发性皲裂。

［用法］肛周皮下注射。

［方解］方中普鲁卡因为临床镇痛药。祖师麻、川椒均有止痛的作用。石炭酸可祛腐。麻油润肤生肌。

［应用情况］治疗肛裂及肛周多发性皲裂避免了手术痛苦。使患者可以在无痛中治疗、康复，并扩大了治疗范围。同时完成了麻醉、手术及术后治疗为一体的综合治疗手段。临床应用2000余例，效果显著。

［禁忌］过敏体质慎用。

三、珍珠化毒散

［处方］煅龙骨、煅石膏、珍珠、麝香、冰片、煅石脂、红粉、乳没。

［功能］化腐生新，祛湿敛疮。

［主治］顽固疮疡、创面溃烂、伤口愈合不良。

［用法］局部外用、创面换药。

［方解］煅龙骨、煅石膏、煅石脂，具有止血收湿、生肌敛疮的功效。珍珠解毒、收敛、生肌功效显著。冰片止痒、生肌止痛。红粉去腐生肌、杀虫软坚。乳没活血化瘀、消肿止痛。

［应用情况］治疗慢性创面愈合迟缓，使久治不愈的顽固性疮疡愈合。

［禁忌］过敏体质慎用。

四、熊胆消炎生肌膏

［处方］制甘石、滑石、冰片、熊胆、枯矾、血竭。

［功能］解毒生肌、化腐生新。

［主治］疮疡痈肿，窦道瘘管。

［用法］创面换药。

［方解］方中熊胆具有清热解毒作用，可用于热毒所致的疮疡肿毒、敛疮生肌。制甘石收敛止痒。冰片是清热消肿、止痛止痒的要药。枯矾解毒杀虫，燥湿消肿止痒，止血止痒，用于疮疡疥癣。血竭活血定痛，止血生肌

敛疮。

　　[应用情况] 治疗慢性创面愈合迟缓，使久治不愈的顽固性疮疡愈合。

　　[禁忌] 过敏体质慎用。

五、健胃通便茶

　　[处方] 山楂、麦芽、太子参、陈皮、炙甘草、槐米、决明子、肉苁蓉、枳壳。

　　[功能] 通便润肠，消食化积。

　　[主治] 大便秘结，消化不良，胃排空障碍。

　　[用法] 经调治后开水浸泡、代茶饮用。

　　[方解] 山楂、麦芽、太子参、陈皮补气健脾，消食导滞。枳壳理气消满、宽肠。槐米、决明子可润肠利水、清热通便。肉苁蓉补肾助阳、温而能润、滑而不泻、补而不燥，故宜用于肠燥津枯之便秘。方中用药有寒有温，温寒结合互补，并用炙甘草调和，水火相济，共取健脾胃、通肠燥之效。

　　[应用情况] 该茶饮对消化道胃溃疡、慢性胃炎、胃排空障碍、顽固型便秘有良好的效果。服用时免煎，仅需即冲即饮，故称健胃通便茶。

　　[禁忌] 过敏体质慎用。

第四节 国医肛肠名师张庆儒学术思想与诊治绝技

【个人简介】

张庆儒，男，1939 年出生，河北省定州市人，主任医师。曾任山西中医学院附属医院肛肠科主任。

荣誉称号：2006 年获"山西肛肠专业名医"称号；2008 年 5 月获"全国中医肛肠教育突出贡献名专家"称号。

科研成果：发表专业学术论文 30 余篇，其中《肛门内括约肌潜行切开法治疗肛裂》一文在 1986 年《山西医药》第一期发表后，被当年《中国外科年鉴》收录，认为是本年度国内肛裂治疗的创举。此成果获 1988 年度山西省科技进步二等奖。1992 年撰《肛门病整形概述》一文，首次开宗明义提出用整形观念指导肛肠病手术的观点，被同行广泛接受和推行。《常见肛肠病的过度治疗》一文提出了肛肠病治疗的误区。

社会兼职：中华中医学会肛肠分会第一、第二、第三届常务理事，山西省中医药学会常务理事，山西省肛肠专业委员会副主任委员。

【学术思想】

一、以整形观念指导肛肠病的手术治疗

手术方法治疗肛肠病，明清时代已开始使用，并创造出一些手术器械，如弯刀、钩刀、柳叶刀等。近代汲取西医外科手术的方法和技巧，使肛肠病手术方法更臻丰富，现如今手术治疗已成为肛肠病的主要治疗方法。同时，

手术创伤也成了造成肛门形状改变、功能受损的主要原因。因此，肛肠专业的同道们都在不约而同地改进手术方法，追求既能治愈肛肠病，又不改变肛门形态、不损伤肛门的功能。肛肠病中不少疾病改变了肛门形态，属畸形范畴，是整形手术的适应证，如痔、肛瘘、脱肛等疾病。张老从20世纪80年代起参阅一些整形外科著作，请教整形外科专家，参观他们的手术，在临床中摸索出多种手术方法，如其独创的开窗术治疗复杂肛瘘、内括约肌潜行切开法治疗肛裂、中西医综合疗法治疗脱肛等。1992年在全国第7届肛肠学术会议上，首次提出用整形观念指导肛肠病手术的观点。

二、痔病的治疗经验

痔是最常见的肛肠病，痔的治疗着重于局部治疗。内痔的局部治疗首选注射疗法。其中以硬化剂注射应用最为广泛，坏死剂注射应用较少。消痔灵是硬化剂的代表药，其配方中主药是中药明矾，利用明矾酸涩的药性，起到收涩的目的。将消痔灵注射到内痔黏膜下层和痔蒂部黏膜下层。每例患者用药量 20～40 mL（消痔灵：生理盐水=1：1）。

内痔嵌顿后，疼痛剧烈，大便困难，以往常采取保守治疗，1周左右方可缓解，须忍受巨大痛苦，现在认为内痔嵌顿其主要矛盾是局部循环障碍。治疗时首先将内痔还纳，还纳困难者，待麻醉下括约肌松弛后再还纳。不可还纳者急诊行内痔结扎切除术。

痔的疗法众多，有枯痔钉、枯痔散、明矾压缩、注射、手术切除、结扎、套扎等。手术治疗的工具有刀、剪、激光刀、高频电容烧灼等。每种疗法均有其利弊，各有最佳适应证。作为一名好的肛肠科医师，首先要熟知各种疗法的利弊，因人、因病选择最好的治疗方法，实施个性化治疗，所谓最好的治疗方法是指安全、简便、痛苦小、愈合快、省钱的治疗方法。个性化治疗，解决主要矛盾，急者治标，这是张老治疗肛肠病的定型经验。

三、肛瘘的治疗经验

肛瘘分低位、高位两大类，又分为单纯肛瘘和复杂肛瘘两种。手术疗法是治愈肛瘘的唯一方法。低位肛瘘用切开法，即良好麻醉下，用探针从外口插入，由内口穿出，沿探针开口管道，搔刮管腔腐肉，敞开创口，修复而愈。高位肛瘘用挂线术，即用探针将胶皮筋引入管道，拉紧胶皮筋两端，底部用线扎紧，利用胶皮筋的弹性回缩力将瘘管逐渐切开，切开时间为1周左右。这种疗法始于明代，在《古今医统大全》一书中首先记载。它可避免肛门失禁，至今仍广泛应用于临床。张老通过临床实践与探索，将切开法与挂线法结合治疗高位肛瘘，取得很好的疗效。

肛瘘要及时治疗，延误治疗会使单纯肛瘘变成复杂肛瘘，给治疗带来困难。延误10年以上有癌变危险。肛瘘癌变的征兆是局部变硬，管道内有胶冻状物排出，经病理检查确诊。

四、脱肛的治疗经验

脱肛多由中气不足，升提无力，湿热下注，固摄无能等引起。治疗以提、固摄、清利等为法。但单纯中药治疗，疗程较长，且部分难以治愈。

张老治疗脱肛惯用中西医结合综合疗法，即以局部治疗为主，辅以整体用药。轻度脱肛用硬化剂注射即可痊愈，将硬化剂注射到直肠黏膜下层，使松弛的黏膜层肌层重新粘连，不再下脱。重度脱肛（Ⅱ、Ⅲ度），不但黏膜层与肌层分离，而且直肠肌层也与周围组织分离，同时并发肛门松弛，大便不同程度的失禁，需采用中西医结合综合疗法。此疗法概括为16个字——"整体扶正、双层注射、紧缩肛门、调整工作"。"整体扶正"是指整体辨证用药。"双层注射"是将硬化剂注射至黏膜下层和直肠周围间隙。"紧缩肛门"是指对松弛的肛门进行矫形治疗，也称"缩肛术"。常用缩肛术有肛周埋肠线（金属线）和血门后方"V"字形切开，暴露外括约肌的两个分支，即肛门后三角，用肠线关闭此三角，使肛门缩小。其疗效后者为佳。治愈后要"调整工作"，避开久站、久蹲、久从事重体力的工作。双层注射时要严格无菌操作。以防感染。中西医结合综合疗法，避免了重度脱肛开腹治疗之苦，疗程短，痛苦小，花钱少。

五、肛裂的治疗经验

肛裂发生后，1周内行保守治疗，保持大便通畅、局部中药坐浴等。陈旧性肛裂需手术。肛裂发生后，肛门内括约肌痉挛收缩使肛管狭窄。肛裂手术的关键是切断肛门内括约肌，缓解肛管狭窄。切断内括约肌的方法有后方切开、侧方切开等。张老通过长期的临床实践与探索，独创"内括约肌潜行切开法"治疗肛裂，取得很好的疗效。本疗法曾获1988年度山西省科技进步二等奖，已在省内外推广。

治疗肛裂还有"肛管纵切横缝疗法""封闭疗法""挂线疗法""坏死剂注

射疗法""肛裂切除疗法"等，但以"内括约肌潜行切开法"为首选疗法。

六、肛周脓肿的治疗经验

肛周脓肿，中医称"肛痈"。张老认为，随着抗生素的出现和西医外科技术的进步，传统中医的"消、托、补"三法治疗已显落后。痈肿发病1周内，可用西药抗生素或中药清热解毒剂内服，有的可以控制，使局部炎症消散；但大部分继续发展扩张，这时必须以手术方法治疗。以往手术方法是先切开排脓，缓解症状。待脓腔收缩成瘘管后再二次行肛瘘手术。张老对肛周脓肿的治疗，多采用一次性根治术，即切开排脓的同时，将脓腔彻底打开，清理腐败组织，敞开创口，畅通引流。大便后中药坐浴，换药，直至愈合。对大面积的高位肛周脓肿采用"开窗术"和"挂线术"。

【专长绝技】

一、内括约肌潜行切开法治疗肛裂

手术方法分为"切、扩、清"三步，以切为主。

（一）切

切即切断内括约肌。

患者取侧卧位，肛门部消毒，局部麻醉。左手示指伸入肛管，摸准环形的内括约肌。局部麻醉以后内括约肌向下移位，外括约肌向外上移位，肛管变短，括约肌间沟消失，这时内括约肌下缘几乎与肛缘平齐。右手持手术刀，手术刀为眼科用白内障刀或自制线形刀，于膝胸位或截石位3、5、7、9点处任取一处，由肛门缘刺入肛管皮下，刺入方向与肛管平行，刺入深度向上不得越过齿线。在左手示指伸入肛管的引导下，隔着肛管皮肤可以清楚地摸着手术刀，切不可刺破肛管皮肤。然后调转刀锋，对准内括约肌，向外下方切0.3~0.5 cm，将内括约肌切断。这时左手示指顿时有一松懈感，并且隔着肛管皮肤在切割部位可摸到一沟状凹陷。这标志着内括约肌已被切断。随即退出手术刀，压迫刀口数分钟，以防出血。由于手术刀十分小巧，所以皮肤上看不见切口，故曰"潜行切断"。

（二）扩

扩即扩张肛管。

目的是使内括约肌两断端分离,解除肛管的痉挛状态。在潜行切断内括约肌以后,手套外涂润滑剂,先伸入双手示指,向前后左右方向缓缓用力扩张肛管,各持续扩张 2~3 分钟,然后再加入双手中指,重复向各个方向扩张一次。术毕肛管以能自由出入 3 指为度。

(三)清

清即对肛裂局部病灶进行清创。

如肛裂创面有引流不畅,或肉芽水肿,需进行创面清创或搔刮。

有前哨兵痔或肥大肛乳头时,一并剪除。如无以上病理改变,裂口局部无须处理。

术后次日大便疼痛即消失,4~5 日肛裂愈合。

二、开窗术治疗肛瘘

(一)术前准备

术前嘱患者排空大便,不能自然排空者行温盐水灌肠。

(二)手术操作

腰俞穴麻醉或局部麻醉生效后,用探针仔细探查瘘管走行,找准主管内口及所有支管,从主管肛门缘开窗,窗与管道相通。开窗处与瘘管内口之间的疾道切开或挂线。开窗处以外的管道、脓腔或支管,视其大小长短决定开窗的数目,以管腔引流通畅为原则,最多开窗 20 处,最少 1 处。开窗口径 1~2cm,口径太小术后闭合快,不利引流。

手术中应注意以下两点。

1. 准确找到内口

这是手术成功的关键。内口多数位于感染的肛窦内。许多人主张肛瘘手术时必须在内口部扩大切除范围,以求彻底清除病变的肛腺导管和肛腺。张老认为,被感染的肛腺导管和肛腺已成为肛瘘的一部分,术中只要准确地找到主管道内口,行切开或挂线术,保证引流通畅,就能充分保障瘘管愈合,无须对内口部位再做"扩创"处理。因肛腺导管和肛腺属细微解剖结构,只有做病理检查才能看到,肉眼下做清创术,带有一定的盲目性。

2. 彻底清除管腔内的腐败组织

由开窗处探入刮匙,对瘘管管腔内的腐肉进行彻底搔刮,然后加压包扎,使管腔外壁与基底尽快融合,加速愈合。

（三）术后换药

术后创口的正确处理是一项重要环节。换药中发现引流不畅或有遗留支管要及时切开，在瘘管管道未愈合前防止开窗部过早闭合，必要时再次扩大窗口或于开窗部上枯痔钉及红升丹纱条，以保持其通畅。管道清洁后，敷生肌散纱条。此外，术后需依据患者的全身情况辨证选服中药。

【典型医案】

一、开窗术治疗高位复杂肛瘘

张某，男，55 岁。

初诊：1995 年 6 月 19 日。

主诉：肛周脓肿切开排脓术后伴肛旁周反复流脓水 2 个月。

现病史：患者 2 个月前因肛周脓肿在某市中医院行肛周脓肿切开排脓术，术后伤口一直未愈合，反复流脓水，时有肛周肿痛，大便正常，日行 1 次，无脓血，质不干。舌淡红，苔薄黄腻，脉弦滑。

专科检查：视诊示肛门外观不平整，截石位 7 点肛旁见一长约 4 cm 伤口未愈合，肉芽新鲜，有脓性分泌物溢出。肛门指诊示肛管后侧黏膜下压痛明显，肛直环较硬。

诊断：肛瘘，证属湿热下注。

治则：清热利湿解毒。患者肛瘘源头未清，感染灶尚存，仅靠保守治疗，恐难奏效。非拔根塞源，清创引流方能治愈。

治疗：口服中药。内服方：金银花 12 g，连翘 12 g，蒲公英 12 g，黄柏 10 g，防风 10 g，秦艽 5 g，泽泻 10 g，皂角刺 6 g，当归尾 6 g，生甘草 6 g。水煎服，日 1 剂。

手术方法：腰部麻醉成功后取右侧卧位，常规消毒铺单。探查见截石位 7 点有一手术切口未愈合，指诊肛直环较硬。于截石位 6 ~ 7 点做一放射状棱形切口，长约 4 cm，切开皮肤及皮下组织，探查见一空腔位于直肠后间隙，引出脓性分泌物约 5 mL。打开空腔，切除其中腐肉及硬结组织。继续探查，见空腔向截石位 5 点及截石位 9 点方向延伸，在弯钳引导下切除病变组织、搔刮腐肉组织，直肠后间隙空腔搔刮后旷置，深约 6 cm。用探针从截石位 6 点齿线内口处探入，从直肠后间隙探出，挂单股皮筋不紧线。修剪切口使引流通畅，见右侧引流欠佳，于截石位 9 点肛旁 2 cm 做一椭圆形切口，使该切口与后正中切口相通，开窗对口引流。包扎敷料，术毕。便后予消肿洗剂坐浴，生肌玉红膏换药。

复诊：1995 年 6 月 25 日。患者创面愈合良好，伤口表面覆盖一层腐肉组织，予以刮匙搔刮创面直至暴露出新鲜肉芽组织，使伤口引流通畅。观察创面肉芽组织已生长至接近挂线处，予以橡皮筋紧线处理，约紧线 1 cm，以患者耐受为度。

后患者每 15 日来复诊 1 次，观察患者创面新鲜程度、橡皮筋勒割松紧程度等，适当予以搔刮腐肉及紧线处理。术后 3 个月，患者创面完全愈合，肛门功能正常。

按语： 患者肛周脓肿切开排脓术后，湿毒未清，蕴结于魄门，久羁不散，经久不愈，发为肛瘘。本案中手术与中药汤剂口服联合，共达拔根塞源之效。方中金银花、连翘、蒲公英、黄柏、生甘草清热解毒消肿，防风、秦艽、泽泻祛风渗湿，皂角刺、当归尾活血消肿止痛，全方共奏清热解毒利湿之效。手术采用内口中位挂线、瘘管顶端旷置法，从内口处中位挂线，处理了感染的源头，挂线又起到了充分引流的作用。术中在切口旁做对口引流，保证了伤口没有张力，使得引流通畅。术后待伤口肉芽充填后再紧线，避免了顶端挂线大量勒割括约肌造成的肛门功能损害。术后换药联合使用消肿洗剂及生肌玉红膏，能清热解毒消肿、燥湿收敛生肌，促进伤口愈合。

高位复杂性肛瘘术后的创面属于二期愈合创面，因局部解剖生理因素，创面时刻受到感染，创面的修复过程中易生"腐"。这里的"腐"存在于术后创面修复的整个过程，不仅包括感染坏死的脓腐组织，也包括增生、水肿、坏死及生长缓慢的病理性肉芽组织及创面周围过早上皮化的上皮组织。肛瘘术后早期脓腐坏死组织较多，甚至影响引流，应去腐提脓；中期肉芽组织水肿突出创面，应祛腐平胬；后期创面日久不愈，新肉久不生，皆应去腐生肌。腐去则新自生，创面有序生长，可提高肛瘘手术的成功率。

二、内括约肌潜行切开法治疗陈旧性肛裂

陈某，男，42 岁。

主诉： 因便血伴肛门撕裂样疼痛半年入院。

现病史： 便血，色鲜红，呈手纸染血状，伴肛门撕裂样疼痛，便后数小时缓解，大便每日 1 行，质地干结，小便畅，胃纳可，夜寐安，术前疼痛评

分为 6 分。

专科检查：视诊示截石位 6 点位肛管皮肤裂开，基底部色红，裂口较深，创缘增厚，裂口远端结缔组织型外痔增生。肛门指诊因痛未查。

诊断：陈旧性肛裂；外痔。

手术治疗：排除手术禁忌证后，患者取侧卧位，暴露臀部，以安尔碘常规术野消毒、铺巾，利多卡因行神经阻滞麻醉，再做肛内消毒。术者左手示指伸入肛管引导，右手持"线状刀"从左侧 5 点肛管皮下进刀，进入 2 cm，左手示指隔皮肤可摸着手术刀，但不能刺破皮肤。转动手术刀，使刀锋向外，用力向外、向下切割，切断内括约肌。切断后左手示指有松解感，并隔着肛管皮肤可摸到一纵行沟陷。而后手指扩肛，扩到可自由出入 3 横指为度，修剪外痔部分，使创面呈"V"字形，术后次日大便疼痛即消失。

手术后第 1 天：患者疼痛评分为 5 分，大便未解，予科室协定方——止血通便方煎服，以清热止血、润肠通便，预防术后排便困难。换药时见创面引流通畅，无渗血、渗液，创缘无红肿。换药前给予中药熏洗方坐浴熏洗，每日 2 次，无菌药棉内掺生肌散、红玉膏外涂去腐生肌，促进创面愈合。

手术后第 5 天：患者疼痛评分为 2 分，大便日行 1 次，质软成形，换药时见创面引流通畅，无渗血、渗液，肉芽生长良好。换药前给予中药熏洗方坐浴熏洗，每天 2 次，予止血通便方煎服，以清热凉血、润肠通便，无菌药棉内掺生肌散、红玉膏外涂去腐生肌，促进创面愈合。

手术后第 10 天：患者疼痛评分为 1 分，大便日行 1 次，质软成形，换药时见创面引流通畅，无渗血、渗液，肉芽生长良好，肛指检查预防创面假性愈合，换药前予中药熏洗方坐浴熏洗，每天 2 次，予止血通便方煎服，以清热凉血、润肠通便，无菌药棉内掺生肌散、红玉膏外涂去腐生肌，促进创面愈合。患者病情平稳，准予出院，出院后继续用中药坐浴熏洗，门诊随访。

手术后第 22 天：门诊随访，创面基本愈合，患者无明显不适。

按语： 在本例陈旧性肛裂的治疗过程中，张老认为，肛裂发生后，肛门内括约肌痉挛收缩使肛管狭窄。肛裂手术的关键是切断肛门内括约肌，缓解肛管狭窄。切断内括约肌的方法有后方切开、侧方切开等。张老通过长期的临床实践与探索，独创"内括约肌潜行切开法"治疗肛裂，取得很好的疗效。同时，张老始终强调肛裂手术要秉持"肛裂小裂口，手术大切口"理念，对创面设计要做到心中有数，与传统手术不同，肛裂的创缘应适当延长加宽，一方面能够保证创面引流通畅；另一方面创面大而宽能够保证肉芽从"从内

向外""从底向上"的逐步生长有充足的时间，避免创缘上皮化较快、肉芽生长不足造成的假性愈合和继发裂口。

【经方验方】

一、消痔液

［处方］三七96 g，延胡索96 g，明矾50 g，吐温−80适量，注射用水加至1000 mL。

［制法］将三七与元胡分别粉碎过筛，备用。

三七有效成分提取：取三七粉，用蒸馏水湿润后加3倍量的蒸馏水，浸泡24小时，过滤药液备用。残渣用2倍量的蒸馏水浸泡24小时过滤，分出药液。残渣再用1倍量的蒸馏水浸泡24小时，过滤。合并3次浸出液，浓缩至原体积的1/5，加入95%的酒精，达70%的浓度，沉淀24小时，如此反复3次。

延胡索有效成分提取，将粉碎的延胡索用70%的酒精湿润后，用70%的醋酸酒精渗滤法渗滤至相当于5倍量时，回收酒精，并蒸发至无酒精味备用。

用注射用水溶解明矾，冷冻24小时，备用。

注射液配制：将分别处理好的三七、延胡索、明矾溶液合并，调节pH至4，加入吐温−80振摇，加入注射用水至1000 mL，煮沸、放冷，冰箱放置24小时，无沉淀即可灌封，灭菌。

［功能］收敛止血，消肿止痛。

［主治］内痔，混合痔。

［用法］术中用。

［方解］方中三七为君，味甘、微苦，性温，归肝、胃经，散瘀止血，消肿定痛。延胡索为臣，性温味苦，归心、脾、肝经，活血化瘀、行气止痛。明矾性寒，味酸、涩，具有很强的收敛作用。中医认为明矾具有解毒杀虫、燥湿止痒、止血止泻、清热消痰的功效。三药合用，共奏收敛止血、消肿止痛之效。

［应用情况］从20世纪70年代开始应用临床至20世纪80年代末治疗各类内痔、混合痔的病历达数万例，收到较满意的效果。系统观察的2181例患者，总有效率为94.3%，可以证明该药的临床疗效得到肯定，不良反应小，

并且深受广大患者的欢迎。

[禁忌] 孕妇禁用。

二、痔速康洗剂

[处方] 甘草 6 g，熟大黄、防风、黄柏、当归、苍术各 9 g，桃仁、泽泻各 12 g，秦艽 15 g，紫草 15 g，苦参 15 g。

[制法] 将以上药物浸泡 1 小时，煎煮 2 次，并将 2 次汤药混合。

[功能] 清热燥湿，消肿止痛。

[主治] 内痔，混合痔，肛裂及肛肠良性疾病术后。

[用法] 将煎煮好的药汁置入已消毒的坐浴盆，置入 2000 mL 温开水，首先于坐浴盆上蹲坐，使病变位置熏蒸 10 ~ 15 分钟，待药液温度降至 40 ℃左右，患者坐于坐浴盆中，使肛门病变位置完全浸泡于药液中 10 ~ 15 分钟。一个疗程为 7 天。

[方解] 方中苍术、黄柏、熟大黄、苦参清热燥湿；紫草清热凉血活血；当归、桃仁祛血滞、理气痛；泽泻利水渗湿，泄热消肿；防风、秦艽胜湿止痛、止痒；甘草调和诸药。诸药合用，共奏清热燥湿、凉血止血、消肿止痛之效。

[应用情况] 从 20 世纪 70 年代开始应用临床至 20 世纪 80 年代末治疗各类内痔、混合痔及肛周常见良性疾病术后的病例达数十万例，收到较满意的效果。系统观察的 6181 例患者，总有效率为 97.3%，可以证明该药的临床疗效肯定，安全，不良反应小，成为肛肠科院内协定处方，并且深受广大患者的欢迎。

第五节 国医肛肠名师曹吉勋学术思想与诊治绝技

【个人简介】

曹吉勋，男，1928年3月15日出生，汉族，山东乳山人，中共党员。1875年创建成都中医药大学附属医院肛肠科，从事肛肠科医疗、教学、科研60余年，是成都市和四川省肛肠的奠基人，也是全国肛肠学会的重要奠基人，曾受到陈毅、贺龙等国家领导人的亲切接见和高度赞扬，先后被派遣到马来西亚、印度尼西亚、泰国、新加坡、朝鲜等国家指导讲学，开展医疗援助，培养了全国最早一批的肛肠专业硕士，其学生遍布全国。

荣誉称号：四川省人民政府授予"三十年教龄教师荣誉证书"（1986年）；全国中医肛肠教育突出贡献名专家（2008年）；中华中医药学会授予"全国中医肛肠学科突出贡献名专家"（2008年）；中医药高等教育学会临床教育研究会授予"肛肠专业高等教育知名专家"（2009年）；全国中医肛肠学科名专家（2010年）；中华中医药学会肛肠分会授予"中医肛肠事业特殊贡献奖"（2015年）；中国便秘联谊会授予"中国便秘研究大师奖"（2017年）；四川省卫生健康委员会授予"终身荣誉，大美医者"称号（2020年）。

科研成果：曹吉勋教授取得较多的科研成果和奖励。①"复杂性肛瘘治疗的研究"获四川省科学技术重大贡献奖，排名第一（1978年）；②"新药消痔痛栓的研制（协作）"获成都市科学技术三等奖（1983年）；③"血宁冲剂治疗内痔出血的临床研究"获四川省科技进步奖三等奖，排名第二（1990年）；④"内口缝合药捻脱管法治疗肛瘘的临床研究"获四川省科技进步奖三等奖，排名第一（1993年）；⑤"痔瘘口服液（痔康舒）治疗痔疮的研究"获四川省科技进步奖三等奖，排名第一（1996年）。

社会兼职：四川省肛肠学会第四届专业委员会主任委员；中国中医药学会肛肠分会第三届委员会顾问；四川省中医药学会肛肠分会专业委员会（第2、第3、第4、第5届）主任委员；成都中医药专家顾问团成员；中华中医药学会肛肠分会顾问；世界中医药学会联合会第一届肛肠病专业委员会顾问；中医药高等教育学会临床教育研究会肛肠分会终身荣誉会长。

【学术思想】

一、率先提出腰俞穴麻醉

直至 20 世纪中叶，国内尚未有适合肛肠手术的麻醉方式，根据经络学理论，督脉主男女痔瘘、脱肛诸疾，曹吉勋教授首先发明了腰俞穴麻醉。自 1957 年发明以来，经过了大量的临床实践，在临床上得以广泛应用和推广。腰俞穴位麻醉，是将麻药注入督脉腰俞穴，能起到肛门周围完全止痛、肛门直肠完全松弛的作用，用于肛门直肠各种手术数万例。该法简单安全，成功率高，效果佳，开创了中医肛肠无痛手术的先河，在全国很快开展起来，产生了很大的经济效益和社会效益，腰俞穴麻醉也成为现代肛肠疾病的主要麻醉方法。

二、痔的诊疗

曹吉勋教授认为痔的治疗原则尤其重要：①无症状的痔无须治疗；②有症状痔的治疗目的重在消除、减轻痔的主要症状，而非根治；③一般治疗对各类痔的治疗都是必要的。曹吉勋教授认为痔病发病机制主要以肛垫下移学说和静脉曲张学说为主。基于这两种学说，曹吉勋教授在 Milligan–Morgan 手术基础上，运用外剥内扎术（分段结扎）治疗混合痔，疗效显著。曹吉勋教授强调外剥内扎术需要注意切口与切口间皮桥的保留，强调结扎点要避开在同一水平面上，避免肛门直肠狭窄。同时，曹吉勋教授与时同步，在肛垫下移学说指导思想下，率先引进 PPH（吻合器痔上黏膜环切术）、TST（选择性痔上黏膜吻合术），强调痔治疗的微创观念，为广大痔病患者带来福音。同时，曹吉勋教授带领科室同事研制熊珍软膏、熊珍栓、二黄解毒软膏等中药制剂，为痔病患者的保守治疗丰富了治疗手段，并且疗效显著，深得广大患者好评。

三、肛周脓肿的诊疗

肛周脓肿是肛肠专科的常见病，以手术治疗为主，手术方式也较多。但以往采取的术式仍存在不少问题，如伤口迁延不愈或者术后肛门缺损、影响肛门功能、增加患者换药痛苦、易造成缝线嵌顿且术后肛门变形、功能受限者较多。

曹吉勋教授在研究肛瘘治疗时，认识到肛瘘与肛周脓肿病因均系肛窦感染，于是在多年的实践中做了大量临床研究方面的工作，积累了丰富的经验，对本病提出了新的见解，在国内多家学术期刊上发表了多篇文章。在传统中医治疗的基础上，汲取西医的长处，根据肛周脓肿的病理生理，结合肛管直肠的生理、解剖特点，对手术方式进行多次改良设计，创造性地改良了许多传统的手术方式，对本病的治疗具有较大的优势和特色，广泛应用于临床治疗。通过反复临床实践，逐渐总结出多切口挂线引流术等一次性根治肛周多间隙脓肿的手术方式，切开引流的同时彻底处理内口，取得了可喜的成绩，打破了肛周脓肿分次手术的常规，使肛周脓肿经一次手术就可治愈，免去再行肛瘘手术之苦。除特殊情况外，目前治疗一般肛周脓肿常规均采用一次性根治术，且该术式能加速伤口愈合、缩短疗程、减少瘢痕形成、减少对肛门功能的损伤，是一种肛门功能保护良好、复发率低、治愈时间短、术后反应小、后遗症少的成熟术式。

四、肛瘘的诊疗

肛瘘，特别是高位复杂性肛瘘是目前国内外常见的难治性肛肠疾病，治疗仍以手术为主。但不论何种手术方式均面临肛瘘治疗中的两大难题，即复发率高和肛门功能损伤。曹吉勋教授坚持走中西医结合的道路，不断开拓进取，对中医药治疗肛瘘的临床研究方面做了大量的工作，积累了丰富的经验，对本病提出了新的见解，在国内多家学术期刊上发表了多篇文章，有较大的学术影响。其研究成果和学术水平处于全国领先地位，受到国内同行的公认。曹吉勋教授经过长期的研究，在传统中医治疗的基础上，吸取西医的长处，根据高位肛瘘的病理生理，结合肛管直肠的生理、解剖特点，对手术方式进行多次改良设计，通过反复临床实践，逐渐总结出具有中西医结合特色的"切缝（挂线）内口引流术"。这种疗法可运用于所有肛瘘，特别是高位复杂性肛瘘，疗程多在 20～30 天。手术要点是在切开（挂线）的基础上将切开部分的伤口缝合，这样可以加速伤口愈合、缩短疗程、减少瘢痕形成、减少对肛门功能的损伤，是一种肛门功能保护良好、复发率低、治愈时间短、术后反应小、后遗症少的成熟术式。

【专长绝技】

一、注射疗法治疗直肠黏膜脱垂

采用注射疗法治疗直肠黏膜脱垂。从 20 世纪 50 年代末期至今，曹吉勋教授采用复方明矾液做双层注射配合肛门紧缩术治疗成人完全性直肠脱垂，为广大直肠脱垂患者解决了痛楚。直肠脱垂是指肛管、直肠黏膜、直肠全层和部分乙状结肠向下移位的一种疾病。曹吉勋教授认为其病因主要有：①解剖学因素；②滑动性疝学说；③肠套叠学说；④肛提肌综合征学说；⑤长期用力排便，神经病变。曹吉勋教授根据中医学说"酸可收敛，涩可固脱"的理论，以明矾有效成分为主，研制成复方明矾液。6% 明矾注射液内含 6% 医用明矾（硫酸钾铝）和 1.5% 枸橼酸钠，为明矾制剂的稳定液。复方明矾液注入直肠周围和直肠黏膜下后，铝离子作为一种进入机体的异物，可引起较强的无菌性炎症，导致局部形成较强的异物胶原纤维化，而使直肠黏膜下层与直肠肌层粘连固定，使直肠与直肠侧韧带和周围支持组织粘连固定，使直肠与骶前筋膜粘连固定，从而达到治愈直肠脱垂的目的。曹吉勋教授利用括约肌本身肌束缩小肛门，并使肛门向前移位，增加盆底扶托力，恢复肛管收缩、舒张的功能，远期疗效良好。

二、肛瘘切缝（挂线）内口引流术

肛瘘切缝内口引流术适应证有高位复杂性肛瘘、高位蹄铁型肛瘘且肛直环未纤维化者；低位前蹄铁型肛瘘、低位复杂性肛瘘主管位于肛门前侧者。处理方式基本同肛瘘切缝内口引流术，区别在于内口主管道通过跨越括约肌的这段管道挂线，修整引流内口，保证内口引流通畅。引流内口放置油纱，外敷塔形纱布，压迫固定。

操作方法：腰俞穴麻醉后，确定内口和瘘管走行，从外口开始沿瘘管走行切开瘘管，低位肛瘘主管通过的括约肌一并切开，高位肛瘘通过已纤维化的肛管直肠环的主管亦一并切开。切开所有的支管及无效腔，对管道彻底搔刮，清除管道内的腐烂坏死组织，适当修剪管壁，但不必全部切除，以免造成局部组织缺损过多。管壁增厚坚硬者，应予以切开松解，以利缝合创面，消灭无效腔，促进愈合。彻底处理内口，仔细止血。冲洗伤口，延长与内口对应的放射状切口留作引流，要求肛管内伤口小，肛管外伤口大，创面底小口大保证引流通畅，使肉芽组织从伤口底部向上生长，再由伤口周围生长上皮，使切口二期愈合。放射状切口部分若较长，可做远端部分缝合；若基底部较深，可做基底部分缝合，吻合切断的括约肌，以缩小创面。其余切口（弧形部分）用丝线全层间断缝合，或"8"字形缝合，或"U"字形缝合，不留无效腔。若切口深大，可放置橡皮条 24 小时后拔出。术后紫草油纱条换药。1 周左右拆除缝线，若切口感染，应及时拆除缝线，敞开引流。

三、直肠阴道瘘低位修补术

曹吉勋教授分析总结了直肠阴道瘘、会阴裂伤，综合两种疾病的共通点，融会贯通，将自己独特的诊治方法应用于疾病之中。总结经验如下。

1. 在门诊首次看诊时，一定要详细询问病史，特别是首发时间和诱因。

2. 专科查体时一定要尤其仔细，明确陈旧性伤口距离会阴口的长短，估计伤口的大小，了解患者直肠阴道隔的厚薄和肌肉萎缩情况。

3. 一定要详细向患者交代具体手术方式、手术风险、术后治疗方案、术后护理、术后换药等注意事项并签署同意书，尤其是手术风险和术后护理，这和手术成败息息相关。

4. 手术前要求患者避开月经期，查阴道分泌物清洁状况，术前冲洗，常规灌肠。

5. 手术前一定要对会阴局部解剖知识有着绝对、明确的掌握；对手术步骤相当清楚，并且结合患者本身的实际情况做好手术安排；手术过程中成功分离直肠阴道隔各层肌肉并且重新缝合是重中之重，能够在术后承受巨大张力并且维持正常功能是手术成功的关键。

曹吉勋教授认为低位修补术适用于近外阴及肛门位置较低的瘘孔。此类瘘孔常较大，有时合并有肛门括约肌功能不全，需将瘘孔以下的会阴部及肛门括约肌自正中切开，再行修补。

术后护理：术后手术切口的各缝合线承受着巨大张力，据统计，手术切口的缝线在术后第 24 ～ 72 小时这段时间所承受张力最大。故此，术后必须控制大便，采用各种方式（如使用药物软化大便，流质饮食，服用液状石蜡等）

让排便这一过程尽可能延迟并且顺畅，嘱患者术后尽量平卧；术后换药要求患者保持会阴部的清洁干燥，术后对阴道的冲洗则显得格外重要。

【典型医案】

一、从肝脾论治女性便秘

李某，女，32 岁。

初诊：2018 年 11 月 12 日。

主诉：便秘 1 年余。

病史：1 年前因情志不遂而便秘，大便不甚干结但排出困难，3～4 日 1 次，量少，常伴腹胀感，肠镜检查未见明显异常，曾自服通便药而有所缓解，但停药则反复。刻下：便秘随情绪波动或工作压力加重，伴腹胀感，纳眠差。

诊查：慢性焦虑面容，腹软，无明显压痛、反跳痛及肌紧张；舌淡，苔白，脉弦。

临床诊断：慢性便秘（便秘）。

辨证：情志不畅，肝失疏泄，气机不畅，大肠腑气不畅，故见腹胀、便秘。

治法：疏肝理气、润肠通便。

处方：方选柴胡疏肝散加减。醋柴胡 15 g，香附 15 g，木香 15 g，白芍 15 g，当归 10 g，麸炒白术 30 g，陈皮 15 g，枳实 10 g，厚朴 10 g，柏子仁 15 g，火麻仁 15 g，合欢花 15 g，炙甘草 5 g。

14 剂，每日 1 剂，水煎，分 3 次温服。

二诊：2018 年 11 月 28 日。患者情绪较为顺畅，胃纳好转，腹胀减轻，便秘减轻，1～2 日 1 次，量较前增加，睡眠仍较差。守方加酸枣仁 15 g，继服 14 剂。

三诊：2018 年 12 月 12 日。患者大便能每日 1 次，量质基本正常，情绪、睡眠明显好转，腹胀基本消失。守方去木香、当归、枳实、厚朴、柏子仁、酸枣仁、合欢花，继服 7 剂善后。随访 3 个月，患者大便正常。

按语：本案患者病程长达 1 年余，肝失疏泄，肝气郁滞，气机不畅，则大肠腑气运行不畅，故大便难解、量少；气机郁滞则腹胀。治以疏肝理气、润肠通便。方中醋柴胡为疏肝解郁之要药，具有疏肝解郁之功，畅达肝经气滞；香附、木香助柴胡行气疏肝；白芍、当归养血柔肝润肠；麸炒白术健脾和胃，《金匮要略》所谓"见肝之病，知肝传脾，当先实脾"；陈皮、厚朴、枳实理气行滞；柏子仁、火麻仁润肠通便；合欢花伍柏子仁解郁安神助眠；炙甘草调和诸药。诸药合用，共奏疏肝理气、润肠通便之功，患者服用1月余，诸症悉除。

二、清肝胆湿热、疏风止痒治疗肛门急性湿疹

张某某，女，32岁。

初诊：2020年6月22日。

主诉：肛周瘙痒不适3天。

病史：患者3日前因食用羊肉汤后，出现肛门瘙痒不适，在当地药店予口服"氯雷他定片"抗过敏治疗，疗效欠佳。皮疹逐渐蔓延至会阴、外阴等处，瘙痒难忍，遂来就诊。

诊查：肛周皮肤潮红，散在丘疱疹伴抓痕，皮损中央可见小片糜烂面，渗液明显，自觉剧烈瘙痒，口干口苦，心烦失眠，大便干燥，小便黄、量少，舌质红，苔黄腻，脉数。

临床诊断：急性肛门湿疹（肛周风）。

辨证：肝失疏泄、脾失健运，致湿热郁结，湿热下注于肛门，交织于肌肤而发病。

治法：清肝胆湿热、疏风止痒。

处方：方以龙胆泻肝汤加减。龙胆草15g，黄芩15g，栀子15g，泽泻15g，车前子15g，当归10g，生地10g，柴胡20g，石膏10g，知母10g，生龙骨10g，生牡蛎10g，苦参10g，蒺藜10g，地肤子10g，甘草5g。

3剂，每日1剂，水煎，分3次温服；药渣再煎，肛周坐浴，每日1次。

二诊：2020年6月25日。肛周皮肤颜色逐渐恢复正常，皮疹大部分消退，渗液明显减少，瘙痒明显减轻，大便通畅，睡眠好转，情绪改善，原方继服1周。

三诊：2020年7月2日。肛周瘙痒完全缓解，皮肤颜色恢复正常，无皮疹、破损、渗液等不适，饮食、睡眠好转，情绪改善。嘱患者慎起居，调情志，避免腥膻发物的摄入，注重中医调护。3个月后随访，未见复发。

按语：肛门湿疹是肛肠科常见的过敏性、炎症性皮肤病，患者多系先天禀赋不足，后天饮食失常，嗜食辛辣腥膻发物，加之情志不遂，肝气郁结，

致脾健运功能失职，湿热蕴结，外溢肌肤而发为此病。此例患者辨证为湿热下注型，治疗以清利肝胆湿热、祛风止痒为主，畅情志、安睡眠为辅，注重中医调护。经治疗后，疾病痊愈。

【经方验方】

一、熊珍栓

［处方］熊胆粉 30 g，珍珠粉 30 g，黄连 30 g，白芷 30 g，龙骨 20 g，硼砂 20 g，浙贝母 15 g，冰片 15 g（制栓剂，塞肛，每日 1 粒）。

［功能］清热解毒、消炎止痛。

［主治］痔疮及肛门红肿疼痛等。

［用法］直肠给药，一次 1 粒，每日 1～2 次。

［方解］方中熊胆粉味苦性寒，归肝、胆、心经，清热解毒力强，珍珠粉味甘、咸，性寒，归心、肝经，具有清肝明目、解毒生肌的作用，熊胆粉与珍珠粉共为君药，共奏清热解毒、敛疮生肌之功；黄连苦寒，具有清热燥湿、泻火解毒的功效，白芷味辛，性温，具有祛风止痛、消肿排脓的功效，黄连、白芷共为臣药，加强清热解毒、托毒生肌的功效；龙骨收敛固涩，硼砂清热解毒止痛，浙贝母清热化痰、消肿止痛，三者共为佐药，加强敛疮止痛的功效；冰片芳香止痛为使药。全方共奏清热解毒、消肿止痛、敛疮生肌的功效。

［应用情况］临床疗效肯定，并且深受广大患者的信赖，无不良反应发生。

［禁忌］孕妇禁用。

二、痔康舒口服液

［处方］槐角 15 g，地榆 15 g，大黄 9 g，黄芩（酒炙）10 g，蒲公英 15 g，千里光 15 g，紫花地丁 15 g，赤芍 15 g，枳壳（麸炒）10 g，甘草 6 g。

［功能］清热解毒、凉血止血、理气润肠、消肿止痛。

［主治］痔疮所致便血、疼痛、肿胀等。

［用法］每支 10 mL，每日 3 次，一次 10 mL 口服。

［方解］方中槐角清热泻火、凉血止血，地榆清热解毒、凉血止血、生肌

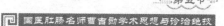

敛疮，两者共为君药；大黄清热泻火、凉血解毒兼能泻下，黄芩清热解毒，蒲公英、千里光、紫花地丁均能清热解毒兼能消肿，共为臣药，加强清热解毒的功效；佐以赤芍凉血止血，枳壳理气润肠；甘草调和诸药，为使药。全方配伍，共奏清热解毒、凉血止血、理气润肠、消肿止痛功效。

［应用情况］临床广泛应用，疗效可靠，无不良反应发生。

［禁忌］孕妇禁用。

第六节　国医肛肠名师杨廷芳学术思想与诊治绝技

【个人简介】

杨廷芳，女，出生于 1940 年 6 月 22 日，汉族，重庆人，1964 年于华西医科大学医学系毕业，中西医结合主任医师，重庆市中医院肛肠科主任。

荣誉称号：重庆市名中医。

科研成果：①枯痔注射及外痔切除疗法获四川省二等奖（1978 年）；②收固液治疗直肠脱垂，获重庆市科委三等奖（1979 年）；③枯痔疗法治疗痔科技成果推广应用研究，获重庆市人民政府科技进步二等奖（1987 年）；④枯切疗法治疗痔科技成果推广应用研究获四川省科技成果三等奖（1989 年）；⑤中华肛肠病学理论成果获重庆市人民政府科技技术三等奖（1992 年）；⑥消痔口服液的开发研究获重庆市中医管理局二等奖（1995 年）；⑦消痔口服液的开发研究获重庆市人民政府科技进步三等奖（1996 年）。

社会兼职：曾担任西南西北肛肠学会理事，四川省中医药学会肛肠专委会副主任，重庆市中医药学会理事，中医肛肠专委会主任委员、中华中医药学会中医肛肠专委会和中西医肛肠专委会名誉顾问等。

【学术思想】

杨教授从医已近 70 年，长期致力于肛肠常见病、多发病和疑难病手术，如痔、瘘、肛周脓肿、肛裂、直肠脱垂、便秘等肛门疾病，有深入的研究和治疗经验，根据中医理论和辨证论证自拟中药方剂，加锡类散采用保留灌肠疗法，治疗炎症性肠病（溃疡性结肠炎、克罗恩病），取得了独特的疗效，累计治疗800多名患者，治疗率达90%以上。形成了独特的学术思想体系。

一、重视病因，首辨外感内伤

《疮疡经验全书》说："脏腑所发，多由饮食不节，醉饱无时，恣食肥腻，胡椒辛辣，炙煿酽酒，禽兽异物，任情饱醉……久忍大便，遂致阴阳不和，关格壅塞，风热下冲乃生五痔。"中医学把人体看成一个有机整体，并强调人体与自然界和社会的关系，特别强调感受外邪、饮食、七情内伤是人体发生疾病的原因。中医学认为过食辛辣、烤炸、膏粱厚味，损伤脾胃，不能消化，则成食积泄泻之证。如饮食生冷，食伤脾胃而致泄。中医把喜、怒、忧、思、悲、恐、惊七情，作为对心理因素的概括，认为七情是人体正常的生理活动，只有七情内伤时，才构成致病因素，才使人体发生病理变化。七情内伤使人体阴阳失调，脏气隔绝，精神夺散，成为致病因素。

临床肛肠疾病的发生不外乎外感六淫，内伤七情，饮食不节，过食生冷、辛辣等导致脏腑亏损，气滞、血瘀、湿热、瘀血与浊气下注大肠和肛门，导致肛肠疾病的发生。各种致病因素可单独出现，也可合而致病，寒热虚实相间，所以在治疗肛肠疾病时必须分清寒热虚实，辨证论治，才能提高疗效。

二、动中察静辨证型，中西合治急腹症

杨教授虽然是西医学出身，但却是热爱中医的"铁杆中医"。不仅精通西医，还在传承中医和中西医结合方面做出显著成绩。杨教授对疾病的发生、发展及治疗进行了动态观察。中医认为疾病是恒动的，疾病的发生、发展，不是静止不变的，而是一刻也不停地变化的，但疾病在动态过程中有相对静止的点或阶段，有一定规律可循，正因为有相对静止，疾病才能被我们认识。如阑尾炎从发病开始出现上腹部疼痛，逐渐出现转移性右下腹疼痛，伴恶心、呕吐、高热等症状，根据中医理论，辨证为气滞型；如果病情未得到控制，阑尾可化脓，患者出现腹痛加剧、体温升高等，这时中医辨证为蕴热型；再进一步发展成脓式破溃，中医辨证为毒热型。阑尾炎这个病理过程，是由不断变化发展与相对稳定的阶段组成。阑尾炎通过不断变化而形成不同的传变转化趋势。阑尾炎的传变规律是恒动的，证型也是恒动的，而且证型随着病情的变化而变化，即气滞型→蕴热型→毒热型→反复气滞型。根据不同的证型进行施治，可用理气、清热解毒、凉血，或凉血化瘀、通里攻下等。用发展、动态的观点，观察人体病理生理现象，动态观察病

情，分阶段论治，治疗措施也处于变化之中，因病立法，因法组方，这就是杨教授在临床治疗中坚持的原则之一。20世纪70年代初，重庆市中医院曾举办两期中西医结合治疗急腹症学习班，许多急腹症患者未经手术而达到治愈目的。

三、心身养调疗顽症，中药灌肠治结肠

溃疡性结肠炎，属中医学"痢疾""泄泻""肠风"等范畴。中医认为胃为水谷之海，其精华以养脏腑，其糟粕则传导以归大肠，如果脾胃虚弱，或挟风湿，或伤暑伤湿，冷热不调，泄泻诸症，皆能致之。《内经》中所谓飧泄、洞泄、湿泄，水谷注下是也。大肠为五谷传送之官，脾胃虚弱，饮食过度，或为风寒暑湿侵袭，皆能令泄泻。现代医学对溃疡性结肠炎的病因研究认为与遗传、环境因素、人体免疫功能失调有关。而中医学一向有"因郁而致病，因病而至郁"的观点。《素问·阴阳应象大论》说"人有五脏化五气，以生怒喜悲伤忧恐"；又说"怒伤肝……喜伤心……思伤脾……忧伤肺……恐伤肾"，形象地描述了情绪对生理活动的影响及其致病作用。而且中医学又从朴素的唯物辩证观出发，从病因、病理治疗学方面提出正气学说。正气针对邪气而言，正气与邪气的进退博弈贯穿疾病发展的始终，决定疾病的动向与转归。正气也是现代人常说的免疫功能，当免疫系统受到各种因素干扰，遇到破坏，或免疫失去平衡，就会导致疾病发生、发展，所以杨教授对溃疡性结肠炎的治疗提出心理治疗和药物治疗，才能提高溃疡性结肠炎的疗效。心理治疗首先要消除患者的紧张情绪，鼓励其树立康复信心，持之以恒，保持良好的心理状态和情绪，消除悲观消绪，积极配合医生治疗。

【专长绝技】

"新六号枯痔液"治疗直肠黏膜脱垂。

1.适应证

（1）儿童直肠黏膜脱垂，经对症治疗失败者，均可采用此法，疗效较好。

（2）成人直肠黏膜脱垂，因体弱、年迈或有其他并发症者均可采用。

2.禁忌证

黏膜脱垂伴有急性感染、溃烂或坏死时，不应采用注射疗法。

3. 术前准备

①准备好 10 mL 注射器或 20 mL 注射器。针头用 9 号穿射针或特制穿射针。此针由扁桃体注射针改制而成，将针的尖端磨短，保留约 0.5 cm 长即可。此针的后部较粗，可避免刺入过深，对初学者特别适用。②硬化剂选用根据《本草纲目》关于硇砂有"破结血止痛，去恶肉生好肌，下恶疮息肉之功""蚀恶肉、生肌长肉、止血，治白癜瘢疵痔瘘瘰疬子"等作用，又《本草述钩元》关于硇砂有"大热有毒，但黄丹石灰来作柜，煅赤使用开无毒"等记载，配制成"新六号枯痔液"。③注射前排空大、小便。

4. 麻醉方式及体位

局部浸润麻醉。侧卧位及截石位均可。

5. 手术步骤

直肠脱垂的注射治疗有黏膜下注射法及直肠周围注射法。前者将药物注射到黏膜下层，使黏膜与肌层粘连；后者将药物注射到直肠周围，使直肠与周围粘连。

（1）黏膜下注射法：经肛门镜消毒注射部位黏膜后。在齿线上 1 cm 直肠黏膜下层前、后、左、右 4 个象限各注射 3 ~ 5 mL，7 ~ 10 日注射一次，一般需注射 2 次。

（2）直肠周围注射法：在两侧骨盆直肠间隙和直肠后间隙中注射。取侧卧位或俯卧位，肛门周围常规消毒，在肛门两侧及后正中距离肛缘约 2 cm 处，各注射 3 ~ 5 mL，深度为 5 ~ 6 cm，然后用腰部麻醉穿刺针先在右侧正中垂直刺入皮肤、皮下、坐骨直肠间隙及肛提肌，到达骨盆直肠间隙。通过肛提肌时，针头有落空感。在穿刺前，注射者将示指插入直肠做引导，触摸针头部位，证实针头位于直肠外侧时，再将穿刺针逐渐刺入 5 ~ 7 cm，到达骨盆直肠间隙后，将药液缓慢呈扇形注入，一侧总量为 8 ~ 10 mL。注射左侧时，另换一腰部麻醉穿刺针，同法注射。在后正中注射时，沿直肠后壁进行，刺入 4 cm，到达直肠后间隙，注药 4 ~ 5 mL。3 个部位注入药物总量为 20 ~ 25 mL。

6. 术中注意要点

（1）第 1 次黏膜下注射，应注射到脱垂黏膜的最高处，然后逐次下移到齿线以上。

（2）直肠周围注射前，注射者的示指应插入直肠做引导，保证针头不刺入直肠，防止感染。

7. 术后处理

（1）注射后须卧床休息 2 ~ 3 日。

（2）每晚服液状石蜡 20 mL，保持大便通畅。

（3）流食 2 日，少渣软食 3 日，以后改为普通饮食。

（4）必要时补充液体及用抗生素 3 ~ 4 日。

【典型医案】

一、清热除湿、化瘀止血治疗溃疡性结肠炎

李某，男，25 岁。

初诊：2019 年 1 月 7 日。

主诉：反复腹泻 1 年余。

现病史：每日大便 3 ~ 5 次，伴有大量白色黏液，感左下腹隐痛不适，便后缓解，肛门坠胀明显，偶有便血，色鲜红，量较少，呈大便手纸带血或滴血。小便正常，纳食可，眠可。

既往史：体健，无特殊。

体格检查：腹软，无压痛、反跳痛及肌紧张。专科检查提示肛门外形正常，指检未扪及硬性肿物，余（－）。舌暗红，舌边有瘀点，苔黄腻，脉弦。

辅助检查：2018 年 6 月行肠镜检查提示溃疡性结肠炎。

中医诊断：泄泻。

证候诊断：湿热夹瘀。

西医诊断：溃疡性结肠炎。

治法：清热除湿，化瘀止血。

处方：白及 20 g，败酱草 25 g，侧柏叶 30 g，大血藤 25 g，地榆炭 30 g，槐花 30 g，黄柏 12 g，黄芩 15 g，黄芪 30 g，牡丹皮 15 g，蒲公英 30 g，生甘草 6 g，仙鹤草 30 g，栀子 15 g，麸炒枳壳 15 g，当归 20 g。7 剂，煎服，每日 1 剂。

二诊：2019 年 1 月 14 日。上方服 7 剂，大便每日 3 次，仍有少许黏液及便血，腹胀腹痛缓解，肛门坠胀有所缓解。

处方：白及 20 g，白头翁 30 g，侧柏炭 30 g，车前草 30 g，大血藤 25 g，槐花 20 g，黄柏 12 g，黄芩 15 g，牡丹皮 30 g，蒲公英 30 g，砂仁 12 g，

生地榆 30 g，栀子 15 g，生甘草 6 g，仙鹤草 30 g，炒枳壳 15 g，当归 15 g。10 剂，煎服，每日 1 剂。

三诊：2019 年 1 月 21 日。又服 7 剂后，大便每日 1～2 次，大便无明显黏液，未见便血，偶感肛门坠胀感，无腹痛腹胀等不适。

治疗效果：症状较就诊时明显好转。

按语：炎症性肠病，中医病名又为大瘕泻，该病多因情志所伤，或者过食肥甘，或湿热之体复因饮食生冷，以致脾胃损伤，湿热内蕴，下迫大肠，损伤血络，乃见腹痛、腹泻、便下脓血；故治疗上以清湿热为基本治则。而腹痛、泄泻、腹胀等症状，不利于浊邪从肠道排出，亦影响肠道内和肠道血络的气血运行，肠中糟粕与浊邪蕴结，壅阻肠络，气血留聚，郁而化热，热盛肉腐则成脓，故成肿疡；破溃则成溃疡，故见大便黏液脓血，伤及血络则便血更甚。肠道气机不畅，腑气紊乱，下注大肠则里急后重。中医学认为"六腑以通为用"，只有宣通气血，寒热并用，祛瘀生新，气血通畅，肠络无阻，邪毒驱散，才能清腑气，止肠泻。

二、温润并用、调气养血治疗便秘

吴某，男，32 岁。

初诊：2019 年 5 月 13 日。

主诉：大便排解困难 2 年。

现病史：大便干结，呈羊粪状，排便需努挣，伴便后肛门坠胀，腹胀，口干，纳眠可，小便可。

既往史：体健，无特殊。

体格检查：腹软，无压痛、反跳痛及肌紧张。专科检查提示肛门外形正常，指检未扪及硬性肿物，余（－）。舌红，苔黄糙少津，脉细数。

辅助检查：肠镜检查提示无明显异常。

中医诊断：便秘。

证候诊断：肠燥津亏证。

西医诊断：便秘。

治法：润肠通便。

处方：生白术 30 g，肉苁蓉 20 g，当归 20 g，锁阳 20 g，火麻仁 30 g，苦杏仁 20 g，白芍 20 g，枳实 20 g，厚朴 15 g，木通 15 g，车前子 30 g，炒栀子 15 g，淡豆豉 30 g，瓜蒌子 15 g，滑石 30 g，麦冬 30 g，木香 15 g，玄参

30 g，炙甘草 10 g。7 剂，煎服，每日 1 剂。

二诊：2019 年 5 月 20 日。上方服 7 剂，大便情况较初诊明显好转，仍感肛门坠胀，腹胀。

体格检查：生命体征平稳。心腹肺无异常。舌红，苔薄白，脉细。

处方：火麻仁 30 g，枳实 30 g，厚朴 15 g，肉苁蓉 30 g，肉桂 10 g，升麻 30 g，当归 15 g，车前子 30 g，大腹皮 30 g，大血藤 30 g，粉葛 30 g，木香 20 g，蒲公英 30 g，玄参 30 g，炙甘草 10 g。7 剂，煎服，每日 1 剂。

三诊：2019 年 5 月 27 日。上方服 7 剂，大便每日 2 次，大便干燥，量少，仍感肛门坠胀、腹胀，但较前有所缓解，口干唇燥。

体格检查：生命体征平稳。心腹肺无异常。舌淡红，苔薄黄，脉细数。

中医辨证为热结阴亏证。以增液承气汤加减，以滋阴增液、泄热通便。

处方：生地黄 20 g，玄参 30 g，麦冬 30 g，枳实 15 g，厚朴 15 g，木香 15 g，芒硝 6 g，肉苁蓉 30 g，当归 15 g，白芍 20 g，炙甘草 10 g，蒲公英 30 g，大血藤 30 g，地榆 30 g，薏苡仁 30 g，黄芩 12 g，苍术 15 g。

上方服 7 剂，大便基本正常，肛门坠胀轻微，腹胀不明显。

治疗效果：通过就诊，患者自感排便症状明显好转。

按语：便秘是临床常见的复杂症状，而不是一种疾病，主要是指排便次数减少、粪便量减少、粪便干结、排便费力等。必须结合粪便的性状、患者本人平时排便习惯和排便有无困难做出有无便秘的判断。便秘中医辨证分实证、虚证。而本案例中患者属于虚证为主，夹杂实证，故方以润肠通便为主。前两方中火麻仁质润多脂，润肠通便，为君药；枳实、厚朴行气破结以加强降泄通便之力，为佐药。三诊符合《温病条辨》"津液不足，无水舟停"之证，故后方重用玄参为君，滋阴泄热通便；麦冬、生地黄为臣，滋阴生津，君臣相合，即增液汤，功能滋阴清热、增液通便；枳实、厚朴、芒硝行气通便、软坚润燥。诸药合用，共奏润肠泄热、缓下通便之功。

【经方验方】

一、溃疡性结肠炎灌肠方

[处方] 黄连 20 g，黄柏 20 g，白及 10 g，地榆 20 g，五倍子 20 g，苍术 10 g。水浓煎至 100 mL，加入锡类散保留灌肠。

［功能］补脾虚，清大肠湿热，化瘀止血。

［主治］溃疡性结肠炎。

［用法］每次灌肠50～100 mL，每日1次。

［方解］方中黄连味苦，性寒，功能清肠中之湿热、泻有余之心火、除内伏之热毒。黄柏味苦，性寒，沉降下行，功能除下焦之湿热、制亢盛之相火、泄内伏之热毒。两药相伍，相须为用，清热燥湿，泻火解毒，止利止带，消疮功卓。心火亢则神不守舍，相火旺则精不内藏。黄连清有余之心火，黄柏制相火之妄动。两者相须为用，使火得以制，神得以安，精得以藏，从而使机体阴平阳秘，诸症自解。地榆性微寒，味涩、酸、苦，归肝经及大肠经，有凉血止血、解毒敛疮的效果，可以治疗各种血热出血，尤其是下焦的出血。白及收敛止血、涩肠止泻。苍术可以化湿浊、善燥脾湿。

［应用情况］从20世纪70年代开始应用临床至今，治疗溃疡性结肠炎35 617例，收到较满意的效果，系统观察的2537例患者，患者临床症状消失，肠镜复查98%达到治愈，证明该药的临床疗效高，并且深受广大患者的欢迎。

［禁忌］寒湿体质及孕妇禁用。

二、疏风清热、利湿止痒方

［处方］龙胆草10 g，栀子、黄芩各20 g，荆芥10 g，防风10 g，连翘20 g，地肤子20 g，白鲜皮20 g。煎汤口服。

［功能］疏风清热，利湿止痒。

［主治］皮肤瘙痒症。

［用法］每日服1剂，每日3次。

［方解］方中龙胆草大苦大寒，既能清利肝胆实火，又能清利肝经湿热，故为君药。黄芩、栀子苦寒泻火，燥湿清热，共为臣药。荆芥、防风解表散风，透疹止痒；连翘为疮家圣药，清热解毒、消肿散结；地肤子清热利湿、祛风止痒；白鲜皮清热燥湿、祛风解毒。疏风解表止痒法，多用于表证初起，风邪客于肌表，皮肤瘙痒，起红色丘疹或风疹块样损害。

［应用情况］从20世纪70年代开始应用临床至今，治疗皮肤瘙痒症57 397例，收到较满意的效果。系统观察的9648例患者，总有效率为94.3%，可以证明该药的临床疗效是很好的，并且深受广大患者的欢迎。

［禁忌］寒湿体质患者禁用。

第七节　国医肛肠名师贺执茂学术思想与诊治绝技

【个人简介】

贺执茂，男，1937 年 7 月出生，浙江省黄岩人。湖南中医药大学第二附属医院主任医师，1963 年在武汉中医学院毕业后，一直从事中医外科临床工作，曾先后任外科副主任、肛肠科主任、副院长、院长、党委书记等职。

1984 年当选为中华全国中医学会湖南分会第二届理事会常务理事，1989年又当选为第三届理事会副理事长，1996 年任湖南省高级卫生技术职务评委会成员，2000 年当选为湖南省中医药学会第四届理事会常务理事，2001 年担任湖南自我保健科普知识讲师团成员，2002—2006 年担任湖南省医学会和长沙市医学会医疗事故技术鉴定专家库成员，2007 年 5 月被聘请为中华中医药学会肛肠专业委员会第五届理事会顾问，2007 年 1 月被聘为《中西医结合直肠病学》杂志第一届顾问，并被邀请成为《中国肛肠病杂志》《湖南中医杂志》《中医药导报》《中医药时代》等报刊的编委。

贺老一直从事肛肠科的临床、教学、科研工作，致力于继承和发扬传统中医药对肛肠疾病的诊疗。他凭借坚实的中医理论知识和勇于探索、刻苦钻研的精神，不断从传统中医药宝库里挖掘中医诊疗肛肠疾病的方法和有实用价值的经方、验方，并将其和现代外科手术有机地融为一体，形成了自己独特的治疗风格，在痔疮、肛瘘等常见肛肠病的术式和术后并发症的研究方面颇有建树。他擅长肛肠科常见病及疑难病症的治疗，先后改进了传统的痔结扎疗法，肛瘘的挂线疗法，使痔瘘的手术方法在原有的基础上大大迈进了一步；并在国内率先提出了内痔术后大出血及痔瘘术后并发破伤风的原因和防治方法，具有相当普遍的指导意义，受到了全国同行的推崇。他主持和参与过多项课题研究，其中"剪口结扎疗法治疗痔疮"获全国医药卫生科学大会奖，"6%明矾注射液治疗成人完全性直肠脱垂"获原卫生部科技成果乙级二等奖，"酥胆痔疮膏防治痔瘘术后并发症及促进创面愈合的临床与实验研究"获湖南省中医药科学技术进步奖三等奖，"生血通便颗粒剂治疗便秘的临床研究"获湖南省中医药科学技术进步奖三等奖，"治疗复杂性肛瘘的临床体会"及"切开扩创结合挂线治疗复杂性肛瘘"获湖南省科学大会奖，"复方明矾注射液直肠周围注射治疗脱肛"获湖南中医学院科技成果三等奖，"复方芩柏颗粒剂"三联"应用于痔瘘术后的临床研究"获湖南省科学技术进步奖及湖南省中医药科学技术进步奖，"复方诃子液注射治疗内痔的研究"获湖南省1985年度医药卫生科技成果四等奖。"成果共享"是贺老多年来奉行的准则，在工作之余，他将自己的研究成果和临床经验写成论文或写到著作、教材中去，与国内外同行共同研究、共同提高。贺老积极著书立说，有多本专著出版，在国家级及省级医学杂志上发表论年文 30 余篇，其中《肛裂的治疗研究述评》一文被评为中华全国中医学会湖南分会优秀论文，《肛裂中医、中西医结合治疗》被评为 1990 年年度三等优秀论文，《内痔注射剂使用情况的调查》等被湖南中医杂志评为 1988—1989 年年度优秀论文三等奖，他还主编了《肛肠疾病的诊疗与预防》，并任《中医外科学》副主编，参编《中国肛肠病学》《临床必读》《中医诊断与鉴别诊断学》等著作，为促进肛肠科学的发展做出了贡献。

　　贺老除了搞好临床、科研工作，还积极传、帮、带下级医生，他先后培养肛肠专业硕士研究生数人。1997 年被确定为全国老中医药专家学术经验继承工作指导老师。2007 年被评为全国老中医药专家学术经验继承工作优秀指导老师。2008 年又被确定为湖南省中医药专家学术经验继承指导老师，为培养中医药人才做出了突出贡献。目前他的学生都已经成为湖南省各医院肛肠科的学术骨干。贺老医名远扬，全国各地许多疑难杂症患者都慕名前来求诊，与此同时，他也为湖南省各级领导和部分国家领导的身体保健工作做出了贡献。1992 年起享受国务院政府特殊津贴，1999 年由湖南省人事厅、湖南省卫生厅授予"湖南省名中医"称号，1997—1998 年被评为优秀党务工作者，1997—1998 年被湖南中医学院第二附属医院授予"十佳"个人称号，1998 年又被评为"四满意"优质服务标兵，2001 年被中共湖南省教育厅党组及中共湖南省高等学校工作委员会授予"湖南省高等学校优秀共产党员"光荣称号，2005 年又被湖南省人民政府授予"湖南省先进工作者"称号，他的业绩被收入《中国人才辞典》，2008 年被授予"全国中医肛肠学科有突出贡献名专家"称号。

【学术思想】

一、重视"治未病"的积极意义

认为饮食、起居养生，保持大便通畅及情志舒畅等是防止肛肠疾病发生的关键。认为肛门直肠病的辨证要重视整体与局部的关系，弃内治外是舍本求末，弃外治内是舍近求远。治疗可暂缓手术治疗，传统的中药内服结合熏洗、外敷是一种比较简便、安全、有效的治疗方法。在具体运用中，要中药内服、熏洗、外敷三者有机结合，其重点在辨证论治选方用药的中药内服基础上，而后再结合熏洗、外敷，以达到清热凉血、疏通经络、消肿止痛、收敛止血的作用。

二、强调中医治病贵在从整体出发、辨证论治

其尤为擅长司外揣内、辨证用药、综合调治，灵活地以一法为主，数法合用，多方加减。对于痔的治疗，贺老主张循内科之理以治痔，强调辨证论治、内外兼治、综合治疗。总体应以清热凉血、疏通经络、消肿止痛、收敛止血为其基本治法，再结合熏洗、外敷以增强其临床效果。据此，研制出了具有清热凉血、散瘀止痛、收敛止血功能的专治痔疮的痔宁片。在熏洗坐浴方面，贺老一反传统，力主中药的趁热熏洗，认为由于热力和药力的作用，使患处血管扩张，促进局部血液和淋巴循环，使经络疏通、气血流畅、水肿消退、炎症吸收、疼痛缓解或消失，最终达到治疗的目的。对肛裂的治疗，贺老强调纠正便秘、止痛和促进溃疡愈合是治疗肛裂的总原则。根据肛裂患者的不同临床表现，将肛裂分为三型：燥火便结型，治宜清热泻火，润肠通便，方用栀子金花丸；温热蕴结型，治宜清化湿热、润肠通便，方用内疏黄连汤；血虚肠燥型，治宜养血润燥通便，方用济川煎合麻仁丸加减。同时要结合手术治疗、中药熏洗和局部中药的外敷。

三、对传统手术积极创新，大胆改革

融众家之长，研究出了各类手术方法。如"混合痔剪口结扎疗法"，该法具有操作简便、患者痛苦小、疗效确切、术后并发症及后遗症少、疗程较短的优点。

【专长绝技】

贺老强调中医治病贵在从整体出发、辨证论治，故其尤为擅长司外揣内、辨证用药、综合调治，灵活地以一法为主，数法合用，多方加减。在肛肠科无论是痔疮、肛瘘、肛裂等常见病，还是慢性肠炎和顽固性便秘等疑难杂症，都体现了辨证论治这一核心理念。例如：其中不少患者以腹痛为主症，大便次数并无增多，贺老在临床诊治过程中多以"通"字立法，包括调和气血、下逆着使之上行、中结着使之旁达、虚者补之、寒者温之。

贺老重视单味中药的炮制，临床运用自如。比如，常用蜜炙黄芪治疗脾虚中气下陷之久泻脱肛、内脏下垂，常用炒白术治疗脾虚泄泻，重用生白术治疗慢传输型便秘，善用炭药及仙鹤草治疗出血性疾病，并根据出血之性质、轻重、缓急、上下而分治，充分考虑药物性能，标本兼顾。

贺老擅长以手术治疗肛肠疾病，并对传统结扎法积极创新，大胆改革，融众家之长，研究出了"混合痔剪口结扎疗法"，本法仍是目前治疗混合痔（环状混合痔）简单有效的手术治疗方法之一。对于复杂性肛瘘，贺老擅长辨证使用挂线疗法及分次紧线，在临床治疗中每每收到良效。贺老主张陈旧性肛裂手术治疗的关键是感染肛窦的处理和肛门括约肌的松解，并坚持术后重视纠正便秘，自有其独到之处。贺老擅长辨证治疗直肠脱垂，其始在脾虚气陷方用补中益气汤；病久及肾配以桂附地黄丸加减；若患者伴有肛门括约肌松弛无力，可配合补气健脾法，方用葛根麻黄汤，重用麻黄。内治的同时，采用酸收固涩的药物加五倍子、煅龙骨、明矾、苦参、芒硝等，熏洗坐浴，结合外敷，对于Ⅰ度脱垂，尤其是儿童直肠脱垂可收到较好疗效。贺老经过长期的摸索，发明了"复方明矾注射液"（获得1979年湖南省科学大会奖），用于Ⅰ、Ⅱ、Ⅲ度直肠脱垂的治疗。

【典型医案】

一、肛门湿疹

田某，女，17岁。

主诉：肛周皮肤瘙痒，皲裂、疼痛10余天。

病史：患者自诉10多天前肛周皮肤突然出现红斑，瘙痒难忍，搔抓即有液体，感肛周潮湿，灼热。食纳尚可，夜寐欠安，小便黄。舌红，苔黄腻，脉浮数。

专科检查：肛外皮纹粗糙，色红，皮肤皲裂，渗液，部分潮红。

中医诊断：肛门湿疡（湿热下注）。

西医诊断：肛门湿疹。

处方：消风散加减。生地黄20g，赤芍10g，归尾10g，荆芥10g，防风10g，木通6g，刺蒺藜15g，蝉衣6g，栀子仁10g，枯芩10g，牡丹皮10g，苦参10g，苍术10g，甘草10g。共7剂，水煎服，每日1服，分两次早、晚服。

并嘱其每次药渣再煎煮1次，取液熏洗肛门，并坐浴，然后维肤膏外涂患处。内外兼治，中西结合。后随诊1次，即告已近痊愈。

按语： 贺老诊断为肛门湿疹。证属湿热下注，治当清热除湿、疏风养血。方以消风散加减。荆芥、防风、蝉衣疏风透表，以祛除在表之风邪，配刺蒺藜以祛风止痒；归尾、生地黄、赤芍养血活血，滋阴润燥，并寓有"治风先治血，血行风自灭"之意；栀子仁、枯芩、牡丹皮清热凉血；苦参性寒，能清热燥湿止痒，苍术燥湿、辟秽、发汗，两者相配，燥性尤强，既燥湿止痒，又散风除热；甘草清热解毒，调和诸药。综观全方，清热除湿，疏风养血，是以消风散加减而来。同时，取汁熏洗肛门，经验独到，药尽其用，为充分发挥药效的途径之一。

二、肠炎

黄某某，男，32岁。

主诉：腹痛、腹泻5年余。

病史：患者诉5年前出现大便稀，每日1~2次，常有少许白黏液，伴腹隐痛，兼有食少，常发脾气。舌淡，苔白，脉弦滑。

中医诊断：肠澼（肝郁脾虚）。

西医诊断：肠炎。

处方：四逆散合逍遥散加减。柴胡 10 g，白芍 30 g，归尾 15 g，枳实 10 g，白术 20 g，元胡 10 g，川楝子 10 g，薏苡仁 30 g，黄芪 20 g，丹参 15 g，白花蛇舌草 15 g，甘草 10 g。7 剂，水煎服，每天 1 剂，分两次早、晚服。

按语：贺老根据其整体情况及舌脉辨证为肝郁脾虚。治宜疏肝健脾。柴胡升发阳气，疏肝解郁，透邪外出，为君药；白芍敛阴养血柔肝；黄芪、川楝子、归尾、丹参、元胡益气活血止痛；白花蛇舌草清热解毒利湿。诸药合用，疏肝健脾、理气止痛，利用古方，合理加减，疗效颇佳。

三、肛门神经官能症

蒋某某，女，60 岁。

主诉：肛门内疼痛半年。

病史：患者诉半年前出现肛内疼痛，间歇性刺痛，或胀痛。舌淡、苔薄白，脉平。

专科检查：视诊示肛门外缘平整光滑。指诊示直肠下段空虚、未扪及明显肿块，退指无血染。镜检示齿线处光滑平整，无肛窦炎、肛乳头肥大等，直肠镜检查亦无异常。

中医诊断：肠郁（心阴不足，肝脾不和）。

西医诊断：肛门神经官能症。

处方：黄芪 20 g，当归 10 g，浮小麦 20 g，白芍 30 g，枳壳 10 g，白术 15 g，丹参 15 g，五味子 3 g，知母 10 g，甘草 10 g。共 5 剂，水煎服，每天 1 剂，分两次早、晚服。

后患者再诊，继予上方 5 剂续服，随诊已愈。

按语：贺老认为结合患者情况，根据患者的临诊情况，患者当属肛门神经官能症。临床常有这样的病例，主诉一般以坠胀、肛门疼痛或肛门异物感为主，但多次检查均无异常。故可先以益气养心、滋阴活血为主，做诊断性治疗，可收到较好疗效。

【经方验方】

一、生血通便颗粒

[处方] 生首乌、生白术、生地黄、杭白芍、当归尾、决明子、全瓜蒌、枳壳、生大黄（后下）等。

[功能] 滋阴养血，润肠通便。

[主治] 津血亏虚型便秘。

[用法] 水煎服，每天1剂，分两次早、晚服（饭后1小时）。

[方解] 便秘是指大肠传导功能失责，导致大便秘结，排便周期延长；或周期不长，但粪质干结，排便艰难；或粪质不硬，虽有便意，但便出不畅的病证。病位主要在大肠，病机主要是大肠传导功能失常，与肺、脾、肾密切相关。贺老在长期的临床实践中认为气血精津液同源而互相化生，若年老体衰、久病体虚、大汗、热病后、妇人产后、崩漏及其他原因的大出血等先天或后天因素多造成血亏津少，则大肠失于濡润和鼓动无力而导致便秘。治疗当以补虚润肠通便为主。生血通便颗粒方中生首乌补益精血、润肠通便，大剂量生白术健脾肾、助运化、导积滞，为君药；生地黄滋阴生津，润肠通便，取"增水行舟"之意，决明子性味苦寒，润燥滑肠，两者共为臣药；当归补血活血，白芍养阴以补津血之不足；瓜蒌、枳壳利气宽肠，通导大便；大黄泻下通便。全方共奏滋精血津液，润肠道枯涩之功。

二、熏洗灌肠液

[处方] 白花蛇舌草、重楼、桑寄生、五倍子、生地榆、蒲公英、蛇床子、虎杖、苦参、乌梅、明矾、硼砂等。

[功能] 清热解毒，燥湿止泻，祛风止痒。

[主治] 肛肠疾病术后，肛门湿疹，慢性结、直肠炎及各种痔瘘呈红肿热痛现象者。

[用法] 煎水熏洗坐浴及保留灌肠，每天1剂，分两次早、晚用。

[方解] 熏洗灌肠液是贺老在长期的临证过程中，根据肛肠疾病的特点及用药特点，通过反复运用、观察、提炼、总结得出的经验方。方中白花蛇舌草、重楼、虎杖清热解毒，蒲公英清热解毒、消肿止痛，桑寄生祛风渗湿，地榆凉血解毒，五倍子、乌梅涩肠止泻，蛇床子杀虫止痒，明矾、硼砂清热燥湿。全方共奏清热解毒、燥湿止泻、祛风止痒之功。

第八节　国医肛肠名师谢力子学术思想与诊治绝技

【个人简介】

谢力子，男，汉族。1941 年 8 月出生，湖南宁乡市人。中西医结合外科主任医师，中医外科教授。1959 年 7 月考入湖南医学院医疗系（现中南大学湘雅医学院），1964 年 7 月毕业后在湖南南县第二人民医院从事西医外科临床，1980 年 7 月考入湖南中医学院（现湖南中医药大学）西学中班（原卫生部委托主办三年制脱产学习班），1983 年毕业。1984 年 4 月调入湖南中医学院第二附属医院（现湖南省中医院、湖南中医药大学第二附属医院）工作至今。从 1984 年调入至 1998 年期间历任湖南中医学院第二附属医院肛肠科副主任、主任，中医外科教研室副主任，中医外科中共党支部书记，湖南省肛肠病防治研究中心副主任。

曾任湖南省中西医结合学会常务理事，湖南省中西医结合学会大肠肛门病专业委员会主任委员，中国中西医结合学会大肠肛门病专业委员会委员，中医药高等教育学会临床教育研究会肛肠分会委员，中国特效医术研究会委员。2003 年 8 月退休后返聘工作至今。目前社会兼职为湖南省中西医结合学会资深委员，湖南省干部保健委员会保健专家，湖南省医疗事故鉴定专家库专家，国家食品药品监督管理局药品审评专家。

谢力子教授在医疗、教学及科研工作中均为中医药及中西医结合事业做出了较大贡献。曾任中医外科硕士研究生导师，先后培养出中医外科肛肠专业硕士研究生 9 名，多数已晋升正高职称；作为副主编及编委参编著作 5 部，发表专业学术论文 20 余篇。其负责研究的"一种防治痔瘘术后并发症的药物及制备工艺"2000 年获得国家发明专利，目前仍在开发研究中，已取得了良好的社会效益及经济效益。作为临床主研人员之一参与了三类新药"痔宁片"的研究开发。获省级科研成果 4 项，省科技进步奖 12 项，省中医药科技进步奖 3 项。

【学术思想】

谢力子教授于临床耕耘六十载，不管是对肛肠科常见疾病，还是对于慢性溃疡性结肠炎、克罗恩病、复杂性肛瘘等肛肠科疑难病都具有丰富的临床经验。谢老始终以审因论治、药证相因为前提大纲，同时主张重视脾胃、腑脏相连、攻补兼施、虚实明辨，诊疗方面倡导"中西并用，双管齐下"，手术治疗上更是始终秉承"细于术前、精于术中、勤于术后"的原则，对各肛肠疾病的诊治具有深刻指导意义。

一、审因论治，药证相因

在临床上面对诸多复杂的肛肠科疾病时，谢老认为中医要充分发挥治疗优势，其首要在于精准辨证，"观其脉证，知犯何逆，随证治之"，分析疾病的病因病机，溯本求源，审因论治；灵活运用各种中医辨证方法，如脏腑辨证、八纲辨证、气血津液辨证等，但当在临床面对棘手复杂的情况时，往往需要抛弃常规的诊疗思路，不可按图索骥，亦不可盲目施治。对于腹泻者不可单纯燥湿止泻，腹泻次数较多、情况较重者，应考虑其气阴耗伤，可适当运用滋补气阴之品如沙参、麦冬之类；亦不可单纯固肠止泻，时机掌握不当如发病初期采用固涩之法，则易致邪滞而不去。对于便血者，分析其便血原因，归属其证型后，病程较久、情况难治者，久病必瘀，久病入络，《素问·缪刺论》曰："夫邪之客于形也，必先舍于皮毛，留而不去，入舍于孙脉，留而不去，入舍于络脉，留而不去，入舍于经脉，内连五脏，散于肠胃。"在运用止血药物的同时不忘活血，常规活血药物药力抵达不到时，可运用全蝎、蜈蚣、土鳖虫等血肉有情之品搜剔客于脉络之邪。

不同剂量药物的运用会有不同疗效，临床的治疗目的也有所不同，谢老认为大剂量风药可祛风解表燥湿，风药多燥，易耗气津，而在面对邪客肠腑的病机时，临床运用行气导滞的药物推动肠腑功能的同时，适当运用小剂量风药，如羌活、独活、防风等，使临床疗效更佳。风药多入肺、膀胱经，一者可启肺机，宣发肌表卫气，"卫气者，所以温分肉，充皮肤，肥腠理，司开阖者也"，气机升降有序，全身气血运行流畅，则大小肠和脾胃三焦膀胱可"化糟粕，转味而入出焉"；二者可祛客于肌表之邪，引邪外出，《素问·皮部论》曰："是故百病之始生也，必先于皮毛，邪中之则腠理开，开则入客于络脉，留而不去，传入于经，留而不去，传入于腑，禀于肠胃。"

二、重视脾胃，腑脏相连

中央脾土，以溉四傍，脾胃为中焦气机升降之枢纽，为后天气血生化之源。肛肠科各疾病的发生机制复杂，随着现代人生活水平的提高，更多的病因责之于平时的不良饮食生活习惯，《灵枢·小针解》"言寒温不适，饮食不节，而病生于肠胃"，《素问·经脉别论》有云"饮入于胃，游溢精气，上输于脾，脾气散精，上归于肺"，水谷精微都需经脾胃的腐熟运化才能至全身。《灵枢·本脏》曰："脾下则下归于大肠，下加于大肠，则脏苦受邪"。不论是从生理还是病理上来说，脾胃功能健康与否直接影响肛肠各疾病的发生、发展，因此谢老善于从调理脾胃着手治疗，脾胃功能障碍则运化无力，水湿痰瘀各病理产物应运而生，蕴结腑脏，疾病由生，同时谢老还强调肛肠术后对于脾胃功能的固护，良好的脾胃功能更利于气血的化生，从而有助于术后患者的恢复。

谢老除重视脾胃在疾病中的地位外，还强调应重视各脏腑之间的联系，尤其是肝脾、脾肾、肺与肠腑间的关系，腑病脏求，脏病腑求，腑脏同求，打破腑病治腑、脏病治脏的常规思维模式。肛肠科各疾病病位多位于肠腑，腑者传化物而不藏，以通为用。肺与大肠相表里，手太阴肺经下络大肠，大肠的传导有赖于肺的宣降，其津液运行有赖于肺的输布，若肺失宣降，水津失布，肠腑失润，则致大便秘结，故治疗上有启上开下，"上窍开则下窍自通"之法，谢老临床常采用宣通肺气之药如瓜蒌、紫菀、款冬花、杏仁、桔梗等来治疗便秘；肺经郁热，肺热下移于肠腑，久为肠癖，因此谢老在临床面对溃疡性结肠炎的治疗时，清肠之余不忘清肺中郁火；脾为生痰之源，肺为储痰之器，痰邪客肺，影响肺的宣降功能，进而影响肠腑传导功能，《类证治裁》有云"积湿成痰，留于肺中，故大肠不固"，故谢老临床常用黄芪、白术、黄芩、紫菀、半夏、陈皮、茯苓、胆南星等祛肺部之痰，以实肠腑。

肝主疏泄，脾土所运化的水谷精微及糟粕的正常排泄，皆有赖肝木的疏布，疏泄失常，气机阻滞，木不疏土，脾不升清，胃不降浊，肠腑不通，则易生泄泻、腹胀腹满、便秘之病，如《血证论·脏腑病机论》云"木之性主于疏泄，食气入胃，全赖肝木之气以疏泄之，而水谷乃化，设肝之清阳不升，则不能疏泄水谷，渗泻中满之证，在所不免"，故谢老临床治疗腹泻、便秘等证时，不忘从肝论治，对肝郁脾虚所致泄泻者予疏肝补脾，常用药物有白芍、香附、川芎、柴胡等；从经络相关的理论上来说，足厥阴肝经绕阴器，肝经湿热下注，壅滞肛门，可致肛周瘙痒、肛周脓肿等，谢老常用龙胆泻肝汤内服外用以清热祛湿、疏肝治疗。

肾为先天之本，内藏元阴元阳，先天之本有赖后天脾胃滋养，后天之本禀于先天，《医贯》云："脾能化食，全借少阳相火之无形者，在下焦蒸腐。"《医门棒喝》云："脾胃之能生化者，实由肾中元阳之鼓舞。"脾胃运化腐熟水谷精微的能力需靠肾中少火的蒸腾温煦，肾阳衰微，则火不暖土，"不得命门火以生土，则土寒而不化"，纳运失司，湿浊内生，而致洞泄不止。肾开窍于二阴，主司二便，肾阴不足，肠中津液亏乏可致便燥，肾阳不足，肠腑传导无力而便涩，肾阴亏损者谢老常用枸杞子、黑芝麻、黄精等，肾阳虚者谢老常用肉苁蓉、锁阳、巴戟天等。

三、攻补兼施，虚实明辨

谢老强调临证需辨明疾病虚实，虚实者，有余不足也，《难经》"经言无实实虚虚，损不足而益有余"，切不可用补法治疗实证，用泻法治疗虚证。纯虚纯实者少见，临床多见因实致虚或因虚致实，或随疾病的迁延发展、病情延误、讳疾忌医、治疗不当等，最后往往会出现虚实夹杂之证，因此治疗应根据其虚实情况攻补兼施，视其情况决定其主次，或以补为主，兼以祛邪；或祛邪为主，佐以扶正。

肠腑以通为用，通者，达也，谢老善用通达之法，所谓通者并非单纯的通下、泻下法，《医学真传》："通之之法，各有不同，调气以和血，调血以和气，通也；下逆者使之上行，中结者使之旁达，并通也；虚者助之使通，寒者温之使通，无非通之之法也，若必以下泄为通，则妄矣。"通者，可衍生为调节全身气机使之贯通，温煦凝泣血脉使之流通，补益阴阳虚损使之圆通。通、痛二字，偏旁不一，临床释义大相径庭，前者可释正常生理状态，后者则为病理状态之一。

四、中西并用，双管齐下

谢老认为，要成为一名优秀合格的中医师，除对中医治疗思辨思维了如指掌，对西医的系统及诊疗思维更要掌握了解，"一个好中医，必然首先是一个好西医"，谢老临床常这样教导学生。

谢老提倡运用中医思维论治体系的同时，也应合理运用西医的各项诊疗技术，使我们对疾病的了解更加彻底，能够更全面掌握病情的发生、发展、变化，及时对症下药。

五、细于术前

谢老对于需进行手术治疗的患者，术前首先要明确诊断，精细掌握好全身情况与局部的辨证关系，把握好手术时机；对并存的疾病如肛瘘患者合并炎性肠病、血液病、消耗性及衰竭性疾病等，需灵活辨证施治；做好术前肠道准备，良好的肠道准备为手术的进行及术后康复奠定基础，且可减少术后并发症的发生；做好与患者的术前沟通谈话，打消患者对于手术的恐惧、畏惧心理，交代好术中及术后相关事宜。

六、精于术中

对于手术操作治疗，谢老认为主要有两大关键点需掌握，一是对于相同疾病的不同手术方式的选择与合理大胆设计；二是确保手术操作的无菌性及精细准确性，尽量减少患者肛门及周围相关解剖结构的损伤，保持创面的美观舒适。

对于复杂性肛瘘的治疗，谢老强调肛瘘手术的一个重要原则是尽可能保护肛门周围括约肌及肛门正常形态、结构、功能。肛瘘手术的重点是准确寻找和正确处理内口；正确处理主管、支管是提高肛瘘手术治愈成功率的另一关键，对于低位瘘管应尽量切除；灵活使用挂线，若为肌间瘘或高位瘘，最好采用切挂结合法，对于马蹄形瘘或弯道形瘘，谢老则往往采用开窗转位方法，将曲变直，实挂与虚挂结合，有效地缩短了治疗时间、减少了瘢痕的形成。

对于混合痔的治疗，谢老主张行分段剪口结扎手术。外痔部分剥离、切除、修剪，使成扇形或楔形或棱形创面，最好呈瓜子形或桃子形，并敞开以利减压、引流、换药。尤其要注意各个切口之间保留适当的皮桥，肛管内切口与肛门呈放射状，伤口外大内小。内痔部分以3、7、11点母痔区的处理为重点并首先解决。对脱出较明显的环状混合痔和年老体弱患者的混合痔，主张使用 PPH 或TST 术。

对于不同年龄段直肠脱垂的治疗。对小儿直肠脱垂，谢老主张采用直肠黏膜及直肠周围硬化剂注射疗法；对老年患者和不愿采用开腹手术的直肠脱垂和肛门松弛的患者，谢老主张在上述手术的基础上加用肛门环缩术。对肛周皮肤、皮下有感染者，肛缘重度瘢痕者为该手术的禁忌证。成人完全性直肠脱垂建议采用综合治疗，可用双层注射法（直肠黏膜及直肠周围注射）加肛门环缩术，或直肠周围注射术加 PPH 加肛门环缩术，或瘢痕支持固定加肛门环缩术。如排便努挣时直肠黏膜脱出仅 2 ~ 5 cm，可采用 PPH 环行切除直肠黏膜，形成黏膜与肌层粘连，从而达到治疗直肠脱垂的目的。如脱垂时间长、嵌顿不能复位或肠管已坏死者可考虑选用经会阴部切除脱垂肠管的 Aitemeir 手术，或经上述治疗方法复发者则行各种开腹悬吊术。

七、勤于术后

谢老认为痔瘘术后有形邪毒虽被消除，但术后仍有无形湿热之邪留恋，或气滞血瘀的"不通则痛"，或手术损伤血络经脉，气血运行不畅所致的"不荣则痛"，因此对于术后患者的治疗处理直接影响疾病的痊愈速度。

谢老强调术后更要认真观察创面情况、正确换药，注意无菌操作，减少术后肛缘水肿、疼痛、出血等并发症的发生，以肛泰软膏或九华膏换药，促进创面愈合，换药手法宜轻柔。混合痔术后可常规使用复方芩柏颗粒剂或复方荆芥熏洗剂坐浴，必要时可灌肠。若辨证为湿热型或湿热挟瘀型，再配合复方内服，疗效更佳。术后正确指导患者合理饮食，忌辛辣刺激食物，出现术后排便困难者，可予口服通便药物，或采用清洁灌肠，避免排便时大便干燥对伤口造成刺激。术后再出血，轻者可予纱布压迫止血，重者可予止血药物或局部喷洒云南白药止血，出血情况严重者，则需进行电凝止血或缝合止血，术后输血补充血容量。术后尿潴留患者，可予艾灸或采用针刺穴位的方法促进排尿。患者出院时更应详细交代相关饮食习惯，嘱患者观察大便情况，有疼痛出血等相关问题时及时就医，出院后更应做好相关定期回访工作。

【专长绝技】

一、肛裂的非手术治疗

1. 内治法

1）中医辨证论治

① 风热肠燥证：热结于胃肠，灼伤津液，粪便坚硬干结，难以排出，

努挣而损伤肛门，造成裂口，裂口因便秘而反复加深，久不愈合，导致肛裂。可见大便秘结，二三日一行，便时滴血或手纸染血，肛门疼痛，腹部胀满，溲黄，裂口色红。舌质偏红，苔黄燥，脉弦数。

治法：宜清热泻火，润肠通便。

方用：槐花散加减。外用复方荆芥熏洗剂或复方芩柏颗粒坐浴，敷九华膏于伤口。

② 湿热蕴结：外感湿热邪气，内积醇酒肥甘，以致湿热蕴结胃肠，下注肛门生痈，痈溃不愈而成肛裂。可见便时腹痛不适，排便不爽，便后肛门呈周期性疼痛，肛门坠胀，时有黏液鲜血，或可带有脓血，裂口溃疡呈梭形，伴有潜行瘘管，苔黄厚腻。

治法：清化湿热，润肠通便。

方用：内疏黄连汤。外用肛泰软膏或四黄膏敷肛裂处。

③ 血虚肠燥：老人、产后及贫血患者，血虚肠燥而为便秘，最易发生肛裂。可见大便燥结，面色萎黄，便时肛门疼痛，便后肛门绵绵作痛，出血量少色淡，大便秘结，皮肤干涩，口干舌燥，心烦失眠，午后潮热，裂口灰白，边缘不整齐，肛门前后有哨兵痔及肥大乳头，舌红少苔，脉细数。

治法：凉血养血，润燥通便。

方用：麻子仁丸，或用济川煎。

谢老通过临床实践，运用复方荆芥熏洗剂或复方芩柏颗粒、九华膏、麻子仁丸联合用药治疗Ⅰ、Ⅱ期肛裂收到了很好的效果，对Ⅲ期肛裂可以起到缓解疼痛的作用。

2）西药口服

钙通道阻滞剂通过限制细胞的钙离子内流，能使外周动脉舒张，降低外周阻力，能降低心肌和平滑肌的收缩力，从而减轻肛门括约肌的痉挛来治疗肛裂。

2. 外治法

1）坐浴法：谢老主要采用复方荆芥熏洗剂或复方芩柏颗粒用于肛裂术后坐浴，可以缓解肛裂患者术后的疼痛、尿潴留、水肿。

2）局部敷药：于患处直接给药，局部药物浓度高，此法常用于急性肛裂，对于慢性肛裂效果不佳。常作为Ⅰ、Ⅱ期肛裂的主要治疗手段或作为术后辅助疗法。常用中药有膏剂如肛泰软膏、九华膏、玉红膏、湿润烧伤膏等；掺药如九一丹、红升丹、黄升丹；散剂、栓剂及新剂型药膜也可见于应用。

3.针灸推拿法

1）针刺疗法：常用穴位有长强、白环俞、三阴交、天枢、大肠俞等，改善局部血液循环状况，调畅局部气血，疏通经络，从而起到通便止痛的效果。

2）穴位注射：于长强穴或肛周阿是穴注射药物（当归注射液、川芎嗪注射液、止痛剂等）持续作用以治疗肛裂。

4.注射疗法

局部封闭法：谢老用麻醉药物加长效止痛注射液或其他复方药液注射到肛裂周围，阻断恶性循环的刺激，即可解除疼痛和括约肌痉挛，从而使裂损创面得到修复，达到治愈肛裂的目的。常用的麻醉药物有普鲁卡因、利多卡因、丁哌卡因等，长效止痛注射液有复方亚甲蓝注射液、复方高乌甲素等，长效止痛注射液一般长效止痛5~6天，能较长时间解除肛门括约肌痉挛，改善局部血液循环，有利于创口愈合。

二、手术治疗直肠脱垂

1.直肠黏膜及直肠周围硬化剂注射疗法

1）直肠黏膜下注射术

术前准备，备皮、灌肠，患者取屈膝侧卧位，麻醉后，肛门部常规消毒，用较细的肌肉注射针头和20 mL注射器吸取药液后，术者用手扩肛，嘱患者做排便动作，待直肠尽量脱出肛门外，用络合碘消毒直肠黏膜后，用组织钳2~3把，固定脱出黏膜顶点，由此处向上做黏膜下层点状或柱状注射。注射完毕，再次消毒，将直肠还纳入肛门。

2）直肠周围注射法

以长约8 cm的6号针头分别于左、右截石位3点、9点距肛缘1.5 cm处进针，先刺入皮肤，靠近肛门外括约肌外侧缘进入坐骨直肠窝，深4~5 cm，当针头略遇阻力，说明已达肛提肌，通过肛提肌时，针头有落空感，即进骨盆直肠间隙。此时左手示指伸入直肠内，触摸针头部位，确定针头在直肠壁外和直肠旁间隙内时（进针深度男性不超过7.5 cm，女性不超过5.5 cm），退针缓缓注药，呈扇形注射，每侧15~20 mL。最后，注射后侧，在肛门与尾骨之间刺入，沿骶骨弯曲进针，示指伸入直肠内引导针头进入直肠间隙，注射药液10~15 mL，3点1次注射，总量不超过60 mL。

2. 肛门环缩术

适应证：适用于肛门收缩无力或肛门松弛的直肠脱垂患者，尤其是年老体弱不适合行较大手术者。该术式只用于治疗直肠脱垂时的辅助性处理，如单独应用疗效较差。肛周皮肤、皮下有感染者，肛缘重度瘢痕者为该手术的禁忌证。

术前准备：术前 3 天进行流质饮食，术前晚服蓖麻油 30 mL。术前清洁灌肠，排尽粪便。准备可吸收的粗肠线、尼龙带或 20 号银丝，麻醉后，常规消毒、铺巾。直肠内塞入纱布块，防止粪水溢出污染切口。

手术操作：用尖刀在肛门前后正中线距肛缘 1.5 cm 处做一小放射状切口，用弯血管钳从一侧肛管上部肛门内括约肌侧的皮下组织，半环形潜行分离，从前正中切口穿出，将术前所准备的置入物一端由血管钳尖端夹住，退出血管钳，引入置入物，同法处理对侧，将上述置入物一端引出，使置入物在肛管上部皮下呈环形，示指插入肛内，渐渐收紧置入物，使肛门缩小紧贴示指，在后正中线处打结使牢靠，剪去多余部分埋入皮下组织内，缝合肛门前后皮肤切口。

术后注意事项：禁食 5 天，静脉补液，应用抗生素预防感染，保证肛周切口一期愈合，术后第 6 天从流质饮食开始逐渐恢复正常饮食，保持大便通畅。

3. 瘢痕支持固定术

适应证：适用于Ⅰ、Ⅱ度直肠脱垂患者。

术前准备：常规消毒术区，铺巾、麻醉后，络合碘棉球再次消毒直肠黏膜。

手术操作：从齿线上方的直肠黏膜向上用生理盐水做纵向柱状注射至直肠脱垂的最上部，用大弯钳从下端到上端纵行夹起注射后的直肠黏膜，于弯钳下用大圆针（带 7 号钱）行 "U" 字形重叠缝合线，缝合线上方黏膜内注入消痔灵原液后用弯钳压榨结扎注射后的直肠黏膜。纵行夹取的部位一般采取截石 3、5、7、11 点位，但各部位之间间距应在 0.5～1 cm。术中严格无菌操作，以防感染。

术后注意事项：无渣饮食并控制大便 5 天，以后注意保持大便通畅。

4. PPH

适用于排便努挣时直肠黏膜脱出仅 2～5 cm 患者，可采用 PPH 环行切除直肠黏膜，形成黏膜与肌层粘连，从而达到治疗直肠脱垂的目的。

【典型医案】

一、清热利湿、行气活血法治疗溃疡性结肠炎

刘某，男，35 岁，银行职员。

初诊：2019 年 8 月 10 日。

主诉：反复左下腹腹部疼痛不适伴黏液血便 2 月余。

病史：患者自述 2 个月前与同事外出饮酒聚餐后出现腹痛黏液血便，以左下腹为著，间断性发作，便后痛减，大便每日 6 ~ 7 次，质地稀，有大量黏液及暗红色血液，伴肛门灼热感，排便不尽，里急后重感，伴口苦口干，小便短赤。

诊查：肠镜示乙状结肠、直肠黏膜下段充血，血管纹理不清，可见多个小溃疡，直径约 1.5 mm，溃疡性结肠炎可能。舌红，苔黄腻，脉滑数。

临床诊断：溃疡性结肠炎（肠癖）。

辨证：大肠湿热型。

治法：清热利湿，行气活血。

处方：芍药汤加减，方药如下：白芍 20 g，大黄 3 g，槟榔 10 g，枳壳 10 g，黄连 10 g，肉桂 3 g，云木香 10 g，广藿香 10 g，黄芩 10 g，甘草 10 g，全当归 10 g，通草 10 g。每天 1 剂，水煎服，早晚分服。

二诊：2019 年 9 月 2 日。服上药 2 周后，腹痛较前缓解，大便次数较前减少，每日 3 ~ 4 次，黏液血便较前减少，肛门灼热、里急后重感较前缓解，小便可，食纳欠佳。舌红，苔薄黄，脉滑。拟前方减白芍 10 g，加白术 10 g，炒鸡内金 10 g，茯苓 10 g，嘱再服 1 周。

三诊：2019 年 9 月 11 日，腹痛完全缓解，大便每日 1 ~ 2 次，质软成形，无黏液血便，无肛门灼热、里急后重感，小便可，食纳佳。舌红，苔薄白，脉滑。

按语：溃疡性结肠炎归属中医肠癖、肠风、脏毒等范畴，该病病因复杂，谢老认为该病的主要原因责之于脾。脾胃功能障碍为本病发生的重要因素，外感邪气、饮食不节、情志不畅等均可单独或合而致病，其基本病理因素包括气滞、血瘀、湿热、痰浊等。临床常分活动期与缓解期，活动期以实邪为主，证属大肠湿热型居多，湿热之邪壅滞肠腑，灼伤肠络；缓解期以脾肾阳虚为主，兼气滞血瘀。本例患者因饮食不节，过食辛甘厚味之品，而致胃肠气机阻滞，大肠传导失司，湿热蕴积肠腑，熏灼肠络，而致下血。

芍药汤为金元四大家刘完素由仲景黄芩汤改良而成，原方载于《素问病机气宜保命集》，陈修园谓"初痢之总方"。方中以黄连、黄芩为君药，清热燥湿、泻火解毒；佐以芍药、当归以补血活血，血行则便脓自愈；木香、槟榔行肠中湿热积滞之气，行气则后重自除；大黄泻下通便，导肠中湿热积滞下行而出，寓通因通用之法；反佐以辛热之肉桂，一防寒凉败胃，二其辛散之性可助逐邪外出；甘草调和诸药，可合白芍缓急止痛；另加藿香芳香化湿，因正值酷暑，可化湿醒脾，解暑发表；通草可清热利尿，导湿热之邪下行，由小便出。

二、清热解毒、消肿散结法治疗肛周脓肿

李某，男，42岁，公交车司机。

初诊：2015年7月17日。

主诉：肛周肿痛5天。

病史：患者自述5天前无明显诱因出现肛周疼痛，未予重视，后症状逐渐加重，局部红肿热痛明显，伴渴喜冷饮，大便秘结，质干，2日1次，小便短赤。

诊查：视诊示右侧肛周可见1 cm×1 cm大小红肿隆起。指诊示局部皮温较高，无明显波动感，压痛明显。镜检示齿线处可见黏膜充血。舌质红，苔黄，脉弦数。

临床诊断：肛周脓肿（肛痈）。

辨证：热毒蕴结证。

治法：清热解毒，消肿散结。

处方：仙方活命饮加减。金银花30 g，当归10 g，白芍10 g，乳香10 g，皂角刺10 g，防风10 g，陈皮10 g，浙贝母10 g，没药10 g，野菊花10 g，白芷10 g，生甘草10 g，天花粉10 g，穿山甲10 g，蒲公英10 g。每日1剂，水煎服，早晚分服。

二诊：2015年7月24日。服上药1周，肛周疼痛较前缓解，肛周肿物较前减小，触之稍有疼痛，大便每日1~2次，便质正常，小便可。舌质红，苔薄黄，脉弦。为防上药太过寒凉败胃，嘱患者停内服，改中药复方荆芥熏洗剂坐浴，予如意金黄散外敷1周。

三诊：2015年8月1日。无肛周疼痛。视诊示肛周肿物消失。触诊示肛周无按压痛。镜检示齿线处未见黏膜充血。

　　按语：肛周脓肿归属肛痈、坐马痈等范畴，是肛门周围软组织的化脓性疾病，破溃后易发展为肛瘘。肛痈的发生多与饮食厚味、劳思忧伤、便秘等有关。《灵枢·痈疡》有云："营卫稽留于经脉之中，则血泣不行，不行则卫气从之而不通，壅遏而不得行，故热。大热不止，热盛，则肉腐，肉腐则为脓……故命曰痈。"本病病机多为湿热邪毒，壅阻肛门，或热毒结聚，或毒血内侵，瘀血凝滞，气血不通，结聚成形。该病实证居多，或本虚标实，或虚实夹杂，初发期多为实证，正气尚足。临床辨证常分为三期：初发期（毒蕴结证）、酿脓期（火毒炽盛证）、溃脓期（阴虚毒恋证）。发病初期，脓未成者，多以清热解毒、软坚散结、活血止痛为治则。初期脓未成者采用消法，脓已成者多采用手术治疗。

　　仙方活命饮中以金银花为君，清热解毒疗疮，为"疮家圣药"；以当归、白芍、陈皮、乳香、没药为臣药，活血通络，行气止痛，以行热毒胶结之瘀血；防风、白芷能散留于卫表肌腠的邪气，透邪达表，引邪外出，透邪而解其毒，通滞而散其结，配以消肿化痰排脓的浙贝母、天花粉，可消未成之脓，亦增其君药清热解毒之效；痰瘀阻滞气血经络，故以活血行气止痛的穿山甲、皂角刺通行经络，兼散其瘀，共为佐药；生甘草合用可调和诸药，顾护胃气，以防以上药寒凉败坏脾胃，用以生甘草再加蒲公英、野菊花其清热解毒能力更佳。

【经方验方】

一、复方芩柏颗粒剂

　　[处方]黄芩、黄柏、大黄、当归、生地、元胡、槟榔、桃仁、防风、秦艽、泽泻。

　　[功能]清热燥湿，行气活血，通利二便，止血镇痛。

　　[主治]慢性溃疡性结肠炎、肛窦炎、慢性结肠炎等肛肠疾病及防治痔瘘术后各并发症如肛缘水肿、疼痛、出血等。

　　[用法]口服，8 g，每日 3 次。

坐浴：16 g 加温开水至 2000 mL，每日便后坐浴 10～15 分钟。

灌肠：12 g 加入 0.9% 氯化钠注射液 200 mL 溶解，搅拌均匀，将药温调至 37 ℃左右。

[方解] 方中黄芩、黄柏清热燥湿、泻火解毒，是以为君药；当归、生地补血活血，元胡、槟榔活血行气止痛，桃仁活血祛瘀兼具通便之功，防风、秦艽胜湿止痛，泽泻利水渗湿能导湿热之邪从小便而出，均为臣药；大黄凉血泻火，解毒祛瘀，推陈致新，为佐使药。诸药合用，补泻并举，泻中有补，共奏清热利湿、活血化瘀、镇痛、止血、通利二便之功，使湿热从二便而解，气血和畅而疼痛自止，肠腑得宁而诸症缓解。

[应用情况] 自该药研发起于湖南中医药大学附属第二医院使用已有20余载，临床每获良效，深受广大患者喜爱。

[禁忌] 目前暂无。

二、复方荆芥熏洗剂

[处方] 荆芥、防风、透骨草、生川乌、蛤蟆草、生草乌、苦参。

[功能] 祛风燥湿、消肿止痛。

[主治] 外痔、混合痔、内痔脱垂嵌顿、肛裂、肛周脓肿、肛瘘急性发作等肛肠疾病及防治痔瘘术后水肿、疼痛、出血等并发症。

[用法] 外用。一次10 g，用1000～1500 mL沸水冲开来，趁热先熏后洗患处，每次20～30分钟，一日2次。

[方解] 方中荆芥辛温理气，可促进血行从而使结肿消散，疼痛解除，同时可理顺气机，引清扬之气上升，因而对血不归经、气机逆乱的多种出血证有效，可用于治疗痔疮出血，为君药。防风发散解表，胜湿止痛，祛风解痉。生川乌、生草乌祛风胜湿，温经散寒，止痛。苦参苦、寒，有清热燥湿之功。四药合用，共奏温经散寒活血、消肿止痛的作用，共为方中臣药。透骨草散风祛湿、解毒止痛，蛤蟆草性凉具清热、解毒、凉血之功效，与君臣药共奏清湿热、通经络、行气血的作用，共为佐药。诸药合用，共奏祛风燥湿、消肿止痛之功效。

[禁忌] 尚不明确。

三、止痒方

[处方] 土茯苓60 g，黄柏20 g，蛇床子20 g，白鲜皮20 g，苦参20 g，百部20 g，花椒9 g，生大黄20 g，蒺藜20 g，荆芥10 g。

[功能] 清热燥湿、祛风止痒。

[主治] 肛门瘙痒症。

[用法] 取以上药物加 3000 mL 水浸泡 30 分钟，煎取至 2000 mL，过滤去渣，待水温降至 40 ℃左右，外洗坐浴。每日 2 次，每次取 1000 mL，便后 1 次（大便不规律者晨起 1 次）及睡前 1 次，每次 15 分钟。

[方解] 土茯苓，甘淡渗利，解毒利湿，兼可消肿散结、通利关节，重用取其解毒利湿疏通之效；黄柏清热燥湿、泻火解毒、清虚热、除骨蒸，重用取其清下焦之湿热之功，以防湿热下注于肛门，二者同为君药。蛇床子辛苦温燥，杀虫止痒、燥湿祛风；白鲜皮清热燥湿、祛风解毒，《药性论》指出其能"治一切热毒风，恶风，风疮、疥癣赤烂，眉发脱脆，皮肌急，壮热恶寒"，二者辅助君药，为臣药，共奏清热利湿、祛风止痒的功效。蒺藜平肝解郁、活血祛风、明目止痒，取其活血祛风之效；生大黄泻下攻积、清热泻火、凉血解毒、逐瘀通经、利湿；荆芥解表散风、透疹，消疮而治风，三者兼顾瘀、风之次证，亦为臣药。苦参大苦大寒，《本草正义》言其"能杀湿热所生之虫，较之芩、连力量益烈……然毒风恶癞，非此不除"。其一方面能助君药燥湿杀虫；另一方面又能制约蛇床子等药的温燥之性，使祛湿而不助热。花椒、百部皆是杀虫之良品，又取其温性制约上药的苦寒之性，以防过寒伤人，三者为佐药。纵观全方，寒热互用使湿热清而不助寒，杀虫止痒而又防温燥，除邪而不伤正，诸药相配使清热燥湿、止痒杀虫之力著，兼顾祛风活血等功效，诚为治疗原发性肛门瘙痒症的良方。

[应用情况] 经临床疗效观察，谢老的经验止痒方坐浴治疗原发性肛门瘙痒症患者的疗效优于高锰酸钾溶液，可显著改善患者肛门瘙痒症状及肛周皮损，疗效确切，起效迅速，无明显不良反应。

[禁忌] 目前暂无。

第九节　国医肛肠名师任东林与"爱伤及组织保护理念"

【个人简介】

任东林，男，1964 年 11 月 18 日出生，汉族，四川绵阳人，中共党员，现为中山大学附属第六医院大外科主任，肛肠外科主任，盆底中心主任，主任医师，肛肠及盆底疾病首席教授，博士研究生及博士后导师。

荣誉称号：第三届国之名医（2019 年），第二批全国中医肛肠学科名专家（2018 年），广东省医学领军人才（第一批），第三届科技大会"特聘教授荣誉奖"（2017 年），"岭南名医"（2015 年），"羊城好医生"（2015 年），全国结直肠肛门手术录像大奖赛肛门部手术录像组一等奖（首届），"金手指"杯手术录像评比肛门组一等奖（首届），"传承广州文化的 100 双手"。

科研成果：①致力于中西医结合治疗结直肠肛门及盆底疾病研究，在国际权威、国内核心期刊发表论文 250 余篇，其中在结直肠专科领域的权威杂志 *Diseases of the Colon & Rectum* 上发表的 *Clinical significance of 2 deep posterior perianal spaces to complex cryptoglandular fistulas* 文章被评为当代肛瘘外科十大经典文献之一；②编写著作 30 余部，个人专著有《比技术更多：任东林肛肠外科手术集》《肛肠疾病图谱》《镜子》等，主编及参编专业著作及全国规划教材有《胃肠外科学》《外科学》《中西医结合肛肠病学》《中西医结合外科学》《盆底医学》《大肠肛门病学》《胃肠外科手术学》《中华结直肠外科学》《中医临床医学概论》《中医医学英语》《中西医比较医学》等；③创立了中山大学盆底医学中心及中山大学附属第六医院肛肠及盆底疑难疾病中心，中心发布了多种肛肠及盆底疑难病的病例报告，其中骶尾部肿瘤、复杂性直肠阴道瘘、经肛治疗脱垂性疾病，为世界上报道数量最多的单中心，且疑难程度亦远超其他中心；④主持或参与国家或省级课题 10 余项，发起各级临床研究 10 余项；获得国家发明及实用新型专利 20 余项，获得各级科研成果 5 项；⑤牵头发起了多项肛肠疾病中国临床指南（或专家共识）的制定，如《中国痔病临床指南》《痔套扎治疗中国专家共识》《肛肠良性疾病围手术期排便管理中国专家共识》《痔芍倍注射疗法临床应用指南》《在新型冠状病毒疫情期间结直肠肛门疾病的处理策略》等。

社会兼职：中国老年保健协会盆底医学专业委员会主任委员；中国中西医结合学会大肠肛门病专业委员会名誉主任委员；中华医学会医疗鉴定专家库成员；世界中医联合会肛肠专业委员会副主任委员；中国医师协会结直肠肿瘤专业委员会第一届委员会中西医结合诊疗专业委员会主任委员；中国医师协会结直肠肿瘤专业委员会器官功能保护专业委员会（学组）第一届委员会副主任委员；中国便秘联谊会副会长；中国老年保健协会肛肠专业委员会副主任委员；中华预防医学会盆底功能障碍防治专业委员会第一届委员会副主任委员；中医药高等教育学会临床教育研究会肛肠分会副会长。

【学术思想】

擅长结直肠肛门疾病的中西医结合治疗，对低位直肠癌保肛技术、结直肠肿瘤的微创治疗包括腹部无切口的 NOSES 技术、盆底及会阴损伤和肛门失禁的重建修复技术等有丰富的经验。近年来致力于结直肠肛门疾病复杂疑难病例的诊治，特别是在有多次手术史的复发性肛瘘、骶前肿瘤、直肠阴道瘘、直肠脱垂等疾病的治疗上积累了丰富的诊治经验，其多个疾病的手术数量在国际单中心排名第一。作为中国中西医结合学会大肠肛门病专业委员会及广东省中西医结合学会大肠肛门病专业委员会的主任委员，长期致力于中西医结合治疗结直肠肛门及盆底疾病的研究。为国家重点学科中山大学附属第六医院普通外科学术骨干，结合运用自己的中医理念建立了国内首家盆底疾病诊疗中心。作为全国及广东省的主任委员，在规范常见疾病治疗的同时，积极推动中西医结合肛肠外科发展。通过开展学习班、接收进修医生等方式，将新理念、新技术推广至全国各省市医院，每年定期开办 2 届"龙班"（肛肠外科医师高级研修班），为提升中国中西医结合肛肠外科整体水平、推广规范化的肛肠疾病诊疗流程、建立中国中西医结合肛肠后备军竭尽全力。

一、腹部手术后胃肠功能快速恢复——小承气合剂

腹部手术后，胃肠道会因应激出现一系列以肠麻痹为主的综合征，这在涉及有胃肠道吻合口的病例中尤为突出。因此胃肠功能的恢复是腹部手术后的重要环节，可直接影响手术的效果，而胃肠功能的恢复，首先是从胃肠动力恢复开始。依托于《伤寒论》中的经方承气类，深入研究小承气汤，通过分子、动物等实验，证实其促进胃肠动力的机制如下：①直接增加肠管平滑肌细胞的电兴奋性，促进肠管收缩；②显著增加胃、空肠、回肠组织的血流量，缓解应激状态下低灌流、缺血及缺氧状态；③促进血浆胃动素浓度的恢复，有效地抑制肠道细菌移位；④调节血管活性肽、胃动素的释放。结合中医药"整体观念、辨证论治"思想，应用"益气活血、理气通腑"理念，在经方小承气汤基础上加入丹参制成小承气合剂，临床应用后可明显促进各种腹部手术术后早期胃肠动力的恢复，且并未增加吻合口瘘、腹腔感染、死亡的风险。即在安全可靠的基础上极大地提高患者围手术期的生活质量。

二、结直肠肿瘤——中西医结合治疗

结直肠肿瘤目前的主流治疗方法是以西医为主的综合治疗，在施行根治性切除术后，再根据病理诊断选择包括化疗、放疗、生物治疗等综合治疗措施。鉴于结直肠肿瘤患者绝大多数营养状况较差，手术耐受程度较正常人偏弱，故改进并践行结直肠肿瘤"中西医结合治疗"观念。

1. 围手术期——攻补兼施

鉴于患者术前"气血两虚夹邪"的本虚标实证，提出术前"健脾补益气血""扶正为主"，以减少术后并发症的发生；考虑术后患者慢性疲劳综合征表现，应用中医"健脾和胃""行气通便"治法，佐以中药灌肠、外敷、热熨和针灸等方法，有效改善上述症状。另外，应用中医药"攻补兼施、内外同治"疗法，降低及减轻术后早期炎性粘连性肠梗阻的发生率及症状，提高患者术后生活质量。

2. 放、化疗——增效减毒、固本求元

放、化疗为结直肠肿瘤综合治疗的重要组成部分，然而其不良反应令很多患者错失了最佳治疗方法。应用中医药疗法可减轻放、化疗的不良反应，同时增强放、化疗的疗效；在放、化疗后，还可提高机体免疫力、减少复发转移的概率。对已失去根治机会或手术后复发的大肠肿瘤患者，通过应用中

医药疗法可起到改善食欲和睡眠、增强精神和体力、通畅大便等作用，实现带瘤生存，提高肿瘤晚期患者的生存质量。

3. 结直肠癌前病变及恶性肿瘤术后——未病先防、既病防变、瘥后防复

中医药理论是我国传统文化的瑰宝，中医"治未病"的思想与西医预防医学的理论有异曲同工之妙，近年来，随着人类肿瘤的发病率不断攀升，中医药在预防肿瘤发生、转移、复发方面的实践也越来越受到人们的关注。任东林教授提出了结直肠肿瘤防治的"通、健、长、心"学术思想。"通"：强调"六腑以通为用，以降为顺"，治以"理气通腑"为法；"健"：强调"脾胃为后天之本""健脾的重要性"，治以"健脾益气"为法，方以四君子汤加减；"长"：强调"术后伤口生长、促进康复"的重要性，治以"扶正祛邪、祛瘀生新"为法；"心"：强调"心神、情志"在肿瘤治疗中的重要性，治以"疏肝解郁、宁心安神"为法。

另外，中医理论认为，体质偏颇是疾病发生的内在根据，通过中医体质辨识可早期发现人体的偏颇体质和某些疾病的高危体质人群，对其进行调体干预，从而可有效预防肿瘤疾病的发生与复发。"辨证论治"是中医治疗疾病的基本原则，"证"是疾病演变过程中发展至某一阶段的综合征的概括，反映的是疾病在该阶段的病机本质，同样的证型可以出现在不同疾病的同一阶段中。中医体质与辨证论治相结合，为患者提供个体化的优化策略，是肿瘤防治研究新的途径和思路。而舌象被称为"人体健康的显示器"，与人体五脏六腑的健康状况息息相关，中医舌诊辨识是辨证论治中有代表性及客观的指标之一。任东林教授利用舌、面诊及体质辨识仪，对结直肠晚期腺瘤及恶性肿瘤进行干预，有效预防了腺瘤内镜下切除后的周期性再生，以及有效抑制了恶性肿瘤术后的复发及转移，其采用的经验方是"益气养阴抗癌方"。

三、肛肠脱垂性疾病——组织选择性切除（TST）技术

从多年临床实践经验中，特别是基于 5000 余例脱垂性痔病手术经验，形成了"对正常肛垫组织的珍视与爱护"的外科思想，并在此基础上提出"痔手术应该是功能性的肛门成形术""不同痔，不同治"等学术理念，强调"去除病灶与保护肛门功能并重，注重肛门形态的恢复"。这一理念已成为目前全国同行治疗痔病的共识。

基于此，创造性地提出组织选择性痔上黏膜切除吻合术（tissue-selecting therapy stapler，TST），在国内最早开展 TST 技术并取得良好效果，主持和参

与 7 项经肛吻合器相关研究课题，团队成员在 2012 年首先在国际期刊上发表关于 TST 手术的第一篇 SCI 论文，至今为止发表论文共计 9 篇，其中多篇发表在国际权威期刊如 *Diseases of the Colon & Rectum* 等杂志上。取得吻合器发明专利 1 项。至今为止，举办了 11 届 TST 培训班，培训全国学员约 200 人，极大地推广和规范了 TST 手术。在此期间，多次受邀在美国、韩国、意大利、日本、新加坡、澳大利亚、中国台湾及国内结直肠肛门外科学术会议上讲授关于痔病治疗的新理论和新技术，在国际上发出中国声音。目前 TST 手术已在全球范围被临床应用，被国际结直肠外科医生所认可。

四、复杂性肛瘘——时间换取功能性治愈

时至今日，复杂性肛瘘的手术治疗仍是肛肠外科良性疾病中十分棘手的难题之一。复杂性肛瘘手术创伤的痛苦、术后患者肛门功能的损伤及不可忽略的复发风险，无论是对于患者还是医生，都会带来长远的影响。近 20 年来，保留肛门功能的理念在复杂性肛瘘治疗中的比重越来越大，复杂性肛瘘的治疗目标不仅在于治愈，也在于保留高质量的生活品质。在这种理念的引导下，通过近 10 年的临床实践，在复杂性肛瘘治疗精细化治疗领域取得了巨大的进步和成就。提出并倡导"精确诊断""解剖学切除""时间换取功能性治愈"等理念，结合各种中西医新型改良手术方式，使绝大多数深受复杂性肛瘘痛苦的患者在得到治愈的同时，保留了大部分的排便、控便功能，显著改善生活质量，尤其是对于做过多次手术的复发性肛瘘患者。近几年来，相关治疗和科研成果也获得了国际同行的赞誉和肯定，多次在全球性会议和期刊中展现相关成果。所进行的"肛管括约肌间后深间隙在复杂性肛瘘形成和治疗中的意义"系列课题成果，被全球结直肠外科权威杂志 *Diseases of the Colon & Rectum* 作为重点文献，邀请了前大不列颠和爱尔兰结直肠医师协会主席 Graham Williams 教授发表了题目为 *Complex fistula-in-ano: a small step forward in understanding?* 的专家评述。这是首次由结直肠外科领域权威杂志和全球知名医学教授，针对复杂性肛瘘领域中由中国医生提出的观点和研究成果进行探讨和点评。Williams 教授在专家评述中将任东林教授治疗团队的重要发现看作对经典肛瘘"腺源性感染理论"体系的重要补充，可为复杂性肛瘘"保留括约肌理念"手术的进一步发展开创新局面。

【专长绝技】

一、脱垂性痔的吻合器治疗选择

痔病是一种常见的肛肠科疾病，约 10% 的患者需手术治疗。其中吻合器痔上黏膜环切术（procedure of prolapsed hemorrhoids，PPH）适用于脱垂性痔，相比传统的 Miligan-Morgan（开放式）痔切除术，具有手术时间短、患者恢复快、疼痛轻微的优点在临床中被广泛应用。随着 PPH 的广泛开展，其术后出血、排便困难、吻合口狭窄及直肠阴道瘘的并发症引起了医生的重视。基于多年痔病的手术经验，任东林教授形成了对正常肛垫组织珍视与爱护的思想，并强调"痔手术应该是功能性的肛门成形术"、坚持"不同痔，不同治"的治疗理念，提出了选择性痔上黏膜切除吻合术。根据大小不同，将 TST 分为 TST 33 及 TST 36，与传统 PPH 相比较，TST 技术有如下优点：①使用的肛门镜为特制的，具有开环式窗口，只暴露有病变痔区的痔上黏膜，从而选择性切除痔上黏膜；②保留了痔核间的黏膜桥及无症状痔核区的正常黏膜，减少了钛钉的数量，避免环形瘢痕的产生，有效地预防肛门狭窄；③该术式保留了肛垫，此区域无手术创面，而且切除的痔上黏膜更少，使肛管在术后具有良好的排便反射和精细控便能力，在一定程度上减轻了术后的坠胀不适感和急便感。经过长期临床实践，还具有以下优点：①治愈或显著改善术前症状；②恢复时间短；③术后并发症少，避免了吻合口狭窄及直肠阴道瘘等并发症；④较好地保留了排便功能。

1. 术前准备

完善患者的相关术前检查，与患者沟通，询问病史，了解患者情况，排查手术禁忌证，并及时完善相关医疗文书、手术知情同意书等的签署。术前禁食、水 8 小时以上，术前晚口服复方聚乙二醇电解质散做肠道准备，麻醉均选用腰硬联合麻醉，体位采用折刀位，术前 30 分钟常规使用抗生素。

2. 手术方法

麻醉成功后，充分扩肛，观察痔核数目、分布情况，选择合适的肛门镜（单窗、双窗、三窗式肛门镜）插入肛门，拔出内芯，旋转肛门镜，使窗口对着拟切除的痔上黏膜，在肛周 3 点、7 点和 11 点缝合丝线固定肛门镜，固定牢靠后，于齿线上 3～4 cm 应用 2-0 可吸收线行间断缝合荷包，缝合深度根据黏膜脱垂程度，跨越黏膜下或部分肌层，放入完全旋转开的吻合器头，收紧荷包线，将缝线用带线器分别从吻合器侧孔中拉出，根据拟切除黏膜脱垂情况，适度拉紧牵引线，旋紧吻合器头至显示激发区（女性患者检查阴道后壁），常规停留 30 秒，激发开关，夹闭 30 秒后，旋松吻合器头，取出吻合器，剪断窗间的黏膜桥连接，并分别于结扎的猫耳样断端检查吻合口，如有活动性出血，予以 3-0 可吸收线"8"字缝合止血，对肛周遗留的外痔皮赘等残留，予以切除。

3. 术后注意事项

常规预防使用静脉滴注抗生素 48 小时，预防感染；术后第一天为流质饮食，第二天为半流质饮食，第三天为普通饮食。并结合患者具体排便、疼痛情况给予对症支持治疗。

二、腔镜型切割闭合器治疗直肠阴道瘘

直肠阴道瘘是直肠前壁和阴道后壁之间由上皮组织形成的异常通道，患者常诉气体、液体、粪便从阴道内排出，给患者的生活质量造成影响。直肠阴道瘘极少能够自行愈合，绝大多数需要手术修补。经过多年的临床实践，认为对直肠阴道瘘进行全面的术前评估及基于患者病情制定直肠阴道瘘的个体化治疗方案，是临床诊疗的重点。不同病因引起的直肠阴道瘘存在各自的特点：产道损伤是引起直肠阴道瘘最常见的原因，需要重视肛门括约肌功能的评估；炎性肠病（尤其是克罗恩病）也是引起直肠阴道瘘的常见病因，评价炎性肠病是否处于活动期及是否合并直肠炎是影响手术成败的关键；对于肛门直肠和妇科恶性肿瘤的手术及放射性治疗引起的直肠阴道瘘，术前需明确是否有肿瘤复发的迹象，否则手术修补便毫无意义。基于直肠阴道瘘疾病的复杂性、多样性、手术难度大、失败率高的特点，遂提出使用腔镜型切割闭合器治疗直肠阴道瘘。主要针对中低位、直径小于 2.5 cm、非炎症性肠病的直肠阴道瘘，在标准化手术方式的同时，取得了良好的临床疗效。

1. 术前准备

通过直肠指检及肛门镜或阴道镜进行诊断。术前常规使用排便造影检查了解瘘管的大小和位置，使用磁共振检查辅助评估肛门括约肌的缺损情况。所有患者术前均完成体格检查、实验室检查、结肠镜检查、盆腔磁共振检查及肛门直肠测压。每位患者术前均行清洁灌肠及阴道碘伏灌洗，术前 30 分钟静脉滴注抗生素。

2. 麻醉

可选用硬膜外麻醉或插管全身麻醉。

3. 手术操作步骤

手术体位为截石位，常规留置尿管，以牵引器辅助暴露手术视野。明确瘘管位置后，用红色导尿管穿过瘘管以测量瘘管直径及其距肛缘、阴道口的距离。在阴道和直肠中间做一"U"字形切口，仔细分离直肠阴道隔，局部注射稀释的 1∶200 000 生理盐水肾上腺素有助于减少分离瘘管时的出血。穿过瘘管的导尿管有助于直肠阴道瘘瘘管周围间隙组织的确认与游离，以及辅助手术空间的显露。使用腔镜直线型切割闭合器切开并闭合瘘管。充分暴露肛门外括约肌、肛提肌及直肠侧闭合的瘘口，可视情况联合行肛提肌成形术和（或）外括约肌成形术。切口留置引流管，阴道填塞纱布以预防术后血肿形成。

4. 术后处理

均使用抗生素至术后 72 小时，术后 48 小时取出阴道内填塞的纱布卷，术后第 5 日当引流量小于 5 mL 拔出切口引流管，术后第 7 日开始进食，术后 12 周内应尽量避免剧烈体力活动及性生活。

三、盆腔脏器联合切除术治疗局部晚期直肠癌和局部复发直肠癌

尽管辅助放化疗联合全直肠系膜切除术（total mesorectal excision，TME）可使部分中晚期直肠癌患者有机会获得肿瘤病灶的完整切除，提高了患者的生存率，但仍有约 6% 的直肠癌初诊为局部晚期直肠癌（locally advanced rectal cancer，LARC），此外，局部复发直肠癌（locally recurrent rectal cancer，LRRC）的发生率（5%~18%）亦不可小视，这些患者的治疗给结直肠外科带来巨大的挑战。LARC 及 LRRC 的临床表现包括持续盆腔痛、里急后重、癌灶出血、直肠异常分泌物等，严重影响患者的生活质量。遂开展盆腔脏器联合切除术（pelvic exenteration，PE），即整块切除盆腔多脏器及其邻近组织的外科技术，从而提高患者的无瘤生存率，延长患者寿命。

1. 适应证与禁忌证

PE 的适应证包括：①诊断为 LARC 及 LRRC 的患者；②肿瘤病变经过多学科团队讨论形成治疗决策可实施 PE；③经 MRI 检查或体检发现需要广泛切除的情形，如病变侵犯肛提肌复合体、存在侧方淋巴结转移、病变侵犯肠壁外组织等情形。PE 的绝对禁忌证包括：①患者心理状态不能承受手术及术后创伤打击；②不可切除的转移癌灶；③癌灶侵犯 S_1 或 S_2 神经根以上部位；

④患者营养状态不能耐受手术。PE 的相对禁忌证包括：①肿瘤远处转移；②腹主动脉旁淋巴结转移；③肿瘤生长固定在盆底多个部位；④癌灶难以达到 R0 切除；⑤癌灶侵犯盆腔侧壁。

2. 总体设计

PE 不仅切除范围广，而且术中需要重建尿液及粪便流出通道，患者术后的监护、康复等围手术期管理对手术、护理及多学科团队协作要求甚高，因此非常考验手术决策者的总体设计能力。LARC 及 LRRC 患者一旦决定施行 PE，术前需完善以下准备：①需要经验丰富的麻醉医师全程监护；②组建以结直肠外科医师为核心，视情况邀请泌尿外科、妇科、血管外科、骨科、整形科、放疗科医师组成多学科手术合作团队。

3. 注意事项

恶性肿瘤施行根治性手术的目标在于最大限度地获得肿瘤控制和保全功能，维护患者的尊严和生活质量。PE 正逐步成为部分 LARC 及 LRRC 患者存在全身多处转移且进展为恶病质状态前的挽救性根治手术，但施行 PE 势必以牺牲患者躯体器官完整的功能及术后的生活质量为代价。因而在手术前，手术团队需与患者及其家属坦诚沟通，反复权衡手术利弊，评估手术风险及手术获益，谨慎完成决策。

【典型医案】

一、小承气合剂治疗结肠癌术后麻痹性肠梗阻

男性，65 岁，退休职员。

主诉：经肠镜、CT 等检查，确诊乙状结肠中分化腺癌（T3N0M0）。

病史：明确诊断，排除手术禁忌证后，在气管插管全身麻醉下行腹腔镜下乙状结肠癌根治术。术后肠鸣音较弱，腹胀明显，给予常规禁食；白蛋白静脉滴注，减轻腹腔内炎性水肿；生长抑素静脉滴注抑制消化液分泌；新斯的明肌内注射解痉；腹部热敷等治疗。

术后第 3 天起，腹胀进一步加重，腹部叩诊呈鼓音，腹平片提示不完全性低位肠梗阻，CT 检查未提示吻合口漏、腹水少。

诊查：患者生命体征平稳，但烦躁不安，腹肌软，腹胀明显，无明显压痛，肠鸣音 1～2 次/分，少许气过水声，叩诊腹部呈鼓音。脉弦细，舌质

暗红，苔白腻。

临床诊断：①乙状结肠癌术后；②麻痹性不完全性肠梗阻。

辨证：脾虚夹湿、夹瘀，气机不畅。

治法：活血理气，健脾通腹。

处方：口服自拟小承气合剂。方药如下：大黄15 g，厚朴15 g，枳实15 g，黄芪20 g，当归15 g，熟地15 g，丹参15 g。日1剂，水煎服。

疗效：用药1剂后，当天患者排出少量粪渣，大量气体，腹胀明显减轻；3剂后，已能半流质饮食，每日排便畅。

按语：小承气汤为《伤寒论》中轻下阳明、清燥除痞的代表方。小承气合剂则为在原方基础上，加入黄芪、当归、熟地、丹参配伍成方。方中以大黄为君，清热祛湿、荡涤肠胃、推陈致新；以厚朴、枳实、黄芪为臣，一方面增强行气除满之功，另一方面补气理气、缓和单纯峻下耗气的弊病；以当归、熟地为佐，补血活血，润燥养肠，使泻下不伤正，以补利通；以丹参为使，将诸药尤其是补益药之功散布全身，同时清心除烦，增强全方治疗便秘之功。7味药配伍，共奏"轻下不伤正、益气助行气、补血润燥兼养肠、清心除烦解秘忧"之功。

二、益气养阴抗癌方预防结肠多发腺瘤周期复发及抑制恶性肿瘤术后复发

（1）男性，46岁，公司高管。

主诉：结直肠腺瘤反复发作4年。

病史：患者为公司管理层，平素嗜食肥甘厚味，嗜冰冷，饮酒多，辛辣多，长期熬夜，偶有便血、腹部隐痛、排便不成形等不适。4年前体检行肠镜检查，发现结直肠多发息肉，行肠镜下息肉切除，病理提示腺瘤——绒毛状腺瘤。此后每年检查均发现多发肠道息肉，每年切除。便血、腹部不适症状也反复出现。自觉每年复查并切息肉麻烦，同时担心腺瘤性息肉癌变，拟寻求防止息肉复发的应对方案。

诊查：舌淡红，偏暗，舌尖红，边有齿痕，苔白厚，脉弦数。

临床诊断：结肠多发腺瘤。

辨证：患者平素嗜冷饮及生活不规律，脾胃受损，气虚，但进食肥甘厚腻、辛辣、酒较多，外邪阻滞肠道，息肉乃生，聚久成瘀；熬夜多致阴津受损，故有阴虚之象。

治法：益气养阴，健脾散瘀，抑癌复生。

处方：口服自拟益气养阴抗癌方。方药如下：党参 15 g，茯苓 15 g，白术 15 g，甘草 10 g（四君子汤），黄芪 20 g，金钗石斛 6 g，乌梅 15 g，三棱 15 g，莪术 15 g，山豆根 4 g，半枝莲 15 g，白花蛇舌草 15 g。日 1 剂，拟每月服药 7 剂，每年至少 6 个月以上的中药高暴露剂量。

随访：随访 3 年，每年复查肠镜，未再见肠道息肉复发。

（2）男性，57 岁，农民。

主诉：反复便血伴大便习惯改变半年。

病史：患者于半年前无明显诱因，开始出现间断便血，色偏暗，偶带血块，大便次数增多，偶有排便不畅感，无明显腹痛，排气增多。既往体健，近半年消瘦 10 斤。门诊肠镜提示乙状结肠肿物，距肛缘 25 cm，病理示恶性肿瘤，为进一步系统诊治收入我科。

诊查：舌暗红，边无齿痕，苔黄厚，脉弦数。

临床诊断：乙状结肠癌（T3N1M0）。

处理经过：经系统评估后，患者行腹腔镜下乙状结肠癌根治术。术后病理提示乙状结肠中高分化腺癌（T3N1），大体标本有 1 枚淋巴结转移（1/25），脉管内见癌栓，神经束无浸润。根据指南要求，建议患者常规化疗，但因家庭经济原因，拒绝术后化疗，充分沟通后，决定口服中药进行术后调理。

辨证：患者平素生活不规律，口味偏重，进食粗粮多，生活压力大，睡眠欠佳，自身正气受损，加之外邪入侵，肿瘤乃生。

治法：益气养阴，健脾散瘀，抑癌复生。

处方：口服自拟益气养阴抗癌方。方药如下：党参 15 g，茯苓 15 g，白术 15 g，甘草 10 g（四君子汤），黄芪 20 g，金钗石斛 6 g，乌梅 15 g，三棱 15 g，莪术 15 g，山豆根 4 g，半枝莲 15 g，白花蛇舌草 15 g，防风 10 g。

日 1 剂，拟每月服药 7 剂，每年至少 6 个月以上的中药高暴露剂量。

随访：随访 10 年，每年复查肠镜、CT，肿瘤未复发与转移。

按语：本方的主要功效为健脾益气，养阴固本，消癥散癌。以四君子汤为君，以大剂量黄芪为臣，君臣共奏以达健脾益气、补中固本的目的；辅佐三棱、莪术、山豆根、半枝莲、白花蛇舌草，以达消癥散结、祛瘀除癌的效果；以金钗石斛、乌梅为使，将药性引入脾胃，进而入肾，同时，利用金钗石斛、乌梅养阴敛阴之功，旨在阴中求阳、阴中固阳，进一步加强四君子汤及黄芪的益气固本之效。以此配方，实现扶正祛邪。

第十节　国医肛肠名师陆金根学术思想与"肛肠整体观"

【个人简介】

陆金根，男，1947年12月16日出生，汉族，上海南汇人（现浦东新区），中共党员，现为上海中医药大学终身教授，博士研究生导师，上海市名中医，教育部及国家中医药管理局重点学科带头人，上海市海派中医流派传承研究基地负责人，第五批全国老中医药专家学术经验继承工作指导老师。

荣誉称号：中华医院管理学会"优秀院长"（2002年），上海市名中医（2004年），全国首届中医药传承高徒奖（2007年），享受国务院政府特殊津贴（2012年），上海工匠（2018年），上海市工人先锋号（2019年）。

科研成果：陆老先后承担国家863、973、国家自然科学基金、国家科技支撑计划等重大项目10余项，授权国家发明专利及实用新型专利8项。①"隧道式对口拖线引流术治疗肛瘘的临床研究"获中国中西医结合科技奖三等奖（2006年），"隧道式引流法治疗复杂性肛瘘的临床应用"获上海市临床医疗成果奖三等奖（2006年）；②"拖线疗法治疗难愈性窦瘘类疾病的临床应用及作用机制"获上海市科技技术进步奖二等奖（2008年），"拖线疗法在难愈性窦瘘治疗中的运用和发展"获上海市医学科技奖三等奖（2008年），"拖线疗法在难愈性窦瘘治疗中的运用和发展"获高等学校科学研究优秀成果奖科学技术进步奖二等奖（2009年），"拖线技术在难愈性窦瘘类疾病治疗中的临床应用与发展"获中华中医药学会科学技术进步奖一等奖（2010年），"拖线技术治疗难愈性窦瘘类疾病治疗中的临床应用与成果推广"获上海市中医药学会成果推广奖一等奖（2011年）；③"复黄片治疗肛肠疾病出血的临床研究与应用开发"获第四届上海中医药科技奖二等奖（2013年）；④"顾氏外科精准诊治功能性便秘的规范化方案及应用推广"获上海中西医结合科学技术奖二等奖（2021 年）。

陆老十分重视培养中青年医师，先后培养博士、硕士研究生 30 余名，以及博士后 1 名，国家名老中医学术继承学员及各级各类的人才培养人员 20 余人。其诸多学生现已成为各所属专业领域的学术骨干。发表专业论文 110 余篇，主编、主审《中西医结合肛肠病学》、《实用中医外科学》（第二版）、《名医与专科》（1～3 卷）、《实用中医肛肠病学》《肛肠病中西医治疗学》、《大肠肛门病研究新进展》《痔病百问》等专著及教材 10 余部。

社会兼职：世界中医药学会联合会外科专业委员会副会长兼秘书长，上海市中医药学会副会长兼秘书长，上海市中西医结合学会副会长，世界中医药学会联合会肛肠病专业委员会名誉会长，中国中西医结合学会大肠肛门病专业委员会顾问，中华中医药学会肛肠分会顾问等职。

【学术思想】

陆老师承中医外科名家顾伯华教授，全面继承"顾氏外科"的学术精髓。从事中医外科工作的 40 余年间，尤其擅长中医肛肠病专业，通晓理论，精于手术。在洞悉疾病的西医学病因、病理、诊断治疗原则的同时，借助于深厚扎实的中医理论根底，融入中医的整体观念、坚持辨病与辨证论治相结合，中西互参，西为中用，逐步形成了自己的学术思想和观点。

一、肛肠整体观及证治大法

陆老崇尚"治病必求其本""治外必本诸内"的学术思想，主张外病内治、内治与外治相结合、辨证与辨病相结合。治法尤重调整阴阳、脏腑、气血、经络的平衡。陆老在长期的临床实践中认为，疾病治疗的局部整体观拥有两个方面的含义：一是把局部作为一个整体来认识；二是局部的问题要以整体的观念来分析。也就是说在局部疾病治疗的同时，要用整体的观点去看待。

在常见病中，如肛瘘治疗中体现在对于具体的解剖特点和肛门整体功能的保护。肛瘘作为感染性疾病，窦道潜行于肛周各个间隙，如肛门后深间隙、坐骨直肠间隙、直肠上间隙，以及组成肛门、直肠的各肌群之间等，常无规律可循，走行多样化。治疗时需从肛门局部的整体观出发，保护好肛门的功能，减少对于重要肛周肌肉组织的损伤，尽可能保护好肛门局部的整体性。治疗痔病亦是如此，从局部整体观出发，采用小切口，潜行剥离皮下静脉丛，尽可能地减少皮肤组织损伤，从而最大限度地保留皮桥、减少创伤、保护肛门的功能。

在急危重症坏死性筋膜炎的治疗中，需要根据其发病急、进展快、范围大、预后差的临床特点，结合中医学"疽由筋骨阴分发"及病发多于肛周及会阴部位，陆老将该病命名为"肛疽"。病机主要是本虚标实。气阴不足为本，邪毒内蕴为标。气不足则卫外不固，阴不足则内热生，或诱以六淫之邪，或因不洁之邪伤表，邪气乘虚入侵，内伏太阳或少阴，蕴而化热，又逢内热，聚而成毒，热毒蚀肌腐肉，轻则红肿热痛、臭秽发脓，重则毒入营血，内传脏腑而成本病。手术配合药物治疗本病，需遵循手术与换药相结合、西药与中药相结合、辨证与辨病相结合、整体治疗与局部治疗并重的治疗方针。

二、以线代刀，微创治瘘

陆老立足于"腐脱新生"的创面修复学术思想，将传统药捻疗法、挂线疗法与现代微创理念有机结合，提出"以线代刀"的治疗新观点，创立了一种独具中医特色的外科治疗方法，具有疏通经络、活血祛瘀、调整局部气血运行的功能，能够有效促进毒随脓泄，邪去而正复，从而促进组织缺损修复，可用于治疗临床各类窦瘘或存在空腔的疾病。

拖线疗法是外括约肌保留术式，根据瘘管的不同走行、分段、分层，将丝线置于瘘管腔内，进行持续引流，并分期拆线。以线代刀的序贯式的治疗方法，避免了直接切开瘘管，最大限度地保护了肛门外括约肌，减少了大量肛周组织损伤，有效地保护了肛门功能，减少瘢痕的形成。运用拖线疗法结合垫棉压迫疗法治疗复杂性肛瘘，拔毒蚀管，提脓祛腐，改善术后疼痛，加速愈合。依据中医外科局部整体观念的指导，将该方法衍用于浆细胞性乳腺炎、足坏疽等病证，也均获良效。

三、提壶揭盖，益气养阴

陆老认为便秘多责之于大肠传导失司，与五脏皆相关，《内经》云"魄门亦为五脏使，水谷不得久藏"。其中，与肺、脾、肾关系尤为密切。肺与大肠相表里，肺气的宣发与肃降和大肠传输密切相关，古人用"提壶揭盖"之法治癃闭，陆老常依此理治疗便秘而获效。脾主运化，为胃行其津液，脾之津液为胃热所约束，热结肠燥便秘作也，或脾虚中气不足，大肠传导乏力亦可形成便秘。肾司二便，肾阳主温，肾阴主润，肾虚温润无权，责大肠传导失司，魄门开阖失度，导致便秘。所以便秘虽为局部表现，但陆老从整体观念出发，从肺、脾、肾入手，以益气养阴为主导，屡获良效。

【专长绝技】

一、拖线疗法治疗难愈性窦瘘类疾病

1. 操作步骤

① 以银质球头探针自瘘管外口处探入，如外口暂时闭合可稍做切开，外口切开的大小以探入一示指为宜。

② 若为瘘管则在探明内口的位置后，将银质球头探针从内口穿出，贯通内外口，以刮匙清除内口及管道内的坏死组织，如管壁较厚者，可予以部分切除。若为脓肿且空腔较大，可先在脓肿内口处做一放射状切口，再于脓腔最远端做辅助切口。

③ 将10股医用丝线（国产7号）系于银质球头探针尾部引入管道内，10股丝线两端打结，使之呈圆环状。使放置在瘘管或脓肿空腔内的丝线保持松弛状态。对于管道过长者，可采用分段拖线的方法。

④ 检查手术区无出血点后，常规包扎固定。

2. 术后创面处理

① 术毕次日起每日早晚换药1次。

② 换药时采用生理盐水冲洗瘘管及脓腔；拭净瘘管、脓腔、创面及丝线上的脓腐组织；并用干燥的棉球吸干管道及创面的分泌物。

③ 将提脓祛腐药九一丹放在丝线上缓慢拖入瘘管内蚀管。拖线蚀管时间一般为7～10日（视脓腐脱落的快慢而定）。

④ 待引流创面及丝线上无明显脓性分泌物后，采用分批撤线法撤除丝线。

⑤ 分批撤线的基本原则：每2天撤线1次；分批撤线的步骤：5、3、2。（第1次5股，第2次3股，第3次2股）。

⑥ 自撤线开始之日起，创面放置消毒纱布1/2块，周围配合垫棉压迫法，至创面愈合。

3. 注意事项

① 完善术前检查，可了解原发内口及所有瘘管分支。

② 正确处理内口，腺源性肛瘘的内口多位于齿线附近，清除内口及其周围炎性组织后，适当切开内口下方的组织至肛缘皮肤处，以利引流。如高位经括约肌肛瘘，虽管道穿过外括约肌深部，但内口仍在齿线附近，对于这类瘘管切忌盲目在瘘管最深部探出，从而形成医源性假道，可适当切开内口至对应的肛缘括约肌间沟处，以保证深部管道的充分引流。

③ 合理设计切口及拖线设置，通常根据瘘管的长度和形态设计切口位置，切口应大于瘘管横断面，一般 1 cm × 1 cm，以引流通畅为度。根据瘘管腔道宽度决定放置丝线的数量，若直径小于 1 cm，可采用 10 根丝线；若直径大于 1 cm，可采用 10 根以上丝线。拖线（置于瘘管腔内的丝线）长度一般控制在 5 cm 以内，不能有残腔，若管道太长可以采用分段拖线法处理。

④ 术后换药到位，换药时生理盐水冲洗管腔，同时将放置于腔内的丝线转动以便拭净黏附的脓腐组织，再将祛腐药物掺于丝线上轻轻拖入管腔。当丝线上分泌物明显减少时可停用祛腐药。针对瘘管、创腔内坏死组织较多者或换药不能放松配合者，早期可采用丝线拖线治疗，后期可将丝线换成带有小孔的头皮针管，外接注射器冲洗以利化脱的坏死组织排出，此法换药彻底、到位，且可减轻患者痛苦。

⑤ 拆除拖线的时间，术后 1 周左右瘘管腔开始缩小，可以撤除部分丝线，一般术后 9 ~ 11 日局部肉芽组织色泽鲜红、分泌物呈清亮黏稠，结合局部超声检查，当管腔直径小于 0.5 cm 时，可拆除全部丝线，同时用刮匙搔刮创腔，以新鲜出血为度。

⑥ 拖线拆除后可适当控便，以每日 1 次为佳，同时配合垫棉压迫，以小型棉块或纱块垫压于患处，外用橡皮膏或绷带适度加压，垂直施力加压使管腔缩小、黏合，最终达到愈合的目的。一般压迫持续约 7 日，每天累计不少于 4 小时。

二、置管疗法治疗高位肛瘘和高位脓肿

1. 操作步骤

腰部麻醉状态下，以银质球头探针自肛瘘外口处探入，左手示指放入肛管直肠内协助探查。探明内口的位置后，将银质球头探针从内口穿出，贯通内外口，将内口以下的黏膜及部分内、外括约肌切开至肛缘，内口上方的瘘

管或空腔，根据瘘管形状或空腔大小放置合适的引流管并在肛旁缝合固定。在术后10日左右复查肛周MR排除残腔积脓后可拔出引流管。拔管后适当配合负压吸引及垫棉疗法至创面愈合。

2. 注意事项

① 置管粗细及形状：引流胶管的形状，如直瘘或弧形状瘘选直型胶管（T管剪去上端部分），如为分叉状瘘（或蹄铁型）选T形胶管，如成空腔状瘘选花蕊型导尿管。胶管的直径可选用10～28号，一般以可适度转动为度，以生理盐水或过氧化氢溶液、甲硝唑等药物冲洗，以引流通畅为好；在肛门外周将胶管与皮肤缝合固定，防止脱落。

② 置管保留时间：一般冲洗引流10～14日拔管，如瘘管过深或多次手术者，可放置时间略长。拔管前行MR复查，明确有无残腔及脓液积聚情况。

三、负压疗法治疗深部脓肿、高位肛瘘、尾骶部藏毛窦等深部腔道病灶

1. 器械准备

10～18号一次性橡胶导尿管、一次性吸痰管和医院中心负压系统。

2. 操作步骤

① 每日换药时可用一次性橡胶导管置入脓腔深部（插到顶部后退出0.5 cm）。

② 局部外贴无菌手术贴膜。

③ 联通医院中心负压系统。

④ 采用-50～-40 kPa密闭负压间断吸引6～8小时（负压40分钟后暂停20分钟），治疗5～7日。

3. 注意事项

① 禁用于各类活动性出血创面、正处于抗凝阶段或者凝血功能异常的患者。

② 在肛周脓肿治疗中均需要将引流管靠近脓腔的顶端，因此术前及术中必须清楚判断脓腔大小、深度及走行，术前可以借助肛周超声、CT、MRI等进行定位，术中充分探查。

③ 根据深部腔隙、皮下浅表空腔、开放性创面不同，采用不同压力值负压治疗。

④ 可使用透明手术密封薄膜保持持续密闭负压治疗。

四、垫棉疗法治疗袋脓或空腔皮肉不能黏合者

1. 器械准备

纱布、棉花若干；医用宽胶布。

2. 操作步骤

① 根据瘘管创腔或脓肿空腔大小，用适量棉花或纱布衬垫于其表面。

② 用 30 cm 长宽胶布加压将纱布或棉垫固定于皮肤上，将胶布叠加贴合保证固定到位。

③ 根据病灶位置，嘱患者适当坐压，保证到位，时间以每次 30 分钟为宜。

3. 注意事项

在急性炎症红肿热痛尚未消退时，不得应用本法，否则有促使炎症扩散之弊。如应用本法，未能取得预期效果之时，则宜采取扩创手术，使之引流通畅而逐渐愈合。

【典型医案】

一、和营通络法治疗肛痈切开引流术后硬结

赵某，男，51 岁。

初诊：2019 年 8 月 15 日。

主诉：肛旁结块肿痛不适 3 周。

病史：患者肛周脓肿切开引流拖线术后 7 日。脓肿切开前患者曾在外院使用抗生素治疗 10 日，因症状不能缓解而来我院就治。

刻下：无明显疼痛，无恶寒发热。近期自感乏力，少气懒言，纳可，夜寐尚安，大便日行 1 次，小便畅，舌淡、苔薄白，脉细濡。

诊查：截石位 6、9、11 点位分别见一放射状切口，6—9、9—11 点位切口间拖线在位，9 点位创缘外侧处触之质硬，肤温正常，皮色暗红，无触痛；创面引流通畅，肉芽平整，脓腐组织未尽。

临床诊断：肛周脓肿术后（肛痈术后硬结）。

辨证：气血两虚，寒凝湿滞。

治法：补益气血，温通散结。

处方：芪桂和营汤加减，方药如下：生黄芪 30 g，桂枝 12 g，当归

15 g，赤芍 12 g，秦艽 12 g，续断 15 g，川牛膝 30 g，茯苓 15 g，陈皮 12 g，皂角刺 18 g。7 剂。每日 1 剂，水煎，早晚分服。

二诊：2019 年 8 月 22 日。纳可，二便调，舌淡红、苔薄白，脉细。肛周局部创面肉芽鲜活，创缘上皮开始爬生，创面较前缩小，拖线 3 日前已撤除；9 点位创缘外侧触之质中，肤温及肤色正常，无触痛。效不更方，继用上方 7 剂。

三诊：2019 年 8 月 29 日。胃纳可，夜寐安，二便调，舌淡红、苔薄白，脉细。肛周创面基本愈合，按压未及僵块，无触痛、肤温、肤色如常。嘱患者保持肛周卫生，排便成形，饮食清淡，少食辛辣、肥甘厚腻之物。

按语：肛周感染初期使用抗生素可以消除致病菌，起到防止脓肿发生的作用。此例患者在成脓期仍使用抗生素，但未及时切开引流，使脓肿引流后局部仍存在僵块。抗生素的作用类似于寒凉药，过量使用可导致局部寒凝湿滞、气虚血瘀，形成结块，难以消散，使原本红肿热痛的阳证消失，继而转化为难消、难溃、难敛的阴证。正如《疡科心得集》所云："初肿毒成未破，一毫热药不敢投，先须透散；若已破溃，脏腑既亏，饮食少进，一毫冷药吃不得。"《外科证治全生集》曰："世人但知一概清火以解毒，殊不知毒即是寒，解寒而毒自化，清火而毒愈凝。然毒之化必由脓，脓之来必由气血，气血之化，必由温也。"故陆老将此病例辨证为"气血两虚，寒凝湿滞"，并以《疡科心得集》之桂枝和营汤为基础方，结合多年临床经验，自拟芪桂和营汤治疗此类肛痈切开引流术后的硬结。

方以生黄芪、桂枝为君，其中生黄芪为"疮家之圣药"，补气升阳、托疮生肌、利水消肿；桂枝温经通脉、助阳化气。当归、赤芍为臣，其中当归乃补血圣药，甘温质润，补血活血；赤芍和营理血。秦艽祛风除湿，又善活血荣筋；续断辛散温通、活血祛瘀，又补益肝肾，补而不滞；川牛膝引血下行、活血通经。秦艽、续断、牛膝三药合用，通调人体四肢与躯干经脉。茯苓、陈皮健脾渗湿理气；皂角刺提脓祛腐。诸药相合，"温、补、通、调"并用，共奏补益气血、温通散结之效。

二、益气养阴法治疗便秘

胡某，男，57 岁。

初诊：2019 年 11 月 25 日。

主诉：排便困难 2 年余。

病史：患者排便困难 2 年余，伴便后肛门坠胀不尽感；长期口服通便药物，症状改善不明显。

刻下：大便质硬干结，3～5 日 1 次，排便费力，排便时间较长，便后肛门坠胀不尽感；时有腹胀，胃纳不佳；舌质偏红、苔薄，舌边齿痕，脉细弱。

诊查：肛门收缩功能可，肌肉协调性欠佳，耻骨直肠肌僵硬。

临床诊断：便秘（脾系病）。

辨证：气阴亏虚，肠道失荣。

治法：益气养阴，润肠通便。

处方：益气开秘方加减。方药如下：生黄芪 30 g，党参 30 g，生白术 30 g，太子参 12 g，当归 30 g，丹参 30 g，橘红 12 g，升麻 18 g，柴胡 24 g，火麻仁 30 g，莱菔子 12 g，瓜蒌仁 18 g，炒枳实 30 g，厚朴 15 g，大腹皮 15 g，炙甘草 6 g。14 剂。每日 1 剂，水煎，早晚分服。

二诊：2019 年 12 月 9 日。症情略有好转，大便 1～2 日 1 次，肛门坠胀、便不尽感减轻，腹胀缓解，胃纳较前改善。但便质仍干硬，排便费力。原方加麦冬 15 g，南沙参 30 g，北沙参 30 g。14 剂。同时增加生物反馈治疗，每日 1 次，连续 2 周。

按语：便秘有虚实之分，虚者多为气血、阴阳亏虚所致，实者可由热结、气滞、寒凝引起。刘完素《素问病机气宜保命集·泻痢论》载："凡脏腑之秘，不可一例治疗，有虚秘，有实秘，胃实而秘者，能饮食小便赤……胃虚而秘者，不能饮食，小便清利。"陆老认为老年便秘虚证居多。此类患者多年老体衰，气血、阴阳皆有亏虚。脏腑功能因阳虚失于温煦，阳气不通，气化失常，大肠传送无力，致大便积于肠道而不出；阴血亏虚，津液不行，大肠失于润泽荣养，则大便艰涩难下。另外，相当一部分患者都使用过攻伐泻下的药物，加重了气阴的耗伤。肠道津液亏损，水枯则难以载舟，因而便秘加重。正如明代医家李中梓所言："如妄以峻利药逐之，则津液走，气血耗，虽暂通而即秘矣。"故此类患者在治疗时当以扶正为先，温阳益气，使正气渐复推动有力，再加滋阴养血、增液润燥以增水行舟。气血本源于肾中精气，滋生于脾胃所化之水谷精微及肺中吸入之清气。本案患者年近花甲，肾精渐已不足，肠道气血乏源，失于濡润，传送无力，且肺与大肠相表里，进而影响大肠传导，出现排便费力、排便时间延长的情况。患者病势缠绵，气虚日久，升举无力反致下陷，故用力排便后可见肛门坠胀、便不尽感；血虚津亏，大便干结，坚硬难下，堆积不出，则时感腹胀、胃纳不佳；舌偏红、舌苔薄白、舌边齿痕、脉细弱，均为气阴不足之象。故本例患者辨证为气阴亏虚、肠道失荣，治以益气养阴、润肠通便，方选益气开秘方化裁。

方中生黄芪为补气要药，既能补益脾肺之气，又有升阳举陷之用；党参补中益气、生津养血；生白术为"补气健脾第一要药"，兼能补肺气，《伤寒论》指出大剂量白术有通便作用；当归补血润肠，丹参养血活血，有形之血与无形之气互补互生，补而不滞；太子参补气生津还可养血；升麻、柴胡辛散升提，助升提下陷之气；橘红理气健脾，使气行得畅；火麻仁、莱菔子、瓜蒌仁均为种子类药物，有较好的润肠通便作用，莱菔子又可行气除胀；炒枳实、厚朴、大腹皮行气除满、消补兼顾，共奏健脾消痞之效；炙甘草益气补中的同时，亦可调和诸药。

二诊时患者排便情况改善，肛门坠胀、便不尽感减轻，腹胀缓解，胃纳稍好转，但大便仍较干结，故在原方基础上加用麦冬、南沙参、北沙参，以加强益阴生津、润肠通便之力。同时，生物反馈治疗可以增强括约肌舒缩功能及盆底肌的协调性，有利于进一步改善患者的排便顺畅程度及肛门部的感觉。

【经方验方】

一、红萸饮

[处方] 红藤、败酱草、白头翁、山茱萸、生黄芪、太子参。

[功能] 益气温阳，清热解毒。

[主治] 湿热内蕴、脾肾阳虚型泄泻之证。

[用法] 每日1剂，水煎，分2次服。

[方解] 红藤为君药，味苦，性平，入胃、大肠经，具有清热解毒、活血通络的功效，是治疗肠痈的要药。败酱草、白头翁为臣药，与红藤合用，加强清热解毒、活血排脓的作用。生黄芪补益中土，温养脾胃。《神农本草经》曰"黄芪主痈疽，久败创，排脓止痛……补虚。"《珍珠囊》曰："黄芪甘温纯阳，其用有五：补诸虚不足，一也；益元气，二也；壮脾胃，三也；去肌热，四也；排脓止痛，活血生血，内托阴疽，为疮家圣药，五也。"太子参体润性和、补气生津，配黄芪，补益之效大增；山茱萸为佐药，壮元气、温补肝肾；三药协同共为佐使药。全方急攻缓补，内外兼施，共奏益气温阳、清

热排毒之功。

[应用情况]回顾性研究 2016 年上海中医药大学附属龙华医院克罗恩病肛瘘患者服用红萸饮的疗效，观察组 35 例为中药红萸饮口服联合切开拖线疗法并结合生物制剂英夫利西单抗静脉滴注治疗，对照组 31 例为切开拖线疗法结合生物制剂英夫利西单抗静脉滴注治疗。结果：中药组愈合时间为（39.86±5.78）天，明显较对照组愈合时间缩短〔（48.29±4.98）天，$P < 0.01$〕。克罗恩病活动指数、肛周疾病活动指数及中医证候总积分明显改善，差异有显著意义。提示红萸饮在缩短克罗恩病肛瘘愈合时间，缓解症状，提高生活质量方面有其优势。

[禁忌]孕妇慎服。

二、益气开秘方

[处方]生黄芪 30 g，生白术 15 g，枳实 12 g，杏仁 12 g，生地黄 15 g，当归 15 g。

[功能]益气养阴，润肠通便。

[主治]脾气虚弱型功能性便秘。

[用法]每日 1 剂，水煎，分 2 次服。

[方解]方中以生黄芪、生白术为君药，黄芪味甘、性微温，入脾、肺经，有补气升阳、托毒生肌等功效；白术味苦甘、性温，归脾、胃经，有健脾益气、燥湿利水等功效。《本草正义》载："黄芪，补益中土，温养脾胃，凡中气不振，脾土虚弱，清气下陷者最宜。"脾气健则津液布。通过补气益气，升清降浊，蒸化津液，以达补阴目的。滋阴而生津，津气互化，大肠亦得以濡养。方中以杏仁、枳实为臣药，理气开秘以开上窍、通下窍，促进大肠传导能力。杏仁味苦，性温，入肺、大肠经，《本草便读》认为其："能润大肠，故大肠气闭者可用之"。黄芪、白术与杏仁、枳实合用，在补益脾肺之气的同时，宣肃肺气，肺气条达则大肠传导功能恢复正常。生地黄为生津清热养阴之要药，当归具有养血补血、润肠通便的功效，少佐以生地黄、当归以助养阴增液、濡养肠道之功。全方共奏益气养阴、润肠通便之功。

[应用情况]2009—2010 年以本方治疗 30 例气阴两虚型慢传输型便秘患者，并与 30 例莫沙必利口服组对照。结果：益气开秘方观察组总有效率为73.33%，莫沙必利组总有效率为 46.67%，差异有统计学意义。治疗后，益气开秘方组对排便时间的改善程度明显优于对照组（$P < 0.01$），对于腹胀的改

善优于对照组（$P < 0.05$）。益气开秘方组治疗前后血清 NO 含量及 SP 含量变化，与对照组比较，差异均有统计学意义（$P < 0.01$）。益气开秘方组升、降结肠振幅、频率治疗后均较治疗前明显提高，与对照组比较差异均有统计学意义（$P < 0.01$）。

［禁忌］孕妇慎服。

三、复黄片

［处方］蒲黄炭、地榆炭、槐角、大黄。

［功能］凉血止血，消肿止痛，清热通便。

［主治］风热瘀阻兼湿热壅滞之肛肠疾病的出血症状。

［用法］每次 4 粒，每日 3 次，口服。

［方解］蒲黄炭为君，《中华本草》记载蒲黄味甘微辛，性平，归肝、心、脾经。《药品化义》载："若诸失血久者，炒用之以助补脾之效，摄血归源，使不妄行。"单此一药而具标本同治之功，兼有止血不留瘀之妙。炒炭后能增强收涩作用，止血作用显著，多用于吐血、咯血、鼻衄、便血、尿血、崩漏。地榆炭收敛止血，槐角凉血止血，均为治疗便血之良药，共为臣。君臣合用可使血既止而不留瘀。槐角的凉血佐以大黄的泄热通便，使热既除而血自安。

［应用情况］临床研究表明复黄片治疗内痔便血安全、有效。1992 年复黄片获批上海市卫生局第一批自制制剂。在第四代传人陆老及其团队的努力下，进行了系列的临床、临床前研究及成果转化。2006 年 11 月 22 日复黄片组方获得国家发明专利。2012 年 8 月获得药物临床试验批件。由上海中医药大学附属龙华医院制定的双中心随机盲法阳性药物对照实验设计方案，由上海中医药大学附属曙光医院和上海市中医医院负责实施试验的复黄片治疗 144 例内痔出血病例研究中，试验组口服复黄片 4 粒，每日 3 次；对照组口服痔宁片 4 粒，每日 3 次。在第 3 天和第 7 天时观察患者的便血、齿线上黏膜等症状体征的变化。结果显示，试验组完成 70 例，对照组 72 例。治疗后，两组各症状体征积分均下降；治疗组便血积分下降优于对照组，差异有显著意义。治疗第 3 天，治疗组总有效率（59%）高于对照组（28%），差异有显著意义。两组均无明显的不良反应发生。

［禁忌］孕妇忌服。

第十一节　国医肛肠名师黄乃健学术思想与诊治绝技

【个人简介】

黄乃健，男，壮族，出生于 1935 年 6 月，广西南宁人。先后毕业于济宁医学专科学校和山东中医学院。曾任山东中医药大学附属医院肛肠科主任、主任医师、教授，北京中医药大学和山东中医药大学博士研究生导师。

曾兼任中华中医药学会肛肠专业委员会常务理事、副会长、顾问，世界中医药联合会肛肠专业委员会副会长，中国中西医结合学会大肠肛门病专业委员会副主任委员，中医药高等教育学会临床教育研究会肛肠分会终身名誉主任委员等职。现兼任中国肛肠病杂志编辑委员会主任委员，《中国肛肠病杂志》主编，山东中医药学会肛肠专业委员会主任委员等职，为我国肛肠学会和《中国肛肠病杂志》的创建者和发展者之一。其临床经验丰富，多年来为广大肛肠病患者特别是来自全国的一些疑难重症患者解除了疾苦，受到了患者的好评。为了表彰其所取得的突出成绩，被评为山东省优秀科技工作者，1989 年中国国际广播电台记者赴济南采访，以《为肛肠病患者造福的黄乃健医生》为题，将黄乃健教授的主要成绩用数种语言向全世界播送。1992 年、1997 年先后被评为山东省医药卫生拔尖人才。1994 年、1995 年被英国剑桥大学国际名人传记中心等国际名人传记组织，收载于世界名人和世界医学名人录中。2003 年被评为"山东省名中医药专家"称号。中华中医药学会 2005 年颁发荣誉证书称：在全国中西医结合防治肛肠病三十年来成绩卓著，予以表彰。2007 年被评为全国中医肛肠学科名专家。被中医药高等教育学会临床教育研究会授予"全国中医肛肠教育突出贡献名专家"称号和"肛肠专业高等教育知名专家"称号。

先后获 8 项成果奖，6 项国家级发明专利。其主编的《中国肛肠病学》一书，是一部大型专著，反映了中国肛肠学科的进展和全貌，全书 240 余万字，是最有代表性的权威著作。1999 年获教育部科技进步二等奖。编著 7 部专著，发表论文 50 余篇。主编国家级专科杂志《中国肛肠病杂志》，得到各级领导包括原卫生部崔月犁部长、吕炳奎司长等的重视和支持。对开展肛肠科国内外学术交流、发展我国肛肠学科有一定影响，为中国赢得了荣誉。

【学术思想】

黄乃健教授的学术思想主要受金元时期李东垣学术思想的影响，注重顾护脾胃。

一、整体辨证忠于岐黄

肛肠疾病的病变部位在局部，虽局部的处理十分重要，但更强调整体调理，从整体观来认识疾病的发生、发展及演变过程。临床要始终遵循《内经》之训：谨守病机、治病求本，同时注重调理脾胃。

二、疑难重症首用药物勿多、勿重

在疑难重症的诊治中，特别是多脏腑功能失调，机体内环境严重失衡的患者，将复杂的证候理出属性后，参照舌苔、脉象所见，以主证为切入点，立法用药。在处方用药方面，对一般患者掌握药味宜少不宜多、药量宜轻不宜重的原则，要抓住主要矛盾，药贵精专，注重配伍。在逐步认识患者发病规律的前提下，根据证候的变化及时调整方药，常使重证沉疴治愈。

三、中药剂型改革

传统中药煎剂效果很好，慢性疑难重症常需服药多剂，为此中药剂型改革亦甚重要。通过多年临床实践，采用现代超微粉碎技术可将中药加工成超细药粉。植物药超微粉碎 300 目，植物细胞已破壁，其效果与煎剂相当。疑难重症患者在基本治愈后，可用超微粉碎药粉继续服用以巩固疗效。对养生保健者也可用超微粉碎的相关药粉服用，比较简便。超微粉碎药粉保留了原生药的各种有效成分，优于"免煎药粉"的功效。

四、弄清了"虚不受补"的实质

历代先贤有"虚不受补"之论。通过多年临床实践发现国人体质与白色人种、黑色人种不同，国人年长后，脏腑可变虚弱，如睡眠欠佳者虽其身体已虚，是否可服参芪等补益药，尚不能肯定。此类药多有兴奋作用，如服药后患者症状加重，则是"虚不受补"的主要实例。黄乃健教授用简单的方法可测该类患者的病况，即患者能否饮茶或咖啡，如不能，即不能用参芪等多种补品。对中药过敏者，则较少见。

五、"治未病"的研究

黄乃健教授进行了"治未病"的研究，从经络和中药两方面着手。经络方面采用循经和局部找敏感点的方法，发现了一些新的敏感点或敏感区，如两手镇静安神区、促进排便区、两脚降压部位等。中药方面，在中药超微粉碎的基础上，亲自服用过数十味具有补益和镇静安神作用的单味中药或含有该药味成分的中成药，如人参、西洋参、党参、黄芪、黄精、白术、冬虫夏草、绞股蓝、刺五加、红景天、沙棘、银杏叶、银杏果、木质菌（如赤灵芝、灰灵芝、云芝、树舌、桑黄、白桦茸等），各种补肾药（如枸杞、羊红膻等），镇静安神药〔如炒枣仁、柏子仁、茯苓、远志、夜交藤、合欢皮、合欢花、龙骨、牡蛎、珍珠、非洲干果（含五羟色氨酸，有镇静安神作用）等〕。在炒枣仁的研究中与药剂科张学顺药师合作，采用 CO_2 临界萃取方法，提取出固体物和酸枣油后进行试服，另外并购买酸枣仁有效成分酸枣皂苷 A 和酸枣皂苷 B 进行小鼠实验，以观察其镇静安神作用。结果发现，合欢皮、合欢花的镇静安神作用为最好。此外，还服用过丹参、当归、赤芍、三七茎叶、赤首乌、白首乌、葛根、泽泻，虫类药的全蝎、蜈蚣、地龙、土元、多刺蚁、蜂王浆等，动物药如鹿肉、鹿心、鹿胎等，蔬菜类的黄秋葵，各种食用菌如黑木耳、猴头菇等。通过服用上述中药或药食同源之味，发现了一些能增强机体免疫功能等强身健体之药。

【专长绝技】

首先发现了高位肛瘘直肠环纤维化现象，并阐明了直肠环纤维化对高位肛瘘手术治疗的影响，同时制定了高位肛瘘诊断的临床指征。提出了高位肛瘘诊断的如下临床指征：①肛瘘管道沿肛管方向走行，即瘘管平行或近平行于肛管；②瘘管深在，不居于表浅组织，故检查时仅触得肛瘘溃孔区局限硬结或部分硬索；③探针检查除证实上述瘘管方向外，还可测得一般深约 4 cm以上；④探针指诊复合检查，肛内手指于直肠环上肛瘘管道内端对应区的肠壁，感触探针冲撞；⑤直肠环纤维化。上述现象和指征在临床中具有重要的意义。这项发现和提出的判定标准对高位肛瘘的诊治具有重要的意义。

于 1964 年研究的牵拉式内痔套扎器可用于治疗内痔、直肠黏膜松弛、直肠前突、结直肠息肉等病。具有操作简便、快速、疗效确切等优点。对直肠脱垂首用一次适当多量注射疗法，取得较好的疗效，可完全取代剖腹肠管内固定或肠管切除等损伤较大的外科手术。首创臀部皮肤移位肛管成形术，可治疗痔环切后遗肛管黏膜外翻、大肠癌肛门成形术后黏膜外翻等。

创新使用中药局部涂敷治愈小儿肛瘘，打破了肛瘘非手术不可治愈的论断，是肛瘘治疗史上的革新。创新使用成人肛瘘微创手术内口及其临近管道的切开术，30 余年来取得较好疗效，此法在国内已推广应用。研制的新型痔钳为国内外首创，已获国家发明专利。直肠脱垂动物标本的采集和动物模型的建立，以探索其发病机制的临床和实验研究为世界领先水平。

对各种功能性便秘包括慢性顽固性便秘的研究，已取得成功，可以治愈，不必采用手术如结肠切除术等治疗方法，是便秘研究的重大进展，并创新使用了启动和加强排便功能的方法。

【典型医案】

直肠罕见炎症疑难病

冯某，男，48 岁，已婚，山东某市人。

初诊：2009 年 12 月底。

病史：于 2009 年 7 月因腹痛腹胀 1 天，发热、排尿困难、肛门坠疼、便血住当地医院治疗。后体温高达 39.8 ℃，经内镜检查，进镜 8 cm，可见黏膜充血肿胀糜烂，有不规则隆起，镜身不能通过，取组织活检，诊断为直肠隆起型病变，性质待查。光镜所见示直肠黏膜炎性病变伴肉芽组织增生。经抗生素静脉滴注并服中药和激素灌肠等治疗，发热已退，肛门坠疼减轻，排尿困难消除。于同年 8 月 27 日又行内镜检查，进镜 5 cm 于肠管一侧见一

2 cm × 2 cm 的隆起病变，表面黏膜充血水肿，质软，用注射针刺入病变组织，可见脓血性物流出，肛管黏膜重度糜烂，取组织送检。光镜所见示所取组织为坏死肉芽组织，请结合临床如有必要可深取或取与正常黏膜交界处组织，以排除肿瘤。经继续住院抗感染等治疗，于同年9月病情好转出院。出院诊断：直肠周围脓肿，直肠肿瘤待排除。

2009年10月患者家属带该院病理切片赴北京协和医院会诊，排除直肠肿瘤。后又赴山东医学高等专科学校病理教研室请病理专家会诊，认为该切片有大量成纤维细胞，炎症无疑，排除肿瘤。因患者大便仍困难，肛门坠疼不适，于2009年12月底来我科诊治，此时患病已5月余。

诊查：患者一般情况尚好，舌淡无苔，有齿痕，脉弱。肛门右前、左侧轻度皮肤增殖，肛内指诊，距肛缘约3 cm处呈环状高突，肿胀处大小不均等，触痛重，组织有韧性。直肠炎肿病变，多局限于某处，不侵犯直肠周壁，该例炎症侵犯直肠周壁，触摸组织不脆弱，有韧性。结合其病理检查结果，此例实属罕见。

治法：患者已患病5月余，根据整体状况和舌苔脉象，其正气已虚，毒邪未尽，拟健脾利湿、清利湿热为法。以四君子汤、秦艽苍术汤加减。

处方：党参9 g，炒白术9 g，云苓9 g，杭白芍25 g，当归9 g，赤芍9 g，生黄芪20 g，黄精9 g，秦艽9 g，防风9 g，泽泻9 g，升麻9 g，槟榔12 g，元胡15 g，枳壳9 g，甘草9 g。水煎服，每日1剂。

嘱其服药6剂后电话告之病况，此后通过电话调整方药，杭白芍增至35 g，生黄芪增至40 g，升麻增至15 g，槟榔减为9 g，加山药30 g，忍冬藤30 g，因有自汗加浮小麦30 g。

服药1月余来诊，肛门坠痛明显减轻，肛内指诊，直肠内环状炎肿区明显缩小，上方秦艽改为12 g，升麻为18 g。继续服药治疗。

2010年5月再次复诊，服药140余剂，肛门已无疼痛，偶有轻度下坠，大便无脓血。诊查：肛内指诊，距肛缘3 cm处，环形炎肿区已纤维化，轻度触痛。根据局部所见，其炎症病变已愈，但仍有坠胀症状，可按原方继服6剂，每日1剂，后改为秦艽片，每次服5片，日服3次以巩固疗效。

按语：此例直肠炎肿病变，病变侵犯直肠周壁，甚为罕见。原治疗医院，采用静脉滴注抗生素，服中药加激素灌肠，病情虽有好转，但未能治愈。黄乃健教授根据多年临床经验，采用四君子汤和李东垣的秦艽苍术汤的部分药味，再加黄乃健教授治疮证恢复期促愈合之要药，黄芪、黄精、山药、忍冬藤等，故此例成功治愈。患者康复后，去原医院复查，原诊治医师经检查对此例治疗结果表示惊奇。

【经方验方】

生肤汤

［处方］党参9g，炒白术9g，云苓9g，杭白芍25g，当归9g，赤芍9g，生黄芪20g，黄精9g，秦艽9g，防风9g，泽泻9g，升麻9g，槟榔12g，元胡15g，枳壳9g，甘草9g，山药30g，忍冬藤30g。

［功能］健脾利湿，清热活血止痛。

［主治］肛肠病术后创面迟缓愈合。

［用法］每日1剂，水煎服，7天为1个疗程。

［禁忌］孕妇禁用。

第十二节 国医肛肠名师金定国学术思想
与"保留齿线术"

【个人简介】

金定国，男，1944 年 10 月 26 日出生，汉族，浙江温州人，中共党员。现为温州医科大学附属第二医院主任中医师，硕士研究生导师，第三批全国老中医药专家学术经验继承工作指导老师，金定国全国名老中医药专家传承工作室导师。浙江省中医药重点学科（中西医结合肛肠病学科）首任学科带头人，浙江省名中医，浙江省名中医研究院研究员，温州医科大学中医肛肠病研究所创办人，浙派中医外科"温州金氏肛肠"代表人物。其业绩入编《2020 中国中医药年鉴》。

荣誉称号：温州医科大学优秀教师称号（1988 年）；温州市最佳专科、专病特色中医师（1995 年）；温州医科大学科研先进工作者（2001 年）；温州市科普工作先进工作者（2002 年）；温州医科大学从医从教五十年特殊贡献奖（2019 年）。

科研成果：①保留齿线术治疗混合痔，获市科技进步二等奖（1992 年）、南氏医药科技三等奖；②间断缝扎加高位注射术治疗直肠黏膜内脱垂，获省中医药科技进步三等奖（1995 年）（术式入编《中华结直肠肛门外科学》）；③间断切开分段挂线术治疗长型肛瘘，获市科技进步四等奖（1999 年）；④金氏痔疮膏临床实验研究，获省中医药科技创新二等奖、市科技进步三等奖（2002 年）；⑤保留肛垫 ATZ 上皮中医结扎术治疗环状混合痔，获省中医药科技创新一等奖（2003 年）；⑥中西医结合肛肠病治疗研究，获省中医药科技创新二等奖（2005 年）。

社会兼职：《中西医结合结直肠病学》杂志首任编委；浙江省中西医结合

肛肠专业委员会顾问；温州市中医药学会肛肠专业委员会顾问等。

【学术思想】

一、追求中西医融合

金定国认为中西医融合属于中西医结合的最高层次，并不是简单的西药加中药，也不是西医病名加中医治疗，而是中西医的有机结合，融于一体，在诊疗过程中，必须综合应用。中医外科历史悠久，其中痔的结扎疗法在春秋时代《五十二病方》中就有记载，此古老的方法一直保留至今。至于对大肠肛门解剖生理方面的记载，《内经》云："大肠者，传道之官，变化出焉。"《难经》云："肛门重十二两，大八寸，径二寸大半，长二尺八寸。"当然，不能以现代的眼光看待几千年前古人的局限认识。在 20 世纪 90 年代初，金定国对西医的肛肠解剖生理学内容进行了详细研究，尤其是关于肛门齿线区功能的论述。在肛门齿线区有许多的感受器，当粪便或气体从直肠下达肛管附近时，刺激了齿线区，其感受器就会"报警"，而且可以分辨出是硬便、稀便还是气体，通过感觉神经传达大脑，并由大脑指导肛门进行处理：决定是暂时忍住大便还是立即上厕所，或者是否当场放掉气体。肛门能当机立断，齿线作用功不可没。如果，齿线区在痔疮手术时完全被破坏，那排便的感觉就会消失，直肠内的粪便就会产生瘀滞现象，或者发生肛门狭窄、黏膜外翻。通过将中医的痔的结扎方法，融合西医的肛肠解剖生理学理论，金定国在国际上率先提出"保留齿线术治疗混合痔"，于 1991 年发表了论文。此项成果编入《中国肛肠病学》《痔病》，被称为"金定国术式"，向国内外推广。该术式于 2002 年被 21 世纪中医药高等院校教材《中医外科学》采纳。

二、提倡内外治并重

金定国既传承祖辈外用药物治病的特色，又受《外科正宗》治法的影响，提倡内外治并重。凡病经望、闻、问、切四诊之后，辨证论治，除处方汤剂内服（称内治）外，同时重视外治，带领科研团队研制金氏痔疮膏、痔疮穴位贴、复方大黄膏、参花洗剂等应用于临床。因外用药物吸收之后不经肝脏，且能高浓度作用于病患局部，内、外治配合，其效相得益彰。

金定国重视对《外科正宗》中金黄散的应用和研究，起初是将该药试用于内痔便血。方法为取金黄散 30 g，淀粉 2 g，加入热开水 150 mL，调成糊状，待微温，每次以灌肠器抽吸 10 mL，保留灌肠，每日 1 次，疗程 2 周。对 54 例患者进行了观察、统计，发现止血效果显著。在此基础上，将金黄散处方化裁，提取有效成分，制成金氏痔疮膏供外用。

另有痔疮穴位贴（金氏痔痛贴）已研制成功，是把外治贴敷疗法的作用与经络穴位的功能互相结合，贴于穴位，作用于经络，其效如同针灸的留针法。痔疮穴位贴是在督脉腰俞穴贴敷，主要用来治疗痔疮。经临床观察，对痔疮有止血、止痛作用，能使痔疮缩小；对于直肠内脱垂和便秘也有效；也可用于肛门手术后的疼痛、水肿、便血，并能促进创口愈合。

三、手术推崇微创理念

中医外科的治疗方法有 3 种：内治、外治和手术。回顾历史，三国时代的华佗就已经能做腹部肿瘤摘除术，还发明了全身麻醉药——麻沸散。但至今仍有人认为做手术的就只有西医，故金定国每逢学术演讲，一有机会就说："中医外科也能做手术，华佗是楷模！"

金定国的科研成果"保留齿线术治疗混合痔"，就是一种中西医融合的微创手术，术后能保留齿线区，能避免术后发生肛门狭窄和黏膜外翻等后遗症，且能在门诊随做随走，是浙派中医外科"温州金氏肛肠"的绝技之一。

时代在进步，医学在发展。微创是医患的共同追求。微创是一种理念，是一种境界，在诊疗过程中外科医生都要遵循，力求最大限度地保护其功能，以最小的损伤达到治愈的目的。微创是一种技术，应用器械，做好手术。金定国认为，由西方国家传入中国的 PPH，细究并非微创，为了治疗痔疮，切掉了一大段直肠黏膜，有的术后发生了肛门狭窄、直肠黏膜内脱垂的后遗症。认为 PPH 应该使用改良后的技术，要有中医的整体观念。痔疮手术，虽然是小手术，但做得好不容易，微创理念应该贯穿诊疗的全过程。

【专长绝技】

一、混合痔保留齿线术

操作要点：

1. 患者侧卧，常规局部消毒，在针灸穴位腰俞穴麻醉下施术。

2. 对于内、外痔均等的混合痔，先将血管钳夹于内痔部分的基底部，稍向外拉，以丝线在血管钳下做"8"字贯穿，将内痔部分结扎，注意结扎线的下缘当在齿线上 0.5 cm 处，勿损及齿线。再以血管钳夹持外痔部分的皮肤，用手术剪做一长约 1.5 cm、宽约 0.5 cm 的放射状切口。痔核大者，切口可适当加长加宽。在切口的上缘做线状切口向肛管方向延伸，至齿线下约 0.5 cm 处。牵开两侧皮缘，将外痔组织潜行剥离，并切除之。术中须注意勿损及齿线，且尽量保留肛管移行区。然后在齿线下 1 cm 肛管皮肤处，以缝合针对准内括约肌下缘贯穿缝合 1 针，务必使此处被游离的肛管皮肤固定于内括约肌下缘，以重建括约肌间沟。最后间断缝合下方切口。缝合时不留无效腔，进针、出针尽量靠近皮缘，结扎线要系紧，线头留 1 cm 左右。外痔创口的缝合线于 7 ~ 10 天可自行脱落，不必拆线。若线头未自行脱落，可于术后第 10 天用血管钳夹住线头快速撕下。内痔部分的结扎线于 8 ~ 13 天脱净。此法可一次同时施行 3 ~ 4 个混合痔，若为环状混合痔，可将其分为 4 个方位，分别依上法处理。对于仅有 1/3 或 1/4 外痔部分的混合痔，其处理原则同上，但剥离切除隐痔（此类混合痔的外痔部分较小，隐于齿线之下、肛缘之上，称隐痔）组织的切口仍在肛缘外的正常皮肤上开始；对于仅有 1/3 或 1/4 内痔部分的混合痔，除内痔部分以中药消痔灵液注射外，其余操作同上。

3. 若混合痔长期脱垂，则肛管皮肤冗长，术中在修整皮缘时，可切除多余的肛管皮肤。要求肛管皮肤既有足够的周长，又能在覆盖组织时显得平整。

二、直肠黏膜内脱垂的间断缝扎加高位注射术

操作要点：

1. 患者侧卧，常规局部消毒，在针灸穴位腰俞穴麻醉下施术。

2. 首先以组织钳夹持齿线上方 3 cm 处的直肠前壁黏膜，提拉组织钳，随后以大弯血管钳夹持松弛多余的直肠前壁黏膜底部，稍向外拉，以 2-0 可吸收缝线在其上方缝合两针，两针的距离约 0.5 cm，使局部的黏膜固定于肌层。以 7 号丝线在大弯血管钳下方贯穿黏膜，然后边松血管钳边结扎。将第一次缝扎的组织稍向外拉，再用组织钳在其上方 3 cm 处夹持松弛下垂的黏膜，再以大弯血管钳在其底部夹持，要夹住全部下垂的黏膜，但不能夹住肌层。继以 2-0 可吸收缝线在上方结扎 2 针，再如第一次的方法用丝线结扎黏膜。

3. 距肛门缘约 8 cm 处，在其相同高度的左右两侧以 5 号长针头向黏膜下

层注入 1：1 消痔灵液 5～8 mL，要求药液均匀浸润，然后再将消痔灵原液注射于被结扎的黏膜部分，2 分钟后，以血管钳将被结扎的两处黏膜组织挤压成坏死的薄片。至此，对直肠前壁黏膜内脱垂的手术完毕。如果属于直肠全周黏膜脱垂，则在直肠后壁黏膜内再进行一次缝扎。

【典型医案】

一、保留齿线术治疗混合痔

陈某，女，61 岁，退休护士。

初诊：2021 年 7 月 31 日。

主诉：患痔 10 余年，加重 1 个月。

病史：10 余年来，大便秘结，多呈颗粒状，虚坐努挣，每 2～3 天排便 1 次。间歇性便血，血色鲜红，近 1 个月便血较多，有时呈喷射状。每次大便时肛门肿物脱出，需以手上托还纳。近 1 个月来，症状加重，唱歌、跳舞时亦见肛门肿物脱出不适。去年体检时，曾行结肠镜检查，报告显示未见异常病变。

诊查：取左侧卧位，见肛门左侧、右前及右后外痔，结缔组织伴静脉曲张，以右前位的外痔最大；肛门指诊示未及直肠内异常肿块，指套上血迹鲜红；肛门镜检查示截石位 3、7、11 点均见内痔，以 11 点内痔最大，并见内痔黏膜糜烂充血，极易出血。肛门左侧、右前及右后的内、外痔部分均分别连成整体，右前的痔疮极易脱垂。脉微弦，舌质较淡，苔黄腻。

临床诊断：混合痔（痔病）。

辨证：湿热下注大肠肛门，发生痔疮。便血多而致血虚。此虚实夹杂，本虚标实之证。

治法：

1. 手术（保留齿线术）。

2. 外治

腰俞穴贴敷痔疮穴位贴。

3. 内服中药，以自拟消痔散加减。方药如下：槐花 10 g，地榆 10 g，仙鹤草 10 g，生地黄 30 g，醋元胡 20 g，黄芪 20 g，柴胡 10 g，升麻 6 g，火麻仁 30 g，生甘草 3 g。7 剂，每日 1 剂，水煎服。

手术经过：患者取左侧卧位，腰俞穴麻醉，15 分钟后局部消毒铺巾。加局部麻醉，适当扩肛。先行 3 点位（肛门左侧）内痔部分贯穿结扎，保留齿线，在齿线下方做长约 1.5 cm、宽约 0.5 cm 的放射状切口，牵开两侧皮缘，将外痔组织潜行剥离，并结扎切除，在齿线下 1 cm 处的创口以 3-0 可吸收线对准括约肌间沟缝合 1 针，使此处的肛管皮肤固定于内括约肌下缘。其下方切口以丝线间断缝合。同法处理 7 点位（肛门右后方）混合痔。继将 11 点位（肛门右前方）最大混合痔的外痔部分用组织钳提起，以大弯血管钳夹持，从大弯血管钳下的外痔基底部开始切除，至齿线处，切除创口变窄（因右前混合痔甚大，又长期脱垂，此处冗长的齿线已失去正常功能，所以行部分切除，但又要顾及最大限度地保留齿线的周长，使术后的创口呈哑铃状为最佳状态），切至齿线上方后，贯穿结扎其内痔部分。并以 3-0 可吸收线将游离的外痔皮瓣在齿线下 1 cm 处对准内括约肌下缘缝合 1 针，以重建括约肌间沟。继以丝线间断缝合外痔切除后的创口。并以亚甲蓝长效麻醉药在肛门左、右后及右前 3 处外痔创口下注射。手术顺利。最后在其腰俞穴处贴敷痔疮穴位贴。患者术后不住院，嘱每天大便后自行换药，7 天后复诊。

二诊：2021 年 8 月 7 日。诉术后 3 天内肛门仅有轻微痛，从第 4 天开始，肛门基本无痛。大便日解 1 次，但仍较秘结。原方加肉苁蓉 20 g，决明子 10 g。嘱服 7 剂，每日 1 剂。并嘱每日更换痔疮穴位贴，连用 1 周。

三诊：2021 年 8 月 14 日。肛门无痛，大便日解 1 次，成形，无便血。诉大便后肛门无痔疮脱出，甚感舒服。中药原方去决明子，加党参 10 g，阿胶 10 g（化冲）。7 剂，每日 1 剂。

四诊：2021 年 8 月 21 日。纳可，大便日解 1 次，成形，仅少许擦血。观其创口，缝线大部分脱落，创口无水肿。脉缓，舌质淡红，苔微黄。中药原方加熟地黄 20 g。7 剂，每日 1 剂。

五诊：2021 年 8 月 28 日。肛门视诊示创口愈合。不做肛门指诊及肛门镜检查，以保护术后创面。嘱保持大便通畅，予自拟通便饮，连服 1 个月。

按语：患者长期便秘，经常虚坐努挣，用力排便，硬便易将肛垫往下推移，形成痔疮。年老气虚，难以固摄，痔疮容易脱垂。痔疮的主要症状除脱出外，就是便血。患者诉便血有时呈喷射状，这符合痔病的特征。便血多则会引起贫血，中医认为"气为血之帅，血为气之母"，治当气血双补，但患者苔黄腻，此为湿热下注、虚实夹杂之证。故处方以槐花、地榆、仙鹤草、生地黄清湿热凉血止血；黄芪、柴胡、升麻补气升提；便秘加火麻仁；为防术后疼痛，加醋元胡，元胡一味，有去瘀活血止痛之功，改善微循环，不仅止痛，还有防止术后水肿的作用。二诊时，患者大便仍较秘结，故加肉苁蓉、决明子，其效佳。但决明子含大黄素，易成瘾，故三诊时除去，补血润便、调和气血才为上策，加党参、阿胶。四诊加熟地黄，熟地黄补血滋阴。治愈痔疮后，为保持大便通畅，予自拟通便饮，连服 1 个月，以巩固疗效。通便饮由不含大黄素的中药组成，故无通便成瘾之虞。

二、间断缝扎加注射术治疗直肠黏膜内脱垂

方某，女，53 岁，家庭主妇。

初诊：2020 年 9 月 26 日。

主诉：肛门下坠感 2 年，加重 3 个月。

病史：近 2 年来肛门下坠不适，有时胀痛，下午加剧。大便秘结难解，便次增多。经常有便意，大便后有不尽感、肛门阻塞感。提重物、抱小孩后，症状则加重。生育 2 个子女，第 2 胎难产。近 3 个月，多步行锻炼，症状加重。平日乏力，多汗。

诊查：取左侧卧位。肛门视诊示未见外痔。肛门指诊示可及直肠前壁黏膜套叠状皱起，指套上黏液较多，但未见血迹；肛门镜检示肛门前方脱垂的直肠黏膜成堆嵌于肛门镜斜口，未见出血点。脉虚细，苔薄白。

临床诊断：直肠黏膜内脱垂（前壁）（脱肛）。

辨证：气虚则难以固摄，直肠黏膜松弛，肛门下坠感，每至下午，站立时间长、家务劳作又或因长时间行走锻炼致症状加重，易疲劳，多汗。其脉虚细，皆为气虚之证。

治法：

1. 手术（间断缝扎加高位注射术）。

2. 外治

腰俞穴贴敷疗法。

3. 内服中药：以自拟升陷汤加减。方药如下：炙黄芪 20 g，党参 15 g，茯苓 15 g，炒白术 10 g，柴胡 10 g，升麻 6 g，酒萸肉 15 g，五味子 6 g，当归 6 g，炙甘草 6 g。7 剂，每日 1 剂，水煎服。

手术经过：患者取左侧卧位，腰俞穴麻醉，15 分钟后局部消毒铺巾，加局部麻醉。以肛门镜再次检查直肠，并以碘伏消毒。首先将脱垂的直肠黏膜用组织钳提起，以大弯血管钳夹于基底，贯穿结扎，在其上方以 2-0 可

吸收线缝扎 2 针，两针之间的距离约 0.5 cm，而后再将其上方脱垂的直肠黏膜以大弯血管钳夹持贯穿结扎，上方再以 2-0 可吸收线缝扎 2 针。抽吸硬化剂聚桂醇共 4 mL，在距肛缘 8 cm 处的直肠左右两侧，每侧各注 2 mL，注于黏膜下，勿注入肌层。消毒手术创面，在肛门外敷纱布 1 块，胶布固定。而后，在腰俞穴处贴敷痔疮穴位贴 1 张，嘱第 2 天更换。手术经过顺利，术毕，回家。

二诊：2020 年 10 月 10 日。诉术后情况可，大便成形，易解，大便后肛门阻塞感消失，稍有肛门胀疼。宗原方 7 剂，每日 1 剂。嘱痔疮穴位贴继续用 2 天。

三诊：2020 年 10 月 17 日。肛门下坠感消失，肛门无痛。大便秘结，汗仍多。原方加火麻仁 10 g，酒萸肉加至 30 g。7 剂，每日 1 剂。

四诊：2020 年 10 月 24 日。诉纳可，大便成形，每日 1 次，无肛门下坠感。汗减。原方去火麻仁，加熟地 10 g。14 剂，每日 1 剂。

五诊：2020 年 11 月 7 日。大便日解 1 次，成形。无便血，无肛门下坠感。脉缓，苔薄白。治愈。原方 7 剂，以巩固疗效。

1 年后电话随访：2021 年 11 月 13 日。未见复发。

按语： 患者生育 2 胎，第 2 胎难产。分娩时难产，局部神经拉长 20%，超过 20 分钟，会阴部的神经即受损伤。50 岁左右停经，激素下降，盆底肌肉张力也随之下降，易致出口梗阻，发生直肠黏膜脱垂，患者肛门有下坠胀痛感，肛门阻塞感，排便困难。中医认为气虚则难以固摄，内脏下垂，治当以补中益气，用自拟升陷汤加减。方中炙黄芪、党参、炒白术补气；用党参加茯苓，取四君子汤之意，补而不壅滞，不影响胃纳；方中柴胡、升麻有升提功能，加酒萸肉、五味子酸收，且能敛汗；当归补血，气血双补，炙甘草和中。三诊时患者大便秘结，加火麻仁；汗仍多，重用酒萸肉。四诊时再加熟地黄，滋阴补血。处方随证加减，药中肯綮。

至于手术中用聚桂醇代替消痔灵，是经临床验证，认为聚桂醇用量少，疗效佳，故以代之。

术后应用痔疮穴位贴属外治，不仅能治疗痔疮，而且也能用于肛门术后止痛；对于直肠脱垂、便秘也有疗效。腰俞穴位在《内经》中也有关于治痔、脱肛及便秘的论述。

本病案患者属于直肠黏膜内脱垂轻症，仅限于直肠前壁，应用间断缝扎加高位注射术加穴位贴敷、中药内服，疗效满意。有的就诊者，未得到早期治疗，病情发展至直肠全周黏膜脱垂、套叠，则要通过排便造影评估其轻重，再议治疗方案。

【经方验方】

一、金氏消痔散

［处方］槐花 15 g，地榆炭 10 g，仙鹤草 10 g，醋延胡索 10 g，生甘草 6 g。

［剂型］颗粒剂。

［功能］清热凉血，止血止痛。

［主治］痔疮出血、脱出及急性发作疼痛嵌顿。也用于肛门病手术前后出血、疼痛。

［用法］每日 1 剂，分 2 次开水冲服。6 剂为 1 个疗程。重症者每日服 2 剂。

［方解］方中槐花味苦，性微寒，归肝、大肠经，尤善治下部出血，功能清热凉血止血，故为君药。地榆炭凉血止血（用治便血，历代多用地榆炒炭），仙鹤草收敛止血，与槐花相伍能加强凉血止血之功，为臣药。延胡索的炮制法是以醋炙或同醋煮，醋制后可使其有效成分的溶解度大大提高而加强止痛效果，故名醋延胡索。延胡索治气滞血瘀，诸种痛证。现代医学认为痔病发作乃肛垫组织之微循环障碍，故局部肿胀疼痛，属中医的气滞血瘀。方中醋延胡索活血行气止痛，即改善微循环，"通则不痛"为佐药。且延胡索性温，抵消槐花、地榆之寒凉。生甘草和中，不仅缓急止痛，且能清热解毒。

［应用情况］本方在临床已应用 30 余年，因为是颗粒剂型，有患者称其为"中药咖啡"，不仅冲服、携带都很方便，而且疗效肯定，所以有许多华侨来购买带至国外，赠送亲友。《温州晚报》也曾报道，题目为《金老的"中药咖啡"传播世界各地》。

［禁忌］方中含活血之元胡，故孕妇忌服。

二、金氏葛仙汤

［处方］葛根 30 g，仙鹤草 30 g，煨诃子 20 g，乌梅 10 g，生甘草 6 g。

［剂型］颗粒剂。

［功能］升阳止泻，收敛治痢。

[主治] 慢性腹泻，慢性肠炎，溃疡性结肠炎。

[用法] 每日 1 剂，分 2 次开水冲服。6 剂为 1 个疗程。2 个疗程之间停药 1 日。

[方解] 本方以葛根、仙鹤草升阳止泻、收敛治痢，共为君药。仙鹤草兼有补虚之功能，久病者必虚。煨诃子涩肠止泻，治久泻久痢，见《金匮要略》诃黎勒散，在本方为臣药。乌梅酸收、益精开胃，生甘草和中，为佐使药。

[应用情况] 本方临床应用已 20 余年，疗效可靠，无不良反应。

[禁忌] 内有湿热积滞者忌用。

三、金氏升陷汤

[处方] 炙黄芪 20 g，党参 20 g，柴胡 10 g，升麻 6 g，五味子 6 g，醋延胡索 10 g，炙甘草 6 g。

[剂型] 颗粒剂。

[功能] 补中益气升陷。

[主治] 直肠脱垂。

[用法] 每日 1 剂，分 2 次开水冲服。6 剂为 1 个疗程。2 个疗程之间停药 1 日。

[方解] 方中炙黄芪、党参均为补气要药，能补中益气、升阳举陷，共为君药。黄芪蜜炙，益元气之力增。柴胡、升麻，以协益气之品助清阳之上升，为臣药。五味子酸收，醋延胡索活血祛瘀止痛为佐药。炙甘草调和诸药，亦兼佐使药。诸药配伍，具益气健脾、升阳举陷之功。可用于中虚气馁、难以固摄的直肠脱垂之症，包括直肠内脱垂、直肠外脱垂。

[应用情况] 自 20 世纪 90 年代开始，对于直肠内脱垂者，采用间断缝扎加高位注射术后，均给予本方内服，能使患者肛门坠胀感快速减轻，体现了中医整体观念的重要性。

[禁忌] 阴虚火旺者忌服。

四、金氏参花洗剂

[处方] 苦参 30 g，地榆 20 g，槐花 20 g，仙鹤草 20 g，醋延胡索 20 g，生甘草 10 g。

[剂型] 颗粒剂。

[功能] 消肿止痛，杀虫止痒。

[主治]痔疮急性发作、局部肿痛、肛门皮肤病、肛门病术后。

[用法]将中药颗粒，放入熏洗盆中，加 2000 mL 温开水（60 ℃）搅拌溶化后，趁热熏洗患部，待水温降至 40 ℃ 左右将患部浸于盆中药液内，坐浴 6 分钟。每日 1～2 次，早晚或大便后进行。7 日为 1 个疗程。

[方解]苦参大苦大寒，外用为宜，功能清热燥湿、杀虫止痛，配伍地榆、槐花、仙鹤草清热凉血止血。妙在方中有醋延胡索一味，其功能活血祛瘀止痛。凡痔疮嵌顿肿痛，皆因局部循环障碍，"不通则痛"，延胡索对症。且中医外科有认为"轻则为痒，重则为痛"的说法，止痛之药也有治痒之功，为经验之谈。方中生甘草清热解毒。现代医学研究证实甘草有类似肾上腺皮质激素样作用，抗过敏，止痒。

[应用情况]本方临床应用已 20 余年，疗效可靠，无不良反应。术后应用，建议坐浴水温要低。

[禁忌]术后便血较多者慎用。

五、金氏通便饮

[处方]火麻仁 30 g，肉苁蓉 30 g，炙黄芪 20 g，生白术 10 g，生白芍 10 g，丹参 15 g，炙甘草 3 g。

[剂型]颗粒剂。

[功能]补虚润肠通便。

[主治]慢性便秘，出口梗阻型便秘。

[用法]每日 1 剂，分 2 次开水冲服。6 剂为 1 个疗程。2 个疗程之间停药 1 日。

[方解]本方以火麻仁、肉苁蓉补虚润肠通便，为君药。炙黄芪、生白术益气健脾以助运化，为臣药。生白芍、炙甘草为《伤寒论》中芍药甘草汤，经实验研究，两药配伍能解除因肠道肌肉痉挛引起的便秘；伍丹参，气血并治，"一味丹参，功同四物"；以上三味，同为佐使。

[应用情况]本处方制成颗粒剂，因疗效较好，服用方便，深受慢性便秘患者的欢迎，尤其是老年体弱患者。

[禁忌]便秘属实热证者忌服。

六、丹参枳术饮

[处方]丹参、生白术、枳实、麻仁各 10～24 g。气虚加党参、黄芪各

10 g；血虚加当归 10 g，熟地黄 20 g；阴虚加麦冬、玄参各 10 g；阳虚加肉苁蓉 20 g；便秘甚者加苦杏仁、瓜蒌仁各 10 g；腹痛加生白芍 20 g，生甘草 10 g；会阴下坠感者加柴胡 10 g，升麻 6 g；兼有痔出血者加槐花 10 g。

［剂型］中药煎剂。

［功能］气血并治，润肠通便。

［主治］慢性便秘，慢性功能性便秘。

［用法］每日 1 剂，水煎，分 2 次服。

［方解］"气血流畅，则大便自调"，丹参枳术饮的应用所体现的就是这一病机。方中枳实、生白术的配伍源自于古方枳术汤、枳术丸，为健脾行气消痞之基本方。丹参枳术饮中的两药用量等同，意在消补兼施。枳实入脾胃和大肠经，宽肠下气，行气导滞；白术入脾胃经，健脾益气，助肠运，两药配伍，健脾理气。丹参活血行气，内达脏腑而化滞，助白术、枳实健脾行气通腑。麻仁润肠通便，兼有滋养补虚的作用。诸药配伍合用，共奏气血并治、润肠通便之功。慢性功能性便秘的患者多为虚中夹实，以丹参枳术饮为基本方，结合临床辨证随证加减，达到治疗的目的。

［应用情况］临床上广泛应用于慢性便秘的患者，无不良反应。针对伴随精神焦虑状态的便秘患者，亦有一定疗效。

［禁忌］孕妇忌服。

第十三节　国医肛肠名师王建民学术思想与诊治绝技

【个人简介】

王建民，男，1958 年 4 月 2 日出生，汉族，安徽郎溪人，中共党员，现为安徽中医药大学教授，硕士研究生导师，安徽中医药大学第一附属医院肛肠中心主任，第六批全国老中医药专家学术经验继承工作指导老师，全国肛肠病名中医，国家中医药管理局授予名老中医工作室。

荣誉称号：全国名老中医药传承工作室建设项目专家（2016 年）；安徽省"双百优，双十佳"医生（2015 年）；安徽省优秀医生（2015 年）；江淮名医（2015 年）；安徽省名中医（2014 年）；中国肛肠病流行病普查工程中荣获"优秀工作者"（2013 年）；全国中医肛肠学科先进名医工作室（站）（2012 年）；全国中医肛肠学科名专家（2012 年）。

科研成果：王老取得过较多的科研成果和奖励。①治疗肛肠疾病术后的"白竭散"的研究，荣获中国中医药研究促进会科学进步奖（2020 年）、医博杯科技进步二等奖（2017 年）、安徽省中医药科学技术奖二等奖（2016 年）、安徽省中医院科研奖（2009 年），现白竭散已制成院内制剂，被广泛使用；②治疗功能性便秘的"益气健脾通便方"荣获全国中医肛肠专业科技奖（2016 年）；③治疗慢性直肠炎的"肠愈灌肠方"疗效深受患者好评，已制成院内制剂，正在临床上被广泛使用。

社会兼职：中华中医药学会肛肠分会副主任委员，中国医师协会肛肠专业委员会副主任委员，中国中医研究促进会肛肠分会副会长，安徽省中医药学会肛肠专业委员会主任委员等职。

【学术思想】

王老业岐黄数十载，悬壶四十余载，医技精湛，勤求古训，博采众长，潜心探研，学验俱丰，医德高尚，治学严谨，逐渐形成自己独特的诊疗方法和辨治规律，并在临床上积累了丰富的经验。临证时始终坚持以"效法昔贤，活用经方；辨证对症，衷中参西"为原则。并在肛周疾病中"重视直肠指检，明辨痔瘘诸疾"，在治疗下利之疾时"擅以灌肠疗法，辅内治增效"，在老年便秘中以"五脏分而治之，补润通结合"为准则，在胃肠疾病上擅长"调气和血平寒热，用药以轻灵"，形成了自己独特的学术思想。

一、肛周疾病：重视直肠指检，明辨痔瘘诸疾

唐代孙思邈《备急千金要方·大医精诚》曰："先发大慈恻隐之心，誓愿普救含灵之苦。"一发此心，则险巇、昼夜、寒暑、饥渴、疲劳皆不足虑，目中只见病苦，而一心施救，何顾其污秽乎！直肠指诊是简便易行且实用价值较高的诊断检查方法，对直肠、泌尿、生殖系统疾病有重要的诊断价值，是直肠癌初筛的有效方法之一，王老在临床诊疗过程中尤为重视直肠指检，凡其医者，其必躬行践履，并屡次告诫学生绝不可因嫌其污秽，忌讳男女之别而抵触肛门直肠指检。

二、下利之疾：擅以灌肠疗法，辅内治增效

《素问·灵兰秘典论》有云："大肠者，传道之官，变化出焉。"大肠者，传导之官也，其在病理状态下，通过灌肠泄下可消积导滞、排泄瘀毒、引邪外出，以此起到治疗作用。溃疡性结肠炎为消化系统的常见疑难病之一，临床多表现为腹痛、腹泻、黏液脓血便等，可归于中医学"下利"范畴。王老认为湿热蕴肠是贯穿溃疡性结肠炎整个病程中的主要病机。溃疡性结肠炎患者多于左半结肠发病。王老参照经典并结合现代药理，自拟肠愈灌肠方，取其煎液保留灌肠，并配合中药内服，疗效明显。王老常曰："中药保留灌肠遵循中医辨证论治原则，根据患者症状进行适当的配伍选方，并根据病情适当加减药味，实现个体化针对性治疗。"内服与外治相结合，收效较单纯内治为佳。

三、老年便秘：五脏分而治之，补润通结合

《诸病源候论》云："大便难者，由五脏不调，阴阳偏有虚实，谓三焦不

和，则冷热并结故也。"王老总结多年临床诊疗经验指出，便秘治疗应当重视脏腑辨证，无拘于肠腑传导失司之病机，亦不固于肾主二便之责，以五脏皆能致秘，分而治之。王老曰："便秘在肾，火旺水寒，大肠固结不通；在肝，肝火肆意，引心火入中土，阳明火震，脾胃津枯，大便难行；在脾，壮实者多责之火，脾火而生，脾津干涸，大肠无以润，以致大肠燥结；虚乏年老者多在于虚，脾虚升降不应，大便行而无力；在心，心火旺，焚肺金，肺无以受，火与大肠，以致大肠不通；在肺，肺火旺，肺为娇脏，遇火即移热于大肠，再加上肺因生火，自烁肺津，肺与大肠互为唇齿，肺涸大肠亦竭"。就论治而言，老年便秘，总属虚证，不唯精血濡润不足，且力弱难行，故不宜妄攻徒下，戕伐正气。

四、胃肠疾病：调气和血平寒热，用药以轻灵

《素问·调经论》曰："夫邪之生也，或生于阴，或生于阳。其生于阳者，得之风雨寒暑；其生于阴者，得之饮食居处，阴阳喜怒。"王老认为肠胃疾病的病因不离情志不畅、饮食劳倦、内伤湿热等，其临床虽有千万候，但皆根于气血寒热虚实之乱，故常表现虚中有实、实中有虚、寒中有热、热中有寒、寒热互结、虚实相杂、气血失和等证。故王老治疗胃肠疾病尤为重视调理脾胃，顾护后天之本，善调全身气血寒热虚实。其用药特点明显：升降相得、刚柔相配，苦辛合用、寒热并调，通补兼施、用药轻灵，疗效显著。

【专长绝技】

一、"牵拉法"寻找瘘管，治疗肛瘘

1. 操作前准备

①术前灌肠排空大小便，更换手术服，术前禁食、水；②采取腰硬联合麻醉，必要时保留导尿；③依据患者外口的位置摆好体位；④医患之间必须建立信心，密切配合，否则影响疗效；⑤凡疑有心脏病、凝血功能异常、严重皮肤病等手术禁忌证者不宜施行手术。

2. 操作步骤

确定外口后，用组织钳夹起肛瘘外口和瘘管向外牵拉，在牵拉过程中，手指触摸肛管齿线处，有牵拉感或内陷感的地方往往是内口位置。同时可以

观察皮肤变形情况，确定瘘口的走向情况。从而提高肛瘘的治愈率。

二、"示指带线法"治疗肛瘘

1. 操作前准备

①患者明确诊断为高位肛瘘；②术前灌肠排空大小便，更换手术服，术前禁食、水；③采取腰硬联合麻醉，必要时保留导尿；④依据患者外口的位置摆好体位；⑤医患之间必须建立信心，密切配合，否则影响操作；⑥凡疑有心脏病、凝血功能异常及伴发其他严重基础疾病的手术禁忌证者不宜施行手术。

2. 操作步骤

为减小患者手术创面，减轻对肛门功能的损害，再加上肛门直肠手术视野限制，当肛瘘内口位置高，予以球头探针从外口探查肛瘘内口后无法从内口挂线时，予以 1-0 丝线打虚结后挂入示指指端，另一手固定探针的内口位置后，示指带线套入内口位置的球头探针上，再打结以防滑脱，球头探针从外口拉出丝线及橡皮筋，结扎内口。

【典型医案】

一、肠愈灌肠方治疗慢性直肠炎

李某，女，65 岁，退休人员。

初诊：2015 年 4 月 20 日。

主诉：肛门坠胀伴出血 6 月余。

病史：患者 6 个月前因食辛辣刺激食物后出现肛门坠胀，伴有便后滴血，色鲜红，便后自止，平素大便每日 2 次，质稀不成形，偶有黏液，伴有排便不尽感，左下腹偶有隐痛不适，无腹胀，小便正常。既往无其他疾病病史。2014 年 10 月 7 日肠镜示直肠距肛缘 15 cm 处见黏膜轻度水肿，血管纹理不清，见散在充血点。

诊查：视诊示肛门外观未见明显异常，指诊示直肠距肛缘 5 cm 处未及肿物，指套推出有红色血染，肛门未及狭窄。肛门镜检示直肠下端见散在充血点。舌红苔黄腻，脉弦滑。

临床诊断：慢性直肠炎。

辨证：湿热下注，阻滞肠腑，气血遏阻。

治法：清热燥湿，止血止痢。

处方：予以肠愈灌肠方保留灌肠。苦参20g，仙鹤草20g，青黛3g，黄柏10g，白及10g，地榆炭20g，珍珠粉0.6g，赤石脂20g，人工牛黄0.3g，冰片0.3g。制成散剂，每晚1剂，保留灌肠。

二诊：2015年5月10日。出血症状缓解，上方中去白及。嘱继续保留灌肠半月。

三诊：2015年5月25日。小腹隐痛好转，大便成形，继予以肠愈灌肠方灌肠1个月。

按语：中医很早就认识到慢性直肠炎的病因、病机及治疗方法，但慢性直肠炎属西医的病名，中医并无专有病名。根据其反复腹痛、里急后重等临床症状，其属中医"肠癖""脏毒"等范畴。该病作为"肠癖"名称首见于《内经》。《素问·太阴阳明论》曰："食饮不节，起居不时者……下为飧，久为肠澼。"其论述了结肠炎的病因与病机。"脏毒"始见于《圣济总录》，其涵盖了痢疾和便血。中药灌肠能直接与病灶接触，易于病灶部位的药物有效成分的吸收，还可在病灶部位形成一层保护膜，控制或预防其病变部位的感染。肠愈灌肠方为王老的经验方，根据长年丰富的临床实践经验总结而来。他认为清热利湿、止血止痢、去腐生肌是慢性直肠炎治疗的关键。无论是外感湿热，还是内生湿热，当与气血相搏结时易致肠道传导功能失司，使肠络受损、血腐肉败而发本病。并且经过前期大量研究表明肠愈灌肠方能抗感染、止血、促进溃疡面的愈合，并能调节IL-4和IL-8水平，提高PANCA的表达，从而改善局部症状，提高生活质量。

二、益气健脾通便方治疗功能性便秘

张某，女，40岁，教师。

初诊：2019年6月7日。

主诉：排便困难5年余。

病史：患者5年前无明显诱因下出现排便困难，每次需30分钟，平素大便3~4日1次，严重时可至7日1次，质硬，无便血，无腹胀、腹痛，无肛门坠胀，无黏液脓血便，小便正常。既往无其他疾病病史。2019年1月20日肠镜示全结直肠黏膜未见明显异常，结肠传输试验示慢传输型便秘。

诊查：腹软，按压无异常，肛门视诊示肛门外观未见明显异常，指诊示直肠距肛缘 5 cm 处未及肿物，指套推出无血染，肛门未及狭窄。肛门镜检示未见明显异常。舌淡苔薄白，脉细。

临床诊断：功能性便秘（慢传输型）。

辨证：气虚使脾虚运化无力，致肺气壅滞，升降失调，致使清阳不升、浊阴不降，影响大肠传导功能。

治法：补气宣肺，健脾通便。

处方：予以益气健脾通便方加减。白术 20 g，黄芪 15 g，党参 15 g，炒枳实 15 g，陈皮 10 g，杏仁 10 g，当归 15 g，炙甘草 6 g。每日 1 剂，水煎服，分两次温服。

二诊：2019 年 6 月 17 日，大便 3 ~ 4 日 1 次，排便困难较前缓解，每次需 15 ~ 20 分钟，质仍较硬，治以前方加用麻子仁 10 g。嘱继续服用10 天。

三诊：2019 年 6 月 27 日，大便 2 ~ 3 日 1 次，每次需 15 分钟，质软成形，前方中去炒枳实，嘱继续服用 14 天。

按语：慢传输型便秘又称慢通过性便秘或结肠无力，是指结肠的传输功能障碍，结肠内容物推进速度减慢或结肠收缩乏力。症状为大便次数减少、便意消失，伴腹胀，是功能性便秘中常见的一种类型。中医学认为慢传输型便秘属中医"便秘"范畴。便秘病名首次见于清代的沈金鳌《杂病源流犀烛》。春秋战国时期的许多文献中都有"大便难"的记载。《内经》中已认识到便秘与脾胃受寒、肠中有热等有关，如《素问·厥论》曰："太阴之厥，则腹满胀，后不利。"肺与大肠相表里，肺气壅滞，升降失调，致使清阳不升、浊阴不降，影响大肠传导功能。故肺脏系统疾病常有便秘等病证，通便后即可缓解肺脏系统疾病。肾阴不足，则肠道失润；肾阳不足，则阴寒凝滞，津液不通，"肾主大便，大便难，取足少阴"。脾主运化，为气血生化之源，脾虚运化无力。《伤寒论》云："脾约者，其人大便坚。"故中医强调脏腑不和、三焦气涩、运调不行是形成便秘的基本原因。情志失调、饮食失节：情志不舒，喜怒无常，悲伤忧思，忽视定时排便、按时起居；嗜食精米细面、厚味等热燥饮食，或进食过少，好逸恶劳、长期缺乏劳动或久病卧床等。痔疮、肛裂等肛肠疾病：由于排便时有剧痛、流血、脱肛等痛苦症状，因此患者常恐惧排便，有意延长排便间隔时间，致粪便在直肠内停留过久，水分被充分吸收，形成粪蓄直肠、干结成块的直肠型便秘。久服泻剂伤气耗津：便秘之人为求排便爽快，常自服大黄、番泻叶、牵牛子之类；部分医者为应付通便，常嘱患者服麻仁丸、牛黄解毒片、清宁丸之类，久而久之，不服泻药便不能自行排便，殊不知苦寒泻剂，最易伤人中气，损耗津液、使中气伤而肠道蠕动减弱，津液耗而失濡润滑利，致越泻越秘，成为泻剂依赖性便秘。故治疗功能性便秘的中药选择尤其慎重。

三、白竭散治疗克罗恩病伴肛瘘术后创面

陈某，男，23 岁，学生。

初诊：2021 年 6 月 3 日。

主诉：肛瘘术后 3 个月。

病史：患者诉 3 个月前来我院行肛瘘手术，术后创面渗液较多，创面一直未愈合，平素大便每日 1 次，质软成形，无腹痛、腹胀，无腹泻及黏液脓血便，饮食睡眠可，小便正常。既往有克罗恩病 2 年，一直予以生物制剂治疗。

诊查：视诊示肛外观呈术后改变，12 点位见以 3 cm × 3 cm 手术创面，创面较暗红，肉芽组织欠新鲜。指诊示直肠距肛缘 5 cm 处未及肿物，指套推出有暗红色血染，肛门未及狭窄。肛门镜检示齿线上下黏膜充血。脉沉细，舌质淡，苔薄白。

临床诊断：①肛瘘术后；②克罗恩病。

辨证：气血不足致血运不畅，创面无法生长。

治法：生肌敛疮。

处方：外用白竭散（白及、龙血竭各等份，制成散剂），以 2 g/cm^2 剂量均匀撒于创面上。每天 2 次，外用。

二诊：2021 年 6 月 17 日。见创面较前减小，肉芽组织新鲜红润，指诊示直肠距肛缘 5 cm 处未及肿物，指套推出无血染，肛门未及狭窄。肛门镜检示患者因疼痛拒检。脉沉，舌质淡，苔薄白。继续嘱咐患者予以白竭散外用。

三诊：2021 年 7 月 9 日。见创面已愈合，指诊示直肠距肛缘 5 cm 处未及肿物，指套推出无血染，肛门未及狭窄。肛门镜检示患者拒检。嘱患者如有不适定期复诊。

按语：汉代张仲景《金匮要略·脏腑经络先后病脉证》云："千般疢难，不越三条。一者……为内所因也；二者……为外皮肤所中也；三者，房事、金刃、虫兽所伤。"中医学认为克罗恩病肛瘘术后属于金刃伤，金刃伤所致病理产物为瘀血、痰湿，又可加重创伤，诱发原发疾病。同时肌肤、脉络

受损，使经络阻塞、气血凝滞，长期则气血运行不畅无法濡养创面，热盛肉腐，创面迁延难愈。肛漏是由肛痈溃后，失治或误治，以致湿热蕴结不散，余毒未消，湿热毒邪日久流连肉腠而成，或肺、脾、肾三阴亏损，气血不足，湿热乘虚而入，郁久肉腐而成。手术虽祛除局部病灶，但湿、瘀、虚仍存，因此，克罗恩病肛瘘术后创面发展存在瘀血阻滞、瘀腐夹杂、正气不足、湿热蕴结这几个环节，各环节相互作用共同影响创面的进展，通过中药换药解决"瘀""腐""湿热""虚"问题能加快创面愈合。祛腐能使创面内蓄之脓毒早日排出，用于脓栓未腐，腐肉未脱，或脓水不尽、新肉未生阶段，腐肉脱则新肉生，即所谓"腐去肌生"。换药时在创面运用中草药散剂、油膏、膏药等使药物经创面局部吸收，可促进气血流通，促使脓腐液化脱落，促进新肉增长，即所谓"煨脓长肉"。白竭散正是严格遵循"腐去肌生，煨脓长肉"的规律，发挥去腐生肌、活血消肿的作用，使创面腐肉除、瘀血净、湿热清，以助于创面愈合。

【经方验方】

一、肠愈灌肠方

［处方］苦参 20 g，仙鹤草 20 g，青黛 3 g，黄柏 10 g，地榆炭 20 g，珍珠粉 0.6 g，赤石脂 20 g，人工牛黄 0.3 g，冰片 0.3 g，制成散剂。

［功能］清热燥湿，止血止痢。

［主治］慢性结直肠炎，溃疡性结肠炎。

［用法］每晚睡前一次，排空大小便后，用 50 mL 温水冲化，待药液温度达 37 ~ 38 ℃，患者左侧卧位，将一次性吸痰管用液状石蜡润滑后，插入肛门 7 ~ 8 cm，打入药液，保留灌肠。

［方解］方中苦参、仙鹤草为君，苦参清热燥湿、杀虫、利尿，现代研究显示苦参中的苦参碱具有抑制 TNF-α 的作用；仙鹤草清热燥湿、止血止痢，现代药理研究显示仙鹤草具有释放细胞因子如干扰素-γ、IL-1、IL-2 使免疫系统达到稳定的功能。臣药黄柏清热燥湿、泻火解毒，黄柏可通过抑制黏附分子，产生抗菌疗效，其活性物质主要为黄柏碱和木兰花碱，具有抑制细胞免疫反应作用，黄柏生物碱具有较强的抗溃疡作用；臣药青黛清热解毒、凉血消斑、泻火。再加入佐药珍珠粉敛疮生肌，以及赤石脂涩

肠止血、生肌敛疮，人工牛黄敛疮，治一切疮疡。使药冰片辛香走窜，能通诸窍，消肿止痛，为治疮疡要药。

［应用情况］从 2000 年开始应用临床至今，治疗慢性结直肠炎、溃疡性结肠炎收到较满意的效果。发表 20 余篇临床学术论文及科研课题，均可以证明该方的临床疗效，并且深受广大患者的欢迎。

［禁忌］孕妇禁用。

二、益气健脾通便方

［处方］白术 20 g，黄芪 15 g，党参 15 g，木香 15 g，炒枳实 15 g，肉苁蓉 15 g，陈皮 10 g，杏仁 10 g，当归 15 g，炙甘草 6 g。

［功能］补气宣肺，健脾通便。

［主治］老年慢性便秘，功能性便秘。

［用法］水煎服。

［方解］益气健脾通便方是基于枳术丸基础上的加减方，枳术丸源于《内外伤辨惑论》。其中白术味甘、苦，性温，归脾、胃经，功能健脾补肺、润肠。现代药理研究显示白术能兴奋受肾上腺素抑制的肠管，使肠管恢复正常。大剂量的生白术水煎剂可以明显促进动物小肠推进功能。中药研究表明，黄芪味甘，性微温，入肺、脾经，功能健脾补中、升阳举陷，《中药学》载其有"补肾阳，益精血，通便"之功，现代药理研究显示黄芪具有促进小肠运动、改善胃肠功能等作用，另因含有多糖、苷类、氨基酸、黄酮，能促进机体代谢、增强抵抗力、抗疲劳。党参味甘，性平，归脾、肺经，功能益气健脾。木香辛、苦、温，归脾、胃、大肠、胆、三焦经，功能行气止痛、健脾消食，现代药理研究表明木香对胃肠道有兴奋作用，木香单味药能加快胃肠蠕动。炒枳实入脾、大肠经，功能消积、破气，能兴奋平滑肌，增加胃肠收缩节律，增强肠管的自主运动。当归味甘、辛，性温，归肝、心、脾经，功能养血生血、润肠通便，历代医家用之治疗虚秘，《本草新编》则谓当归："大便燥结，非君之以当归，则硬粪不能下。"肉苁蓉味甘、咸，性温，归肾、大肠经，功能补肾助阳、润肠通便。陈皮味辛、苦，性温，归脾、肺经，功能理气健脾、燥湿化痰。杏仁味苦，性微温，归肺、大肠经，功能润肠通便；其品质润多脂，味苦而下气，故能润肠通便。炙甘草味甘、性平，归心、肺、脾、胃经，功能补脾益气。全方白术为君，重用健脾，六腑以通为用，脾升则胃降；黄芪、党参为臣，助君药健脾，黄

芪益气升清，党参健脾养阴；炒枳实、木香行气导滞，杏仁敛降肺气，助胃肠气降，同时配伍当归、肉苁蓉温阳养血、润肠通便，陈皮理气化滞，共为佐药；炙甘草调和诸药，协君药健脾，助臣药补气，共佐药滋润，为使药。诸药合用，补气健脾宣肺使大肠推动有力，大便得以排出通畅。

[应用情况] 从2014年开始临床应用至今，治疗老年慢性便秘及功能性便秘收到较满意的效果。发表10余篇临床学术论文及科研课题，均可以证明该方的临床疗效，并且深受广大患者的欢迎。

[禁忌] 便秘实证慎用。

三、白竭散

[处方] 白及、龙血竭各等份，制成散剂。

[功能] 收敛止血，生肌敛疮。

[主治] 肛周术后创面及难以愈合创面。

[用法] 白竭散以 $2\ g/cm^2$ 剂量均匀撒于创面上。

[方解] 白及具有收敛止血、消肿生肌功效，现代研究表明白及内含黏液质，能在创面上覆盖形成薄膜，还能抑制纤溶酶，增加血小板第3因子活性，形成人工血栓而收敛止血；龙血竭具有活血散瘀、消炎止痛、收敛止血、生肌敛疮功效，现代研究表明龙血竭能抑制血栓形成，增强纤溶活性，既能使处于高凝状态下的血液重新流通，又能使低凝状态下的血液在血管破损处凝固，从而减轻创口渗出炎症反应，改善创口微循环，有利于创口愈合。

[应用情况] 从2008年开始应用至今，治疗肛周术后创面及难愈合性创面均收到较满意的效果。发表30余篇临床学术论文及科研课题，并获奖3次，均可以证明该方的临床疗效，并且深受广大患者的欢迎。

[禁忌] 暂无。

第十四节　国医肛肠名师王业皇学术思想与诊治绝技

【个人简介】

王业皇，男，1956年11月出生，汉族，江苏南京人，中共党员，师从我国著名中医肛肠病专家丁泽民教授，系南京市卫生健康委指定的丁泽民老中医学术经验继承人。曾赴日本帝京大学第二外科研修半年，考察东京大学附属病院、社会保险中央综合病院等日本著名的肛肠专科。现任南京市中医院肛肠科主任中医师，南京中医药大学兼职教授，硕士研究生导师。

荣誉称号：南京市中青年行业技术、学科带头人称号（1998年）；南京市名中医（1999年）；南京市卫生系统213人才培养工程第二层次人员（2000年）；江苏省135医学重点学科学术带头人，江苏省名中医（2002年）；南京市十佳医生（2003年）；南京市有突出贡献中青年专家（2006年）；中华中医药学会第五届优秀会员（2014年）；第二批江苏省老中医药专家学术经验继承工作指导老师（2014年）；第二批省名老中医药专家传承工作室（2016年）；第六批全国老中医药专家学术经验继承工作指导老师（2017年）。

科研成果：王老从医以来主持多项科研项目，取得较多科研成果及奖励，获得多项发明专利。2005年主持研究了国家"十五"攻关课题——"丁泽民学术思想与临证经验研究"，总结出丁老临证思辨特点、读书心要及成才之路。参加研究的"旷置切开术治疗高位复杂性肛瘘的临床研究"，成功地解决了高位复杂性肛瘘术后复发率较高、肛门功能不完整的难题。此外，创立了肛瘘微创治疗诊治方法，如高位复杂性肛瘘内镜下切除闭锁式引流术等新方法。在顽固性便秘诊治方面，在国内首先开展了IVS吊带加桥式修补治疗盆底功能障碍所致便秘，取得比较满意的疗效。在痔的研究方面，在丁老微创思想的指导下，参加了"分段齿形结扎法治疗晚期内痔及环状混合痔的研究"，主持了"多普勒超声引导下痔动脉结扎术""选择性痔上黏膜切除吻合术（TST）治疗脱垂性痔病"等痔的微创治疗新方法的研究。先后主持及参与国家及省市级课题10余项，并取得20余项部省级及市（厅）级科技进步及引进奖，10余项实用新型专利。发表论文130篇，其中核心期刊96篇；作为副主编、主编出版了《丁氏痔科学》《丁氏肛肠病学》《肛肠科疾病中医治疗全书》《丁泽民学术思想与临证经验研究》《实用肛瘘治疗学》等专著。

社会兼职：中华中医药学顾问，世界中医药联合会肛肠病专业委员会副会长，江苏省中医药学会肛肠分会荣誉副主任委员，南京市中医药学会肛肠分会主任委员。

【学术思想】

王老长期致力于肛肠科常见疾病及疑难疾病的研究，在继承丁氏痔科传统诊治方法的基础上，不断创新，特别是对痔、高位复杂性肛瘘、顽固性便秘等肛肠科疑难疾病形成自己独特的诊治方法，取得了比较满意的疗效。

一、清热燥湿、调理气血治痔疾

《医宗金鉴》将痔疾的病因概括为："痔疮形多名亦多般，不外风湿燥热源。"王老认为，痔病多以实证为主，其主要原因是风湿燥热、气血不调，故治疗以清热燥湿、调理气血为主，王老喜用《医宗金鉴》之止痛如神汤，对血栓外痔、炎性外痔、肛裂、嵌顿痔等表现为肛门疼痛、大便困难者均可用之，常用药有防风、秦艽、当归、陈皮、赤芍、大黄、苍术、槐角、皂角刺等。除内服中药外，王老还喜用清热燥湿、活血消肿之剂煎水坐浴，常用外用药有苍术、黄柏、赤芍、大黄、野菊花、玄明粉等。

二、补气固脱、润肠通便疗便秘

出口梗阻型便秘也是肛肠科常见病之一，而这一类便秘又有痉挛性和弛缓性之分。王老认为如果对这类便秘一味采取通腑泻下的方法，往往治标不治本。因为弛缓性便秘往往是因脾气虚弱、升清固脱乏力而导致组织松弛，产生肛门直肠形态学改变，出现排便困难，本为气虚，因此王老强调治疗这类便秘，应补气升提、润肠通便并用。王老在辨证的同时，注意结合现代医学检查的客观数据为辨证立法提供依据，如排便造影、结肠运输试验等。

三、拔根塞源、衷中参西愈肛瘘

复杂性肛瘘是肛肠科难治性疾病之一，对于肛瘘的治疗，王老强调拔根塞源，要求做到明确肛瘘走向即内口位置，采用手术截断源头、根除瘘管，针对一般性肛瘘不难处理，但对于高位复杂性瘘管的处理则比较棘手。若采用单一挂线或切除缝合不仅不易根治，不良反应也较多。王老往往根据肛门直肠的解剖生理特点，结合瘘管走行，采取中西医结合治疗，主要包括①切开旷置术；②切开挂线部分缝合术；③保留皮岛，开创挂线术；④瘘管清创，一期缝合加双套管冲洗引流术。

【专长绝技】

一、高位复杂性肛瘘切开挂线术

王老多选择从肛管后三角区、括约肌外入路，切开的绝大部分是脂肪组织，避免损伤括约肌，在保证肛门功能的同时最大限度地维护肛门形态。其设计重点如下：①手术过程中手术刀向外倾斜一定角度，使创面约成45°倾斜的碟状切口；②术后修剪创缘时清除多余的脂肪组织，切除"束带"样组织，利于引流、减少张力。这样的创面不仅利于肉芽生长，而且有利控制肉芽的生长方向及趋势，使之从基底部向外逐渐生长，有效地避免了创面的蜷曲生长及桥形愈合。对于未充分暴露瘘管而切开的部分括约肌，可行肛周环形肌肉缝合重建。王老认为，创面的大小和愈合时间并没有明确的联系，所以不可一味专注于创面的大小，而应该把引流通畅作为关注点。

对于原发性内口的处理则多是在内口处挂入橡皮筋，行挂线治疗。王老设计出一种集单向、定量切割、自锁紧线为一体的新型硅胶线材挂线治疗高位肛瘘，可以纵向切割保护肛门精细功能，减轻患者紧线后带来的疼痛，简化紧线操作，是一种较以往传统挂线法明显改善患者术后生活质量的新型、简便、更加人性化的挂线疗法。该新型硅胶线有如下特点。

在所需切割的组织与橡皮筋之间通过硅胶球的置入，改变切割面上下的压强差，从而影响组织受力方向，将四周向中心切割的作用力变为由上向下的定向切割。且该线结构为中间细，两边粗，竹节样式，使切割的力量发生在括约肌的近端，减弱了局部括约肌的受压强度，达到缓慢切割的目的，且受力方向主要集中于所需切割组织的近端，避免了四周向中心的切割方式，达到切割和修复的方向一致，使切割和粘连有序进行，减少括约肌的缺损。

紧线方法的简化：采用新型硅胶线挂线，与传统紧线术的不同在于，捆扎肌束的远端有一带自锁孔的硅胶球，将线分别置入硅胶球两侧的自锁孔后，可以有效地根据患者对疼痛的耐受程度，控制紧线切割的力度，此外摒弃了传统紧线中需用弯钳钳夹、7-0丝线捆扎的烦琐，患者可自行紧线，无须特地到医院进行紧线，方便简单，减少了医疗资源和人力的浪费。

线材的改进：该线的材料为食品级硅胶，无毒，有弹性，可伸缩，像橡皮筋一样，但强度要比橡皮筋稍高一点，最重要的一点是抗老化。此外，该线上有固定刻度的棘齿，可使紧线的松紧度做到量化。

王老对于挂线的管理经验如下。

1. 紧线时机的把握

在高位复杂性肛瘘的切开挂线术紧线方法中，王老主张采用二期紧线法，即术中不紧线。对于高位复杂性肛瘘术后早期，创面基底深、外口大，处于炎性活跃期，组织脆性较大，若过早紧线，上端剖开，肠内残便易于侵入，此时挂线下方仍有空隙，缺乏生长填充的材料，紧线后断端组织极易内翻粘连，使伤口愈后凹陷形成缺损。等到术后创面肉芽组织生长到接近挂线处的时候，采用紧线或抽线的方法，不会影响肛门功能。

2. 紧线时注意事项

①少量多次：每次紧线的长度一般缩短橡胶线0.3～0.5 cm，但具体紧线多少，应根据瘘管至肠壁的距离、瘘管纤维组织增生的程度及肛门外部创面的范围而定，每次紧线相隔时间与创面基底肉芽的生长相同步，一般推荐1周紧1次；紧线后会引起括约肌周围产生炎症反应，而使局部组织生长过快，将橡皮筋包裹，造成假性愈合，换药时应轻轻拖动皮筋，及时将橡皮筋周围腐肉去除。②不紧线：高位复杂性肛瘘术后不紧线主要有切开不紧线、引流不紧线、生长良好不紧线3种情况。对于肛管直肠环区已纤维化、较固定的高位复杂性肛瘘患者，当外部伤口新生肌肉的生长接近愈合、贴近橡胶线时，可考虑直接将橡胶线内被挂的肌肉组织剪开，使呈开放性伤口，待创面愈合后可保持肛门形态基本完好并且避免紧线给患者造成的痛苦。但术中切勿修剪两断端肌肉组织，避免引起肛门缺损。

对于炎症性肠病、结核、AIDS 及其他非特异性感染形成的高位复杂性肛瘘患者，长期引流挂线可控制症状，并保护肛门括约肌功能。对于创面肉芽生长良好、新鲜红润、引流通畅者，可考虑虚挂线，待新鲜的肉芽组织生长靠近创面时，将橡皮筋抽出。虽然虚挂在一定程度上保护了肛门括约肌的功能，但存在一定的复发率，临床上许多再次手术的患者被发现术野中存在类似瘘管壁而不是管壁的组织，大多为采用虚挂后遗留的人为瘘管。

二、术后创面管理

尽管随着新技术的引入，肛瘘的治疗有了显著的进展，但是新技术的疗效不确切、成本高，因此传统切开挂线术在复杂性肛瘘的病例中仍然发挥着不可替代的作用，因为它不需要额外的费用，却获得了最令患者满意的结果和更高的治愈率，但是术后深大的创面、愈合时间长、疼痛显著同样令患者担忧，导致依从性差，术后愈合欠佳。那么中医学便可以发挥作用，包括采用内治法即中药内服整体辨证论治调理患者体质，外治法即局部直接作用于创面。因此，从术后创面管理角度，亟须一种既保证患者治愈率，又能减轻患者痛苦，安全有效管理创面的中西医结合新技术。王老提出了使用负压引流和中药结合的方式，患者不需要术后艰难下床活动，将垂直体位被动引流改为主动引流，让患者即使在夜间睡眠时也可以通畅引流。为了防止外部创面包裹基底部形成有张力的窦道，使深部、基底部与外部创面同步生长，创腔呈漏斗形。为了符合这种特殊的术后创腔形态，负压引流海绵为塔形设计，外层扇形扁平 PVA 海绵包裹内层塔形 PU 海绵，适应"内小外宽"的立体创腔。PU 海绵正中保留一个管腔，可以塞入多孔引流管，将冲洗管深入引流管内，直达深部最底层创面，该设计的多孔引流管具有一定的硬度，抗负压，即使是在负压状态下依然可以保持管状，使中心的引流管既可以在负压时引流基底部分泌物，又可以在冲洗时充分冲洗基底部组织。PVA 是具有亲水性、高弹性、性质稳定的材料，无不良反应和有更良好的生物相容性。其充分吸收中药后与创面直接接触，保持创面湿润，这种"湿性愈合"方式可以保持创面低氧、微酸的环境，促进伤口愈合；PU 海绵具有吸水性、多孔性、易塑性，可以顺利将 PVA 密孔中的分泌物引流出。负压和中药结合可以在炎症早期干预，减轻患者的炎症反应，减少渗液，促进患者去腐生肌，缩短创面由"黄色期"转变为"红色期"的时间。中药的作用不仅抗菌，其复杂的活性成分更能止血、抗凝、促进创面愈合，疗效更优于盐水冲洗。

王老认为对于组织创面较深者，早期换药时可用甲硝唑+生理盐水反复冲洗，并用无菌纱布轻轻拭去创面分泌物、黏液及坏死组织，保持创面清洁。若创面渗出较多，可选用藻酸盐敷料填塞伤口，加强吸附作用；若腐肉太多，必要时可用刮匙搔刮或剪刀修剪残留的坏死组织。对于创面腐肉已尽、渗出较少、肉芽生长缓慢者，可考虑局部外用珠黄散、生肌散等中药促进伤口愈合。此外，王老还强调整体辨证，其认为伤口的局部变化是疾病整体变化的局部表现，在治疗伤口方面可根据不同阶段所表现的证候进行辨证施护、分期换药。既注意整体的调理，又注意局部的治疗，做到内外并治。

三、环状混合痔分段齿形结扎线形切剥术

痔手术的难点主要是在避免术后肛门狭窄、保护肛垫组织、维持肛门功能及形态等。术中保留肛管皮肤及直肠下段黏膜的多少是影响肛门口径变化的最直接因素。王老要求痔术前应充分扩肛至四指，肛门松弛后完全暴露痔组织，采用 PECSF 分型方法（P，Prolapse 脱垂程度；E，External Hemorrhoids 外痔的大小；C，Cycle 指环周度，以4个痔核为标准分成3度；S，Size 痔区大小，F，Feature 形态特征），优先解决出血多和脱出多的痔区。术中要点分为以下3点：①内外分治，先内后外：避免了以往传统从外切到内的大创面，减少了对肛管的损伤，使得肛管平滑，疗效满意。对痔核的处理顺序上，先处理内痔部分，后外痔部分，内外保留足够的黏膜桥和皮桥，内痔采用结扎的方式，一定程度上将痔核悬吊固定，一方面减轻了痔核的出血及脱出症状；另一方面对后续处理外痔部分提供了便利，先内后外，内外兼顾。此外，一定程度上减少了对齿线的损伤，齿线是排便反射诱发区，保留齿线，即保护了肛管皮肤感受器，不影响排便感觉。②内痔分段分层齿形结扎：齿形结扎线形切剥术是以丁泽民教授的分段齿形结扎术为基础，继承了丁氏痔科并在其基础上创新发展而来。一方面，保留了分段齿形结扎术的精华，使结扎的各个点不在同一水平面上，结扎的痔组织大小不一，即呈齿形，以保证内痔脱落后的创面呈锯齿样，有效避免了术后形成环形瘢痕挛缩，保护了肛门功能；另一方面，创新性地提出了分段分层，多点结扎，即较大的痔核分成2~3段分别结扎，减小张力，防止结扎线松动引起大出血，防止痔残端"复活"。对于黏膜松弛的患者，可以将松弛的黏膜与痔核一并钳夹结

扎，起到一定悬吊作用，同时减轻了脱垂表现，疗效更显著。③外痔线形切开潜行剥离：王老认为处理外痔的方式有两种，一种是针对外痔静脉曲张明显而尚未表现为脱垂者；另一种是对于母痔区除伴有静脉曲张外还表现为脱垂者。对于仅表现为静脉曲张的外痔部分，于该痔区静脉曲张最为明显处，用电刀做一放射状"线形"切口，用电刀"隧道式"潜行剥离皮下曲张的静脉丛，通过减压可减轻术后水肿。而对于母痔区静脉曲张伴脱垂者，在距外痔 1.0～1.5 cm，做"线形"切口，切至外痔边缘，用电刀做极窄的"V"字形切口，使之松开两侧皮肤，创面回缩呈一条线，潜行剥离外痔皮下静脉丛，锐性加钝性向上分离，分离至接近相应部位内痔结扎的根部结扎，切口可适当延长。两种方式均使得手术切口呈"线形"，手术创伤小，术后恢复快，保留了足够的皮桥，避免肛门狭窄，保护了肛门功能。

【典型医案】

一、内外并调治疗高位复杂性肛瘘

李某，男，55 岁，职员。

初诊：2018 年 6 月 19 日。

主诉：肛周脓肿切排术后伴肛周反复流脓水 2 个月。

病史：患者 2 个月前因肛周脓肿在当地医院行肛周脓肿切开排脓术，术后伤口一直未愈合，反复流脓水，时有肛周肿痛，大便正常，日行 1 次，无脓血，质不干。

诊查：肛门外观不平整，截石位 7 点肛旁见一长约 4 cm 的伤口未愈合，肉芽新鲜，有脓性分泌物溢出。肛门指诊示肛管后侧黏膜下压痛明显，肛直环较硬。直肠腔内 B 超示复杂性肛瘘；MRI 示肛瘘术后改变，复杂性肛瘘，后侧及右侧明显。舌淡红，苔薄黄腻，脉弦滑。

临床诊断：高位复杂性肛瘘（肛漏）。

辨证：肛周脓肿切排术后，湿毒未清，蕴结于魄门，久羁不散，经久不愈，发为肛瘘。

治法：清热利湿解毒。

处方：口服五味消毒饮加减。方药如下：金银花 12 g，连翘 12 g，蒲公英 12 g，黄柏 10 g，防风 10 g，秦艽 5 g，泽泻 10 g，皂角刺 6 g，当归尾

6 g，生甘草 6 g。每日 1 剂，水煎服。

手术方法： 鞍区麻醉成功后取右侧卧位，常规消毒铺单。探查见截石位 7 点有一手术切口未愈合，指诊肛直环较硬。于截石位 6 ~ 7 点做一放射状梭形切口，长约 4 cm，切开皮肤及皮下组织，探查见一空腔位于直肠后间隙，引出脓性分泌物约 5 mL。打开空腔，切除其中腐肉及硬结组织。继续探查，见空腔向截石位 5 点及截石位 9 点方向延伸，在弯钳引导下切开空腔管壁，搔刮腐肉组织，直肠后间隙空腔搔刮后旷置，深约 6 cm。用探针从截石位 6 点齿线内口处探入，从直肠后间隙探出，挂单股皮筋不紧线。修剪切口使引流通畅，见右侧引流欠佳，于截石位 9 点肛旁 2 cm 做一椭圆形切口，使该切口与后正中切口相通，对口引流。包扎敷料，术毕。便后予消肿洗剂坐浴，复方珠黄散换药。

复诊： 患者创面愈合良好，伤口表面覆盖一层腐肉组织，予以刮匙搔刮创面直至暴露出新鲜肉芽组织，使伤口引流通畅。观察创面肉芽组织已生长至接近挂线处，予以橡皮筋紧线处理，约紧线 1 cm，以患者耐受为度。

后患者每 15 日来复诊 1 次，观察患者创面新鲜程度、橡皮筋勒割松紧程度等，适当予以搔刮腐肉及紧线处理。术后 3 个月，患者创面完全愈合，肛门功能正常。

按语： 患者肛周脓肿切排术后，湿毒未清，蕴结于魄门，久羁不散，经久不愈，发为肛瘘。本案中手术与中药汤剂口服联合，共达拔根塞源之效。方中金银花、连翘、蒲公英、黄柏、生甘草清热解毒消肿，防风、秦艽、泽泻祛风渗湿，皂角刺、当归尾活血消肿止痛，全方共奏清热解毒利湿之效。

手术采用内口中位挂线瘘管顶端旷置法，从内口处中位挂线，处理了感染的源头，挂线又起到了充分引流的作用。术中在切口旁做对口引流，保证了伤口没有张力，使得引流通畅。术后待伤口肉芽充填后再紧线，避免了顶端挂线大量勒割括约肌造成的肛门功能的损害。术后换药联合使用消肿洗剂及复方珠黄散，能清热解毒消肿、燥湿收敛生肌，促进伤口愈合。

高位复杂性肛瘘术后创面属于二期愈合创面，因局部解剖生理因素，创面时刻受到感染，创面的修复过程中易生"腐"。这里的"腐"存在于术后创面修复的整个过程，不仅包括感染坏死的脓腐组织，也包括增生、水肿、坏死及生长缓慢的病理性肉芽组织，以及创面周围过早上皮化的上皮组织。肛瘘术后早期脓腐坏死组织较多，甚至影响引流，应去腐提脓；中期肉芽组织水肿突出创面，应去腐平胬；后期创面日久不愈，新肉久不生，皆应去腐生肌。腐去则新自生，创面有序生长，可提高肛瘘手术的成功率。

二、补肾养阴、清心除烦、润肠通便治疗围绝经期便秘

常某，女，56岁。

初诊：2019年8月1日。

主诉：大便困难5年。

病史：患者5年前开始出现大便困难，有便意，大便干结，排出困难，排便不尽感明显，腹胀明显，平时自服"膳食纤维片"等泻药，服药时大便4～5日1次。寐差，难入睡，多梦易醒，烦躁焦虑，潮热盗汗，耳鸣，两胁下胀痛。

诊查：肛门外观欠平整，截石位3、5、7、11点可及跨齿线肿物脱出，肛门指诊示未及异常肿物，退指无血染。肛门镜检示未见明显异常。舌红，苔黄厚，脉弦数。

临床诊断：便秘。

辨证：肝肾不足，心肾不交。

治法：补益肝肾，清心除烦，润肠通便。

处方：口服二仙汤加减，方药如下：熟大黄6g，淫羊藿15g，仙茅10g，肉苁蓉10g，沙苑子10g，桑椹20g，枸杞子10g，白薇10g，地骨皮10g，功劳叶10g，酸枣仁10g，柏子仁10g，莱菔子10g，仙鹤草10g，桔梗10g。每日1剂，水煎服。

二诊：2019年8月21日，大便有时干，1～2日1次，排便不尽感好转，睡眠改善，能入睡，但仍有盗汗、耳鸣，服用上一剂中药后有恶心现象。原方去熟大黄、桔梗、仙鹤草，加生地6g，继服14剂。

三诊：2019年9月15日，大便不干，排便基本顺畅，腹胀缓解，睡眠改善。原方继用14剂。

四诊：2019年11月20日，无腹胀，大便偶有干燥，1～2日1次，纳寐可。嘱患者多饮水，多运动，保持心情舒畅。

按语：肛门的启闭有赖于五脏之气的调节，《素问·五脏别论》有云："魄门亦为五脏使，水谷不得久藏"。女子绝经年龄，天癸竭，肾阴不足，"肾虚则津液竭而大便结燥"。本案患者年过七七，天癸竭，肾之阴阳俱虚，肝肾不足，阴虚火旺，故见潮热盗汗，耳鸣，两胁下胀痛；肾水不能向上制约心阳，心肾不交，心火炎炎，故见烦躁、失眠；心火下移小肠，热迫肠腑，加之肠

液乏源，故见大便干结；木克脾土，脾失健运，故见排便无力，排便不尽；肠气壅滞，故见腹胀不适。辨肝肾不足、心肾不交为其主要病机，首诊方以二仙汤加减调和阴阳。其中仙茅、淫羊藿、肉苁蓉温补肾阳以阳中求阴，重用桑椹加枸杞子、沙苑子补益肝肾，白薇、地骨皮、功劳叶滋阴泻火，酸枣仁、柏子仁交通心肾，仙鹤草清心降火，莱菔子宽肠行气，桔梗宣肺。二诊时患者症状好转，故去熟大黄及可能引起恶心的桔梗、仙鹤草，加用生地增水行舟。

【经方验方】

一、补气摄血汤

［处方］黄芪30 g，党参10 g，阿胶10 g，地榆炭10 g，陈皮5 g，当归10 g，桂圆肉10 g，白术10 g，远志10 g，仙鹤草10 g，炒川芎10 g，茯神10 g，甘草3 g。

［功能］益气健脾，养血止血。

［主治］脾虚不能摄血所致的便血。症见便血日久，面色萎黄，心悸乏力，食欲缺乏，舌淡，脉细弱。

［用法］每日1剂，水煎取汁，分2次服。

［方解］本方由归脾汤加减而成，由于便血日久，导致心脾气血亏虚，故用党参、黄芪、白术、甘草补脾生血，当归、桂圆肉、远志、茯神补心养血，陈皮、炒川芎理气和血，增强补气生血的功能，且能预防滋补胃呆和止血留瘀之弊，阿胶养血止血；仙鹤草、地榆炭收敛凉血止血。诸药合用能补益心脾、养血止血、引血归经。

［应用情况］①本方为治疗痔疮便血日久，并有气血亏损之常用方，以持续便血、面色不华、头昏乏力、舌淡苔白、脉细弱为辨证要点。②如便血量多，加槐花炭、荆芥炭以增强止血效果；有便秘者，加生首乌、火麻仁以润肠通便。

［禁忌］孕妇禁用。

二、益气润肠方

［处方］生白术1000 g，生首乌250 g，肉苁蓉250 g，炙黄芪300 g，肉桂75 g，神曲175 g，枳壳250 g。制法：以上7味，制成1000 mL口服液，

灌封于 10 mL 口服安瓿中。

[功能] 益气固脱、润肠通便。

[主治] 气虚便秘，适用于习惯性便秘、结肠运输迟缓、直肠前突、直肠黏膜内套及老年、产后气血不足之便秘。

[用法] 每次 2 支，每日 2 ~ 3 次。

[方解] 白术能健脾补肺，若生用还具有润肠作用；炙黄芪能补脾肺之气，升提固脱；肉桂、肉苁蓉能温肾阳，润肠腑，因肾主二便；枳壳宽肠理气；神曲健胃助运；生首乌则能滋阴养血，润肠通便。以上复方，共奏益气固脱、润肠通便之效。

[应用情况] 经过前期临床验证、实验研究，证实了益气润肠方的功效，之后开始剂型研究，研制成润肠通便口服液（南京市中医院院内制剂），制定了质量控制标准。将生白术中的苍术内酯Ⅲ作为活性成分、生首乌中的大黄素作为活性成分；用 RP-HPLC 法测定益气润肠液中大黄素和苍术内酯Ⅲ的含量作为制剂的质量控制方法，重现性好，该制剂一直用于临床。

[禁忌] 孕妇忌服。

第十五节　国医肛肠名师肖慧荣学术思想与诊治绝技

【个人简介】

肖慧荣，男，1963年10月25日出生，汉族，江西南昌人，中共党员，现为江西中医药大学附属医院肛肠科主任，主任中医师，博士研究生导师，第七批全国老中医药专家学术经验继承工作指导老师。

荣誉称号：江西省名中医，2016年被中国中医药研究促进会肛肠分会评为"全国中医肛肠专业优秀科技工作者"，2019年被江西中医药大学附属医院评为"优秀科主任"。

科研成果：肖老坚持在继承中创新，一直致力于肛肠疾病临床经验的总结，肖老在国内外学术刊物上，发表论文50余篇，主持和参与国家级及省厅级课题20余项，主编《肛肠疾病诊断与防治》《肛肠病诊疗学》，参编普通高等教育"十二五"规划教材1部，发明专利3项，其肛肠治疗方法继承了盱江医学的独特特色，在全国范围内得到广泛的认可。

社会兼职：江西中医药学会肛肠分会主任委员，江西省研究型医学会肛肠分会主任委员，中国中医药研究促进会肛肠分会副会长，中华中医药学会肛肠分会常务理事，世界中医药学会联合会肛肠分会理事，中国中医民间中医药学会肛肠分会副秘书长。

【学术思想】

肖老长期致力于肛肠疑难病的研究，临证时提倡内外兼治，内治强调辨证施治，结合肛肠疾病的发病特点和江西地理特色，提出"治肛肠不离湿与热"的原则，同时强调调肝理脾的重要性，肛肠外治倡导西医微创理论与中医传统特色疗法相结合，趋利避害，形成了独特的学术思想体系。

一、肛肠疾病首选重视阴阳辨证

阴阳是八纲辨证的总纲，也是中医外科中肛肠疾病辨证总纲。《外科正宗》中的"痈疽阳证歌""痈疽阴证歌"等，明确、系统地把阴阳学说作为外科疾病的辨证原则。《疡医大全》则曰："凡诊视痈疽，施治必须先审阴阳，乃为医道之纲领，阴阳无谬，治焉有差。医道虽繁，而可以一言蔽之者，曰阴阳而已。"进一步指出阴阳在外科疾病辨证方面的重要性。所以，阴阳不仅是八纲辨证的总纲，也是一切外科疾病辨证的总纲。

肖老认为肛肠疾病以阳证为多，但是阴证亦不少，且阴证的发生率呈增长趋势。临床上常遇到一些阴证患者，如肛周脓肿散漫无边、肛裂疼痛和缓、脓质稀薄、肉芽苍白或紫暗、术后创面久不收口，这些患者常患有克罗恩病、结核病、溃疡性结肠炎、免疫抑制疾病等。盱江医学陈自明《外科精要·论痈疽成漏脉例第五十四》云："陷脉为漏，留连肉腠。脉得寒即下陷，凝滞肌肉，故曰留连肉腠。""肉冷亦能为脓血，故为冷漏，须用温药方"。肖老根据盱江医学的理论和个人经验，认为肛肠疾病中属于阴证者当用温法，中药善用木香、沉香、肉桂以温阳理气，重视灸法在整个治疗过程中的应用。初期应重视灸法，初觉赤肿，可选用双侧热府穴各灸七壮。热府穴，即背脊骨第二陷中两傍，相去同身寸各一寸五分，此穴可疏泄诸阳热气，使邪无所容，而真气不损，能有效预防痈疽的发生。后期灸足三里穴，可温阳且能引热下行。

二、肛门疾病强调肝脾同治

《难经·四十四难》曰："七冲门何在……下极为魄门。"

魄门，即所谓肛门也，乃糟粕排出的地方，六腑的终端，属七冲门之一。《素问·五脏别论》曰："魄门亦为五脏使，水谷不得久藏。"说明魄门与五脏有着密切的联系。魄门的启闭依赖于肝气的条达，脾气的升提。

肝属木，脾胃属土，二者生理关系密切；肝的疏泄正常，有利于脾胃气机的升降，则水谷得以运化，气血生化有源，二者之间的这种关系即我们所说的"木能疏土"。肛门疾病日久易致肝气郁结，肝疏泄失常，横克脾土，脾失健运，水湿痰饮阻滞肠道，气血郁滞而发肛门疾病。治宜肝脾同治，以疏肝为主。

三、治肛肠不离湿与热

湿有内湿和外湿之分。江西的常态地貌类型以山地、丘陵为主，湖泊众多，气候属亚热带温暖湿润季风气候，江西的地理特征导致外湿偏重。江西代表菜赣菜咸鲜兼辣，易损伤脾胃，湿从内生。湿性重着，湿之为病，常先伤于下，故肖老认为肛肠疾病中因湿而发为多。湿与热结，致肛门部气血纵横、经络交错而发内痔出血；湿热蕴阻肛门，经络阻隔，气血凝滞，热盛肉腐而成脓，易形成肛周脓肿；湿热下注大肠，肠道气机不利，经络阻滞，气血凝聚，发为直肠息肉。

四、肛肠手术强调精准与传统并重

肖老在肛肠手术过程中，强调精准手术理念与中医传统特色技术相结合，中西医并重，取长补短。在高位复杂性肛瘘手术过程中，强调精准解剖瘘管，保护未损伤的肌肉；高位瘘管不能切除时采用中医挂线疗法，复杂性瘘管采用中医拖线疗法，不仅切除了病灶，还治愈了肛瘘。

肖老临证强调精准与传统并重，中西医并举，尤其注重中医传统特色疗法的应用与研究，自成体系，在我国江西独成一派，并在我国肛肠界具有重要的学术影响力。

【专长绝技】

一、痔上动脉结扎合保护肛垫整形术治疗环状混合痔的临床研究

1. 术前准备

所有患者行肛周磁共振检查以明确内口位置及脓腔范围；术晨排净大便，不能排净大便者给予生理盐水 1000 mL 清洁灌肠 1 次。

2. 麻醉

骶管阻滞麻醉或腰部麻醉。

3. 手术步骤

① 痔上动脉结扎：仔细触诊母痔区及直肠近段对应位黏膜，在明显动脉搏动的上方，用可吸收线缝扎深及肌层。

② 保护肛垫的痔切除术：扩肛后充分显露痔核，沿外痔远端的肛缘皮肤处做一"V"字形切口，剥离其外痔至齿线上内痔基底部，然后用血管钳夹住内痔基底部，于钳下的内痔基底部用 10 号丝线结扎，痔核暂不切除，留着做标志牵引用。对两侧创缘下的痔组织予潜行剥离切除。用可吸收线沿一侧黏膜创缘锁边至齿线部后转向对侧，锁边后回到痔蒂部，然后抽紧缝线打结，并固定在痔蒂部。用同法逐一处理其他各区域痔核，但注意结扎点不可在同一个平面，每个痔段之间保留 0.5 ~ 0.8 cm 的皮桥和黏膜桥。

③ 皮桥和黏膜桥的整形：首先用碘伏棉球消毒创面，止血钳夹住隆起皮桥的一端，切除多余的皮桥；在齿线下 0.3 ~ 0.5 cm 皮桥皮面进针，从另一侧断端出针，从皮面出针收紧打结，再对缝 1 ~ 2 针；清除其下的痔组织及隐痔组织，同法处理其他皮桥。

④ 视肛门松紧决定是否挑断部分内括约肌，修剪各创缘至引流通畅，充分止血，油纱条塞肛，无菌纱布加压包扎固定。

4. 术后创面的处理

肛门每天换药一次，用盐水棉球清洗，用九华膏纱条换药；缝合创面一般 4 ~ 7 日拆线。

二、主管切除术加支管切除缝合治疗低位复杂性肛瘘的临床研究

1. 术前准备

所有患者行肛周磁共振检查以明确内口位置及脓腔范围；术晨排净大便，不能排净大便者给予生理盐水 1000 mL 清洁灌肠 1 次。

2. 麻醉

选用骶管阻滞麻醉或腰部麻醉。

3. 手术步骤

手术取侧卧位或截石位，常规肛门直肠消毒，置无菌巾。用碘伏棉球清洁肛管及直肠中下段，指诊肛管及直肠，了解有无其他病理改变，用银质探针从肛缘外口探入瘘管，探清主管道及支管的走向、数目和位置，认真分析原发内口和继发内口及瘘管的走向。术者右手持探针自主管外口沿瘘管走向缓缓向肛内探入，左手示指在肛内内口处引导，通过主管道至内口探出，以探针为标志，用手术刀沿探针将主瘘管全部切开，搔刮、剥离坏死组织及管壁，用 10 号丝线分别结扎主瘘管内口两侧组织，达到向上延长切口以利引流及彻底清除内口的作用。再将与主管相通的各支管用探针从远端支管外口

探入主瘘管，用组织钳提起瘘管外口，分别做环形切口，彻底剥离管壁，清除瘘管。检查无活动性出血、敞开引流切口通畅后，碘伏棉球消毒创面，更换另一套手术器械。用三角针将远端支管和管腔的外口缝合，要求缝合不留无效腔，远端支管缝合后，在支管与主管相交处，缝合数针达到彻底封闭支管。消毒、包扎，术毕，肛内塞油沙条，敷料纱加压包扎，丁字带固定后送返病房。

4. 术后处理

肛门每天换药 1 次，主管用盐水棉球清洗，用红油膏沙条换药；缝合创面用碘伏棉球消毒，黄沙条换药，7 ~ 10 日拆线。

三、经肛门括约肌间切开术合拖线引流术治疗肛周脓肿的临床研究

1. 术前准备

所有患者行肛周磁共振检查以明确内口位置及脓腔范围；术晨排净大便，不能排净大便者给予生理盐水 1000 mL 清洁灌肠 1 次。

2. 麻醉

选用骶管阻滞麻醉或腰部麻醉。

3. 手术步骤

① 切开排脓：在括约肌间附近做一弧形切口，示指钝性分离脓腔隔，弯止血钳探入至脓腔顶端探出，电刀沿着弯止血钳切开脓腔组织至其顶端进行止血，刮除脓腔内腐败组织。修剪创缘至引流通畅。

② 拖线引流：探针从主切口探入，从两侧相应的脓腔组织探出，分别做一梭形切口，在主切口及一侧切口之间置入 5 ~ 10 根 10 号线以引流，同法处理另一侧脓腔。

③ 创面止血彻底，油纱条覆盖创面，适量敷料包扎。

4. 术后处理

术后第 2 天给予两组患者肛门洗剂熏洗 1 次后换药，每天换药 1 次。患者主切口用甲硝唑氯化钠注射液清洗后，将拖线拉出，擦去拖线上的脓腐组织，油纱条外敷创面。

【典型医案】

一、抑肝扶脾法治疗肛门坠胀

患者李某，女，47 岁。

初诊：2020 年 4 月 19 日。

主诉：肛门坠胀不适半年。

病史：半年前开始出现肛门坠胀不适，在某院服用补中益气汤 7 剂，药后症状仍在，病情一直未见缓解。遂来我科门诊就诊，就诊时可见：肛门坠胀不适，劳累后加重，大便难解，里急后重，排便不尽之感，小便短黄，潮热，口干口苦，烦躁，纳差，夜寐差。

诊查：视诊示肛门外观未见明显异常，指诊示肛内未及异常肿物，指套洁。结肠镜示直肠炎。舌红，苔黄腻，脉弦细。

临床诊断：直肠炎（肠澼）。

辨证：肝脾不和，脾气不升而致肠澼。

治法：疏肝解郁，补脾升提。

处方：四逆散合补中益气汤加减。方药如下：柴胡 15 g，火麻仁 30 g，白芍 15 g，炒枳壳 20 g，黄芪 20 g，升麻 10 g，陈皮 10 g，茯苓 15 g，香附 10 g，黄芩 10 g，炙甘草 6 g。每天 1 剂，水煎服。

二诊：2020 年 4 月 26 日。服上药 1 周，自觉肛门坠胀较前减轻，大便规律成形，口干口苦消失，舌淡红，苔薄黄，遂减火麻仁、黄芩，加白术、当归各 10 g，调和气血。

三诊：2020 年 5 月 3 日。症状基本消除，再守方 10 剂。嘱其调理饮食，适当运动，勤做提肛锻炼，保持乐观心态。随访半年未复发。

按语：此前医者用补中益气汤效果不明显，是因补中益气汤只针对脾虚而设，但该患者有口干口苦、烦躁、失眠、潮热等围绝经期的表现，脉象弦细。本病病因根本在于肝失疏泄，气机升降失调，继而引起脾失健运、脾不升清，病机为肝郁脾虚、气滞湿阻，所以治宜调和肝脾、疏肝健脾。方以四逆散合补中益气汤加减。方中取柴胡入肝、胆经，升发阳气，疏肝解郁，透邪外出，为君药。白芍敛阴养血柔肝，与柴胡合用，以补养肝血，调达肝气，可使柴胡升散而无耗伤阴血之弊，为臣药。黄芪味甘微温，入脾、肺经，补中益气，升阳固表；配伍炙甘草、白术补气健脾，亦为臣药。炒枳

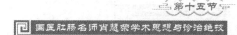

壳理气解郁，泄热破结，与白芍相配，又能理气和血，使气血调和；当归养血和营，协黄芪补气养血；陈皮理气和胃，使诸药补而不滞，共为佐药。少量升麻、柴胡升阳举陷，协助君药以升提下陷之中气，共为佐使。炙甘草调和诸药，为使药。

二、寒热平调法治疗直肠炎

徐某，女，74岁，退休。

初诊：2021年5月25日。

主诉：排便不尽感2年余。

病史：患者2年前无明显诱因出现排便不尽感，往来寒热，寒重热轻，胸胁满微结，小便不利，渴而不呕，但头汗出，心烦，大便每日1~2次。服过大量益生菌等，无明显效果。

诊查：腹平软，无压痛及反跳痛。视诊示肛门口尚平整，指诊示肛内未及异常包块，肛内触之有灼热感，指套洁。结肠镜示直肠炎。舌质淡，苔薄白，脉沉弦。

临床诊断：直肠炎（肠澼）。

辨证：胆热郁于上，脾寒聚集而致肠澼。

治法：和解散结，温里祛寒。

处方：口服柴胡桂枝干姜汤加减。方药如下：柴胡24g，桂枝10g，干姜6g，天花粉15g，黄芩10g，煅牡蛎20g，煅龙骨20g，炙甘草10g，仙鹤草30g，蒲公英10g。每日1剂，水煎服。

二诊：2021年6月8日。服上药2周，症状逐渐减轻，唯睡眠欠佳。拟前方加茯神20g，夜交藤20g。嘱再服2周。

三诊：2021年6月22日。症状明显减轻，睡眠好转。嘱仍按前方继续治疗数月余而收功。

按语：柴胡桂枝干姜汤见于《伤寒论》第147条，原文为："伤寒五六日，已发汗而复下之，胸胁满微结，小便不利，渴而不呕，但头汗出，往来寒热，心烦者，此为未解也。柴胡桂枝干姜汤主之。"该方历代均被认为是治疗少阳兼水饮的方剂，但临床应用者寥寥无几，其效果也不能令人满意。刘渡舟教授认为，《伤寒论》中少阳为半表半里，是表里传变的枢机，少阳为枢，不仅是表证传里的枢机，也是三阳病传入三阴的枢机。所以少阳病多有兼证，柴胡桂枝干姜汤正是与大柴胡汤相对的方剂，是少阳兼里虚寒之证。

胸胁满微结，但头汗出，口渴，往来寒热，心烦诸证，均为病在少阳，少阳枢机不利，胆热郁于上所致。小便不利之因，一则少阳枢机不利，影响气化；二则脾阳不足，津液转输不及所致。而不呕则是少阳之邪转入太阴，未影响胃腑之故。张仲景虽未明言大便情况，便溏之证在所难免，不言者，病变虽涉太阴，未必影响大便，故曰有"阴证机转"也。

本方以柴胡、黄芩为君药以和解少阳；臣以天花粉、煅牡蛎、干姜、桂枝、仙鹤草、蒲公英，其中天花粉生津止渴，煅牡蛎化痰散结，干姜、桂枝温散里寒，仙鹤草、蒲公英以补虚止泻；炙甘草调和诸药。合而成为散结和解、温里祛寒之剂。

三、理中汤合薏苡附子败酱散治疗肛瘘术后久不愈合

肖某，男，25岁，学生。

初诊：2019年1月10日。

主诉：肛瘘术后创面不愈合3个月。

病史：患者3个月前在当地医院行肛瘘切除术，术后创面一直未愈合，创面肉芽散漫、易碎，给予生肌膏换药未见好转，于门诊就诊。小肠CTE、电子结肠镜、病理检查提示克罗恩病。长期口服硫唑嘌呤+地塞米松。就诊时可见：乏力，大便稀溏，每日1~2次，消瘦，手足不温，腹部冷痛，肠鸣，矢气多，纳呆，寐安。

诊查：腹平软，无压痛及反跳痛。舌质淡，苔黄腻。脉滑数。

临床诊断：①肛瘘（肛漏）；②克罗恩病。

辨证：脾肾阳虚，寒湿蕴结肛门和肠道。

治法：温补脾肾，敛疮生肌。

处方：口服理中汤合薏苡附子败酱散加减。方药如下：党参20g，干姜10g，炒白术30g，甘草10g，黑附片10g，败酱草20g，当归10g，薏苡仁30g，仙鹤草30g，乳香10g，没药10g，白及10g，肉桂10g。每日1剂，水煎服。

二诊：2019年1月17日，腹部冷痛好转，大便转软，感乏力，创面肉芽紧实。治以前方嘱服2周。

三诊：2019年2月1日，腹部冷痛进一步减轻，考虑慢性病需要长期口服，将汤剂改为散剂调理3个月。

四诊：2019年5月1日，肛瘘创面已经完全愈合。大便仍稀软，嘱患者

长期服参苓白术颗粒调理。

按语： 肛漏患者伴有克罗恩病，常创面经久不愈。中医将克罗恩病归于"泄泻、肠澼、腹痛"等范畴，认为其病因无外于外感及内伤两类。饮食、外邪、情志及体质等因素作用于脾胃，导致脾胃运化功能失调，小肠泌别清浊功能失司，大肠传导失常而致泄泻，其病位在脾，与肺、肝、肾、大肠、小肠等脏腑相关。本例患者火不暖土，脾肾两虚，而成泄泻。治以温补脾肾，敛疮生肌。

方以黑附片、干姜、肉桂为君药温补脾肾，以党参、炒白术、薏苡仁、仙鹤草为臣药健脾化湿，佐以败酱草清热解毒、凉血止血，佐以乳香、没药、白及敛疮生肌，甘草调和诸药。合而成为温补脾肾、敛疮生肌之剂。

【经方验方】

一、肛门洗剂

[处方] 五倍子 60 g，芒硝 20 g，桑寄生 20 g，荆芥 20 g，苦参 60 g，黄柏 20 g，硼砂 20 g，白及 20 g，明矾 20 g，百部 20 g。煎煮成 2000 mL 的水剂。

[功能] 清热解毒消肿、燥湿止痒止血、祛风除湿。

[主治] 主治痔疮，脱肛，肛瘘，肛周湿疹，肛门瘙痒症等。

[用法] 肛门洗剂 2000 mL，1 次 1 剂，每日 1～2 次，浸泡 15～20 分钟。

[方解] 方以五倍子和苦参为君药，五倍子有敛肺止汗、涩肠固精、止血解毒的功效。《三因极–病证方论》"治脱肛不收：五倍子末 15 克，入白矾一块，水一碗，煎汤洗之"。苦参有清热燥湿、杀虫的功效。《仁斋直指方》"治下部疮漏：苦参煎汤，日日洗之"。五倍子和苦参两药合用，共奏清热解毒、燥湿止血的功效。臣药为明矾、芒硝、硼砂，三药合用，共奏清热解毒、消肿止血的功效。明矾可消痰燥湿、止泻止血、解毒杀虫。《药性论》"治鼠漏，瘰疬，疗鼻衄，治龋鼻，生含咽津，治急喉痹"。芒硝有泄热通便、润燥软坚、清火消肿的功效；外用热敷，消炎去肿。《备急千金要方》"治漆疮：芒硝五两，汤浸以洗之"。硼砂外用清热解毒，消肿，防腐；内服清肺化痰。佐药为桑寄生、荆芥、黄柏、白及、百部共奏祛风湿、消肿止血生肌的功效。桑寄生可补肝肾、强筋骨、除风湿、通经络、益血安胎。《滇南本草》"生槐树者，主治大肠下血、肠风带血、痔漏。生桑树者，治筋骨疼痛，走筋

络，风寒湿痹"。荆芥可发表祛风理血，炒炭止血。《简便单方俗论》"治痔漏肿痛：荆芥煮汤，日日洗之"。黄柏可清热燥湿、泻火解毒。《神农本草经》"主五脏肠胃中结热，黄胆，肠痔；止泄痢，女子漏下赤白，阴伤蚀疮"。百部有温润肺气，止咳，杀虫止痒之功。白及有收敛止血、消肿生肌之功。《神农本草经》"主痈肿，恶创，败疽，伤阴，死肌，胃中邪气"。全方共奏清热解毒消肿、燥湿止痒止血、祛风除湿之功。全方配伍合理，立法全面，用药周到，故而疗效明确。

〔应用情况〕该方已经在临床使用 20 余年，临床病例数十万例，其临床疗效得到了临床医师和患者的进一步认可。为方便患者使用，我们将其研制成洗剂，确定了规范的生产工艺，建立了严格的质量标准，做到了让患者使用安全、疗效确切、服用方便。

〔禁忌〕对本洗剂所含药物过敏者禁用。

二、麻元通便止痛方

〔处方〕火麻仁 30 g，杏仁 10 g，生大黄 6 g，郁李仁 20 g，厚朴 10 g，枳壳 20 g，生地 20 g，玄参 20 g，槐花 10 g，地榆 10 g，元胡 12 g，白芍 10 g，生甘草 10 g。煎煮成 2000 mL 的水剂。

〔功能〕润肠通便、止痛止血。

〔主治〕混合痔术后、便秘、肛裂等。

〔用法〕每次服 1000 mL，每日 2 次。

〔方解〕便秘是混合痔术后常见的并发症。主要是由于混合痔术后活动减少，肠蠕动减慢；术后肛门切口疼痛，括约肌痉挛，患者惧痛畏便；入院后生活、饮食的不适应及精神高度紧张等因素引起。因此单独应用某种有缓泻作用的西药或中成药很难达到理想的效果，有时还会引起明显的腹泻，便次增多，给患者带来更多的痛苦。

麻元通便止痛方是由麻仁丸合元胡、芍药甘草汤加减而成，方中发挥麻仁丸润肠通便的功效；加上元胡、芍药甘草汤，起到缓急止痛的功效；加上地榆、槐花，起到凉血止血的功效；所以麻元通便止痛方可以达到润肠通便、止痛止血的功效。避免单独应用某种有缓泻作用的西药或中成药导致的效果不佳，或引起明显的腹泻、便次增多，给患者带来更多的痛苦。

〔应用情况〕本方药临床应用 20 多年，疗效可靠，无不良反应。

〔禁忌〕腹泻慎服。

三、清肠凉血方

［处方］黄连 6 g，黄柏 10 g，红藤 20 g，败酱草 20 g，仙鹤草 20 g，枳壳 15 g，赤芍 10 g，蒲公英 15 g，白及 10 g，槐花 10 g，地榆 10 g。煎煮成 2000 mL 的水剂。

［功能］清热解毒利湿、凉血止血。

［主治］溃疡性结肠炎、放射性直肠炎等。

［用法］每次服 1000 mL，每日 2 次。

［方解］中医将溃疡性结肠炎归于"泄泻、久痢、肠风"等范畴，认为其病因主要与六淫侵袭，特别是禀赋不足、情志郁结、饮食所伤及湿热壅滞等因素相关。中医认为本病急性期以标实为主，主要病机以湿热蕴结肠道、毒邪深陷入血、血热妄行、灼伤肠络或血败肉腐成脓为主。

方以黄连、黄柏为君药以清利湿热；红藤、蒲公英、败酱草、仙鹤草、槐花、地榆、白及为臣药以清热解毒、凉血止血；"腑以通为顺"，故佐以赤芍、枳壳，其中赤芍清热凉血、祛瘀疏肝，枳壳加之以宽肠理气、引药下行，喻"调气则后重自除"之意；诸药合用，共达清热解毒利湿、凉血止血之效。

［应用情况］本方药临床应用 30 多年，疗效可靠，无不良反应。

［禁忌］阳虚者慎服。

第十六节 国医肛肠名师韩宝学术思想与诊治绝技

【个人简介】

韩宝，男，1949 年出生，汉族，吉林省公主岭市人，中共党员，主任医师，教授，博士研究生导师，毕业于中国人民解放军空军军医大学（第四军医大学）。现任北京马应龙长青肛肠医院院长，解放军总医院中医肛肠科主任，中央军委保健委员会会诊专家，首都国医名师，全国中医肛肠学科知名专家，全国老中医药专家学术经验继承工作指导老师，北京市级中医药专家学术经验继承工作指导老师，北京市中医药传承"双百工程"指导老师。国家中医药管理局"十五""十一五""十二五"肛肠病重点专科学术带头人、"十二五"肛肠病重点学科带头人、临床重点专科学术带头人。

荣誉称号：1976 年至 1982 年间获部队通令嘉奖 5 次，获得部队三等功 2 次，"社会主义精神文明建设先进工作者"称号；2007 年 5 月 20 日获得"全国中医肛肠学科知名专家"称号；2007 年 5 月 20 日获得"全国中医肛肠学科优秀名医工作室"称号；2009 年获得"全国中医医院优秀院长"称号；2009 年 6 月获得"中华中医药学会优秀干部荣誉"称号；2016 年 10 月 29 日获得"全国中医肛肠专业优秀科技工作者"称号。

科研成果：2005 年 1 月，科研项目《直肠内外消痔灵液治疗直肠脱垂的临床研究》获得中华中医药学会科学技术奖；2016 年 10 月 29 日，科研项目《注射固脱术在治疗盆底疾病临床应用》被中国中医药促进会中医药国际科技合作奖；2019 年 9 月，主编的《中国肛肠病诊疗学》一书获得中华中医药学会著作奖一等奖；2019 年 9 月，《中医肛肠三十年》获得中华中医药学会著作奖三等奖；2020 年，《出口梗阻型便秘三联征与三联术的临床应用》获得中国中医药研究促进会科技进步二等奖。

社会兼职：中华中医药学会肛肠分会第四、第五、第六届委员会副会长兼秘书长，中国中医药研究促进会肛肠分会副会长兼秘书长，中华中医药学会科学技术奖评审委员，中华中医药杂志审稿专家，国家发改委药品价格评审专家等。

【学术思想】

韩宝教授以中医治疗肛肠疾病的学术思想主要概况为"治脱重在固""治瘘重在合""治秘重在通""治泻重在培""手术贵无痛"，主要体现如下。

1. 治脱重在固

韩宝教授运用注射固脱技术解决内痔脱出、直肠脱垂、直肠黏膜脱垂等脱出性疾病，并通过大量的手术探索，重新规范了消痔灵的适用范畴。

2. 治瘘重在合

韩宝教授总结出治疗肛瘘的终极目标是"合"。"合"之前要通，"通"之前要"定"。韩宝教授认为定位要准确，通法要合理，最终才能达到"合"的效果。治疗"瘘"一类的疾病，均可使用"定—通—合"的治疗原则，"定"是先决条件，"通"是手段方法，"合"是终极目标。

3. 治秘重在通

出口梗阻型便秘一般同时存在直肠前突、直肠黏膜内脱垂、盆底肌痉挛或失迟缓。韩宝教授称之为"出口梗阻三联征"，采用三联术：黏膜固脱、前突修补、痉挛松懈的方法解决出口梗阻，再配合埋线、耳穴、口服中药调节肠蠕动，疗效确切，治愈率高。

4. 治泻重在培

韩宝教授发现炎症性肠病病机除具有脾气虚弱或脾肾两虚的特点外，还存在寒蕴肠络、气血瘀滞的病机。根据临床的经验积累，归纳、总结了治疗炎症性肠病的"培土固本，健脾补肾，清热燥湿，化瘀通络"的治则，拟定了腹泻康口服煎剂、灌肠方。临床效果显著。

5. 手术贵无痛

肛肠病手术后疼痛剧烈，难以忍受，单纯口服止痛药物效果不明显。韩宝教授传承史兆岐教授的无痛技术并研制出长效麻醉剂配方，大大降低了肛肠科手术患者的痛苦。

【专长绝技】

韩宝教授担任国家中医药管理局重点专科协作组副组长兼秘书长，脱肛病协作分组组长，便秘协作分组副组长，带领全国几十家成员单位开展方案和路径的验证工作，完成了国家中医药管理局肛肠重点专科便秘病、脱肛病方案路径及中医医疗技术注射固脱技术的编写工作。参与编写审定了中华中医药学会中医肛肠科常见病诊疗指南，其中《直肠脱垂诊疗指南》为独立完成。

从事肛肠外科临床工作 50 余年，运用微创无痛疗法治疗各种肛肠顽疾，常年工作在临床一线，到目前为止共进行肛肠手术 5 万余例，没有发生过任何医疗事故，获得全国同行专家的一致好评。

韩宝教授领导的"北京马应龙长青肛肠医院"被国家中医药管理局评为三级甲等肛肠专科医院、国家中医药管理局肛肠病重点专科、重点学科、临床重点专科、中华中医药学会中医药科普宣教基地、北京海淀区肛肠疾病培训基地、海淀区科普基地。

一、固定、修补、松解术治疗出口梗阻型便秘

（一）术前准备

禁食、水，排空大小便，准确定位，画好标记。术前 30 分钟注射阿托品 0.5mg。

（二）操作步骤

1. 固定

高位注射固定。对于松弛并脱垂的直肠黏膜采用消痔灵高位黏膜下注射法治疗，使松弛并脱垂的直肠黏膜粘连固定于原来的部位，解决了肠腔不畅、排便困难、便意频繁、欲便不尽的症状。

2. 修补

前突纵缝修补。对于轻度直肠前突，可直接于前突黏膜下层注射 1 ∶ 1 消痔灵注射液，以起到硬化固定作用。对于中度的直肠前突，可钳夹前突部位黏膜行"8"字形缝扎，以改善前突症状。对于重度的直肠前突，可用组织钳拉起直肠前壁凹陷明显处的直肠膜，用直钳或大弯止血钳纵行钳夹此处黏膜，将可吸收线绕钳缝合至前突顶端上 1 cm，根据直肠前突凹陷的程度，可纵缝 1 ~ 2 道黏膜隆起，使之产生柱状痕，起到紧缩直肠黏膜、增厚

加固直肠阴道隔的作用，也可在隆起的黏膜下层注射 1：1 消痔灵注射液，以达到进一步硬化加固的目的。

3. 松解

后位针刀松解。持针刀自肛门后位括约肌间沟刺入，左手示指于肛内引导针刀达耻骨直肠肌与直肠之间，将刀刃转向耻骨直肠肌，左手示指辅助按压刀头，并成 45° 缓慢撤出，持针刀将耻骨直肠肌进行部分松解，直至左手示指可及耻骨直肠肌有 "V" 字形缺损，缺损上缘宽度约为 0.5 cm，后可触及肛直角角度增大，退出针刀；如内括约肌痉挛，则持针刀自肛门后位括约肌间沟刺入，松解部分内括约肌。针刀是在中医铍针的基础上根据治疗该病的需要研发而成，是一种闭合性的松解术，韩宝教授创造性地将针刀技术运用于耻骨直肠肌痉挛治疗，较之传统手术相比，针刀疗法具有操作方法简单、对组织损伤小、创面恢复快的优点，重要的是针刀松解可以同时改善耻骨直肠肌失迟缓及内括约肌痉挛的症状，有效地恢复直肠排便功能。

韩宝教授通过长时间的临床观察，认为"功能性便秘"是由多因素导致的一种疾病。并总结出在治疗上需要采取个体化、综合性的治疗措施与经验。包括调整生活习惯，饮食结构，培养良好的排便习惯，合理选择药物及积极的心理干预等。生物反馈是功能性出口梗阻型便秘患者的首选治疗方法，中医药辨证论治具有较大优势，针对出口梗阻型便秘出现的"三联征"可考虑应用注射固脱、微创手术治疗，即针刀松解术。但术后仍然需要继续给予中医药辨证治疗 3～6 个月，以增加其远期疗效。

（三）术后处理

术后静脉滴注抗生素 3 天，每日换药。保持正常饮食，纠正不良饮食及排便习惯，给予心理疏导，消除恐惧、悲观情绪。

二、直肠内外注射加黏膜结扎术治疗直肠脱垂

（一）术前准备

同前。

（二）操作步骤

1. 直肠黏膜下高位点状注射

目的是使松弛分离的直肠黏膜与肌层粘连固定复位，分为脱出直接暴露注射与肛门镜下注射。

（1）脱出暴露下高位点状注射：骶管阻滞麻醉或局部麻醉下，患者用力

排便，使肠管全部脱出，置入喇叭状肛镜，向未脱出的肠腔行高位多点黏膜下层注射，边退镜边注射，环绕一周，当注射到已暴露的肠管时，可以在直视下注射。黏膜下层注入 1∶1 消痔灵注射液，每点 2～3 mL，每点区之间相隔 1.5 cm，必须用 5 号细长针注射，直肠内一般注射总量 40～60 mL，最后将脱出肛管缓慢复位，再消毒肛周皮肤，进行直肠周围注射。

（2）肛门直肠镜下点状注射：骶管阻滞麻醉或局部麻醉后，将直肠镜进入 12 cm 以上的较高位置，从镜口前方最高位进行点状黏膜下注药，每点注射 2～3 mL，每点相距 1.5 cm，注射总量 40～60 mL。

2. 直肠周围注射

黏膜注射后再次消毒皮肤，截石位 3、6、9 点，肛缘外 1.5～2 cm 进针，选用 9 号心内注射针，20 mL 注射器，1∶1 消痔灵注射液，进入 3 cm 后，左手示指进入肛内，于齿线上方，摸到针尖并于肠壁外可活动，针尖与手指相距约 0.5 cm，不穿破直肠壁，进针深度 8～9 cm，边推药边退针，缓慢退至距肛缘 3 cm 处，相当于肛提肌部位，此时应该推入药 6～7 mL，然后不推药退针至皮下，再向左右两个方向进针，构成扇形状态，分别注入药 3～4 mL，每点区域注射 1∶1 消痔灵液 10～15 mL，直肠外注射总量 40～60 mL。直肠内和直肠外注射 1∶1 消痔灵液总量为 80～120 mL。

3. 直肠黏膜结扎

在直肠末端，齿线上方，在截石位 3、7、11 点位，用组织钳提起松弛黏膜，在基底部夹上大弯血管钳，用 7 号丝线或可吸收线在钳下进行缝合结扎。结扎点的多少根据黏膜松弛情况定，一般在一个区域上结扎点不超过 3 处，结扎后用手指扩肛，直肠必须顺利通过 2 横指（直径 4 cm），以避免术后发生因肠管狭窄而出现的排便困难。

4. 肛门紧缩

在肛门后正中齿线向外做菱形切口，切开皮肤、皮下组织，不切断括约肌，用组织钳提起齿线上方黏膜及黏膜下组织，在组织钳下方用大弯血管钳夹住，此时注意保持肛门口顺利通过 2 指（直径 4 cm），再用可吸收线贯穿缝合结扎。齿线外伤口暴露的外括约肌用可吸收线进行括约肌重叠"U"字形缝合，一般缝合 2～3 针，最后用丝线缝合皮肤切口，7～8 日后拆线。如果感到肛门紧缩不满意，还可以在肛门前方以同样方法进行前位肛门紧缩。

（三）术后处理

同前。

【典型医案】

一、化瘀通腑法治疗慢性便秘证

訾某，男，68岁，退休干部。

初诊：2020年4月20日。

主诉：大便困难6年余，加重3个月。

病史：患者自述6年前因久忍大便后出现乏便意，大便数日不解，最长14天不解，出现腹胀腹痛，急诊住院，灌肠治疗后缓解，大便干硬如石卵，常需借助泻药加开塞露方可排出。自觉阵发性小腹胀痛，有时刺痛，反复发作。近3个月发作频繁。伴乏力、口干、口苦，腰膝酸软，饮食一般，睡眠差。半年前结肠镜检查示横结肠散在多发息肉，直径为0.2～0.4 cm，取活检示管状腺瘤。2020年4月17日排便造影检查示耻骨直肠肌肥厚。

诊查：腹平软，左下腹可触及斜下内下方方向的条索状物，轻度触痛，无反跳痛，肠鸣音正常。肛门紧张度高，直肠指诊未及占位，指诊毕指套无血迹。舌质暗，苔少、燥，舌下血络紫暗，脉弦细涩。

临床诊断：慢性便秘。

辨证：气滞血瘀证。气滞血瘀，腑气不畅，大肠传导失司，粪便滞留肠腑，结块难出而致慢性便秘。

治法：化瘀导滞，润肠通便。

处方：口服自拟化瘀通腑汤。方药如下：桃仁10 g，红花10 g，当归10 g，川芎10 g，熟地黄15 g，生地黄15 g，白芍12 g，厚朴15 g，枳实12 g，莱菔子12 g，生槟榔10 g，玄参30 g，麦冬15 g，火麻仁15 g，柏子仁12 g，川牛膝10 g，生甘草6 g。7剂，每日1剂，水煎服，分2次服。

二诊：2020年4月27日。服上药后，大便每日一解，大便前段干硬，后部质软成形，排便费力，但较用药前好转。小腹胀痛略有减轻。近一周仅用1次开塞露。饮食一般，睡眠较前略好转。前方减熟地黄，加紫苏梗15 g，佛手10 g。嘱再服2周。

三诊：2020年5月11日。近两周大便每日一解，质软成形，排出顺畅，未出现腹胀痛。口干减轻，仍有口苦。饮食好转，睡眠好转。嘱仍按前方继续治疗 2 周，大便基本正常。1 个月后随访，症状无反复。

按语：慢性便秘多见于中老年人，随着年龄的增长，发病率有逐渐上升的趋势。由于老年人气血运行不畅非常普遍，长期便秘，腑气不通又会加重气血不畅，进而引起气滞血瘀，所以气滞血瘀证在中老年便秘中也是常见的证型。值得注意的是，气滞血瘀虽有时表现得较为突出，但并非疾病的全部，对于中老年人，虚实兼加，本虚标实是重要的特点。气滞血瘀为标实，表现为大便干结，排出艰难，腹部胀痛，舌暗，脉涩；气血阴阳虚为本虚，表现为乏力、纳呆、口干、怕冷、腰膝酸软、失眠等。治疗时应审证求因，治病求本，标本兼顾。本例主证为气滞血瘀，同时存在肝肾阴虚。治疗以桃红四物汤为主，加用增液汤加减，共达化瘀行气、滋阴润肠、导滞通腑的功效。

二、固定、修补、松解术治疗出口梗阻型便秘案例

张某，女，53 岁，职员。

初诊：2021 年 8 月 4 日。

主诉：大便困难 5 年，加重 6 个月。

病史：5 年前无明显诱因出现大便困难，有便意，大便有时干结，有时不干，无论是否干结都会困难。先后应用各种泻药，有时用开塞露、甘油灌肠剂等。近 6 个月症状加重，有时需要用手挤压肛门周围协助排便。2021 年 4 月 17 日结肠传输试验结果示 48 小时排出率为 80%，72 小时排出率为 100%。排便造影检查结果示直肠黏膜内脱垂、耻骨直肠肌肥厚、直肠前突（32 mm）、会阴下降。

诊查：腹平软，未见肠型及蠕动波，无压痛、反跳痛，肠鸣音正常。直肠指诊肛管紧张度高，直肠后壁弹性差，嘱做排便动作，直肠后壁肌束松弛不明显，直肠前壁向前膨出约 3 cm，直肠黏膜堆积，嘱患者咳嗽指端有冲击感。直肠指诊未及占位，指诊毕指套无血迹。舌质淡，苔薄白，脉沉细。

临床诊断：出口梗阻型便秘。

辨证：脾虚气陷证。脾气不足，中气下陷，升提无力，直肠黏膜、盆底下移脱垂。气虚推动无力，故排便无力，大便困难。

治法：补中益气，升阳举陷。

处方：口服补中益气汤加减。方药如下：炙黄芪 20 g，党参 12 g，生白术 30 g，当归 10 g，陈皮 10 g，柴胡 10 g，升麻 3 g，生地黄 15 g，厚朴 15 g，

火麻仁 15 g，桃仁 10 g，桑椹 15 g，生甘草 6 g。7 剂，每日 1 剂，水煎服，分 2 次服。

考虑患者直肠黏膜内脱垂、直肠前突、耻骨直肠肌肥厚等病理改变较重，有手术指征，加之患者曾长期药物治疗效果差，经与患者沟通，患者同意在中药治疗的同时进行手术治疗。遂于 2021 年 8 月 5 日腰部麻醉下行固定、修补、松解术，手术具体步骤见前。

随访：2021 年 9 月 2 日，术后 28 天，患者每 1～3 天大便 1 次，自觉大便较前顺畅，排便时间明显缩短，不需要用手协助排便。

按语： 此例患者属出口梗阻型便秘。出口梗阻型便秘又可分为盆底松弛综合征型、盆底肌痉挛综合征型和两者兼而有之的混合型 3 类。此例应属第 3 类。混合型出口梗阻型便秘情况较为复杂，治疗难度较大，常保守治疗效果不理想。韩教授通过长期临床实践总结出治疗混合型出口梗阻型便秘的手术方式——固定、修补、松解术，运用中医固脱注射疗法、挂线疗法、结扎疗法，采用综合手术方式解决患者存在的病理改变，取得了良好的临床效果。

【经方验方】

四黄祛毒方。

坐浴治疗，四黄祛毒方组成：所有药材由解放军总医院中药房提供，经鉴定合格。每剂药加清水约 3000 mL，浸泡 30 分钟后，先以武火煮沸，再用文火煎 15～20 分钟后，保留药渣，倒取药液；再加热水约 2000 mL，先以武火煮沸，再用文火煎 15～20 分钟后，倒取药液。2 次药液混匀后分为 2 份备用。

［处方］生黄芩 20 g，黄柏 15 g，黄连 10 g，生大黄 20 g，苦参 20 g，五倍子 20 g，桃仁 15 g，红花 15 g，乳香 15 g，没药 15 g。每剂药加清水约 3000 mL，浸泡 30 分钟后，先以武火煮沸，再用文火煎 15～20 分钟后，保留药渣，倒取药液；再加热水约 2000 mL，先以武火煮沸，再用文火煎 15～20 分钟后，倒取药液。2 次药液混匀后分为 2 份备用。

［功能］清热解毒，活血止痛。

［主治］痔、肛瘘、肛裂等肛门疾病发作期及手术后。

［用法］每日 1 剂。每次坐浴前将药液加热至 40 ℃，洗净肛周皮肤，将肛门浸泡至药液内坐浴 10 分钟。

[方解] 四黄祛毒方为笔者以《医宗金鉴》去毒方为基本方加减自拟而成，方中生黄芩、黄连、黄柏、苦参清热解毒、清利湿热，桃仁、红花能活血破瘀，乳香、没药能散结气、通瘀血、消肿止痛，生大黄取其凉血解毒、清利湿热之效，五倍子用其收敛固脱之功，数药合用具有活血化瘀、清热利湿、消肿止痛的功效。中药坐浴是历史悠久的外治方法之一，通过用温热药汤坐浴病处达到祛邪、治疗疾病的目的，主要原理是温水可改善肛周循环，使肛门括约肌松弛，使血流通畅，同时药液直接作用于病变部位，并借助热力经皮肤黏膜吸收，从而发挥清热解毒、活血行气、收涩固脱等功效，加快血栓痔核的吸收。

[应用情况] 长期应用于临床，并在多家医院推广应用，不仅用于肛肠疾病的保守治疗，而且在肛门疾病手术后的治疗中被广泛应用。疗效显著，深受广大患者的欢迎。

[禁忌] 孕妇禁用。

第十七节　国医肛肠名师李国栋学术思想与诊治绝技

【个人简介】

李国栋，男，1951年2月14日出生，汉族，上海人，中共党员，中国中医科学院广安门医院主任医师，博士研究生导师。

荣誉称号：1995年被评为全国百名杰出青年中医师；2003年获国务院政府特殊津贴；2007年国家第一批肛肠专业名中医；首批北京市中医特色肛肠专科诊疗中心负责人。

科研成果：李教授从事肛肠疾病的中西医结合治疗研究工作已40余年。擅长采用中医、西医二法对肛肠科常见病和疑难病进行诊治，如各类痔、复杂性肛瘘、肛裂、直肠脱垂、结直肠癌、溃疡性结肠炎、顽固性便秘等。潜心研究专业理论、不断进行临床验证，取得很大成绩，使一些疑难病的诊治方法达到领先水平。通过消痔灵注射液对血管作用的研究，证明了消痔灵注射液治痔的新理论，论文获原卫生部孙氏医学二等奖，工作中在中药治疗溃疡性结肠炎、注射疗法治疗完全性直肠脱垂、切开挂线术治疗高位复杂性肛瘘、中药局部注射治疗直肠癌等均取得显著进展。采用新技术应用临床中，取得显著疗效。

社会兼职：现任中国民族医药学会肛肠分会会长，世界中医药学会联合会肛肠分会副会长，中国中医药研究促进会肛肠分会副会长，北京中医药学会肛肠分会指导委员会专家，国际盆底疾病协会第一届理事会常务理事。目前兼任中国中医药学会肛肠专业委员会副主任委员，世界中医联合会肛肠专业委员会副主任委员，北京中医药学会理事，高等教育联合肛肠专业委员会副主任委员，北京中医药学会肛肠专业委员会主任委员。

【学术思想】

李教授长期致力于肛肠疑难病的研究，对于复杂性肛瘘、直肠阴道瘘、直肠脱垂、出口梗阻型便秘等疾病，有针对性地设计手术方案进行手术治疗，疗效确切，得到患者的认可。同时对于慢性便秘、溃疡性结肠炎、结直肠肿瘤等慢性疾病运用中西医结合的办法，临证时提倡辨证施治，因人制宜，提倡便秘从气血论治、扶正解毒法治疗结直肠肿瘤及健脾利湿清热法治疗溃疡性结肠炎的临证经验，形成了独特的学术思想体系。

一、慢性便秘——养血润肠、调理气血

李教授认为，慢性疾病在八纲辨证的基础上需要进行气血辨证，并从气血论治。慢性便秘患者以女性及老年患者居多，患病时间长，久病则虚，临床多以血虚肠燥、气虚血亏为主证，并可合并血瘀、气滞等兼证。"气为血之帅，血为气之母"，气虚则血行不畅，导致瘀浊内生，气血相连，气血同源，气虚则血虚，从而导致肠道濡养失衡；同时，血虚则不能载气，导致机体阳气失于运行，肠道推动缺乏动力。

李教授针对老年和素体阴津亏虚的女性这两类患者，总结出便秘的治则为"顾护后天脾胃之本，益气兼活血，养血而润肠，养其身体，恢复其功用，泻旧纳新"，并总结出治疗的基础方——养血润肠方，其药物组成为：蜜炙黄芪15 g，茯苓15 g，麸炒白术20 g，当归15 g，熟地黄15 g，川芎12 g，炙甘草12 g，桃仁15 g，知母15 g，木香15 g，炒枳实12 g，焦三仙各10 g。

慢性便秘患者多以虚证为主要表现，但也夹杂血瘀、气滞等实证的表现。可能是在疾病的某一阶段，也可能贯穿疾病始终。李教授认为在治疗慢性便秘过程中，需要根据患者的全身情况辨证施治，虚实兼顾，以补虚为主。肠道传输缓慢反映了脾胃运化能力的减弱，病位虽然在大肠，但与脾虚气亏有着密切关系。李教授在临证中注重对脾胃功能的调理以理气导滞，常用砂仁、陈皮、木香等理气之品以辅佐益气养血之法，使气血流畅。针对年轻女性患者，特别是合并有痛经等血瘀证的患者，重用桃仁、赤芍等活血之品，养血的同时活血，使肠道气血通畅，血行流利，恢复肠道功能。

结肠黑便病临床表现亦为结肠慢传输型便秘。李教授从血瘀角度辨证治疗。在停用寒凉药物的基础上，治疗上提倡养血活血为先，健脾益肾为重，

理气健运为辅。并加大活血祛瘀药物，如桃仁、红花、丹参、赤芍等的剂量。对于恢复肠镜下结肠黏膜状态疗效确切。

二、出口梗阻型便秘——中西医结合分型论治

耻骨直肠肌痉挛综合征（也称为盆底肌痉挛综合征）：指排便时耻骨直肠肌异常，或反常收缩，或不能松弛的行为障碍，它易诊断却难以治疗。对于这类便秘的治疗，李教授首先考虑保守、非破坏性治疗，如生物反馈治疗、药物灌肠、扩肛治疗、针灸、穴位敷贴、推拿疗法等。李教授认为针对此类患者临床先采取严格的非手术内科保守治疗，必须经过长期的内科保守治疗无效，病程3年以上，且主要的临床症状、体征及各类辅助检查等相关结果，均明确符合耻骨直肠肌综合征的征象，病情严重影响患者的生活，给患者的身心带来极大的痛苦，患者急切要求手术，并在严格掌握手术适应证之后，可以考虑实施手术治疗。手术根据患者病情采用麻醉下扩肛＋耻骨直肠肌松解术或挂线术。李教授总结临床经验，在古方祛毒汤基础上提出祛毒中药方，药物组成为苦参、黄柏、芒硝、地榆、苍术、防风、生甘草，中药熏洗坐浴缓解了术后疼痛不适等症状，提高了手术疗效。

直肠黏膜内脱垂：从中医角度多因虚而起，辨证为气血虚弱、气阴两虚者居多，中药多以益气养血、补中健脾为主。李教授治疗直肠黏膜内脱垂首先以中药口服益气健脾，方以补中益气汤加减。针对符合手术标准的患者选择消痔灵注射疗法或直肠黏膜多点套扎法、直肠黏膜多排缝合固定术、痔上黏膜环形切除钉合术等。术后同样给予益气养阴中药调护，可保持大便通畅，同时使气血充盈，防止术后复发。

直肠前突：李教授认为无症状的直肠前突无须治疗，若排便困难严重，首选保守治疗，无效可考虑外科治疗。手术需要设计精巧、手法轻柔。手术方式有：经肛门直肠前突修补术、经阴道切开直肠前突修补术、STARR（经肛门直肠吻合器切除术）、PPH、TST，还有经肛门套扎直肠前壁。中药多选择益气养阴、补血润肠之品，以调理患者全身气血，防止复发。

三、结直肠恶性肿瘤术后——益气健脾、调理中焦

李教授强调气阴两虚、余毒未尽是大肠癌术后的主要病机，故治疗以益气滋阴为主。药用黄芪、党参、白术、麦冬、知母，并视患者术后机体状态及化验指标酌加清热解毒、祛湿除瘤之药，如猪苓、白英、薏苡仁、姜黄、

半枝莲等。

肠癌术后化疗中采用当归补血汤加益气健脾之品补脾益肺、益气养血，可减轻化疗的不良反应，减轻骨髓抑制以顺利完成化疗。

肠癌术后无论腹泻还是便秘，其病机的根本在于脾气虚弱，治疗当以健脾和胃为主，酌加升清降浊行气之品，以运化中焦。治疗大肠癌术后便秘，常用的药物配伍有白术与枳实，以健运脾气、通泄胃浊；木香、陈皮、炒莱菔子行气醒脾除胀；肉苁蓉、白豆蔻以健脾温肾、润肠通便。对于泄泻患者，党参、白术、茯苓、山药用量宜大，旨在脾旺方能腐熟水谷；泻久体虚，配用黄芪、升麻、柴胡等益气升清，鼓舞脾气。直肠癌术后，瘤已去但热毒未尽清，患者的脾胃运化功能也处于虚弱状态，此时切忌大攻、大泻、大补，以免损脾碍胃。

肠癌化疗常用的铂类药物有神经毒性，表现为四肢末梢神经感觉异常或感觉障碍。中医学认为，迟发型蓄积性外周感觉神经病变属中医学"痹证、血痹"范畴。其病机为气血两虚，气滞血瘀，营卫失调，而致筋脉失养，络脉瘀阻，属本虚标实之证。李教授擅用黄芪桂枝五物汤加味以补气养血，调和营卫，活血通络，效果颇佳。黄芪桂枝五物汤益气温经、和经痛痹，主要用于血痹之肌肤麻木，脉涩微而紧。因营血闭阻故加党参、当归补气养血活血；白术、茯苓可加强补脾益肺生血，使卫阳充足。

四、中医外治法对症应用

李教授临证强调整体与局部并重，内外兼顾，尤其注重中医外治法在肛肠疾病的应用与研究。灌肠方保留灌肠治疗溃疡性直肠炎；八髎穴穴位埋线治疗慢传输型便秘。祛毒汤围手术期坐浴缓解肛门肿胀、促进创面愈合。

五、复杂性肛瘘、直肠阴道瘘——因人而异选择手术方法

李教授在治疗复杂性肛瘘、直肠阴道瘘方面有着丰富的临床经验，根据患者病情、既往治疗史选择肛瘘切除、肛瘘剔除、肛瘘挂线等手术方法。针对直肠阴道瘘选择合适的手术时机进行手术，首选经阴道瘘管翻转结扎修补术，近年来利用闭合器经会阴或经阴道手术治疗直肠阴道瘘使手术疗效有了进一步提高。对于合并括约肌损伤或会阴撕裂的患者精心设计手术方式，修补损伤，最大限度地恢复肛门功能。

【专长绝技】

一、消痔灵注射液治疗直肠脱垂

1. 术前准备

术前 1 天流质饮食，注射当日禁食，灌肠清洁，会阴部常规备皮。

2. 麻醉

腰部麻醉。

3. 手术方法及步骤

（1）蛛网膜下腔麻醉成功后，患者取膀胱截石位，常规碘伏消毒。

（2）在 3 点位肛门缘外 1.5 cm 处以 7.5 号腰穿针穿透皮肤进针，通过肛提肌有落空感时，用左手示指伸入直肠壶腹引导，手指感到与刺针仅隔肠壁肌层，触得明显后继续进针，约进入 10 cm。准确定位后回抽无血再注药。注药时应边退针边注药，使药液呈柱状均匀分布，一侧注射消痔灵注射液 10 mL。然后再次进一步针尖向下，刺入后边退针边注药 10 mL。

（3）更换腰穿针头及手套后同法在后侧截石位 6 点肛门与尾骨中点处穿刺。同法进针 6 ~ 7 cm，注入消痔灵注射液 10 ~ 15 mL。

（4）同法在右侧截石位 9 点处穿刺定位并注药。

（5）在喇叭肛门镜下以 1 : 1 消痔灵注射液在齿线上 8 cm 处，按 1、3、5、7、9、11 注射药液，每处黏膜下注入 1 mL，然后下退 1 cm 至直肠黏膜上，按 2、4、6、8、10、12 点注射，再退至 6 cm 处同法注射，直至齿线上方。选择多个平面，每个平面选 5 个注射点，每处黏膜下注射药物 1 mL，将药液注射到黏膜下层。

4. 术后处理

术后当日禁食或给予无渣饮食，注射 1 周内口服抗生素，控制排便 5 天。第 1 次排便如排出困难则用温盐水 1000 mL 灌肠。嘱患者注意卧床休息，避免用力下蹲及过度增加腹压。

二、扩肛+封闭注射治疗耻骨直肠肌痉挛综合征

1. 术前准备

禁食、水，生理盐水灌肠或口服聚乙二醇电解质散剂进行肠道准备。

2. 麻醉

腰部麻醉或静脉全身麻醉或局部麻醉。

3. 手术方法及步骤

（1）患者取右侧卧位，碘伏消毒术区皮肤，铺无菌巾。

（2）麻醉满意后，碘伏消毒肛管及直肠下段。

（3）注射器抽取配制好的注射液（泼尼松 40 mg 加入 0.5% 利多卡因注射液 15 mL）5 mL，于 3 点位距肛缘 1 cm 处进针，左手示指在肛门内指引进针方向，平行于肛管方向向内进针至接触到耻骨直肠肌肌肉，将药液注入该肌肉，并边推药边退针，将药液均匀注射成一条线状，退针至皮下，改变针尖方向，向肛管前正中及后正中方向依次按照此步骤注射，将药液呈扇形均匀注射至肛周，一个点位注射 5 mL。同法注射于 6、9 点位。3 个点位共注射配制好的药液 15 mL。

（4）注射后予中医指法扩肛治疗，动作轻柔缓慢，使可容下 2 指，两手外旋，渐渐用力，牵扯肛门后正中位，扩肛后以 2 指末节可顺畅进入肛门为度。

（5）检查无活动性出血，给予纱布包扎，宽胶布固定，术毕。

4. 术后处理

术后控制排便 24 ~ 48 小时，可结合祛毒汤坐浴。

【典型医案】

健脾利湿和胃法治疗妊娠期溃疡性结肠炎

王某某，女，28 岁，职员。

初诊：2016 年 11 月 4 日。

主诉：黏液血便 2 年。

病史：间断黏液血便，偶有腹痛、腹胀，曾行结肠镜检查示溃疡性结肠炎（直肠、回盲部为主），间断口服美沙拉秦治疗。大便每日 1 ~ 3 次，轻度腹痛，大便质稀不成形，偶有便血。

诊查：舌淡红、有齿痕，苔薄白，脉细。

西医诊断：溃疡性结肠炎。

中医诊断：泄泻病。

辨证：脾气虚弱，湿困中焦。

治法：健脾利湿。

处方：党参 20 g，炒白术 20 g，白芍 20 g，葛根 10 g，黄芩 12 g，黄连 8 g，雷公藤 10 g，炙甘草 15 g，大枣 10 g，肉豆蔻 15 g，泽泻 20 g，陈皮 10 g，防风 10 g，肉桂 6 g，砂仁 6 g。随证加减，调护。每日 1 剂，水煎服。

二诊：2017 年 1 月 13 日，妊娠 6 周，伴恶心呕吐，大便每日 7～8 次，质稀不成形。舌红，苔白厚，脉滑。治以健脾和胃，方药如下：党参 20 g，熟地黄 15 g，白芍 20 g，炒白术 20 g，仙鹤草 10 g，丹皮 10 g，炙甘草 10 g，砂仁 6 g，黄芩 10 g，大枣 10 g，焦三仙各 10 g。并加用美沙拉秦栓，0.5 g/d。

三诊：妊娠中晚期，呕吐缓解，继续予参苓白术散加减，便血重时加浙贝去腐生肌，黄芩清热安胎。

四诊：2017 年 12 月 22 日，产后 4 个月，大便每日 2～3 次，质稀，舌淡苔白，脉细。考虑产后多虚，为脾肾不足、中气下陷之证，予补中益气丸合固本益肠片口服健脾益肾、涩肠止泻。患者整个孕期较平稳，顺产 1 子，体健。产后调护后病情趋于平稳。

按语： 李教授认为湿热蕴肠、气滞络瘀为泄泻病的基本病机，脾虚失健为主要的发病基础，饮食不调常是主要的发病诱因。本病多为本虚标实之证，活动期以标实为主，主要为湿热蕴肠、气血不调；缓解期属本虚标实，主要为正虚邪恋、运化失健，且本虚多呈脾虚，亦有兼肾亏者。妊娠前期，根据患者肾阴虚、肾阳虚、肝郁、气血虚弱等证型加减化裁。受孕后继续按照肾虚、血热、气血不足等证型加减化裁保胎。治法上妊娠前期溃疡性结肠炎多以脾虚湿盛为主症，予健脾利湿为主要治疗方法，可选四君子汤、参苓白术散加葛根芩连汤随证加减。妊娠早期溃疡性结肠炎多以脾胃不和为主证，治以健脾和胃为主，另外可酌情加入清热之黄芩，既可清热燥湿又可安胎止血，为妊娠期溃疡性结肠炎首选之药。妊娠中晚期，仍以健脾利湿为主，兼以清热。产前多热，忌用大辛、大热之药。产后多虚，故产后以益气固本、健脾益肾为主，多用补中益气汤加减。对于溃疡性结肠炎患者，围产期美沙拉秦不需要停药及减量。如果直肠症状严重可选择直肠栓剂直达患处。同时口服中药可以减轻孕期不良反应。

【经方验方】

一、养血润肠方

[处方] 当归 15 g, 熟地黄 15 g, 赤芍 15 g, 川芎 12 g, 党参 12 g, 蜜炙黄芪 15 g, 茯苓 15 g, 白术 20 g, 炙甘草 12 g, 桃仁 15 g, 知母 15 g, 木香 15 g, 炒枳实 12 g。

[功能] 益气活血, 养血润肠。

[主治] 慢性便秘。

[用法] 水煎服, 日 1 剂。

[方解] 方中以养血经方四物汤为基础, 养血补血, 其中当归、熟地黄、赤芍、川芎共为君药。党参、炙黄芪、白术健脾益气, 补气生血, 共为臣药。"气为血之帅""气行则血行""脾胃乃气血化生之源", 重用白术以补虚养血、润肠通便。木香、炒枳实调畅中焦气机, 理气行滞并可宣通上下; 知母滋阴生津, 桃仁活血祛瘀、润燥滑肠, 此四味共为佐药。炙甘草为使药, 一取其补气之功以助臣药; 二可调和诸药。

[应用情况] 本方药临床应用已近 20 年, 疗效确切。特别是针对老年女性慢传输型便秘, 经系统观察的 300 余例慢传输型便秘总有效率达 90% 以上。

[禁忌] 孕妇慎用。

二、祛毒汤

[处方] 苦参 15 g, 侧柏叶 12 g, 芒硝 30 g, 炒苍术 15 g, 地榆 20 g, 防风 12 g, 黄柏 12 g, 甘草 12 g。

[功能] 清热利湿, 凉血止血, 消肿止痛。

[主治] 炎性外痔、血栓性外痔、肛周脓肿、肛裂及肛肠病术后。

[用法] 水煎外洗, 日 1 剂。

[方解] 君药苦参清热燥湿、解毒杀虫, 黄柏清热燥湿、泻火解毒; 臣药芒硝辛、咸、苦, 大寒, 泄热导滞、润燥软坚, 地榆凉血止血、解毒敛疮; 佐药炒苍术燥湿健脾利湿, 防风祛风胜湿, 甘草清热解毒, 诸药合用, 使湿从利、从燥而解, 使热因清凉而消, 使阻遏之气机条达, 使瘀滞之脉络通畅。

[应用情况] 本方出自《医宗金鉴》古方, 现代临床应用 70 年余, 疗效

确切。近年多应用于肛肠病术后坐浴熏洗，经系统观察的 120 例混合痔术后患者在消肿、止痛、促进创面愈合方面均有优势。

　　[禁忌] 尚不明确。

第十八节　国医肛肠名师赵宝明学术思想与诊治绝技

【个人简介】

赵宝明，男，1951年9月出生，北京人，汉族，教授，主任医师，博士研究生导师。1976年毕业于北京中医药大学中医系，从事中医及中西医结合外科工作50余年。国家"十一五"重点专科学术带头人，北京中医药大学东直门医院肛肠病诊疗中心主任。赵宝明教授祖传中医药世家，自幼庭训，酷爱医学，师承授受，先后师从史兆岐、张殿文、丁泽民、王沛著名医家。曾受到美国、日本、新加坡、马来西亚等国家邀请进行学者访问、学术交流及技术指导。

荣誉称号：北京市第四批名老中医、北京中医药大学名中医、中华中医药学会首批"全国肛肠学科名专家"。

科研成果：曾获得中国中医研究院科技进步二等奖（1998年，广痛消泡沫气雾剂新药研究）、国家中医药管理局科技进步三等奖（1999年，中药广极乐气雾剂对肠局部止痛研究）、北京中医药大学自然科学三等奖（2002年，《肛门直肠病诊断治疗学》）、中华中医药学会科学技术著作优秀奖（2004年，《肛门直肠病诊断治疗学》）、北京中医药大学科技进步二等奖（2005年，《大肠肛门病学》）、中华中医药学会科学著作奖二等奖（2005年，《大肠肛门病学》）、2005年科研项目《挂线疗法治疗肛瘘疗效评价及技术标准研究》获北京中医药大学科技进步三等奖。

社会兼职：兼任世界中医药学会联合会固脱技术学会会长、中国中医药学会肛肠学会副会长、北京中医药学会肛肠专业委员会主任委员。

【学术思想】

赵教授主张收敛固涩、微创固脱，辨证与手术综合治疗结直肠肛门疾病，学验俱丰。在学术方面，赵宝明教授反复研读《内经》等四大经典及《外科正宗》等医著，依据"酸可收敛，涩可固脱"的理论，与多年的临床经验相结合，运用收敛固涩药剂，治疗盆底外科脱出性疾病，创新性地提出中医外治固脱法，在临床上已有上万例的治疗经验。

一、重视"固脱"理念贯穿肛门直肠手术

1. 中医外科固脱法的提出

固脱一词经常出现在中医内科治法中治疗急症方面，包括各类外感性或传染性疾病在发病过程中，由于邪毒所引起的危重病证，其特点具有发病急、变化快、病情重，若治疗不及时，易延误病情造成不良后果。临床治法有摄血固脱、收敛固脱、收涩固脱、益气固脱、生津固脱、养气固脱、养血固脱、补气固脱、补肾固脱、补虚固脱、补血固脱、复脉固脱、救阴固脱、开阳固脱、升阳固脱等。然而中医外治法虽种类繁多，但主要承袭古法而少有创新。赵教授根据中医药"酸可收敛，涩可固脱"的理论，运用收敛固涩药剂，治疗肛门直肠脱出性疾病，包括直肠脱垂、内痔脱出、直肠前突、直肠黏膜内脱垂等疾病，在治疗上取得了较好的疗效，在多年总结、改进的基础上从而提出了中医外科固脱法。

中医外科固脱法是运用具有收敛固涩作用的药物，配合手术、物理方法或一定的器械等，直接作用于病变部位而达到治疗目的的一种治疗方法，是中医辨证施治的一种体现。

2. 中医外科固脱法的治疗选择

赵教授将中医外科固脱法细分为塞药固脱法、注射固脱法。根据具体疾病，发病部位的不同，以及病程发展变化所需，选择相应的外科固脱法。

① 塞药固脱法：赵教授常用的栓剂有马应龙麝香痔疮膏、肛泰软膏、冰黄肤乐软膏、普济痔疮栓，马应龙麝香痔疮栓、化痔栓、消炎痛栓等。将各种痔疮栓塞入肛门内，具有收敛消肿、止痛、止血等作用。此种方法比口服药物疗效更好，由于直肠局部给药直接作用于痔的局部，发挥作用快。主要用于早期肛门直肠疾病和围手术期过程中。

② 四步注射固脱法：主要用于脱出性内痔。常用消痔灵注射液（图18-1）。

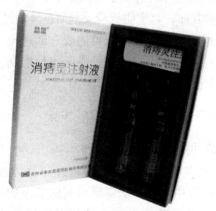

图18-1　消痔灵注射液

［成分］明矾、鞣酸、三氯叔丁醇、低分子右旋糖酐注射液，辅料为枸橼酸钠、亚硫酸氢钠、甘油。

［性状］本品为无色或微黄色的澄明液体。

［功能主治］收敛、止血。用于内痔出血，各期内痔，静脉曲张性混合痔。

［用法用量］肛门镜下内痔局部注射。

四步注射疗法具体操作见图18-2。

③ 高位点状黏膜下注射固脱法：分为脱出直接暴露下注射和肛门镜下注射法。前一种方法用于Ⅲ度直肠脱垂，后一种适用于Ⅰ度及Ⅱ度直肠脱垂和直肠黏膜内脱垂。

a.脱出暴露下的高位注射固脱法：使肠管全层脱出（相当于术前脱出长度），碘伏消毒黏膜表面，再用温盐水冲洗，温盐水纱布温敷暴露的肠黏膜，术者手托进行操作。注射先从脱出肠腔最远端开始，向未脱出显露的腔内黏膜下行注射，分3点逐步向近端行叠状塔形注射，环绕一周渐渐向上方推进；黏膜下层注入1∶1消痔灵注射液，每点2 mL，用5号细长针头注射，注射总量依脱垂程度的不同而定，一般控制在30～90 mL，每点、区之间相隔1 cm；对齿线部位的注射行四步注射固脱法；最后将脱出肠管还纳复位（图18-3）。再消毒肛周皮肤，进行经直肠周围注射法。

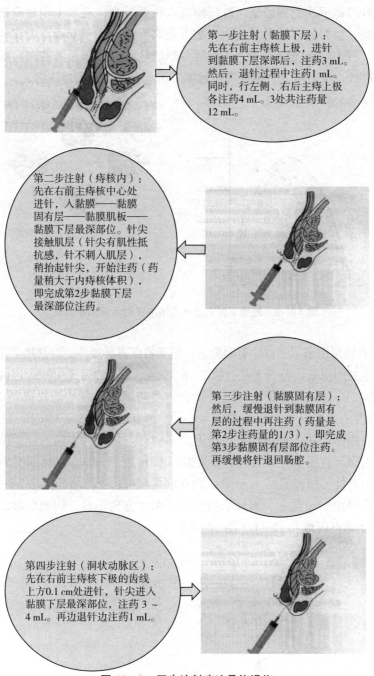

第一步注射（黏膜下层）：先在右前主痔核上极，进针到黏膜下层深部后，注药3 mL。然后，退针过程中注药1 mL。同时，行左侧、右后主痔上极各注药4 mL。3处共注药量12 mL。

第二步注射（痔核内）：先在右前主痔核中心处进针，入黏膜——黏膜固有层——黏膜肌板——黏膜下层最深部位。针尖接触肌层（针尖有肌性抵抗感，针不刺入肌层），稍抬起针尖，开始注药（药量稍大于内痔核体积），即完成第2步黏膜下层最深部位注药。

第三步注射（黏膜固有层）：然后，缓慢退针到黏膜固有层的过程中再注药（药量是第2步注药量的1/3），即完成第3步黏膜固有层部位注射。再缓慢将针退回肠腔。

第四步注射（洞状动脉区）：先在右前主痔核下极的齿线上方0.1 cm处进针，针尖进入黏膜下层最深部位，注药 3～4 mL。再边退针边注药1 mL。

图18-2 四步注射疗法具体操作

b. 肛门镜下注射固脱法：肛门镜进入位置较高，有利于在黏膜松弛上方注射药物，效果好。注射从镜内口前方最高点进针，于黏膜下方注药，每点约 2 mL，平均注射量 40 mL，注射后多形成柱状，分布于肠腔内。要求尽量一次性进针，从上至下，由近端至远端（齿线上）一次完成注射。

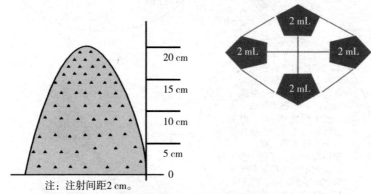

注：注射间距 2 cm。

图 18-3　黏膜下层高位多点塔形注射示意图及间距

④ 直肠周围扇形三点注射固脱法：用于Ⅲ度直肠脱垂，继黏膜下注射后，再次消毒肛周皮肤，分别于截石位 3、6、9 点，肛缘外 1.5～2 cm 以内定位。选用腰穿针，20 mL 针管，并更换手套，严防感染发生。药物选用 1∶1 或 1∶2 浓度的消痔灵注射液药 15～45 mL，每点区域内 5～15 mL。进针 3 cm 后，术者用示指进入肛内，于齿线上方黏膜区与腰穿针方向一致，摸清针尖端位置未穿破直肠壁，针尖与手指尖相距 1 cm 之间为宜。进针深度为 8 cm，边推药边退针，缓慢退至 3 cm 处，约在肛提肌部位上方将药推注 7 mL，然后由本点向外退针至皮下，再分别向上、下两个方向进针，构成扇形，分别注药 4 mL，每点区域共 12 mL（图 18-4）。

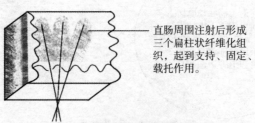

直肠周围注射后形成三个扁柱状纤维化组织，起到支持、固定、载托作用。

图 18-4　直肠周围高位三点扇形注射方法示意图

二、强调便秘从"痰湿"论治

1. "痰湿"致秘的理论基础

赵教授强调脾胃乃人体气机升降之枢纽，精气的输布有赖于脾气之升清，湿浊的排出有赖于胃气之降浊。人身精气的转输升降，有赖于脾胃的升清降浊。脾胃的升降作用对人体而言异常重要。因此，脾胃升降失常，是内伤病变的主要病理机制之一，从而导致多种病证的出现。此外赵教授还特别重视"脾气散精"理论。"脾气散精"是指脾脏将精微物质通过输布扩散至全身，并让精微物质被组织吸收利用的重要功能。脾为后天之本，位于中焦而属土，主要功能为运化水谷精微和水湿，为气血生化之源。饮食水谷入胃之后所化生的精微物质，都需要经过脾气散精的功能才能"府精神明，留于四藏""散精于肝""浊气归心""上归于肺"，之后还要"淫气于筋""毛脉合精""淫精于脉"，以及"水精四布，五经并行"才能被组织吸收所利用。因此，脾气散精能保证精微物质生成、运行输布及转化过程之中的各个环节。正如《景岳全书》："脾为土脏，灌溉四旁，是以五脏中皆有脾气。"故曰脾为"五脏之本"。脾不散精是脾气无法将精微物质的转化、生成和输布顺利送达各脏腑被机体组织吸收利用，精微物质的积聚浊败，逐渐形成痰湿积聚，反为其害，因此"脾为生痰之源"。

痰湿是以津液代谢异常，水湿停聚成黏稠液体停积体内为特征的多种病证的总称。痰有广义和狭义之分。狭义之痰主要指来源于肺系，咳唾而出的痰；广义之痰指由于脏腑功能失调，经络、卫气营血不利，以致人体津液运行障碍，逐渐蕴结而成稠浊痰涎，是病理产物之一。《圣济总录·痰饮门》说："聚成痰饮，为病多端。"或积于中焦，或阻于经络，或痹于心窍，从而产生一系列临床症状。其与肺、脾、肾三脏功能失常密切相关，重在气化与气机升降。

痰湿的性质黏稠，因此痰湿之人患病后，表现常为痰湿留伏遏阻，滞涩不散，因此容易阻碍气机，使气机升降功能失调，进而病情缠绵，治疗较难速效。如体内平素已有痰湿，又复感其他外邪，则痰湿之邪常居于中焦，如脾之清气不升、胃之浊阴不降，则为痰湿中阻，可见便秘、胸膈满闷、中脘胀满等表现。

赵教授指出，禀赋遗传是形成痰湿体质的重要内在因素，饮食、劳逸、环境、气候、情志、疾病等因素是产生痰湿的重要外界条件。其中，遗传是关键，饮食、劳逸与情志失调则是痰湿体质形成的主要因素。在现代生活之中，营养失衡、运动不足、情绪紧张为痰湿的产生创造了充分的社会背景，在众多因素的复合作用下，共同构成了痰湿的形成基础。

2."痰湿"致秘的治疗

赵教授认为痰为阴邪，其性黏稠，易停易留，滞涩难去，常阻碍气机，因痰凝而气滞。朱丹溪临证善于治痰，强调"百病中多有兼痰者""治痰法，实脾土，燥脾湿，是治其本""善治痰者，不治痰而治气，气顺则一身之津液随气而顺矣"。《金匮要略》言："病痰饮者，当以温药和之。"赵教授认为温药和之，即振奋脾胃阳气，使阳旺饮消，在温补的同时，佐以调理气机，使邪有去路。这种治疗方法，当以调补为主、祛邪为辅，治病求本，以振奋脾胃运化功能为主要目标，药性应当柔和。既然温胆汤为治疗痰饮病有代表性的方剂之一，理应符合"温药和之"的立方原则。从其方药上分析，也正可理气和胃、温运中阳。此方治疗痰饮，多靠脾胃运化，不像直接用猪苓、泽泻、车前子、滑石等利水。温胆汤治疗痰饮病，可以促进脾胃运化，继而促进津液生成、输布、运化而消除痰饮。

温胆汤自古以来多有衍化，但临床上最常用之温胆汤出自《三因极一病证方论》。其记载温胆汤"治大病后虚烦不得眠，此胆寒故也。此药主之。又治惊悸。半夏（汤洗七次），竹茹、枳实（麸炒，去瓤各二两），陈皮（三两），甘草（一两，炙），茯苓（一两半）。上为锉散。每服四大钱，水一盏半，姜五片、枣一枚，煎七分，去滓，食前服"。

方中半夏辛温，燥湿化痰，和胃止呕，为君药。臣以竹茹，取其甘而微寒，清热化痰，除烦止呕。半夏与竹茹相伍，一温一凉，化痰和胃、止呕除烦。陈皮辛、苦、温，理气行滞，燥湿化痰；枳实辛苦微寒，降气导滞，消痰除痞。陈皮与枳实相合，亦为一温一凉，而理气化痰之力增。佐以茯苓，健脾渗湿，以杜生痰之源；煎加生姜、大枣调和脾胃，且生姜兼制半夏毒性。以甘草为使，调和诸药。

三、主张从"气郁痰湿"论治脑性便秘

赵教授通过多年临床经验，以疏肝解郁调肠、健脾化湿调肠、化痰宁心调肠为治疗原则，以十味温胆汤为基础方加减治疗脑性便秘，疗效显著。

十味温胆汤首载于《世医得效方》，能益气养血润肠、化痰宁心调肠，

由法半夏、茯苓、枳实、陈皮、远志、酸枣仁、五味子、熟地黄、党参、炙甘草及姜枣组成。方中包括二陈汤,燥湿化痰、健脾渗湿,使湿去痰消而神宁;有研究表明二陈汤中陈皮所含的挥发油可以使胃肠道蠕动加快;熟地黄补养心血,滋阴润肠通便;远志、酸枣仁、五味子养心安神;枳实,味苦、辛,性寒,入脾、肝、胃经,既能行气消痰、破气除痞,又能消积导滞通便,《名医别录》载枳实功用"逐停水,破结实,消胀满",《药品化义》亦载枳实有"泄胃实……消痰癖……通便闭"之功。有研究证实,枳实可以增加胃动力,使胃肠道的蠕动加快,从而加快大便的排出。炙甘草补益心气,调和诸药。

治疗原则及基础方剂:赵教授在此方基础上加入胆南星、生白术、当归、决明子、白芍、瓜蒌、肉苁蓉、厚朴等药,起到疏肝解郁调肠、健脾化湿调肠、化痰宁心调肠的治疗作用。胆南星味苦、辛,性寒,入肝、脾、肺经,清热燥湿化痰。赵教授在治疗脑性便秘时重用生白术 $40 \sim 70\,g$,健脾益气助脾运,燥湿利水化痰湿,使脾运正常则水谷得以运化,脾气布津则肠道得以濡润。《本草通玄》载:"白术,补脾胃之药,更无出其右者……土旺则清气善升,而精微上逢,浊气善降,而糟粕下输。"现代药理研究表明,生白术可以使胃肠道的运动得到协调、能调节胃肠道的微生物、使胃肠道损伤的黏膜得到修复、还可以起到消炎等作用;枳实与生白术相配,两者一升一降,一补一泻,相互制约,使脾气升清、胃气降浊,升降并行恢复肠道气机,补而不滞,补泻兼施,使湿热得清,气滞得行。当归质润,入心、脾、肝经,长于补血调经、润肠通便。肉苁蓉味甘、咸,性温,入肾、大肠经,能补肾阳、益精血、润肠通便。决明子甘、苦、咸,入肝、肾、大肠经,清肝明目、清热解毒、润肠通便。瓜蒌清热解毒,化痰通便,上既能清肺化痰,下又可润肠通便,提壶揭盖,宣畅肺气,使通便之力更强。厚朴最早记载于《神农本草经》,性温,味苦、辛,归脾、胃、肺、大肠经,芳香燥湿消痰、下气平喘、行气消积除胀满,主治食滞、气滞、便秘腹胀、湿阻中焦、痰壅气逆、胸满喘咳。白芍味苦、酸,性微寒,归肝、脾经,具有养血调经、平抑肝阳的功效。诸药合用,共奏疏肝解郁、健脾化痰、行气消痞、润肠通便的功效,对于脑性便秘疗效显著。

【专长绝技】

一、诊治痔病的经验

赵教授认为痔无症状则无须治疗，只需注意饮食，保持大便通畅，保持会阴部清洁，预防并发症的发生。只有并发出血、脱垂、血栓形成及嵌顿等才需要治疗。内痔的各种非手术疗法的目的都旨在促进痔周围组织纤维化，将脱垂的肛管直肠黏膜固定在直肠壁的肌层，以固定松弛的肛垫，从而达到止血及防止脱垂的目的。当保守疗法失败或Ⅲ、Ⅳ期内痔周围支持的结缔组织被广泛破坏时才考虑手术。

根据以上观点，内痔的治疗宜重在减轻或消除其主要症状，而非根治。因此，解除痔的症状较痔的大小变化更有意义，并被视作治疗效果的标准。内痔的治疗方法很多，可以根据病情来选择。

1. 辨证施药熏洗

赵教授强调中药煎汤熏洗肛门会阴部，通过热力和药的作用，可促进血液循环，使气血流畅，达到消肿止痛的目的。赵教授还主张辨证施药进行熏洗。湿热生痔的治则宜清热祛湿，常用药物有黄连、黄柏、大黄、黄芩、地榆、槐角、苦参、芒硝、川椒、马齿苋、防风、蒲公英、野菊花、金银花等。气滞血瘀的治则宜理气消肿、活血化瘀，常用药物有枳壳、厚朴、木香、红花、川芎、归尾、赤芍、丹皮、泽兰、郁金等。风燥肿痒的治则宜祛风润燥、消肿止痒，常用药物有苦参、蛇床子、地肤子、威灵仙、五倍子、艾叶、花椒、当归、荆芥、防风等。

2. 辅以塞药、敷药疗法

赵教授认为塞药、敷药方法比口服药物的疗效更好，由于直肠局部给药直接作用于痔局部，发挥作用快。将各种痔疮栓塞入肛门内或将中药膏剂敷在伤口和患处，具有消肿、止痛、止血等作用。适用于痔核脱出、肿痛不适，或因分泌物过多而引起的肛门瘙痒，或术后出血及遗留创面等。常用的药剂有普济痔疮栓、马应龙痔疮栓、化痔栓、吲哚美辛栓、马应龙麝香痔疮膏、肛泰软膏、冰黄肤乐软膏等。

3. 手术治疗痔病的要点

① 预防肛门狭窄，注重扩创修剪

赵教授认为要减轻术后疼痛、促进创面愈合，创面引流通畅是很重要的前提，所以他十分注意对每一个创面的修剪，务必使其平整、通畅。对于痔核结扎较多的病例，他更注重扩创引流，一般在肛门右后方做放射状切口，松解括约肌，预防术后肛门狭窄。

② 设计最佳手术路线

对于病情复杂、痔核丛生者，这点尤为重要。赵教授常教导学生对每一个病患都需仔细检查，设计手术路线要趋利避害，选择最佳方案，对预后有充分估计，方可谨慎下刀。

③ 针对主要病灶，不过度手术

跟随赵教授学习期间，见其对痔病的手术治疗较早年越发谨慎。赵教授教诲：肛门皮肤、黏膜不及方寸之间，多留一分便为患者多留一分好处。医生在选择病灶上要稳准，在手术方法上要精细，方可做到减少手术创伤、减轻患者术后不适、缩短疗程、又有最佳的远期疗效，这是医生不断修进之处。

④ 注重细节，防微杜渐

赵教授十分注重对外痔的修剪和创面的引流，因此术后患者多能有良好的肛门外观，并有较好的远期疗效。对于环状混合痔的患者，在术后2周左右可多行指检，以防创面粘连引发肛门狭窄。

二、诊治肛痈的经验

赵教授认为肛痈多因外感六淫，过食膏粱厚味，内郁湿热火毒，致邪毒壅积皮肤之间。脓毒旁窜则肛周发病，营卫不和则发寒热，热腐肉烂则化脓成痈，脓无出路不通则痛，脓毒外攻破皮而出则流脓水。

1. 辨证经验

赵教授强调治疗肛痈时要重视辨证。临证时欲正确诊断疾病，必须首先辨其阴阳。同时不能只看一时的表象，要全面分析疾病的症状，以判断其性质。

（1）先辨阴阳：阳证多起病急，肿胀高于皮面，肿胀局限，跟脚收缩，皮色红赤，疼痛剧烈，病程短，溃后脓出黏稠；常伴畏寒发热、大便秘结、小便短赤、舌红苔黄、脉数等。阴证多起病缓，脓肿平坦下陷，肿胀范围不局限，跟脚散漫，位于筋骨，皮色紫暗或皮色不变，无红肿灼热或微热，不痛、隐痛或抽痛，病程长，溃后脓液稀薄等。

（2）再辨虚实：肛痈是由于湿热流注肛门，郁而化热，溃腐成脓，其中又有虚实之别。实证多因过食膏粱厚味、嗜酒，湿浊不化而生，先于肛周出现一小肿块，继而出现剧烈疼痛，常有红、肿、发热，肛门坠胀不适，坐卧不宁，按之灼热，局部肿块凸起，伴大便秘结，小便短赤，苔黄腻，脉滑数。虚证起病缓慢，病程较长，肿块平塌，皮肤暗红或不红，按之肿块微热或不热，可伴低热和盗汗，兼有神疲乏力、大便溏薄、肾虚遗精、耳鸣等症，舌质淡，脉细数。

（3）鉴别脓液：鉴别脓液有无关键在于肿块的软硬。脓肿的部位深浅是切开排脓的重要依据，若不辨深浅，盲目切开，将误伤正常组织还可能使感染扩散。查脓液的气味、色泽，可了解患者正气之盛衰，为治疗预后提供依据。

（4）分清位置：赵教授经常强调肛门周围组织疏松，间隙较多，脓肿可以发于任何位置，术前分清脓肿的位置非常关键，这直接关系术后疗效，根据临床表现辨别脓肿的位置，是肛提肌以上的脓肿还是肛提肌以下的脓肿，辨别肛门旁皮下脓肿、坐骨直肠间隙脓肿、骨盆直肠间隙脓肿、直肠后间隙脓肿和黏膜下脓肿。

2. 手术治疗肛痈的要点

赵教授认为肛痈一旦诊断明确，应积极进行手术治疗。根据脓肿位置的不同采取不同的手术方式。术中赵教授反复强调以下 4 点。

（1）定位要准确：一般在脓肿切开引流前应该做一穿刺，待抽出脓液后，再行切开引流。

（2）避免损伤括约肌：浅部脓肿可行放射状切口，深部脓肿应行弧形切口。

（3）引流要彻底：切开脓肿后用手指去探查脓腔，分开脓腔内的纤维间隔以利引流通畅。

（4）预防肛瘘的形成：术中应该切开原发性内口，防止肛瘘形成。

三、诊治肛漏的经验

1. 强调以彻底治疗、保护肛门功能为主旨

赵教授认为，肛瘘的手术治疗应以彻底治疗、保护肛门功能为主旨。手术应针对肛门腺感染是肛瘘形成的主要原因，将彻底切除感染的肛隐窝、肛门腺导管和肛门腺作为肛瘘根治的关键。根据肛瘘主要是"肌间瘘性脓肿"的理论，在肌间寻找瘘管并彻底清除病灶。把保护肛门括约肌及肛门功能作为治疗原则。

2. 准确预测瘘管走向的经验

（1）根据外口预测病情：赵教授认为外口常为肛瘘之外象，外口高突、结缔增生者，其病程多长而反复；外口凹陷者，多病基内引、深而错杂；外口近肛门者，管道也可盘根错杂，不能轻视。外口在肛门后半圈者，内口多在后中肛内；在前半圈者，内口位置多同于外口。有多个外口者，要判断瘘管独生或互通的情况，尤其肛门两侧都有外口者要考虑马蹄形肛瘘的可能。

（2）根据硬结性质预测病情：赵教授认为肛外触及明显条索状硬结通入肛内者，瘘管多较浅显；而肛外条索状硬结不易触及者，瘘管多深陷，预示病情复杂。肛内齿线处能触及小硬结，提示内口位置直肠环硬化；肛内高位触及硬结者，病情多复杂，此类硬结若按有中空虚陷感，恐暗藏管道而难触及。

3. 复杂性肛瘘的治疗经验

（1）善用挂线疗法：对高位复杂性肛瘘赵教授常采取低位切开、高位开口辅以挂线处理，既防止术后肛门失禁，又达到治愈深部瘘管的目的。对马蹄形肛瘘采取后位切开（高位配合挂线），两侧施行对口引流，既防止术后肛门畸形的产生，又能缩短治疗时间。

（2）注重保护肛门功能：赵教授对于复杂性肛瘘的治疗稳中求效，根据病情采取不同治疗方法，对于管道复杂、一次性手术可能造成肛门功能损害者，需分次手术如挂线法；对瘘管穿越直肠环者，以橡皮筋挂线，通过橡皮筋的自行收缩，缓慢钝性切割；对于外部创面大、肛内瘘管不宜一并切开者，以丝线松挂为宜，并有引流作用，待肛外创面范围缩小后再做紧线处理；对瘘管未完全跨越直肠环、而切开肌肉层较多者，以橡皮筋紧线切割，预防一次性切开肌肉回缩，并可减少出血。

（3）选择合适的手术时机：赵教授认为肛瘘的治疗宜早不宜迟，但对于部分管道不明显、发作间歇长的病例不宜匆忙手术，以免造成假道或过度手术。对于二次手术的间隔可短可长，管道清晰通畅者宜早；对于管道走向复杂而暂时闭合不发，或时有发作而症轻，或保守治疗可控制症状，或手术治疗难有满意疗效者，二次手术的间隔可长些，待时机成熟后再行手术。

4. 治疗肛瘘的要点

（1）术中手法轻柔：探寻瘘管走向时要轻柔，以免造成假瘘管。若瘘管基底部较疏松，则不能过度搔刮，以免出血过多。

（2）挂线的技巧：橡皮筋挂线时，以丝线扎紧橡皮筋根部，第一道打松结，以便日后紧线之需；第二道打死结，以固定松结使其不散开。橡皮筋的收紧程度可根据实际病情而定。若管道浅，可收紧些，有时可以丝线代替橡皮筋直接结扎。若管道深，则不可收得过紧，甚至可采用虚挂，术后通过多次紧线缓慢切开直肠环，避免肛门功能受损，使挂线处创面平整。为防止橡皮筋未脱先断，可同时松挂一丝线以备之需，也方便再次紧线。

（3）注重换药：赵教授常说，在复杂性肛瘘治疗中换药与手术一样重要。换药时手法宜轻柔，清创应彻底，尤其对深部创面应探底擦拭，以免引流不畅或假性愈合造成复发。适时指诊，了解挂线松紧以便及时紧线。如有胬肉赘生当及时修剪。

四、诊治肛裂的经验

1. 治疗方式的选择

对于肛裂的治疗，赵教授主张解除括约肌痉挛、止痛、软化大便、终止恶性循环、促使创面愈合、解除伴随的各种并发症。临床应用时可根据病情轻重缓急因人而异、灵活施治。早期肛裂应从调整大便着手，以清热凉血、养阴生津、活血止血、润肠通便，并配合局部熏洗、换药治疗；陈旧性肛裂则以手术治疗为主，辅以润肠通便。

2. 注重内治法

赵教授认为内治法在调理大便、缓解疼痛等方面具有较好的作用。还可通过调整机体气血阴阳的偏衰，提高组织修复能力，促进裂口愈合。应用时也应辨证论治。肛裂有新旧之分，对于病期短而无并发症者，可分别施以清热通腑、凉血润燥、清热利湿、养血益阴、润肠通便等法；对于病期较长之陈旧性肛裂，合并有皮赘、隐瘘及肛管狭窄者，则应在治其兼证的同时，施以手术治疗，缓解其局部病变。

3. 手术方法的选择

赵教授认为，早期肛裂可以采用侧切术，但对于陈旧性肛裂还需通过后位切开解决。后位切开特点在于充分扩大肛裂创面，切除溃疡面，同时切断外括约肌皮下部及部分内括约肌，其中内括约肌切断多少可依患者肛门括约肌紧张程度而定。这样既可达到最佳治疗效果，又能尽量少地破坏内括约肌从而更好地保护肛门的自制功能。

同时赵教授强调，在切开肛裂创面的同时不能忽视对肛裂周围的外痔、肛乳头肥大及皮下瘘的处理，它们不仅是慢性肛裂的产物，同时可以导致局部慢性炎症迁延难愈，并影响肛裂创面的引流，妨碍伤口愈合。若不及时将并发症清除，甚至还会影响术后创面的愈合，导致治疗失败。

4. 手术治疗肛裂要点

赵教授经常讲到很多肛裂患者术后出现复发、伤口久不愈合、肛门失禁和肛门狭窄是由于术中操作不当造成的，术中应注意以下两点。

（1）在肛裂切开术中，切口长度上至齿线，下至略超出裂口下端，应以切断栉膜带及部分内括约肌为度。切除的范围：只将溃疡潜行边缘的瘢痕组织切除即可，注意保留肛管皮肤，不宜切除过多，以免形成较大的瘢痕，影响肛门功能。

（2）在纵切横缝或皮瓣移植术中，必须做指诊，以麻醉下能通过2指为度。防止肛管狭窄。纵切横缝术在肛缘皮肤与直肠黏膜对合缝合时，应注意黏膜在肛管的高度，要让肛缘皮肤经缝合后上移于肛管内。

五、治疗出口梗阻型便秘的经验

赵教授强调导致出口梗阻型便秘的原因众多，但有主次之分，术前认真系统地进行有关便秘病史的详细询问和专科项目检查，即能明确诊断，但最重要的是明确导致便秘的主要原因，这也是决定采用哪种治疗方法的关键，从而决定是否需要手术，选用何种手术方法最佳，在拟定消除主要病变方案的同时，一定要对并存的异常病变进行治疗。

对于Ⅰ度直肠前突导致的便秘，赵宝明教授多采用直肠前突黏膜下注射术，术中以 1∶1 消痔灵注射液（ 1 份消痔灵加 1 份 0.5% 利多卡因）于 12 点松弛黏膜的下缘进针，针尖抵达肌层后，边退针边推药，将药注入黏膜下层，药量 10 ~ 15 mL。以同样方法，在前壁两侧进行注射，可起到较好的治疗效果。对于Ⅱ度直肠前突导致的便秘，赵宝明教授多采用经阴道直肠前突修补术，术中用阴道拉钩牵开阴道充分显露阴道后壁，确认前突范围。自前突下缘至上缘纵行切开阴道后壁达直肠阴道隔。提起两侧切缘，向两侧潜行游离至肛提肌。用 1–0 可吸收缝合线间断缝合肛提肌，修补缺损的直肠阴道隔。修剪阴道壁切缘，纵行缝合阴道切口。

对于直肠黏膜内脱垂导致的便秘，赵宝明教授常采用注射固脱法与PPH 微创固脱法联合应用，术中以 1∶1 消痔灵注射液于 12 点松弛黏膜的下缘进针，针尖抵达肌层后，边退针边推药，将药注入黏膜下层，药量10 ~ 15 mL。

对于耻骨直肠肌肥厚导致的便秘，赵教授常采用耻骨直肠肌部分离断术，术中行肛门后方弧形切口，钝性分离外括约肌浅部和深部，以弯血管钳挑出耻骨直肠肌大部，钳夹切断后结扎断端，逐层缝合切口。

【典型医案】

一、诊治痔病

高某，男，48岁。

初诊：2021年5月28日。

主诉：肛门下坠感3月余。

病史：2021年2月22日于某医院行痔疮手术，术后出现肛门处堵胀不适，伴肛门下坠感，左上腹隐痛，腹胀，情绪不佳，焦虑，眠浅。

舌脉：舌紫暗，苔少燥白，脉沉细。

诊断：静脉曲张痔。

辨证：气血瘀滞，痰湿阻滞。

治法：燥湿化痰，行气活血。

处方：

1. 口服自拟方，具体方药如下：胆南星10g，当归30g，炒白术15g，茯苓30g，合欢皮20g，厚朴15g，枳实10g，煅龙骨20g，干姜6g，桂枝10g，五味子10g，黄连6g，薄荷10g，柴胡10g，土茯苓30g，郁金10g，陈皮10g，甘草3g。14剂，水煎服，每日1剂，早晚分服。

2. 中药协定方熏洗，具体方药如下：芒硝30g，黄柏10g，大黄10g，花椒10g，五味子10g，苦参15g，炒苍术10g。14剂，水煎，每日1剂，早晚熏洗。

二诊：2021年6月11日。服药2周后症状较前减轻，大便1日2次，先干后稀，腹痛时有。行粪便脱落基因检测显示阴性，口服方加木香10g，白芍20g，元胡15g。续服14剂。

三诊：2021年6月25日。服药后仍有轻微肛门下坠、堵胀不适，口服方加黄芪30g，生地黄30g，升麻10g，野菊花15g。服14剂。

四诊：2021年7月9日。前症较前明显好转，时有腰痛。口服方加菟丝子15g，续断10g。服14剂，巩固疗效。

　　按语：患者中年男性，3 个月前因痔疮手术损伤正气，气机运行不畅，升降乖戾，气血瘀滞、痰湿阻滞。湿性重浊，其性趋下，累及肛门，故见肛周不适、肛门下坠感；下焦气血凝滞，经脉失养故见腹部隐痛；长期疾病困扰，情志不畅，肝气郁结，郁久化火，故见焦虑失眠。赵教授初诊时以燥湿化痰、行气活血为治疗原则，以胆南星、炒白术、茯苓燥湿化痰、健脾利湿，当归养血活血，厚朴、枳实行气除满，煅龙骨、合欢皮、郁金、五味子清心解郁、定惊安神，桂枝、干姜温阳健脾，以实中州，黄连、土茯苓泻火解毒除湿，柴胡疏肝理气、升阳举陷，甘草健脾益气、调和诸药。二诊时患者主症较前减轻，但时有腹痛，故加系列止痛要药，其中木香行气止痛，白芍缓急止痛，元胡活血止痛。三诊时患者邪气已大祛，正气仍有亏损，故加用黄芪补中益气，配伍升麻升阳举陷，同时予野菊花解毒散热，生地黄凉血活血。至四诊时患者不适症状已明显减轻，诉腰痛，在原方基础上加用菟丝子、续断补肾强骨。赵教授在整个治疗过程中祛邪与培本共用，初时以祛邪为主，减轻患者痛苦，待病情稳定，培补正气，恢复机体正常生理功能。

二、内治法治疗便秘

　　翟某某，女，64 岁。

　　初诊：2021 年 9 月 1 日。

　　主诉：便秘 8 个月。

　　病史：大便 3 ~ 4 日天 1 次，质干，需要依赖开塞露协助排便，蹲厕时间 30 分钟以上，舌淡暗，苔白腻，脉寸尺沉、关洪大，患者既往糖尿病病史多年，腰椎间盘突出症 4 年余，伴腰痛不适，伴失眠、焦虑，追问病史，患者 8 个月前因为家庭不和导致烦躁易怒、爱吵架，之后出现便秘。

　　诊断：脑性便秘。

　　辨证：气郁痰湿阻滞，脾肾阳虚，肛门失调。

　　治法：疏肝解郁调肠，健脾益肾化湿，化痰宁心安神。

　　处方：十味温胆汤合温脾汤加减。具体用药如下：胆南星 10 g，法半夏 9 g，茯苓 30 g，桂枝 10 g，龙骨 20 g，萆薢 15 g，厚朴 15 g，当归 30 g，生白术 60 g，白芍 30 g，草豆蔻 10 g，远志 10 g，石菖蒲 10 g，枳实 10 g，芒硝 10 g，合欢皮 20 g，炙甘草 5 g，杏仁 10 g，薏苡仁 30 g，决明子 30 g，肉苁蓉 30 g。14 剂。每日 1 剂，水煎，早晚分服。

　　二诊：2021 年 9 月 15 日。患者诉便秘明显缓解，每日排便 1 次，质略干，已经不用开塞露辅助，如厕时间可以控制在 5 分钟以内，排便通畅，睡眠较前明显好转，但患者仍诉腰痛不适，继服上方加独活 15 g，桑寄生 15 g，续断 10 g。14 剂后患者痊愈。

按语：患者 8 个月前因为家庭不和导致肝郁气滞，腑气不能畅通，气机不畅、气火内郁、痰浊内结、大便不通导致便秘，痰浊上扰心神出现心烦、失眠。赵教授初诊时以疏肝解郁调肠、健脾益肾化湿、化痰宁心安神为治疗原则，以法半夏、茯苓、薏苡仁燥湿化痰、健脾渗湿，生白术、枳实健脾化湿、下气除满，胆南星清热化痰安神，远志、石菖蒲、合欢皮、龙骨养血宁心、重镇安神，当归、白芍补血柔肝、润肠通便，厚朴、芒硝、决明子、杏仁泻下通便、润燥软坚、清肝润肠、下气消胀，萆薢利湿去浊，草豆蔻燥湿行气，桂枝温通经脉、助阳化气，肉苁蓉补肾助阳、润肠通便。二诊时患者便秘明显缓解，失眠较前好转，但患者仍有腰痛，故原方加独活、桑寄生、续断补肝肾、强筋骨、祛湿止痛，诸药合用共同发挥疏肝解郁调肠、健脾益肾化湿、化痰宁心安神的作用。

赵教授除了应用中医药治疗患者的便秘症状，还对脑性便秘患者进行心理治疗，在临床诊治过程中主动关心患者，与患者之间进行有效的交流和沟通，鼓励患者说出自己的不满，详细了解患者的负性想法和行为，疏导患者的不良情绪，使患者消除各种顾虑，心情愉悦，增强战胜便秘的信心，这对于脑性便秘的治疗起着不可或缺的作用。

【经方验方】

一、安神通便汤

[处方] 白术 50 g，黄芪 40 g，厚朴 10 g，枳实 10 g，茯苓 20 g，炒酸枣仁 20 g，远志 15 g，石菖蒲 15 g，全瓜蒌 30 g，益智仁 15 g，生甘草 6 g。

[功能] 理气开郁，益气安神，养血活血，润肠通便。

[主治] 脑性便秘。

[用法] 水煎服，每日 1 剂，早晚分服。

[方解] 方中黄芪性微温，归脾、肺经，主补气健脾、升阳举陷，与白术配伍可增强补气健脾之效。茯苓性平，归心、脾、肾经，主利水渗湿、健脾、宁心。益智仁性温，归肾、脾经，主温脾开胃。此方中以白术为君，多重

用，配伍黄芪、茯苓以益气健脾生血。厚朴性温，归脾、胃、肺、大肠经，主燥湿化痰、下气除满。枳实性温，归脾、胃、大肠经，主破气消积、化痰除痞，常与厚朴同用行气通腑。全瓜蒌性寒，归肺、胃、大肠经，主清热化痰、润肠通便。厚朴、枳实、全瓜蒌合用以行气润肠通便。炒酸枣仁性平，归心、肝、胆经，主安神、养血益肝、生津。远志性温，归心、肾、肺经，主安神益智、祛痰开窍。石菖蒲性温，归心、胃经，主开窍醒神、化湿和胃、宁神益志。炒酸枣仁、远志、石菖蒲合用，可增安神益志之功。

［应用情况］安神通便汤在治疗脑性便秘方面疗效显著。对于病程大于半年并曾依赖泻剂、灌肠或其他促进肠道功能的药物治疗无明显疗效的便秘患者，安神通便汤可明显改善患者的便秘症状，且用药周期越长，疗效越显著。

［禁忌］妊娠期及哺乳期女性，久痢久泻者。

二、千金止痛方

［处方］芒硝 30 g，黄柏 10 g，花椒 10 g，五倍子 10 g，苦参 10 g，炒苍术 10 g。

［功能］泄热软坚，燥湿化痰，解毒止痛。

［主治］痔、肛痈、肛裂、肛瘘等。

［用法］水煎外洗，每日 1 剂。

［方解］方中芒硝性寒味咸，入胃、大肠经，润燥软坚、清火消肿。黄柏、苦参性寒味苦，入大肠、膀胱经，清热泻火、解毒除湿。花椒性温味辛，入脾、胃、肾经，温中止痛、杀虫止痒。五倍子味酸、涩，性寒，入肺、肾、大肠经，收湿敛疮、收敛止血。炒苍术味辛、苦，性温，入脾、胃、肝经，燥湿健脾、祛风散寒。

［应用情况］临床千金止痛方能较好地改善混合痔患者的便血情况，减轻肛周脓肿、肛瘘患者的肛周肿痛，以及肛裂患者的肛门疼痛症状。目前已被收录为北京中医药大学东直门医院肛肠科协定方，广泛应用于临床。

［禁忌］创口属虚寒、久溃不敛者，药物过敏者。

三、加味温胆汤

［处方］胆南星 10 g，法半夏 10 g，茯苓 30 g，白术 40 g，枳实 10 g，厚朴 15 g，生地 30 g，丹皮 10 g，玄参 10 g，竹茹 10 g，当归 30 g，白芍 30 g，远志 10 g，石菖蒲 10 g，合欢皮 20 g，甘草 6 g。

［功能］化痰祛湿，理气通便。

［主治］脑性便秘。

［用法］水煎服，每日1剂，早晚分服。

［方解］胆南星、竹茹性凉，味苦、甘，入胃、肝、胆、脾经，清热化痰、和中安神。法半夏性温，味辛、苦，入脾、胃、肺经，清痰化饮、壮脾顺气。茯苓性平，味甘、淡，入心、脾、肾经，健脾渗湿、宁心安神。白术性温，味甘、苦，入脾、胃经，健脾益气、燥湿利水、润肠通便。枳实、厚朴味辛、苦，入脾、大肠经，理气消积、除滞散满。当归、白芍味甘，入肝、脾经，养血活血益髓、润泽肠道。生地、丹皮、玄参性凉味甘，入脾、肾经，凉血滋阴、润肠通便。远志、石菖蒲、合欢皮性温、平，味苦、甘，化痰通窍、强脑安神定志。甘草调和诸药。

［应用情况］临床上加味温胆汤常用于治疗气滞湿阻型脑性便秘，疗效可靠，无不良反应。

［禁忌］妊娠期及哺乳期女性，久痢久泻者。

四、柴胡泻心汤

［处方］柴胡10g，黄连10g，黄芩10g，法半夏10g，茯苓30g，白术10g，枳实10g，木香10g，生甘草6g。

［功能］疏肝健脾。

［主治］肠易激综合征。

［用法］水煎服，每日1剂，早晚分服。

［方解］白术，味苦、甘，性温，归脾、胃经，补气健脾、燥湿利水。茯苓，味甘、淡，性平，归心、脾、肾经，利水渗湿、健脾和中、宁心安神。太子参，味甘，性平，归脾、肺经，益气、生津、养血。木香，味辛、苦，性温，归脾、胃、大肠、胆、三焦经，行气止痛。枳实，味苦、辛、微酸，性微寒，归肺、脾、大肠经，行气宽中、化痰消积。黄连、黄芩，味苦，性寒，归心、肝、胃、大肠经，清热燥湿、泻火解毒。法半夏，味辛，性温，归脾、胃、肺经，燥湿化痰、降逆止呕、消痞散结。柴胡性微寒，味苦，归肝、胆经，疏肝解郁、升阳止泻。甘草调和诸药。

［应用情况］临床上柴胡泻心汤常用于治疗肝郁脾虚型肠易激综合征，较好地缓解患者的腹泻症状，提高患者的生活质量，疗效可靠。

［禁忌］肝肾功能不全者，妊娠期及哺乳期女性。

第十九节　国医肛肠名师张燕生学术思想与诊治绝技

【个人简介】

张燕生，男，1952 年 9 月 2 日出生，汉族，北京人，博士研究生导师，第四、第六批北京市名老中医药专家学术经验继承工作指导老师，北京中医药管理局"双百工程"指导老师，国家中医药管理局"优才班"指导老师。中华中医药学会授予张老"全国中医肛肠学科知名专家"称号。

荣誉称号：曾获全国中医药科普著作特别奖，北京中医药大学科学技术三等奖，"疏通消化饼干"项目获中医药科技产品开发贡献奖，荣获京蒙肛肠医疗帮扶项目终身特别贡献奖荣誉称号，编著《中国肛肠病诊疗学》荣获中华中医药学会学术著作一等奖。

科研成果：张老以继承先贤、启迪后学为己任，他在诊疗之余、教学之暇，致力于理论著作和实践经验总结。明确提出了"炎症性肠病"应属中医外科"肠痈"范畴，最先提出了该病为"寒热错杂，肠络瘀滞"的病机，治疗上应以"辛开苦降，化瘀通络"为法，并按照中医外科"消、托、补"内治分期方法，分别选用"半夏泻心汤、乌梅丸、炙甘草汤"对应各期加减治疗，尤其侧重活血化瘀药物的使用，对轻、中度及活动期的效果肯定，对该病的外治技术如灸法、灌肠、足疗、穴位贴敷、按摩、热浴等进行了总结，整理出符合临床且实用的方法。近年来还对中医外科早先描述的"痛风、便秘、囊痈、脱囊"等疾病进行了理论与临床的探索，根据"疏导宜为先"的理论思想，完善了上述疾病的治疗方法，并已把这些经验充实到教材中，张老在国内外学术刊物上发表学术论文 70 余篇，著作有 7 部。

社会兼职：原中华中医药学会肛肠分会副会长，中国医师协会肛肠专业委员会副会长，北京中医药学会外科专业委员会主任；现兼任中国非公立医疗机构协会肛肠专业委员会名誉主任委员，中国民间中医医药研究开发协会肛肠分会会长，中医药高等教育学会临床教育研究会肛肠分会名誉会长，中国医师协会中西医结合医师分会第二届肛肠病学专业委员会名誉主任委员，北京中医药学会第三届外科专业委员会名誉主任委员，中国医药教育协会肛肠疾病专业委员会名誉主任委员，中国中医药研究促进会肛肠分会副会长，北京医师协会肛肠专家委员会主任。

【学术思想】

张老长期致力于肛肠疑难病如溃疡性结肠炎、克罗恩病等疾病的研究，临证时提倡辨体、辨病、辨证结合，因人制宜，四时调护。把外疡的治疗理念引入内疡的治疗，强调阴阳为纲、通因通用，初病注重消导活血，久病注重温阳利水，全程顾护胃气，形成了独特的学术思想体系。

一、重视阴阳，通因通用

《素问·阴阳应象大论》所言："阴阳者，天地之道也，万物之纲纪，变化之父母，生杀之本始，神明之府也，治病必求于本。"这个本，即是阴阳。《医理真传》郑钦安原叙云："医学一途，不难于用药，而难于识症。亦不难于识症，而难于识阴阳。"

在临床治疗炎症性肠病时，张老认为本病新发，其病在阳，多由食积水饮，或者气机不畅，郁而化热。张老治疗此病初起多用消导利水和营之法，应用枳实、焦三仙、鸡内金、木香等药。若是久病之人，多属阴证，久病损伤阳气，阳虚寒凝，血寒停滞，瘀血不去，新血不生。故临证中常会运用大剂量附子等温阳类中药，配合虫类活血药物，以达到升阳散瘀、化瘀生新之作用，促进炎症性肠病的修复。因此，患者虽有腹泻、便血等症，但仍用消导、逐瘀，取通因通用之法。

二、培补体质，注重脾胃

在《灵枢·本藏》中曰："然有其独尽天寿，而无邪僻之病，百年不衰，虽犯风雨，卒寒大暑，犹弗能害也；有其不离屏蔽室内，无怵惕之恐，然犹不免于病，何也？"回答曰："五脏者，固有小大、高下、坚脆、端正、偏倾者；六腑亦有小大、长短、厚薄、结直、缓急。"论述了不同体质人群疾病的易感性。炎症性肠病患者大多有着相似的生理及心理表现，可以归纳为相似体质。而且在其发病过程中诱因虽然多样，然饮食脾胃至为关键，肾为先天之本，脾为后天之本，体质之差异可以通过后天健脾来调整，故而张老在炎症性肠病的治疗中将顾护脾胃贯彻始终，或四君补气，或六君开胃，或归脾汤健脾安神，或逍遥散疏肝健脾，逐渐纠正患者体质之偏。

三、因时制宜，四时调护

张老观察到，由于炎症性肠病患者对外界的应激能力失调，发病和复发均有一定的季节性，在四季交替之时更易发病。可用四季阴阳盛衰和气机升降浮沉节律来确定治则，如李时珍在《本草纲目·四时用药例》中所说"升降浮沉则顺之，寒热温凉则逆之"。就是说从春夏属阳，宜逆之以寒凉药物治疗；秋冬属阴，宜逆之以温热性药物治疗；而从四季升降浮沉节律来看，宜顺其春夏升浮、秋冬沉降之势，春夏用升浮药，秋冬用沉降药。故而张老在治疗中，春月多加辛温之药，薄荷、荆芥、柴胡、白芍之类，以顺春升之气；夏月加辛热之药，香薷、生姜、苍术之类，以顺夏浮之气；长夏加甘苦辛温之药，白术、藿香、佩兰之类，以顺化成之气；秋月加酸温之药，芍药、乌梅、五味子之类，以顺秋降之气；冬月少佐甘寒之药，芦根、地骨皮、金银花之类，以顺冬沉之气，所谓顺时气而养天和也。

四、内外结合，标本同治

张老临证强调良工不废外治，在炎症性肠病的治疗中，尤其注重灸法和膏摩的运用，灸法以注重督脉灸法，以及脾俞、肾俞、关元、气海、天枢等穴位的灸疗。并且用乌药、小茴香、荜茇、丁香等中药敷于痛处。对于轻中度的患者以紫草、青黛、浙贝母、海螵蛸等药物灌肠。内外结合，标本同治，可以较快改善腹痛、腹泻、便血等症状。张老在对中医内、外科古籍的研究整理中，形成了独特的观点，并在临床中得到了验证，取得了很好的疗效，在我国肛肠界具有重要的学术影响力。

【专长绝技】

消痔灵注射液加肛管紧缩术治疗完全性直肠脱垂。

1. 术前准备

治疗前 3 天进食少渣饮食，口服替硝唑 0.5 g，每日 1 次，治疗前 1 天晚上进行清洁灌肠，术晨再次灌肠 1 次。

麻醉方式采用腰部麻醉，体位采取截石位，常规消毒皮肤及肛管、直肠，铺置无菌巾。

2. 手术方法及步骤

① 直肠黏膜下注射及缝扎法：应用卵圆钳将直肠由肛门完全拉出，用 5 mL 注射器抽吸 0.5% 利多卡因注射液与消痔灵注射液，混合而成 1∶1 的溶液，接上 7 号心内注射针在 3、6、9、12 点方位进行直肠黏膜下双向柱状注射，每柱注药 5～8 mL，每柱之间根据情况给予点状补充注射。注射后在脱出的直肠远端用长直钳于 3、9、12 点处纵行钳夹直肠黏膜 8～10 cm，用 1 号可吸收线在长直钳下基底部间断"U"字形缝扎 3～5 针，以缩窄直肠，并使其术后产生柱状瘢痕。加强注射后直肠的柱状支撑作用。

② 肛外直肠周围高位间隙注射：在柱状缝扎后，将直肠送回肛内，若因组织肿胀不易送回时，可用棉垫包裹，双手挤压，一方面使注射的药液均匀散布于黏膜下组织；另一方面可使直肠充血的状况得以改善。如直肠可顺利回纳，用碘伏消毒肛管和肛周皮肤，再将前述 1∶1 的消痔灵溶液于两侧骨盆直肠间隙和直肠后深间隙各注射 10 mL，注射时需要示指伸入肛内进行引导，以免刺入肠壁造成坏死、发生肠瘘。

③ 肛管紧缩术：用碘伏消毒肛管和肛周皮肤，术前测算肛门松弛的程度决定缩小的范围，一般 2 横指（直径 4 cm）要缩小肛门 1/2，3 横指者（直径 6 cm）要缩小肛门 2/3。可用卵圆钳夹住肛门缘 3、9 点皮肤对拉，钳夹的前方能容 1 横指（直径 2 cm）通过，后方即为要缩小的皮瓣范围。首先自 3、9 点肛缘外 1 cm 处至尾骨之间做一"V"字形切口，其边长约 5 cm，皮下用剪刀由远端向肛缘行浅部游离皮瓣并分离出外括约肌皮下部和浅部，此时可见其松弛的肛尾三角夹角增大。用 4 号丝线将皮下部、浅部及深层外括约肌纵向间断缝合 3～4 针，使夹角变小并紧贴肛管。然后用碘伏湿敷创面，再用盐水仔细冲洗并注意止血，后用 4 号丝线或可吸收缝线缝合"V"字形皮肤切口，待缝至肛缘时，再于齿线向下与原切口做一"Λ"字切口，只切至皮下，最后将两个切口会合成一梭形切口，然后继续由外向内缝，直至切口顶端。缝合后的肛管最多容一横指（直径 2 cm）通过即可，肛管内放一油纱条或橡胶管引流，肛门外用塔形纱布盖护，并用人字胶布固定。若用橡胶管

引流者，外端可接无菌引流袋。

3. 术后注意事项

① 禁食 3 天，每天按人体需要补液并给予头孢菌素预防感染。

② 3 天后开始进流食，5 天后进半流食，7 天后进普食。

③ 缝合的伤口每天用碘伏清洁消毒，以防渗出物污染伤口，引流袋每日更换。

④ 术后 3 天内有低热，体温多在 38.5 ℃以下。若持续高热，要检查肛管、直肠伤口有无严重感染发生，并做及时处理。

⑤ 术后若早期排便，可在用 1∶5000 高锰酸钾溶液坐浴后，再用碘伏消毒缝合的伤口并包扎。

⑥ 若术后 5 天仍未排便，可给予润肠丸 1 丸，每日 2 次，以防便秘发生。

⑦ 术后 7 天拆除肛门及肛管伤口缝线，并每日用痔疮膏纳入肛内换药。

⑧ 若肛门及肛管伤口有感染者，应及时拆除缝线，使其引流通畅，每日换药至痊愈。

【典型医案】

"内补托、外渐渍"治疗溃疡性结肠炎。

李某，男，37 岁，职员。

初诊：2022 年 2 月 9 日。

主诉：大便次数增多伴黏液血便 4 年。

病史：患者自述 2018 年 2 月无明显诱因出现大便次数增多，每天 5 ~ 6 次，伴便血，血色暗红，附着于大便表面，伴黏液。于德国某医院行肠镜检查提示溃疡性结肠炎（乙状结肠型），应用激素治疗后病情好转。2019 年于西安某医院行肠镜检查提示肠息肉，应用美沙拉秦、免疫抑制剂治疗。2020 年 3 月于西安口服中药治疗，疗效尚可，停用美沙拉秦。现患者上述症状再次出现，来诊，现大便每日 5 ~ 6 次，不成形，呈絮状，伴黏液血便，伴腹痛、肠鸣，伴腹部坠胀，畏寒明显，舌淡苔薄白，脉沉细。

检查：电子结肠镜（2018 年 2 月国外）示溃疡性结肠炎（乙状结肠型）。电子结肠镜（2019 年 3 月西安）示溃疡性结肠炎，肠息肉。

中医诊断：肠痈。

西医诊断：溃疡性结肠炎。

辨证：寒湿蕴结，肠络瘀滞。

治法：温补脾肾，祛寒通络。

处方：附子60 g，干姜15 g，苏梗12 g，黄柏6 g，黄连4 g，蜈蚣4 g，地龙12 g，吴茱萸4 g，鬼箭羽12 g，虎杖15 g，侧柏叶12 g，白头翁15 g，茜草炭15 g，荜茇6 g，马齿苋15 g，仙鹤草15 g，乌梅15 g，补骨脂15 g，元胡9 g，香附10 g。配方颗粒，每日1剂，冲服。

嘱患者每日热敷腹部，温水泡脚，以头部见汗为度。

二诊：2022年2月23日。服上药2周，症状减轻，大便每天1次，便质成形略干，少量便血，无黏液，无腹痛，无肠鸣，舌红苔薄白，脉沉细。实验室检查示肝肾功能、血常规+CRP、血沉未见异常。便常规+潜血示白细胞2～4/HP，红细胞20～30/HP，HB（＋）。复查结肠镜示溃疡性结肠炎（活动期，中度，全大肠）。

调方如下：附子60 g，吴茱萸4 g，干姜15 g，苏梗12 g，黄柏6 g，黄连4 g，蜈蚣4 g，茜草15 g，鬼箭羽12 g，虎杖15 g，白头翁15 g，荜茇6 g，马齿苋20 g，肉桂9 g，土茯苓15 g，水蛭4 g。配方颗粒，每日1剂，冲服。

继续腹部热敷，热水泡脚。

三诊：2022年4月18日。患者诸症缓解，去外地居住，复查备药。

按语：患者病属肠痈范畴，《医宗金鉴》痈疽总论歌中提到痈疽原是火毒生，经络阻隔气血凝，其总的病机为经络阻隔、气血凝滞。患者腹泻，肠鸣伴黏液，舌淡胖，多涎沫，此为寒湿内蕴之象，经络阻滞，气血不通，可见血溢脉外，脾肾阳虚、寒湿内蕴，故见畏寒怕冷。患者脾肾阳虚为本，寒湿内生为标，治疗宜采用补脱化毒之法，方药以温补脾肾、化瘀通络为主，附子、干姜、肉桂、吴茱萸温补脾肾，蜈蚣、水蛭、鬼箭羽等化瘀通络，土茯苓、虎杖祛湿通络，苏梗理气通络。张老在诊疗中重用附子温补脾肾，善用虫类药物祛瘀通络。

溻法，相当于泡洗和浸渍，最早记述见于南朝龚庆宣《刘涓子鬼遗方》中所述的猪蹄汤治疗痈疽："夫痈坏后有恶肉者，以猪蹄汤洗其秽……"而最早记述以中药药液湿敷（后世所言"溻法"）亦见于《刘涓子鬼遗方》，其《相痈之有脓可破法》中记载："治痈疽，升麻薄极冷方：升麻（一两）、大黄（一两）、白蔹（六分）……上十味筛，和以猪胆，调涂布敷之痛上，燥易之。"明代梅南书屋《东垣十书》中引李东垣曰："夫渍法者，宣通行表，发散邪气，使疮内消也。盖汤水有荡涤之功。古人有论，疮肿初生一二日不退，即须用汤水淋射之。其在四肢者，渍渍之；其在腰背者，淋射之；其在下部委曲者，浴渍之，此谓疏导腠理，通调血脉，使之无凝滞也。"张老治疗肠痈在内用补脱之法温阳散寒的同时，应用渍渍法助阳通络，既能增强温补药物的疗效，又对延长患者疾病缓解期进行了进一步探索。

【经方验方】

一、温阳通络汤

［处方］附子60 g，高良姜15 g，苏梗12 g，肉桂12 g，黄柏6 g，黄连4 g，蜈蚣4 g，茜草15 g，鬼箭羽12 g，虎杖15 g，白头翁15 g，莪茇6 g，土茯苓15 g，水蛭4 g。

［功能］温补脾肾，祛瘀通络。

［主治］溃疡性结肠炎（轻、中度及活动期）。

［用法］每日1剂，分2次服。

［方解］方中附子、高良姜、肉桂为君，温补脾肾之阳，以温阳通络；蜈蚣、水蛭、鬼箭羽等活血祛瘀通络为臣；佐以土茯苓、虎杖、莪茇等健脾祛湿增强祛瘀通络的作用；使药黄连、黄柏凉血止血，并制附子之毒。

［应用情况］张老从20世纪90年代开始从肠痈角度，应用中医外科消、托、补的方法论治溃疡性结肠炎，收到较满意的效果。逐渐形成了重用附子温阳，应用虫类药物活血祛瘀通络，补托化毒方法治疗溃疡性结肠炎轻、中度活动期的学术思想。

［注意事项］患者用药过程中注意监测肝肾功能。

二、慢溃宁灌肠方

［处方］白头翁15 g，贯众15 g，青黛10 g，白及10 g，黄柏15 g，紫草15 g。

［功能］清热解毒，凉血散瘀止血。

［主治］溃疡性结肠炎、直肠、乙状结肠，证属湿热蕴结者。

　　[用法] 水煎保留灌肠，每天 2 次，每次约 40 mL。

　　[方解] 白头翁、贯众、黄柏清热解毒、凉血止血，青黛、白及、紫草凉血散瘀止血。

　　本方选用白头翁、贯众以清热解毒凉血，为方中之君药。黄柏泄胃肠中结热，加强清热解毒之功，为臣药。青黛、紫草凉血散瘀止血，白及收敛止血。

　　[注意事项] 保留灌肠药液量 40 mL 左右、温度 41 ℃左右为宜。

第二十节 国医肛肠名师李华山学术思想与诊治绝技

【个人简介】

李华山，男，1962年4月4日出生，汉族，江苏泰州人，中共党员，现为中国中医科学院广安门医院肛肠科主任医师，教授，博士研究生导师，博士后合作导师，北京中医药大学临床学院中医外科学系副主任。曾任中国中医科学院广安门医院肛肠科主任，国家中医药管理局中医肛肠重点学科带头人、区域诊疗中心负责人。

荣誉称号：中国中医科学院广安门医院优秀共产党员（2006年），中国中医科学院广安门医院中青年科技标兵三等奖（2007年），中华中医药学会"全国中医肛肠学科名专家"称号（2009年），"全国中医肛肠名医工作室"称号（2011年），中国中医科学院"中青年名中医"称号（2012年），白求恩精神学会"白求恩式好医生"称号（2022年）等。

科研成果：曾获教育部科技进步二等奖（1998年），北京中医药大学自然科学奖（图书）三等奖（2002年），中华中医药学会科学技术奖学术著作奖二等奖（2004年），中国中西医结合学会科学技术奖三等奖（2007年），中国中医科学院中医药科学技术进步奖三等奖（2008年），中华中医药学会科学技术奖二等奖（2009年），中华中医药学会科学技术奖三等奖（2021年）。

社会兼职：北京整合医学学会盆底疾病分会会长，中国中医药信息学会肛肠分会执行会长，白求恩研究会肛肠分会荣誉会长，中华中医药学会肛肠分会副会长，中国中西医结合学会大肠肛肠病专业委员会副主任委员，中国医药教育协会肛肠疾病专业委员会副会长，中国便秘联谊会学部委员会副会长，北京肛肠学会第二届专家指导联席会议主席，北京中医药学会肛肠专业委员会副主任委员兼秘书长，北京中西医结合学会大肠肛门病专业委员会副主任委员等。

【学术思想】

李华山教授从事大肠肛门疾病的防治与研究工作 30 余年，采用以手术为主的中西医结合诊疗模式，开展各种常见及疑难肛肠疾病的手术治疗，同时对便秘、炎症性肠病、肠癌围手术期的中医药治疗积累了丰富的经验。临证时始终坚持以下 2 点。

一、重视脾肾，固护正气

《黄帝内经》云："正气存内，邪不可干。"脾肾虚弱是诸多肛肠科疾病的发病基础，正所谓"邪之所凑，其气必虚"。肾为先天之本，脾为后天之本，"先天生后天，后天养先天"，无数先贤与经典指出脾肾二脏对固护正气有着重要作用。在治疗便秘、炎症性肠病及肠癌围手术期中医药干预时，李华山教授主要采用补脾益肾之法，认为补益脾气、益肾填精是抵御病邪、肠癌术后防复发、久病调护的重要措施。

在临床治疗老年便秘时，其认为年老天癸渐衰，肾已渐虚，肾虚主二便功能下降，故可见便秘；脾为气血生化之源，脾虚则气血不足，精血亏而肠道失润，阳气虚而推动无力，便秘自然容易发生。李华山教授在治疗此病时多善用健脾益气之品以补中焦之虚、助肠腑之运，尤擅应用黄芪、白术等药健运中焦脾胃；同时应用益肾填精之品以寓通于补，以补为泻，尤擅应用肉苁蓉、决明子等药补益下焦。

在临床治疗炎症性肠病时，其认为脾失健运则不能运化水谷精微，故可发为腹泻；脾气虚不能固摄血液，血溢脉外，则为便血；肾主水，若先天不足或久病及肾，则水湿内停。李华山教授在治疗本病时多善用健脾益气之品以健运中焦、升清化浊，尤擅应用茯苓、山药等药，并在大量补气药中常加入砂仁、陈皮，使补而不滞；同时应用温补肾阳之品以使火旺土强，尤擅应用补骨脂、五味子等药补肾从而上温脾土。

在进行肠癌围手术期干预时，其认为本虚是肿瘤形成的前提条件，再加之手术治疗本身易耗损人的气血；肠癌中后期，因久病耗气伤血导致气血不足、脾肾失养、脏腑失和；而化疗药在中医药物的属性中属于寒凉攻伐之品，损伤脾肾之阳，脾肾亏虚贯穿肠癌发病的始终。李华山教授在治疗本病时多擅用健脾运胃之品以调补后天之本，尤擅用人参、白术、甘草等药培补正气；同时应用山茱萸、菟丝子、枸杞子、淫羊藿等培补肾精，炮附子、肉桂、干姜等温补肾阳，以培补先天之本。

二、湿热毒瘀兼顾，调理气血

对于肛肠科疾病，李华山教授认为辨证应湿热毒瘀兼顾，其中湿热的由来，不外乎内外。外因为感受湿热邪气，人与自然是一个整体，夏季正值暑热之邪当令，且夏季多雨，暑热之邪多夹湿邪，故湿热交蒸；内因为嗜食肥甘厚味、饮食不节或不洁，超出脾胃运化能力，致湿热邪气由内而生，阻于大肠经络，致气血凝滞、筋脉横解、血败肉腐，且湿热互结，如油入面，难解难分，病程胶着，缠绵难愈。湿为阴邪，易伤阳气，初起易损伤脾阳，不能协助肾阳；日久肾阳虚衰，不能温暖脾阳。因此，李华山教授认为肛肠科疾病应该着重从湿热辨证论治。

"阳明经多气多血"，若脾胃气虚，纳运失常，痰湿易生，气血流行困于病理产物的堆积；离经之血不循常道，湿热实邪入于肠间，经气本虚，无以摄血，血与湿热相互焦灼成瘀。并且手阳明大肠经受手太阴肺经之气血，继而输注于胃、脾二经，大肠经气宣通与否影响肝、肺、脾、胃的生理功能。肝脏位于右季肋及右上腹，上与心脏、右肺相邻，下与胃、十二指肠等毗邻，与相邻脏腑关系密切。《黄帝内经》中言："今知手足阴阳所苦，凡治病必先去其血，乃去其所苦，伺之所欲，然后泻有余，补不足。"指出治血乃为阳明经病变的重要治则。

李华山教授认为，肛肠科疾病，总体上治疗时应从整体上把握此病，详审病机，有所侧重，虚则补之、实则泻之，或清热祛湿、行气导滞，或健脾益气、温肾助阳，同时应把握好活血与止血的关系、补气与行气的关系，虚实兼顾，标本同调。通常急性期以通为顺，水得土则绝；缓解期补脾气、顾血气、调肝气，土得木则达，气营运于周身。此外，要调整饮食习惯，重视情志因素在本病中的影响，治疗莫忘调肝，则效如桴鼓。

【专长绝技】

一、消痔灵双层四步注射法治疗成人完全性直肠脱垂

1. 治疗前准备

术前 1 天流质饮食，注射当日禁食，灌肠清洁，会阴部常规备皮。

2. 专用器械

消痔灵注射专用喇叭状肛门镜（前端口径 2.2 cm，后端口径 5 cm，长 8 cm），5 号短针头（口腔科麻醉用针头，直肠黏膜下注射消痔灵用），7 号短针头（局部麻醉用），注射器（5 mL、20 mL），7.5 号腰穿针（行直肠周围注射时用）。

3. 注射药物

消痔灵注射液由明矾、鞣酸、三氯叔丁醇、低分子右旋糖酐注射液，辅料枸橼酸钠、亚硫酸氢钠、甘油等组成。分原液注射，消痔灵注射液和 0.9% 氯化钠注射液 1∶1 注射。

4. 注射方法

① 蛛网膜下腔麻醉成功后，患者取膀胱截石位，常规碘伏消毒。

② 在 3 点位肛门缘外 1.5 cm 处以 7.5 号腰穿针穿透皮肤进针，通过肛提肌有落空感时，用左手示指伸入直肠壶腹引导，手指感到与刺针仅隔肠壁肌层，触得明显后继续进针，约进针 10 cm。准确定位后回抽无血再注药。注药时应边退针边注药，使药液呈柱状均匀分布，一侧注射消痔灵 10 mL。然后再次进一步针尖向下，刺入后边退针边注药 10 mL。

③ 更换腰穿针头及手套后同法在后侧截石位 6 点肛门与尾骨中点处穿刺。同法进针 6～7 cm，注入消痔灵 10～15 mL。

④ 同法在右侧截石位 9 点处穿刺、定位并注药。

⑤ 在喇叭肛门镜下以 1∶1 消痔灵注射液在齿线上 8 cm 处，按 1、3、5、7、9、11 注射药液，每处黏膜下注入 1 mL，然后下退 1 cm 至直肠黏膜上，按 2、4、6、8、10、12 点注射，再退至 6 cm 处同法注射，直至齿线上方。选择多个平面，每个平面选 5 个注射点，每处黏膜下注射药物 1 mL，将药液注射到黏膜下层。

5. 注射后处理

术后当日禁食或给予无渣饮食，注射一周内口服抗生素，控制排便

5 日。第 1 次排便如排出困难则用温盐水 1000 mL 灌肠。嘱患者注意卧床休息，避免用力下蹲及过度增加腹压。

二、直肠内挂线术治疗肛提肌以上脓肿

1. 治疗前准备

腰部麻醉，患者取侧卧位。

2. 手术步骤

常规术区消毒、铺巾。

① 用碘伏棉球消毒肛管、直肠 2 次。

② 指诊查明脓肿的大小、范围及位置并充分扩肛后，在肛门镜直视下，于脓肿的下缘找到原发感染之肛窦，此处多有红肿、硬结节、凹陷、溢脓之管口。

③ 判断明确无误后，用弯血管钳从此处刺入脓腔内，进入脓腔后有落空感，并有大量脓汁流出。

④ 扩大创口，伸入手指探查脓腔，剥离脓腔内隔后用刮匙刮除脓腔内的坏死组织，于脓腔顶部对着肠腔（最薄弱处）用止血钳穿出，钳夹从肠腔内递入的橡皮筋，自脓腔内拉至创口，两端收紧以 7 号丝线结扎后自然弹回肠腔内，其余端留于肛门外，结扎线在肛外适当留一长度。

⑤ 留在肛门外的结扎线供换药牵引和缩紧橡皮筋用。

该术式的难点在于非直视下挂线，操作时要有耐心。将丝线紧紧缠绕在左手示指尖，橡皮筋套在丝线末端，缠绕丝线的左手示指尖需在肠腔内反复寻找从内口穿出的血管钳尖端，并与之汇合。

3. 术后处理

术后换药的特殊性及要领：直肠内挂线术与一般的术式换药具有不同之处，即肛周没有切口，换药的重点在直肠内。换药时需注意，一般用生理盐水和碘伏棉球逐段清洗所挂之线，轻轻拖动橡皮筋以彻底清除分泌物，观察分泌物的量、色、质，若分泌物突然量多味臭，需仔细探明是否存在无效腔，并及时处理。可予甲硝唑注射液冲洗肛内。用血管钳将凡士林纱条或紫草油纱条送达稍高于内口挂线处的顶端，松紧适宜，以利引流。换药时动作要轻快，尽量减少患者痛苦。换完药后，应将橡皮筋送回肛内，以免露出肛外引起肛周不适，甚至疼痛。待脓腔肉芽组织基本长平即可紧线，应循序渐进，一般每周紧线 1 次，不可暴力过度牵拉，导致疼痛、出血、括约肌损伤。

三、"∧"形皮瓣游离固定术治疗蝴蝶型混合痔

1. 治疗前准备

腰部麻醉或局部浸润麻醉，患者取侧卧位或折刀位。

2. 手术方法

① 选择蝴蝶型混合痔病例，先用 1∶5000 的盐酸肾上腺素注射液注射于混合痔的痔核内使其饱满。

② 以手术刀从痔核中心齿线下开始，分别向外痔部分的边缘各行一个切口，分离皮肤与痔组织，使游离皮瓣呈"∧"形。

③ 锐性加钝性剥离外痔核至齿线上 0.3 cm，连同内痔核以中弯钳夹住，钳下中圆针 7 号丝线"8"字缝扎 1 针并保留此针线与线尾。

④ 修剪已游离的皮肤瓣，轻轻牵拉皮瓣的尖端至缝扎痔核的根部，以保证皮瓣的张力不会过高或过低。

⑤ 用保留的针线先从结扎痔核根部上方缝入肠壁，穿过痔核根部下方再从皮瓣尖端穿过并与线尾打结，使皮瓣牢牢固定于结扎痔核的根部。

⑥ 最后修剪皮瓣两侧创口，使之呈线状对合，并以小的针带线缝扎创口顶端 1~2 针，切除已游离的大部分痔核，残端环纳肛内，同样方法处理其他部位的混合痔核，术毕塔形纱布加压包扎。

3. 手术应注意的问题

皮下静脉丛一定要剥离彻底、止血彻底。

结扎线从皮瓣尖端穿过时，应距尖端 0.2 cm。

在固定皮瓣时不宜结扎过紧，以免结扎线将皮瓣过早切割。

皮瓣切口边缘整齐，对合良好。

术毕可予加压包扎，以促进皮瓣与创面的黏合。

4. 术后处理：术后控制排便 48~72 小时；每天排便清洗后用马应龙痔疮栓塞入肛内；换药时继续加压包扎至创口愈合；静脉滴注或口服给予抗生素 1 周，预防感染。

【典型医案】

一、健脾滋阴润肠法治疗习惯性便秘

张某，女，55 岁，退休职员。

初诊：2013年1月5日。

主诉：大便排出困难伴便质干硬5年余。

病史：大便排出困难5年余，便质干硬，如羊屎状，大便4～5日1次，长期靠泻药及开塞露排便，用药后症状稍可缓解，药停症状反复，曾于多家医院就诊，经肠镜、全腹及盆腔CT等辅助检查后未见明显器质性病变。刻下症见：大便4日未行，排出艰涩不畅，脘腹胀闷，口中异味，头晕乏力，时有汗出，寐可，纳差，小便调，舌暗红、边有齿痕，舌苔白腻、燥，脉弦滑。

临床诊断：便秘。

辨证：脾虚气滞，阴虚肠燥。

治法：健脾理气，滋阴润燥，润肠通便。

处方：自拟润肠通便方，具体方药如下：黄芪20g，白术30g，炒枳壳10g，陈皮10g，姜厚朴10g，玄参15g，生地黄15g，麦冬15g，当归10g，瓜蒌子20g，火麻仁20g，炒决明子20g，肉苁蓉15g，大黄6g（另包），炙甘草10g。7剂，水煎服，每日1剂，晨起空腹服。

嘱患者多进食水果蔬菜，适量运动，并嘱其每日行摩腹及提肛运动。

二诊：2013年1月12日。服药后排便较前好转，有便意，便质稍软，2～3日1次，腹胀，时有嗳气，舌质红、苔薄白，脉弦滑。

处方：黄芪20g，白术30g，炒枳壳15g，陈皮15g，姜厚朴15g，玄参15g，生地黄15g，麦冬15g，当归10g，瓜蒌子20g，火麻仁20g，炒决明子20g，肉苁蓉15g，炙甘草10g。7剂，水煎服，每日1剂，晨起空腹服。

守上方连服用1个月后，患者病情明显缓解，大便排出通畅，质软成形，每日1次，无其他不适，病瘥。

按语：习惯性便秘患者若虚象不著，临床可见大便数日不通、腹痛胀满、身热面赤、溲短赤等症。李华山教授擅以峻泻药缓用，方中适量辅以攻下之品，多能见效显著，尤擅以增液承气汤软坚荡实、泻下攻积，以解病之标。方中大黄味苦性寒，入大肠经，治实热便秘性猛力宏，然习惯性便秘大多偏虚，故李华山教授临证中采用小量续用、中病即止之法。大黄每从小剂量开始，常规用量为6g，最大用至9g，并将大黄另包，嘱患者根据大便情况自行调整大黄用量，切勿泻下过度，损伤正气。不同程度的津液亏损是便秘发生的潜在病机，津伤无以润肠，故致便秘之证。习惯性便秘患者病程多较长，长期服用泻剂，导致津液流失、气血耗伤，肠道津液耗伤严重，津乏无以行舟，津枯血燥，肠道失润，大便更加难下。治疗关键在于益肾滋阴、养血润燥，以增水行舟、润肠通便。李华山教授尤擅用增液汤，方中玄参咸寒润下，生地黄滋阴壮水，麦冬甘寒养阴，三药合用，滋阴增液，津液盛则大便调和。然津血同源，血虚无以生津，津伤则血亏，故辅以当归补血活血、润肠通便。《本草备要》记载当归"血滞能通，血虚能补，血枯能润，血乱能抚"，治疗习惯性便秘不可或缺。肉苁蓉甘咸而温，补肾阳，养血润燥，补阳气而不燥，养阴血而不腻。诸药共奏养血滋阴、润肠通便之功。

二、补气健脾、清化湿滞法治疗溃疡性结肠炎

李某，女，58岁，退休职员。

初诊：2018年6月25日。

主诉：反复排黏液血便1年，加重1个月。

病史：近1年来反复排黏液血便，大便不成形，日5～6次，带血性黏液，曾行结肠镜检查示环形溃疡主要分布在乙状结肠和直肠、表面有黏液样白苔及少量的出血，诊断为溃疡性结肠炎。服美沙拉秦片治疗，症状时轻时重。现左下腹时有隐痛，胃纳差，黏液脓血便，味臭秽，日5～6次，肛门坠胀不适伴灼热感，里急后重，矢气多，肠鸣，无畏寒发热，无恶心呕吐，眠差，小便短赤，舌苔黄腻，脉滑数。

临床诊断：溃疡性结肠炎。

辨证：脾虚湿滞、肠道湿热证。

治法：补气健脾，清化湿滞。

处方：参苓白术散合葛根芩连汤，具体方药如下：党参20 g，茯苓15 g，炒白术15 g，炙黄芪20 g，白扁豆10 g，陈皮10 g，炒山药15 g，莲子心3 g，砂仁6 g，薏苡仁10 g，黄连6 g，黄芩6 g，葛根15 g，炙甘草10 g。7剂，水煎服，每日2次。

按语：《类证治裁·痢症论治》："症由胃腑湿蒸热壅，致气血凝结，挟糟粕积滞，进入大小肠，倾刮脂液，化脓血下注。"湿滞乃为溃疡性结肠炎初起腹泻的致病因素。大肠传化糟粕，导出部分水液，湿为阴邪，湿性黏滞，阻碍传化，大便溏稀失调。"暴泻非阳，久泻非阴"，蕴久寒热转化，虚实兼夹。临床中以脾虚湿滞、肠道湿热之证居多。治疗当急则治其标，治以清热利湿，迅速控制症状。在治疗本病时应将辨证论治与辨病分期论治相结合，本病急性发作期多表现为大肠湿热证，缓解期多表现为脾肾亏虚证或虚实夹杂证，临床上应分清虚实、辨清主次。

李华山教授认为，溃疡性结肠炎患者常表现为里急后重，此症状为大肠经气不畅的典型表现，而导致大肠经气不畅的原因有寒、热、虚、实，临床虽大肠湿热证最常见，但不可一概而论，大肠寒湿、中气不足、肝郁气滞也均可表现为里急后重。因此应详审病机及病证特点，患者热象明显，应用葛根芩连汤以补气健脾、清化湿滞。方中葛根味辛能升、味甘益脾，能升胃阳，起阴气，阳得升则脾阴合，升阳能止泻，阳起湿热下行，下利不伤阴液，为治脾胃虚弱泄泻之圣药。黄连为治痢要药，黄芩下血、清气热，黄芩、黄连合用苦寒泻实火，清热燥湿力强，助葛根清利湿热，行滞而止泻，取通因通用之法。药性上升降相伍，据原方葛根剂量的增加与止泻力成正比。升津不过于苦燥，清湿滞无寒凉之弊。应用参苓白术散健运脾气，和胃渗湿止泻。炒白术能入胃而除脾胃之湿，茯苓能通水道走湿，因此李华山教授常用补气健脾、清化湿滞法治疗溃疡性结肠炎。

【经方验方】

一、润肠通便方

［处方］黄芪20g，白术30g，炒枳壳15g，陈皮15g，姜厚朴15g，玄参15g，生地黄15g，麦冬15g，当归10g，瓜蒌子20g，火麻仁20g，炒决明子20g，牛蒡子20g，肉苁蓉15g，炙甘草10g。

［功能］补气健脾，调畅气机，养血润肠，缓泻通便。

［主治］习惯性便秘。

［用法］水煎服，每日1剂，晨起空腹服。

［方解］黄芪甘温，炙用补中、益元气、温三焦、壮脾胃；白术苦燥湿、甘补脾、温和中，生用可补脾和中，始用30g，最大用至90g，用补之法贵乎先轻后重。研究表明，白术能促进肠胃分泌、加快肠蠕动，大剂量应用时作用尤为显著。黄芪、白术二药合用，以补为通，共使中焦得健、升降复常、肠腑乃通。炒枳壳苦辛，性微寒，入脾、胃、大肠经，苦寒下降，辛助通运，脾胃大肠之气得以运转，则能推动糟粕。二药性苦以泻浊，一以健运脾胃，一以通降胃浊，一攻一补，祛邪而不伤正，使清升浊降，以复肠道下行之机。同时辅以具有促进肠动力作用的陈皮、姜厚朴等药，共奏调畅中焦气机、降浊通便之功。玄参咸寒润下，生地黄滋阴壮水，麦冬甘寒养阴，三

药合用，滋阴增液，津液盛则大便调和。然津血同源，血虚无以生津，津伤则血亏，故辅以当归补血活血、润肠通便。《本草备要》记载当归"血滞能通，血虚能补，血枯能润，血乱能抚"，治疗习惯性便秘不可或缺。肉苁蓉甘咸而温，补肾阳，养血润燥，补阳气而不燥，养阴血而不腻。诸药共奏养血滋阴、润肠通便之功。李华山教授认为，便秘用药应平和轻灵，不能唯以攻伐为主，宜先润养，予子类、仁类药物以润之。凡草木之实，性多善降，能通大便，如瓜蒌子、火麻仁、苦杏仁、决明子、牛蒡子、紫苏子、莱菔子之属。然诸子多降，唯决明子气禀清明，能降、能升，通便而不泻下，降寓于升，且决明子入肝经，为足厥阴肝经正药，清肝利水、益肾填精以通便，尤擅治老年人习惯性便秘；牛蒡子味辛能散，入于肺经，有宣透发散之功，其体滑善降，肺主一身之气，主宣发肃降，且与大肠互通表里，肠腑之通降，尤赖肺之宣肃，故李华山教授方中尤擅用牛蒡子一药，正有提壶揭盖之妙。

［应用情况］该方在临床应用已 10 余年，疗效可靠，无不良反应。

二、肠癌康复方

［处方］人参 10 g，炒白术 10 g，炙黄芪 20 g，炒山药 15 g，补骨脂 10 g，肉豆蔻 6 g，吴茱萸 3 g，五味子 6 g，当归 10 g，熟地黄 15 g，川芎 10 g，炒白芍 15 g，红花 6 g，地榆炭 10 g，半枝莲 10 g，白花蛇舌草 15 g，炙甘草 10 g。

［功能］补脾益肾，补气养血，祛湿化瘀，抗癌解毒。

［主治］肠癌术后。

［用法］水煎服，每日 1 剂，早、晚饭后半小时口服。

［方解］方中人参补人体一身之气，正气充足，则邪气自除。炒白术甘苦性温，归于脾、胃经，乃脾脏补气第一要药，对于癌病患者久病体虚具有很好的补益功用，现代研究显示白术还具有抗肿瘤等药理作用。炙黄芪甘温，入脾经，乃补气之要药，可增强和调节机体免疫功能，维持机体内环境的平衡。炒山药味甘，性平，补脾养胃，补虚劳，兼有抗肿瘤的作用，脾胃虚弱者可长期食疗。炙甘草味甘性平，益气扶中，兼调和诸药。此外，李华山教授在大量补气药中常加入砂仁、陈皮，芳香醒脾，使补而不滞。补骨脂辛温，归肾、脾经，功能温肾助阳，温脾止泻；肉豆蔻辛温性涩，温中行

气，涩肠止泻；吴茱萸辛热，温中散寒；五味子酸温，补肾止泻；诸药合用，大补下焦元阳，使火旺土强。肾阳为诸阳之本，阳虚较甚者，李华山教授常酌加炮附子、干姜、肉桂等温里助阳之品。炮附子辛、甘、大热，峻补元阳、益火消阴，乃命门主药。干姜，味辛性热，温中散寒，并能引附子入肾而驱寒回阳，还能温助心、肺的阳气。肉桂辛、甘、大热，补火助阳，益阳消阴，还有温运阳气以鼓舞气血生长之效。当归助熟地黄补益阴血，炒白芍养血敛阴，川芎活血行气。且近年来有较多的研究表明，益气养血治法能增强患者的免疫功能，从而增强抗癌能力，提高治疗效果，是中晚期气血两虚型恶性肿瘤患者治疗的主要原则。瘀血作为肠癌的重要致病因素之一，也是该病的一个重要病理产物。瘀血阻滞日久，血液不循常道而出血，出血日久又致瘀血阻滞于内，日久形成肿瘤。化瘀可行血，使瘀血得消。瘀血去则新血生。因此，李华山教授在治疗过程中亦重视调血、和血，在临床上常用三七、当归、川芎、芍药、桃仁、红花、丹参等活血之品以除大肠瘀血，其中芍药还可除血痹、止腹痛。若便血较多，常加用地榆炭、侧柏炭、棕榈炭等收涩止血之品，但需注意收敛止血之品有留瘀恋邪之弊，应把握好止血与活血之间的平衡，做到止血不留瘀。另外，"气行则血行，气滞则血瘀"，在治疗此类病证时，亦要注重健脾补气、培补正气，以达到"血行瘀自去"的疗效。癌毒是肠癌发病的关键因素之一，癌毒与湿、瘀等病理因素同时胶结存在、互为因果，亦可兼夹转化、共同为病，因此治疗上应重视抗癌解毒，同时应重视结合现代医学研究成果。李华山教授临床常用的抗癌解毒药有白花蛇舌草、半枝莲、山慈菇、土茯苓、仙鹤草等，现代医学研究发现白花蛇舌草可抑制结肠癌细胞增殖；半枝莲提取物、山慈菇提取物能诱导结肠癌细胞凋亡；土茯苓提取物对肿瘤细胞具有明显的抑制作用。另外，对于肠癌肝转移的患者，李华山教授常用白花蛇舌草配伍半枝莲，二者均入肝经，两药相须为用，清热解毒、消痈散结之力倍彰。

[应用情况] 该方在临床应用已10余年，疗效可靠，无任何不良反应。

第二十一节 国医肛肠名师贾小强学术思想与诊治绝技

【个人简介】

贾小强，男，1963年7月29日出生，汉族，陕西省韩城市人，中共党员，主任医师，教授，博士研究生导师，医学博士，博士后，现为中国中医科学院西苑医院外科教研室主任、肛肠科主任、学科带头人，北京中医药大学中西医结合外科学系副主任，全国中医肛肠学科先进名医工作室——"贾小强名医工作室"负责人，北京名中医身边工程专家团队负责人，北京健康科普专家，国家卫生健康委人才交流服务中心高级人才评价项目专家。

荣誉称号：2014年获中华中医药学会肛肠分会全国肛肠名专家，全国中医肛肠学科先进名医工作室；2015年通过考核被授予"国家中医药管理局第三批全国优秀中医临床人才"称号；2018年获第二届白求恩式好医生提名奖；2019年被评为中国中医科学院西苑医院优秀医师，北京市健康科普专家，中国中医药研究促进会肛肠分会百强优秀科技人才，百强优秀科技成果奖；2022年被评为第五届全国白求恩式好医生。

科研成果：贾小强教授长期致力于中医微创、微痛肛肠新技术、新项目的研究和开发。①创新性地提出高悬低切术式治疗混合痔，此项研究先后得到两项科研资助，与3家协作单位联合进行临床研究。研究成果于2017年获得国家实用新型专利1项，2019年获得中国中医科学院科学技术三等奖。②提出结直肠癌转移"瘀毒传舍"病机的理论构架，提出化瘀通络，截毒防变防治结直肠癌转移的临床方案。此项研究先后得到两项科研资助，主持完成的课题"结直肠癌血瘀证与肿瘤转移相关性及化瘀截毒方抗转移机制研究"先后获市级科学技术进步一等奖，省级科学技术进步三等奖。2020年论文

《结直肠癌辨证分型与肿瘤浸润转移相关性的前瞻性研究》荣获第一届《中华中医药杂志》百篇高影响学术论文奖；研发的化瘀截毒方在国内多家医院应用，产生了较大的社会及经济效益。③提出以成本绩效分析和系统评价为基础的结直肠癌临床路径框架体系，有针对性地凸显中西医结合在结直肠癌临床路径的优势，建立中西医结合结直肠癌临床路径向导系统。2011年完成博士后基金课题"基于绩效分析和系统评价的结直肠癌中西医结合临床路径研究"，获得国家博士后基金管理委员会颁发的二等资助证书。项目"中西医结合多学科肿瘤康复模式的建立与推广"2022年获得中国康复医学会科学技术奖三等奖。④提出"祛风活血胜湿"三法合用，并创立"湿疡宁洗方"治疗肛周湿疹，此项创新研究获得首都特色项目资助。⑤通过大量临床和实验研究，提出血栓性外痔系在诱因作用下痔外静脉丛血管内发生凝血致血管栓塞而形成以肛缘肿痛为特征的肛门急症。纠正了教科书中有关的不正确论述。并提出静脉丛摘除术治疗血栓性外痔新术式。

社会兼职：白求恩精神研究会肛肠分会会长、中国医师协会中西医结合医师分会肛肠专家委员会主任委员、世界中医药联合会外科分会副会长、世界中医药联合会肛肠分会副会长、中国中医药研究促进会肛肠分会副会长、中华便秘医学会副会长、中国老年保健协会肛肠专委会副主任委员、中医药高等教育学会临床教育研究会肛肠分会副会长、中国医药教育协会肛肠疾病专业委员会副主委、中国民间中医医药研究开发协会肛肠分会副会长、中国医师协会肛肠分会功能性疾病专业委员会副主任委员、北京市医师协会肛肠分会副会长、北京市中医药学会肛肠分会副会长、北京市中西医结合学会肛肠分会副会长。

【学术思想】

贾小强教授长期致力于肛肠类疾病的研究，倡导审证求因、治病求本、中西并重、内调外导，用药独具匠心，手术精益求精，教学诲人不倦，科研求真创新，形成了自身独特的学术思想体系。

一、创立混合痔三分法

关于痔发病机制的研究，长期以来集中在对内痔的研究上。肛垫学说较好地解释了内痔形成的基本机制，但混合痔是如何发生的，其病理特征是怎样的，却很少有人问津。长期的临床实践中贾小强教授发现，混合痔在非脱出的状态下其外痔部分的肛管段表现非常轻；在脱出的状态下，外痔部分的肛管段表现明显加重。由此，贾小强教授提出，混合痔肛管部分所在的位置比较特殊，具有有别于混合痔其他部分的特异性。首先，在非排便的静态情况下，由内括约肌持续收缩维持肛管处在闭合状态；而排便时，肛管段承受粪便通过时的挤压。所以无论是在闭合状态，还是在排便时的扩张状态，其外周的压力都比较大。其次，混合痔肛管段部分所在的位置上皮不同。齿线至肛白线区间的上皮大多为移行上皮。1879 年 Duret 将肛管上皮分为三部分：皮肤、中间带和黏膜带。中间带即为肛管移行上皮，是皮肤和黏膜的过渡区。肛管移行上皮内分布着非常丰富的触觉神经，是特化的神经组织带，其感觉功能非常精细，在肛门自制功能中发挥着非常重要的作用。最后，混合痔肛管段部分所在的位置皮下结构不同。齿线至肛白线区间的皮下层非常薄，脂肪和血管都相对少。此区域上皮借致密的结缔组织纤维与内括约肌紧密附着。由于此区域皮下纤维结缔组织丰富，故又有肛梳的称谓。由于齿线至肛白线区间解剖生理的特殊性，发生在此段的混合痔与其他部位的混合痔，无论是形成还是病理特点都有着一定区别。因此，将混合痔肛管段单独区分开来进行研究具有重要意义。

贾小强教授通过长期的临床观察和实践，发现混合痔可以分为 3 个区间，分别是齿线以上部分、齿线与肛白线之间部分、肛白线以下部分，将其依次称为上痔、中痔、下痔，并命名为混合痔三分法。贾小强教授认为，上痔和中痔关系密切，当上痔未脱出时，中痔不明显，甚至消失，当上痔脱出于肛门外时，中痔会随之增大，而下痔受此影响较小。中痔所在部位为肛管移行上皮的分布区域，在肛门自制功能中具有重要作用。中痔既然可以随着内痔上提而消失，那么能否保留中痔，仅仅上提固定上痔，从而既达到治疗目的，同时能减少手术对肛门功能的影响。贾小强教授将这个发现应用到混合痔的手术中，以中医"下者举之"为原则，采用高位悬吊结扎上痔的方法，提出了治疗混合痔的高悬低切术式。

二、提出高悬低切术式治疗混合痔

贾小强教授通过大量研究后提出，传统中医并无混合痔的概念，但有内痔、外痔的概念，中医痔结扎法是将突起的痔核一个一个地结扎，将混合痔的内痔部分和外痔部分分别进行结扎处理。中医结扎法又称为缠扎法，其优点在于针对性强、手术创面小、最大限度地保留了肛管皮肤，对肛门的功能影响小、术中出血少、操作简便易行；缺点在于由于齿线以下的皮肤被结扎，术后疼痛比较重。混合痔的主要临床表现是便血和脱出。中医认为，脱出的病证多为中气下陷，升举无力所致，治疗以升举为原则。《素问·至真要大论》云"下者举之""衰者补之"。高悬低切术式是贾小强教授基于"下者举之"的基本原则和混合痔三分法的研究成果提出的混合痔治疗新策略，是在探索如何减少混合痔手术对肛管的损伤、保护肛门功能这一重要临床难点问题的背景下，在中医传统结扎术的智慧启迪下产生的一种新术式。高悬低切术式保留了中医痔结扎术中内、外痔分别处理的手术技巧，先行内痔结扎，后行外痔低位切开剥离，与中医的"絜以小绳，剖以刀"手术要旨相契合。

贾小强教授对高悬低切术式的临床操作规范进行了一系列研究，形成高悬低切术式的 SOP，将高悬低切术式的手术操作要点归纳为 4 个特点、7 步操作。4 个特点为：先内后外、高位悬吊式结扎内痔、低位断尾式切除外痔、环形保留肛管移行上皮。7 步操作为：肛镜显露痔核分布，双钳夹持痔上黏膜，痔钳夹闭痔核中上，丝线高位结扎痔核，低位线形开放外痔，潜行剥离皮下血管，修剪皮缘使之对合。绘制了高悬低切术式手术的操作图谱，制作了手术操作的示教视频。多次举办技术推广培训班。

三、内痔高悬结扎钳的研发

内痔高悬结扎是高悬低切术式的核心技术部分。内痔高悬结扎钳是根据高悬结扎的特点和需求自主研发设计的医疗器械。设计思路是基于高悬低切术式中存在的两个问题。①痔核外翻问题：高悬低切术术中需将混合痔内痔部分及痔核上方的黏膜一并牵拉翻出肛门外，如此牵拉一方面会使肛管形态发生变形，影响对病变范围的判断；另一方面黏膜过度用力牵拉，部分病例在手术操作中易出现黏膜损伤出血，增加了手术处理中的难度。②缠绕结扎线困难问题：高悬低切术的要领是先处理内痔部分，因需连同痔上黏膜一同结扎，所以在暴露术野时存在一定困难，在显露不良的情况下结扎丝线绕到止血钳前端就会有一定的难度。

为了解决上述问题，贾小强教授设计出内痔高悬结扎钳。内痔高悬结扎钳的前端设计了一个特制的控线环，其主要作用为可将结扎线预置前挂，在不外翻痔核的情况下实现将丝线直接在半规肛门拉钩的暴露下完成痔核结扎。简化了手术操作程序，减少了黏膜损伤的风险。经过反复临床验证与修改，于 2017 年制作出定型产品应用于临床，并获得国家实用新型专利证书。

四、中医综合治疗盆底松弛型便秘

盆底松弛型便秘是出口梗阻型便秘中的一个类型，临床表现包括直肠前突、直肠黏膜内脱垂、会阴下降等，以直肠壁松弛、张力下降为主要病理特征。临床特点为排便费力、肛门及会阴区坠胀、排便不尽感或需手助排便。盆底松弛型便秘是中老年女性慢性便秘中的常见类型，是一类多因素、复杂性病证，治疗难度大，不同个体的病因、病理差异性较大。具有缠绵难愈、发复发作的特点，严重影响患者的生活质量和社会生活，还可能引发心理和精神问题。贾小强教授长期应用中医药治疗慢性便秘，积累了丰富的经验，现将其思路与方法阐述如下。

（一）五脏相关，重视脾肾

《素问·五藏别论》中所说："魄门亦为五脏使，水谷不得久藏。"贾小强教授提出，在诊治盆底松弛型便秘时，五脏的整体观念非常重要。心血不足，肠失濡养；肺失肃降，气机不利；脾虚不升，中气虚陷；肝郁气滞，结直肠郁阻；肾气不固，开合失度；以上均能导致大便困难的发生，可以是一脏所为，也可以是多脏同时影响。就盆底松弛型便秘而言，多脏同时不和最为多见。所以，临床治疗时，常常需要根据辨证结果，针对多种脏腑存在的问题进行全面调治。心血不足治以养血润肠，用药如当归、柏子仁等；肺气不和治以宣肺下气，用药如杏仁、桔梗等；脾气虚陷治以益气升提，用药如黄芪、升麻等；肝郁气滞治以疏肝理气，用药如柴胡、川楝子等；肾气不固治以温补肾气，用药如锁阳、肉苁蓉等。调和脏腑治疗盆底松弛型便秘应注意抓住主要矛盾，针对核心病机，避免眉毛、胡子一把抓。五脏之中，盆底松弛型便秘与脾肾关系最为密切，因此，临床选方用药多着眼于脾肾二脏。贾小强教授指出，重视脾肾是提高盆底松弛型便秘临床疗效、减少病情反复的关键。调和脏腑治疗盆底松弛型便秘还应注意阴阳平衡，温阳不伤阴，滋阴不碍阳，临床上很多情况都需根据辨证而采用温阳与滋阴并用、扶正与祛邪同使的策略进行灵活把握。

（二）畅舟通便，四步助力

贾小强教授认为，盆底松弛型便秘的重要特点是大便不畅，多数情况下

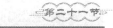

是大便并不干结，只是无力排出，粪便在直肠内形成堆积。中医在治疗便秘上有"增液行舟"的理论，其充满了中医的哲理和智慧。"增液行舟"的理论不仅可以用于津亏肠燥之证，还对盆底松弛型便秘的治疗有指导作用。贾小强教授认为，在理解和运用增液行舟理论时，不能狭隘理解为仅是强调应用滋阴生津药，而应从畅舟通便的角度去认识。舟之所以能在江河中畅游，取决于4个方面的因素，一是看舟之动力是否强劲；二是看水流是否充沛；三是看舟行之河道有无暗礁阻隔；四是看舟之形态是否滑利。以此寓意排便，道理依然，亦可从此4个方面分析排便能否顺畅，一是看肠蠕动是否有力；二是看肠道津液是否充足；三是看肠道管腔是否存在器质性病变；四是看粪便是否过于干硬。以此论述盆底松弛型便秘的治疗也应由此4个方面考虑：一是要增强肠道的蠕动功能，针对盆底松弛型便秘，增强肠道的传输能力，补益中气、温补肾气、宽肠理气是重要治法；二是要增加肠道的滑润度，针对盆底松弛型便秘，养阴润燥、养血润肠是重要辅助；三是要排除肠道管腔本身的器质性病变，如通过中药硬化剂注射或中医结扎方法，消除直肠前壁膨出的囊袋，上提肠腔内堆积的、松弛的黏膜等；四是通过纠正不良饮食习惯改变大便质地。

（三）以升促降，以升促通

"六腑以通为用，以降为顺"是中医治疗便秘等肠胃病的大法，也是治疗盆底松弛型便秘的基本原则，但许多临床医师会片面地理解通和降的内涵，误以为应用下气通腑、苦寒泻下的药物就是通和降。贾小强教授认为，这里的"通"，生理上是指腑气连续贯通，传导输送功能；病理上强调腑气不通，传导输送功能障碍，甚至不降反逆；治疗上在于恢复腑气的传导输送能力，主要指恢复肠道自身的排泄功能。这里的"降"，生理上是指与升清相对应的降浊功能，降与升相辅相成；病理上，无升则无降，无降则无升，升清功能异常必将导致降浊功能异常，反之亦然；治疗上以升促降，以升促通。临床用药切不可将"通和降"简单地理解为"泻和下"。

（四）综合治疗，内外结合

盆底松弛型便秘常常是盆底松弛综合征的一部分，可以有多种病理改变同时存在，这也是导致治疗难度大、反复发作的原因。贾小强教授认为，既然盆底松弛型便秘是一个错综复杂的问题，那临床治疗就不可能用简单的方法一蹴而就、一劳永逸。首先，盆底松弛型便秘的治疗一定是辨证与辨病的结合，治疗应建立在全面规范的检查基础之上，避免误诊和漏诊。其次，盆底松弛型便秘应采用综合手段治疗，中西医结合、内外治结合、药物与非药物结合、多种术式结合、多靶点结合是战胜出口梗阻型便秘的制胜法宝。临床针对应用中药口服效果较差、局部病理改变较严重的病例，采用多种手术方法治疗取得良好的疗效。主要的手术方法是消痔灵硬化剂直肠黏膜下注射术加中医结扎法。硬化剂注射术的重点在于由黏膜松弛的起始点开始，多数在直乙交界部，借助特制的长约 15 cm 的直肠镜，由高位向低位，逐层、逐点地进行黏膜下注射；中医结扎法的要点在于，对直肠前壁采用纵行缝合结扎，通过形成纵行瘢痕支持带，达到重建直肠前壁、消灭直肠前突的效果。除口服和手术方法治疗外，针对盆底松弛型便秘还有针灸、脐疗、耳穴压豆、保留灌肠、气功导引、心理治疗等。

　　贾小强教授认为，盆底松弛型便秘是内因和外因共同作用的结果，与先天禀赋、后天养成均有密切关系。临床以本虚为主，但同时存在着腑气不通、气血不畅的标实一面；治疗既要固护本虚，也要兼顾标实。盆底松弛型便秘多数情况都是以本虚为主要矛盾，益气升阳、温阳补肾是治疗中的主线。临床辨治要辨证与辨病结合、内治与外治结合，紧紧抓住核心病机，从脏腑辨治入手，调整阴阳平衡，方能取得持久疗效。

五、西贝助便操治疗慢性功能性便秘

　　贾小强教授认为，慢性功能性便秘的核心病机为肾气不足、中阳虚陷。肾气不足则结直肠缺乏肾脏真阴、真阳的滋养和温煦，传输无力；中阳虚陷则气机升清无力，升降失衡，结直肠传导失司，结直肠传输之糟粕难以排出，导致便秘。贾小强教授以中医升清降浊为理论依据，结合中医经络、脏腑学说和导引、推拿手法，通过多年的临床经验总结，创制了西贝助便操，用于治疗慢性功能性便秘。在改善脏腑气机升降，促进腑气畅通，恢复结直肠传导功能，恢复患者精气神，缓解便秘症状方面效果明显。本项研究的理念创新在于，针对慢性便秘的病机特点，提出以中医气机升降理论指导导引法治疗便秘方案的设计和应用；方法创新在于，自创西贝助便操，通过撮谷道、揉五穴、推三经三节法，运用意念、呼吸、动作配合，对阳明胃经、任脉、督脉、太阳膀胱经的相关穴位进行有序推揉，改善脏腑气机升降功能，促进腑气畅通，恢复结直肠传导功能，从而达到治疗慢性便秘的作用。

（一）西贝助便操与经穴的关系

　　西贝助便操包括撮谷道（提肛）、揉五穴（揉脐）和推三经（推脊）

三节。具体动作要领见后面的专长绝技。贾小强教授认为，西贝助便操与经穴的关系密切。

1. 撮谷道与经穴的关系

撮谷道主要通过督脉和任脉的经穴发挥防治便秘的治疗作用。

（1）督脉：撮谷道，首先要求意守长强穴，旨在重点放在督脉长强穴。督脉起于会阴，并于脊里，上风府，入脑，上巅，循额。督脉总督一身之阳经，有调节阳经气血的作用，有"阳脉之海"的称谓。长强穴位于督脉之端，肛尾之间，通于任脉，可调和阴阳、调理结直肠气机，是治疗便秘的要穴。中老年慢性便秘以阳气虚陷，盆底松弛最为常见。撮谷道的要领是以意念中的长强穴向上提升带动肛门收缩上提，可达升阳举陷的作用。

（2）任脉：任脉起于胞中，行于胸腹正中，上抵颏部。任脉与督脉相表里，内连十二经脉、五脏六腑、四肢百骸，有转输上下的作用。撮谷道，随着双手动作的上移，意念由长强穴经关元到达神阙穴，目的就在于借助任脉的作用，调动气机上升，促进肠道的传导功能。任脉总任一身阴经，凡津液均为任脉所司，故称为"阴脉之海"。慢性功能性便秘多存在阴津不足、肠道失润，故调理任脉，可改善津液的输布，对防治便秘具有重要意义。

2. 揉五穴与经穴的关系

五穴是指神阙、气海、中脘穴及左右天枢穴。五穴归属任脉和足阳明胃经。其中神阙、气海、中脘皆属任脉，与阴津关系密切。天枢穴是结直肠募穴，归属足阳明胃经，与胃肠功能关系密切，为治疗便秘的要穴。

3. 推三经与经穴的关系

三经是指背部中间的 3 条经脉，后正中督脉和左右两侧的足太阳膀胱经第一侧线上的背俞穴。推三经的范围主要是从第 1 腰椎平面到尾骨尖平面，推移过程中所刺激到的穴位许多都与结直肠功能有密切关系，如足太阳膀胱经的肝俞、脾俞、胃俞、三焦俞、肾俞、结直肠俞、八髎、会阳等及督脉的悬枢穴、命门穴、腰俞穴等。

（二）西贝助便操与气机升降的关系

1. 升降有常，腑气乃通

贾小强教授认为，气机的升降出入是五脏六腑功能活动的基本形式，对维持人体健康具有重要作用。正如《黄帝内经·六微旨大论》中说："非升降则无以生长化收藏，是以升降出入，无器不有。""出入废则神机化灭，升降息则气立孤危。"气机升降是一种动态平衡，维护着机体气血津液的正常代谢和运行。脾胃是气机升降的枢纽。升降相因、升降有常则腑气乃通，升降失和则引起气陷、气脱、气滞、气逆和气闭等病机改变。气陷、气滞是导致慢性便秘，尤其是中老年人便秘常见的病机改变。升和降相辅相成，共同维持气机畅达。无升则无降，无降则无升，升清功能异常必将导致降浊功能异常。许多慢性便秘的患者，除有欲便不能等腑气不通的症状外，还有肛门坠胀、头晕眼花、视物不清、困倦乏力等清阳不升的症状。故治疗慢性便秘，不能一味使用通降的方法，要注意升降的协调，以升促通，升清而降浊。因此，在治疗慢性便秘时，应注意气机升降的调理。

2. 导引气机，升降乃调

导引是通过意念、动作、姿势、呼吸的调整，促进气机条畅、升降协调，达到形神合一状态，进而实现防病、治病目的的锻炼方法。贾小强教授认为，导引的核心是调整人体内在的气机，恢复气机升降协调。通过导引使中焦脾胃气机升降协调，有助于脾、胃、大肠、小肠的运化传导功能，进而达到防治由脾胃功能异常引起的疾病。西贝助便操将气机升降作为核心，目的在于通过外在导引，促进内在气机升降功能的改善，从而恢复结直肠传导排泄的功能。

3. 西贝助便操重在调解气机升降

（1）通过经穴作用调节气机升降：西贝助便操中的第一节撮谷道（提肛）以任脉、督脉为主经，以长强穴为主穴，有升举固脱、以升促降的功效；第二节揉五穴（揉脐）以任脉、足阳明胃经为主经，以神阙穴、关元穴、天枢穴、中脘穴为主穴，有协调升降、行气导滞的功效；第三节推三经（推脊）以膀胱经、督脉为主经，以脾俞穴、大肠俞穴、小肠俞穴、八髎穴、会阳穴、悬枢穴、命门穴、腰俞穴为主穴，有调理气机、平衡升降的作用。通过按揉刺激这些经络腧穴，从而疏通经络通路，使气血运行畅通，达到改善胃肠功能、防治便秘目的。

（2）西贝助便操通过动作、意念调节气机升降：本法每一节的动作设计都是由升提和下降两部分形成循环，通过升和降的周而复始，在意念引导下的动作带动内在气机的调畅和顺达。

（3）西贝助便操通过呼吸调节气机升降：本法注重呼吸与动作的配合，凡升提的动作伴随着呼气，下降的动作伴随着吸气，以呼吸助气机升降。《金仙证论》说："橐籥者，即往来之呼吸，古人喻之曰巽风，升降由此风而运。"呼吸对人体内在的气机升降有引导作用。《升降论》说："人能效天地橐籥之

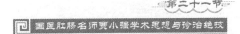

用，开则气出，阖则气入，气出如地气之上升，气入如天气之下降，一气同流，自可与天地齐其长久矣。"呼吸对气机升降的影响可以表现为呼与吸的不同，呼气时地气上升，吸气时天气下降，呼吸有序则升降协调，调节呼吸是协调人体内在气机稳态平衡的重要方式。

六、祛风活血胜湿法治疗肛周湿疹

贾小强教授经过长期临床实践总结出治疗肛周湿疹的祛风活血胜湿法，认为祛风为首要治法、活血为提高疗效的关键、胜湿是治疗的核心。

（一）祛风为首要治法

肛周湿疹的主要临床表现为肛门瘙痒，时发时止，发无定时，这些特点符合风邪致病的特征。风为百病之长，善行数变，易与湿、热等邪气相互搏结，作用于肛门皮肤，影响肛周气血运行，内不得疏泄，外不得透达，日久而发为肛周湿疹。风邪留而不去，日久亦可导致局部气血瘀滞加重。《医宗金鉴》中有："痒自风来，止痒必先疏风"。贾小强教授认为，风为肛周湿疹的主邪，治疗肛周湿疹当以祛风为首要治法。临床常选用荆芥、防风、蝉蜕、白鲜皮等具有辛散透达、疏风散邪作用的药物。其中荆芥、防风为祛风解表之要药，两药相合祛风之力更强；蝉蜕宣散风热而止痒；白鲜皮祛风化湿以止痒。

（二）活血为提高疗效的关键

肛周湿疹多见于久坐之人及素患痔疾之人，久坐及患痔均可导致肛门局部气血不畅，气滞血瘀，肌肤失养，在此基础上易招致风邪外袭，因此，气血不畅是肛周湿疹发病的病理基础。治疗肛周湿疹如果不设法改善气血不畅问题，治疗效果会大打折扣，即使取得暂时好转也容易出现病情反复发作。贾小强教授认为，应用活血通络法治疗肛周湿疹是提高临床疗效的关键。临床常选用川芎、红花等具有活血通络作用的药物。川芎为血中之气药，性善走散，是治疗气血不畅的首选药，能通达气血，而且既能活血又能养血，与其他药物共同作用使局部气血充沛通达，是治疗肛周湿疹的常用药物；红花活血通经，与川芎相伍增强活血通络、调畅气血的效果，在肛周湿疹的治疗中具有重要作用。

（三）胜湿是治疗的核心

肛周湿疹是风、湿、热诸邪共同作用的结果，其中湿邪在疾病的发生、发展中具有核心地位。因为湿性重浊下趋，易侵袭人体下部，且肛周湿疹的特点是局部潮湿、糜烂、瘙痒等，因此肛周湿疹的致病因素中常以湿邪为先导。其他邪气常常依附于湿邪共同为患，湿邪去则其他邪气亦去，湿不去则其他邪气难除。因此胜湿是肛周湿疹治疗的核心。临床常选用白鲜皮、苦参、大腹皮、地肤子、蛇床子等具有胜湿止痒作用的药物。其中白鲜皮祛风化湿以止痒；苦参清热燥湿止痒；大腹皮行水消肿；地肤子清热利湿，祛风止痒；蛇床子燥湿杀虫，祛风止痒。

　　肛周湿疹之所以病程缠绵，反复发作，原因在于病因复杂，常在局部气血不畅的病理基础上，复感风、湿之邪，邪气滞留不去，日久化热。因此，治疗肛周湿疹应从祛风、活血、胜湿3个方面同时入手，方可取得良好的临床疗效。

【专长绝技】

一、高悬低切术治疗混合痔

　　1. 术前准备

　　手术当天禁食，以110～200 mL的甘油灌肠剂进行清洁灌肠。

　　2. 手术步骤

　　患者采用蛛网膜下腔麻醉，取侧卧位。常规消毒，扩肛，以肛门镜探查痔核的分布，取组织钳钳夹其中一个混合痔的内痔部分，在被钳夹内痔上方，以另一把组织钳钳夹痔上黏膜，将两把组织钳同时轻轻提起，取中弯血管钳纵行钳夹内痔核及痔上黏膜，其中内痔部分为内痔的中上1/2～2/3，痔上黏膜部分约为1 cm范围，取1/2圆针带7号丝线，由被钳夹之痔核与痔上黏膜之间进针，做"8"字贯穿结扎，外加环形结扎。切除被结扎组织约1/2的部分。同法处理其他内痔核。内痔部分处理完成后，再处理混合痔外痔部分。外痔部分仅切除肛缘或肛白线以外部分，肛缘或肛白线至齿线之间肛管皮肤呈环形保留。肛管皮下血管迂曲扩张显著者，予以潜行剥离。电刀止血。术毕，凡士林油纱条覆盖创面，塔形纱布包扎，丁字带固定。

　　3. 术后注意事项

　　（1）术后保持肛门局部清洁，大便后及时坐浴。

　　（2）术后注意饮食清淡，多喝温开水，多食蔬菜，少食辛辣、醇酒、炙煿之品。

　　（3）养成每天定时排便的良好习惯，保持大便通畅，如厕不宜久蹲努挣，以免肛门部淤血。

（4）术后恢复期间避免久坐久立，进行适当的活动或定时做提肛运动，早晚各 30 次。

二、二联术治疗盆底松弛型便秘

1. 术前准备

术前 2 日开始流质饮食，术前 20：00 口服聚乙二醇电解质散等渗溶液 2 L。术前 22：00 后禁食禁饮，术晨清洁灌肠。

2. 药物准备

消痔灵注射液（规格：10 mL × 1 支）。消痔灵稀释液配制方法：取消痔灵注射液原液与 1% 利多卡因注射液按 1：1 比例进行配制。

3. 手术步骤

患者采用蛛网膜下腔麻醉，取膀胱截石位或左侧卧位，常规消毒铺巾。

第一步为直肠前壁瘢痕支持固定术：碘伏消毒直肠黏膜，肛门镜下显露直肠前壁，取组织钳钳夹 12 点位松弛黏膜，退出肛门镜，另一把组织钳在第 1 把组织钳稍上方钳夹黏膜，调整第 1 把组织钳位置使被钳夹的直肠黏膜下至齿线上约 0.5 cm 处，上至齿线上 5.5 cm 处。取弯血管钳将被夹持黏膜纵行钳夹。取备用的消痔灵稀释液，注射于被钳夹黏膜的黏膜下层，使其饱满、色苍白。用血管钳反复夹闭，使注射后的黏膜呈扁片状。取圆针 7 号丝线，于钳下将被钳夹黏膜分为上、中、下 3 等份进行贯穿缝扎。缝扎完毕，检查直肠前壁修复后的状况，轻度者处理 1 个点位即可，中度者常需加 1 个点位，一般选择 11 点位或 1 点位，重度者常需增加 2 个点位，一般选择 11 点位和 1 点位。选择增加点位的位置为指诊了解到的松弛部位。

第二步为直肠黏膜下间隙硬化剂注射术：采用 3 点三平面直肠黏膜下注射。更换手套，重新消毒直肠黏膜。取长度为 15 cm 的特制喇叭筒直肠镜，进镜至直乙交界部。取消痔灵稀释液，注射器佩戴规格为 7 号、长度为 10 cm 的注射针针头，选择接近直乙交界部的第一平面做点状黏膜下层注射，每个平面注射 3 个点位，每个点位注射 2 ~ 3 mL，以黏膜隆起、泛白为度。同上法注射第二平面和第三平面。平面之间间隔 3 ~ 4 cm。注射时注意，注射点位应分布均匀，每个平面注射前均需以碘伏液消毒。注射完毕，以示指按揉注射部位，使药液充分弥散。肛内置入橡胶排气导管，敷料覆盖包扎，手术完毕。

4.术后处理

（1）术后应用单一广谱抗生素静脉滴注，每日2次，共2日。

（2）禁食不禁饮3日，第4日后改普食。

（3）肠外营养支持。

（4）术后留置尿管，控制大便5日。

（5）卧床4日。

三、西贝助便操

西贝助便操包括撮谷道（提肛）、揉五穴（揉脐）和推三经（推脊）3节。

1.撮谷道（提肛）

两脚分开，与肩同宽，双目微闭，自然呼吸，舌抵上腭，平心静气，意守长强穴。左手托右手，将两手置于关元穴，调匀呼吸。缓慢呼气，肛门随意念缓慢上提至极限，同时双手慢慢上提至神阙穴，意念也随之到达神阙穴。缓慢吸气，肛门逐渐放松至极限，同时双手慢慢下移至关元穴，意念随之到达长强穴，即可完成一次提肛动作。如此反复30次。长强穴位于肛门后方，大肠末端出口处，可调理大肠气机，关元穴为足三阴、任脉之会，小肠募穴补肾培元、温阳固脱，神阙穴培元固本、和胃理肠。本节提肛与导引结合，可起到升举固脱的作用。

2.揉五穴（揉脐）

两脚分开，与肩同宽，双目微闭，自然呼吸，舌抵上腭，平心静气，意守神阙穴。将右手掌心正对神阙穴，左手覆盖右手，右手拇指上缘压在中脘穴处，右手掌根压在右侧天枢穴处，右手中指指腹压在左侧天枢穴处，右手小鱼际压在气海穴处。顺时针旋转手掌，旋转过程中右手掌心始终正对肚脐，旋转一周，即可完成一次揉五穴动作。手掌旋转时，向上转动时呼气，向下转动时吸气。如此反复30次。神阙穴、气海穴、中脘穴及左右天枢穴归属任脉和足阳明胃经。其中神阙穴如前所述；气海穴利下焦、行气散滞；中脘穴和胃健脾；天枢穴是大肠募穴，疏调肠腑、理气行滞，为治疗便秘的要穴。本节揉脐与导引结合，可起到调理肠胃、行气导滞的作用。

3.推三经（推脊）

保持两脚分开，与肩同宽，双目微闭，自然呼吸，舌抵上腭，平心静气，意守长强穴。左手握右手拇指，两手示指对立瓣开。将两手置于脊柱后，上提至第一腰椎平面（此时，两侧前臂呈近似水平状），双手第二掌指关节分别按压在脊柱左右两侧（左右足太阳膀胱经），右手第一掌指关节压在脊柱正中（督脉）。伴随吸气，双手按压三经向下滑动，一直下滑至尾骨两侧，再伴随呼气按压三经向上滑动至极限，即可完成一次推脊动作。如此反复 30 次。在推移过程中所刺激到的穴位中许多都与大肠功能密切相关，如肝俞、脾俞、胃俞、三焦俞、肾俞、大肠俞、八髎、会阳、悬枢穴、命门穴、腰俞穴等。本节推脊与导引结合，可起到培肾固本、补益元气的作用。

【典型医案】

一、畅舟通便法治疗慢性功能性便秘

赵某，女，39 岁，公司职员。

初诊：2020 年 10 月 15 日。

主诉：反复排便困难 20 年余。

病史：患者 20 年间反复出现排便困难，大便间隔时间长，乏便意，长期服用番泻叶、双歧杆菌、酵素等辅助通便。有慢性阑尾炎病病史。现症见：大便 6～7 日 1 次，排便费力，排便时间长，便质干燥成粪球状，伴便后不尽感，无腹痛，腹胀满，嗳气频作，纳食不香，眠可。

诊查：腹软无抵抗，右下腹阑尾区轻微压痛，无反跳痛。舌质红，苔燥微黄，脉弦微细。

临床诊断：慢性功能性便秘。

辨证：气阴两虚型。

治法：益气养阴，润肠通便。

处方：口服自拟畅舟通便方加减。方药如下：黄芪 24 g，白术 30 g，当归 12 g，陈皮 12 g，法半夏 10 g，厚朴 15 g，麸炒枳实 15 g，玄参 30 g，麦冬 15 g，生地黄 15 g，柏子仁 15 g，菊花 15 g，桔梗 6 g，郁李仁 15 g，生甘草 6 g。每天 1 剂，水煎服。

二诊：2020 年 10 月 22 日。服上药 1 周，患者诉服药期间排便情况较前改善，大便 3～4 日 1 次，排便仍欠通畅，便质干燥呈块状，偶伴便后不尽感，矢气不多，嗳气则舒，纳食不香，眠可。舌微红，苔少燥，脉弦细。上方去菊花，加知母 12 g，生槟榔 12 g。7 剂，水煎服，每日 1 剂。

三诊：2020 年 10 月 29 日。患者诉服药期间排便情况较前明显改善，

大便 2 ~ 3 日 1 次，排便稍欠通畅，便质成型略干，偶伴便后不尽感，无腹痛腹胀，矢气可，嗳气频作，纳眠可。舌脉基本同前。上方去知母，加石斛 12 g，桑叶 12 g，连翘 15 g，柴胡 12 g。7 剂，水煎服，每日 1 剂。

四诊：2020 年 11 月 12 日。服药 1 周，停药 1 周。患者诉服药期间排便通畅，大便 1 ~ 2 日 1 次，便质软成型，无腹痛腹胀，偶伴便后不尽感，纳眠可，舌脉基本同前。停药期间排便情况一致。上方去石斛 12 g，连翘 15 g，加升麻 6 g。7 剂，水煎服，每日 1 剂。

五诊：2020 年 11 月 19 日。患者排便情况较好，停药观察，嘱患者适量运动，定时排便，养成良好排便习惯，日常饮食适当增加富含膳食纤维的新鲜蔬菜水果。

按语：慢性功能性便秘多见于女性及中老年人，此患者便秘乃气阴两虚所致，故予自拟畅舟通便方加减，以达增液通便之功。方中重用黄芪、白术为君药，补中益气，以增加动力，改善肠道功能。舌质红，苔燥微黄，以玄参、麦冬、菊花清热养阴生津，意在生津清热，改善肠燥便秘。胃气上逆而出现嗳气频作，予以法半夏通降上逆之胃气。肺与大肠相表里，佐以桔梗、陈皮、麸炒枳实、厚朴宽胸理气，改善气郁气滞，辅助推进肠动力改善，配合郁李仁、柏子仁等达润肠通便之效，改善便秘干结。使以甘草调和诸药。诸药配合以补益中气和肾气，调理脏腑气机，增强肠道的蠕动功能，增加肠道的滑润度。二诊时效不更方，但便质仍干且口微渴，故加知母以增滋阴润燥，生槟榔以增破气导滞。三诊时患者排便情况明显改善，嗳气症状持续，故加以石斛、桑叶、连翘、柴胡，取滋阴清热、顺气以调气机之功。四诊据患者排便情况，去石斛、连翘，增升麻，升清降浊，以升促降，以升促通，通条肠道。

二、西贝助便操治疗慢性功能性便秘

赵某，女，39 岁。

初诊：2019 年 10 月 15 日。

主诉：反复排便困难 20 年余。

病史：大便排出困难，乏便意，常需借助苁蓉润肠口服液、乳果糖、减肥茶等辅助排便。大便 4 ~ 5 日 1 次，最长可达 7 天，时有腹胀、腹痛、便后不尽感，便质干结，偶有便后点滴状鲜血。口干，乏力，纳眠可。舌暗胖，边齿痕，苔少而燥，脉沉细。

西医诊断：慢性功能性便秘。

中医诊断：便秘。

辨证：气阴两虚证。

治法：补气养阴，润肠通便。

嘱患者每日早晚各练习1次西贝助便操进行治疗，暂停服用通便药物，将通便药物作为备用，并认真记录用药情况。

二诊：2019年10月22日。患者诉症状较前有改善，近1周仅服用1次乳果糖口服溶液，排便费力程度较之前明显减轻，大便2～3日1次，便质较前软，口干、乏力较前明显减轻，腹胀、腹痛、排便不尽感也略有减轻，矢气较前增加，纳眠可。舌脉同前。嘱患者继续习练西贝助便操。

三诊：2019年10月28日。患者诉排便通畅，近一周未服用任何通便药，大便每日1次，便质成形质软，口干、乏力消失，无腹痛腹胀，无排便不尽感，舌淡苔燥，脉沉。定时排便，日常饮食适当增加富含膳食纤维的新鲜蔬菜水果。2个月后随访患者，患者诉未服用其他通便药物，大便1～2日1次，排便通畅，便质成形质软。患者对疗效非常满意。

按语：患者为中年女性，气血渐衰，便秘日久，长期使用通便药，又进一步损伤中气、阴液。同时患者时有腹胀、腹痛、排便不尽感，口干，乏力，属气阴两虚之证。治疗应益气养阴，润肠通便。治疗时嘱患者练习西贝助便操，疏通经络气血，益气固本，养阴增液，改善脏腑气机升降功能，促进腑气畅通，恢复结直肠传导功能，同时督促患者增加膳食纤维摄入，养成良好的排便习惯，从而达到较好的临床疗效。

三、湿疡平洗方治疗肛周湿疹

刘某，男，50岁。

初诊：2016年5月19日。

主诉：肛门瘙痒半年。

现病史：患者诉半年前无明显诱因出现肛周瘙痒，肛门潮湿感，反复发作，纳眠可，二便调，余未诉特殊不适。

专科检查：肛周皮肤粗糙，增厚，表面色灰白，纹理增深。患者既往体健。

诊断为：肛周湿疹。

处方：湿疡平洗方。药物组成：荆芥20g，防风20g，红花10g，川芎10g，大腹皮20g，白鲜皮20g，蛇床子20g，苦参20g，黄柏20g，蝉蜕

20 g，紫草 20 g。

上方水煎外洗，配合使用湿毒膏外抹患处，用药 1 周，服药期间嘱患者清淡饮食，忌辛辣食物、忌饮浓茶及含酒精饮品，避免搔抓。

二诊：2016 年 5 月 26 日。1 周后患者诉肛门潮湿感消失，瘙痒感较前明显减轻，继续再用药 1 周，肛门瘙痒感及潮湿感均消失，未诉其他不适，3 个月后随访，未有复发。

按语： 湿疹可发生于人体的多个部位，肛门周围是其好发部位之一。贾小强教授认为，风湿热互结、气血不畅是肛周湿疹发病的主要机制；祛风活血胜湿是肛周湿疹治疗的关键原则；临床应祛风活血胜湿三法合用。中药熏洗坐浴疗法作为中医传统外治法之一，可直接使药液作用于肛周皮肤，通过水、热和药物的协同作用，药物直达病所，透皮吸收发挥治疗作用，同时具有清洁肛门，清除病灶表面覆盖的污染物，改善肛门局部血液循环等作用。贾小强教授根据 30 余年的临床经验，基于"止痒必先疏风""治风先治血，血行风自灭"理论，以祛风活血胜湿为法，总结完善形成了"湿疡平洗方"的协定处方，在临床上取得了满意的临床疗效，为肛周湿疹的临床治疗和研究提供了新思路。

【经方验方】

一、畅舟通便方

[处方] 炙黄芪 20 g，生地 15 g，生白术 30 g，柴胡 12 g，升麻 3 g，川牛膝 12 g，厚朴 15 g，枳实 15 g，桃仁 10 g，火麻仁 15 g，玄参 12 g，甘草 6 g。

[功能] 温肾健脾、益气生阳、滋阴润肠。

[主治] 气阴两虚型便秘。

[用法] 每剂 2 袋，每袋 200 mL，分早晚 2 次温服。

[方解] 方中以炙黄芪、生地为君药，可健脾升阳、滋肾填精，并增脾肾之功以助肠道蠕动力。重用生白术健脾，辅以柴胡、升麻取补中益气汤之效，加强升阳举陷之力；川牛膝以辅佐生地增液填髓，既可保证肠道津液充沛，又可使大便本身保持濡润，以上四味共为臣药。此外，佐以厚朴、枳实、桃仁取承气汤之功，目的在于宽肠行气、祛瘀导滞，保证肠道管腔

通畅；火麻仁、玄参亦在于通过益肾填精养液使肠道濡润。甘草为使药，取补脾益气兼调和诸药之效。

［应用情况］本方药临床应用已10年余，疗效可靠，无不良反应，经系统观察的30例气阴两虚型功能性便秘患者总有效率为93.3%。

［禁忌］孕妇慎服。

二、湿疡平洗方

［处方］荆芥20 g，防风20 g，红花10 g，川芎10 g，大腹皮20 g，白鲜皮20 g，蛇床子20 g，苦参20 g，黄柏20 g，蝉蜕20 g，紫草20 g。

［功能］活血、祛风、胜湿。

［主治］肛周湿疹。

［用法］每剂水煎30分钟后熏洗坐浴，水温40 ℃左右为宜，每日2次，每次5～10分钟。

［方解］荆芥气温味辛，李中梓谓之可"行血疗风"。防风为风药之润剂，现代药理研究证明防风具有抗感染抑菌及免疫调节的作用。白鲜皮入肺经，可祛风，入小肠经，兼可除湿。以上三者共为君药，并达祛风胜湿、透表止痒之效。地肤子、苦参、黄柏、蛇床子四药燥湿杀虫，兼清内热，多用于湿热证型的皮肤疾病外洗剂中。红花、川芎为活血化瘀之品，可通脉活络，起到血行风灭、滋窍养肤之效。以上诸药合用，同奏燥湿清热，活血通络之功，共为臣药。蝉蜕佐助宣散风热、大腹皮佐助行水消肿、紫草佐以凉血活血，蕴含"治风先治血，血行风自灭"之意，作为佐使药，增加疗效。

［应用情况］本方药临床应用已10年余，疗效可靠，无不良反应，经系统观察的28例肛周湿疹患者总有效率为88.0%。

［禁忌］经期女性慎用。

三、舒肛汤

［处方］秦艽12 g，防风10 g，黄芪15 g，当归15 g，陈皮12 g，蜜槐角15 g，苍术10 g，黄柏10 g，川牛膝12 g，火麻仁3 g，甘草6 g。

［功能］祛风凉血，化湿润燥，益气养血，行气止痛。

［主治］痔、肛瘘、肛裂等术后，湿热蕴结、气血不畅、肛门坠胀疼痛、大便带血者。

［用法］浓煎 100 mL，每日 1 剂，口服。

［方解］方中以秦艽为君药，辛、苦，平，归胃、肝、胆经，能祛风湿，清湿热，止痹痛；黄芪、苍术、防风共为臣药，其中黄芪健脾益气、排脓生肌，苍术均健脾燥湿、祛风胜湿，防风祛风胜湿、止痛止痉；川牛膝、黄柏、当归、陈皮、蜜槐角共为佐药，其中川牛膝逐瘀通经止痛，黄柏清热燥湿、解毒疗疮，当归活血养血，陈皮宽肠理气，蜜槐角凉血止血；甘草调和诸药，为使药。全方共奏祛风凉血，化湿润燥，益气养血，化瘀止痛之功效。术后排便困难加火麻仁润肠通便。

［应用情况］本方药临床应用已数年余，疗效可靠，无不良反应。

［禁忌］经期女性慎用。

四、助便贴

［处方］炙黄芪 100 g，生白术 100 g，陈皮 50 g，大黄 50 g，木香 80 g，生槟榔 80 g，白芷 80 g。

［功能］益气补中，导滞助排。

［主治］慢性便秘、围手术期肠功能恢复延迟、术后尿潴留等。

［用法］每粒丸药重 3 g，平均分为 3 份，每份约重 1 g，压成圆形药饼，大小近似一分钱硬币，放入空白贴膜中，每次贴敷 2 个穴位（第一组穴位为神阙穴和天枢穴，第二组穴位为神阙穴和大肠俞），两组穴位交替使用，每日 1 次，每次贴 6 小时后取下。

［方解］方中炙黄芪益气补中为君药；生白术健脾益气、润肠通便，陈皮理气健脾、宽中和胃，共为臣药；大黄泻下攻积，逐瘀导滞，木香行气散结、健脾消食，生槟榔消积导滞，白芷芳香行表，助药入经，共为佐使药。诸药合用，外敷于经穴，通过药物与经穴刺激的综合作用。

［应用情况］本方药临床应用已 10 年余，疗效可靠，无不良反应。

［禁忌］孕妇慎用。

五、助便膏

［处方］炙黄芪 100 g，生白术 100 g，陈皮 50 g，大黄 50 g，木香 80 g，生槟榔 80 g，白芷 80 g。

［功能］益气补中，导滞助排。

［主治］慢性便秘，伴有缺乏便意、腹胀者。

［用法］以神阙穴为中心将助便膏均匀涂抹腹部，范围以覆盖各穴位为宜，厚度约 2 mm。治疗者以指腹点压中脘、天枢、神阙、关元等穴位各 10 下，顺时针按摩腹部 5 分钟。用保鲜膜将药膏覆盖，然后将烤灯对准神阙穴，距离 15 cm，照射 20 分钟后用盐水纱布擦去残留药渣，协助患者整理衣物，注意保暖。

［方解］方中炙黄芪益气补中为君药；生白术健脾益气、润肠通便，陈皮理气健脾、宽中和胃，共为臣药；大黄泻下攻积，逐瘀导滞，木香行气散结、健脾消食，生槟榔消积导滞，白芷芳香行表、助药入经，共为佐使药。

［应用情况］疗效可靠，无不良反应。

［禁忌］孕妇慎用。

六、二黄三白汤

［处方］大黄 20 g，黄柏 20 g，白芍 20 g，白及 20 g，白矾 3 g。

［功能］清热解毒，止泻止血，收敛生肌。

［主治］慢性溃疡性结肠炎。

［用法］水煎取汁，每日睡前保留灌肠 1 次，每次 100 mL。

［方解］大黄泄热毒，破积滞，行瘀血；黄柏清热燥湿，泻火解毒，坚肾益阴；白芍缓急止痛，柔肝安脾；白及收敛止血，消肿生肌；白矾清热燥湿，止泻止血。诸药合用，保留灌肠，药液可直达病所，除可增强抗感染抑菌作用外，还有良好的止血止痛、促愈合的功效。

［应用情况］本方药临床应用已 20 年余，疗效可靠，无不良反应。

［禁忌］无禁忌。

第二十二节　国医肛肠名师刘仍海学术思想与诊治绝技

【个人简介】

刘仍海，男，1962 年出生，主任医师，教授，博士，博士研究生导师，北京中医药大学东方医院肛肠科主任，中医外科教研室主任，北京中医药大学中医外科学系副主任。1984 年毕业于北京中医药大学，从事中医外科和肛肠科临床、科研和教学工作近 40 年，先后从师于王沛、李曰庆、张燕生、李国栋和黄乃键等著名中医外科和肛肠科专家。

荣誉称号：中华中医药学会授予中医肛肠专业知名专家，第三批全国中医优秀临床人才，中国便秘研究英才奖，北京中医药大学优秀教师，北京中西医结合学会突出贡献专家。

科研成果：中华中医药学会学术著作一等奖（第四名），中华中医药学会科技三等奖（第六名），北京中医药大学科技三等奖（第五名），承担国家自然科学基金项目 2 项、国家中医药管理局项目 1 项、北京市课题 2 项，参加国家级及省部级课题多项。发表专业论文和科普文章 132 篇，主编和参编专著 20 部。

社会兼职：全国中医药高等教育学会临床教育研究会肛肠分会会长、中国非公立医疗机构协会肛肠专业委员会主任委员、中华中医药学会肛肠分会副会长、中国中医药研究促进会肛肠分会副会长、中国民间中医医药研究开发协会肛肠专业委员会副主任委员，世界中医药学会联合会肛肠专业委员会副主任委员，世界中医药学会联合会盆底医学专业委员会副主任委员，中国医师协会中西医结合分会肛肠专业委员会副主任委员，中国肛肠诊疗技术创新联盟副理事长，北京中西医结合会学会大肠肛门病专业委员会副主任委员，北京中医药学会肛肠专业委员会副主任委员，北京医师协会肛肠专业专家委员会副主任委员。

【学术思想】

从医近40年，刘仍海教授一直致力于肛肠疾病的诊断和治疗，研读经典、注重临床、积极科研、患者至上、中西合璧、专心治"痔"，强调中医辨病与辨证结合，中医内治与外治相结合，中医与西医相结合，传统手术与微创手术相结合。

一、便秘的诊治方面

在长期临床经验的基础上，对于便秘形成了一套独特的诊治方案。明辨病因，详察虚实；合理用药，忌用泻药；强调外治，慎用手术；由轻到重，从简至繁；巧用生物反馈，结合心理治疗；急则治其标，缓则治其本。全面开展便秘的专科检查方法，如大肠传输功能检查、肛肠动力学检查、排便造影检查、结肠镜检查、直肠腔内三维超声、盆底肌电图检查、水囊排出试验等。

1. 提出了便秘证治4法

（1）塞因塞用、以补达通

塞因塞用是中医反治法之一，是指以补开塞，即用补益的药物治疗具有闭塞不通症状的病证，适用于因虚而闭阻的真虚假实证。

便秘以阳虚为主者，采用温阳健脾、活血通便之法。《内经》云："中气不足，溲便为之变。"如脾胃功能虚弱，则大肠传送无力而便秘。肾司二便，肾阳为一身阳气之根本，阳之动，始于温。若肾阳虚弱，失于温煦，寒凝肠胃，造成津液不化，肠失濡润，肠蠕动减慢而便秘。老年人肾气衰，所以也常发生肾虚便秘。方用附子理中丸加减，药用附子、干姜、人参、生白术、炙甘草、白芍、肉苁蓉、桃仁、当归、黄芪、枳实。

便秘以阴虚为主者采用益气养血，增液行舟之法，"血主濡之"，大肠的传导之职亦离不开血液的营养灌溉。如血虚不能滋润大肠，则会致肠道失润，形成便秘。禀赋不足、脾胃虚弱、思虑过度、久病不愈及各种伤血以致血虚津少，肠腑失濡；且气血互根，血为气母，血衰则气少，推动无力，魄门难启，糟粕不行而成便秘。治当养血，如补肝血、滋肾阴等。津液具有滋润和濡养的功能，亦具有濡润滑利的作用。如津液亏损，则肠道干枯，可致便秘。治当滋养津液，如滋肾阴、养胃生津等。大肠以津液为体，津液充足，滋养肠道，传导糟粕，大便自行。方用增液汤加味，药用玄参、麦冬、生地、生白术、生黄芪、当归、白芍、川芎、茯苓、甘草、桃仁、柏子仁、枳实、陈皮、火麻仁、莱菔子。

（2）升清降浊、通调三焦

升清降浊是人体正常的生理功能。清气上升，浊气下降，故而上能收纳，下能传导，糟粕自出。肺的宣发和肃降、肝的疏泄、脾的升清、胃的降浊和肾的温煦构成了升清降浊这一生理体系。脾胃为人体之枢纽，在升清降浊的过程中，脾胃起着最为重要的作用。便秘之发生，固然是由于下降功能不足，也即胃失和降，但从脾胃的关系来看，脾升方能胃降，因此，脾之升清不足在便秘特别是虚秘的发展中也起着关键的作用。依此来讲，便秘绝不能一味通降；反其道而行之，适当的升清，会引发气机的自我调整，清阳已升，浊阴自降。三焦作为五脏六腑联系的纽带，对各脏器功能的调和，也起到了至关重要的作用。正如《中藏经》所言："三焦者……总领五脏六腑、荣卫、经络、内外左右上下之气也。三焦通，则内外左右上下皆通也。其于周身灌体，和内调外，荣左养右，导上宣下，莫大过于此也。"由此可见，便秘的形成与三焦不和，气机壅滞，升降失常，阴阳不调密切相关。方用半夏泻心汤加减，药用半夏、生白术、干姜、甘草、黄芩、黄连、大枣、人参、生黄芪、陈皮、柴胡、升麻、枳实、白芍、当归等。

（3）提壶揭盖、宣降肺气

中医学认为，肺与大肠互为表里，大肠的传导功能赖于肺气肃降。肺失肃降，则大肠之气亦不下降，肺气失于宣降，腑气不通，大肠传导功能受阻，故导致大便秘结。肺主宣发，是大肠得以濡润的基础，使大肠不致燥气太过；肺主肃降，是大肠传导功能的动力。肺藏魄，肛门又称"魄门"，为肺气下通之门户，可见肺与大肠的关系尤为密切，所以肺气肃降则大便通畅，出入有常，肺气上逆可致大肠腑气壅滞，而见大便秘结，腹痛、腹胀。鉴于此，故用宣上焦、降肺气的方法治疗便秘。"治上焦如羽，非轻不举"，故上焦宜宣，宣则升已而降，降则受纳。方用苏子降气汤加减，药用苏子、陈皮、半夏、杏仁、莱菔子、枳实、厚朴、瓜蒌仁、郁李仁、紫菀、桔梗、沙参、麦冬、知母、当归、桑椹。

（4）釜底抽薪、泻火通便

釜底抽薪属下法，在"六腑以通为用""大肠者，传导之官"等理论的指导下，被广泛应用于临床。第一，便秘不一定有由实证所致，虚证也可致便秘，如肾阴虚火旺、虚火上炎所致的牙痛、喉痹、耳鸣耳聋，同时有便秘之症状，其上炎之火是虚火，其便秘是由肠腑失于濡润，虚火亦可耗伤胃肠之津液，遂成便秘，但不可妄用釜底抽薪之法。临证应当抓住病机和病理演变，当下则下，当通则通，当补则补，不可不分虚实，见便秘就用该法，而犯"虚虚实实"之误。第二，针对邪盛，衰其大半则已。药可治病，亦可致病，且大下伤阴，况且该法所用之品，属苦寒之类，易损伤气血津液，败坏脾胃，因此，应用时针对邪正关系，用药适可而止，不可泻下过激；同时针对个体差异斟酌是否该适当地顾护气血津液和脾胃。第三，临证在分辨疾病寒热虚实的基础上，根据疾病的轻重缓急、病程的长短，因时、因地、因人的不同，而辨证与辨病相结合用药，不可单纯地偏执于釜底抽薪之法，从而以达标本兼治，治病必求于本之效。方用麻子丸加减，药用火麻仁、白芍、厚朴、枳实、杏仁、大黄、甘草、当归、木香等。

2.强调运用中医外治法

（1）穴位埋线法治疗结肠慢传输型便秘

穴位埋线疗法是将不同型号的羊肠线，根据需要埋入不同的穴位，通过羊肠线对穴位的持续弱刺激作用，达到治疗疾病的目的，既具有针刺疗法的特点，又具备针刺"静而留之"的长期效果，是一种简便易行的，融多种疗法、多种效应于一体的复合性治疗方法。

穴位：天枢、大肠俞、足三里。中医理论认为，脏腑之气汇聚于与之相对应的俞穴和募穴，调节所对应脏腑的功能，达到刺激体表调节脏腑的功效，称为"俞募配穴法"。天枢穴和大肠俞是大肠的俞募穴，两穴前后相应，有调节气血、调整大肠良性运动、调理肠腑之效。足三里穴是治疗便秘等胃肠道疾病最常用的穴位之一，具有双向调节胃肠运动、改善肛门直肠动力学等作用。

操作如下。

①治疗前向患者简要说明施术部位及术后护理方法。

②患者取仰卧位，暴露双侧天枢穴、双侧足三里穴，常规消毒。

③无菌操作将长度 1～2 cm 的可吸收线埋入选定穴位，出现针感后，边推针芯，边退针管，将可吸收线完全埋于皮下。

④出针后压迫止血，无菌敷料固定。

⑤患者取俯卧位，暴露双侧大肠俞，常规消毒，重复埋线操作。

⑥每2周1次。

（2）长强穴位埋线治疗盆底失弛缓型便秘

长强穴位于尾骨端与肛门之间，具有健脾理肠、安神、止血等功效。长强穴为治疗肛肠疾病的主要穴位，具有理气止痛、活血化瘀等功能，能有效调节盆底肌肉，增强肌肉间协调。

操作如下。

①治疗前向患者简要说明施术部位及术后护理方法。

②患者取俯卧位，暴露长强穴，常规消毒。

③无菌操作将长度约1cm的可吸收线埋入选定穴位，出现针感后，边推针芯，边退针管，将可吸收线完全埋于皮下。

④出针后压迫止血，无菌敷料固定。

⑤每2周1次。

（3）耳穴压豆法治疗结肠慢传输型便秘

耳穴压豆法是用质硬而光滑的植物种子或具有一定形状和质地的药物及制品粘贴在耳郭表面的穴位上，并施加一定压力，以达刺激耳穴、防治疾病的一种方法。它较耳穴针刺或埋针更为简便易行，安全可靠，无创伤，无不良反应，且能起到持续刺激之效果。

穴位：主穴为肺、脾、大肠、直肠、皮质下、便秘点穴，配穴为胃、腹、三焦穴。辨证选取肺、脾穴用以健脾补肺，协调脏腑；根据相应部位取大肠、直肠穴增强肠的蠕动，通调肠腑、下气通便；按现代医学理论选取皮质下穴，调节大脑皮质及自主神经功能，促进排便反射的兴奋性，增强调肠通便之功；便秘点是治疗便秘的经验穴，有润肠通便的作用；随证配胃穴以和胃降逆；三焦穴化气输精，促进运化；腹穴理气消胀。

操作如下。

①治疗前向患者简要说明施术部位。

②将耳郭常规消毒后，把王不留行子贴于上述穴位上。

③采用轻柔按摩法，用指腹轻轻将压贴的穴丸压实贴紧，然后顺时针方向轻轻压丸旋转，以患者有酸胀或胀痛或轻微刺痛为度。

④嘱咐患者依照此法，每天自行按压耳穴3~5次。

⑤两耳交替治疗，隔天更换1次；治疗5次为1个疗程。

（4）穴位贴敷治疗结肠慢传输型便秘

贴敷用药：沉香、肉桂、元胡、生白术。

穴位：中脘、天枢、关元、足三里、上巨虚。关元穴位于脐下3寸处，关元为任脉穴位，小肠之募穴，足三阴与任脉交会穴，是人身元阴元阳交关之处，可调理肠腑，统治足三阴、小肠、任脉诸经病。有固本培元、补益肝肾之功，凡元气亏损均可使用，故脾肾阳虚型便秘选关元穴有较好的疗效。天枢穴为足阳明胃经穴，为大肠之募穴，通便要穴。中脘穴位于神阙穴正上方4寸，既是胃的募穴，又是八会穴的腑会，还是手太阳小肠经和足阳明胃经交汇的穴位，是治疗消化系统疾病的重要穴位。中脘、关元、天枢称之为腹四针，其涉及任脉、冲脉、带脉、手太阳、手少阳、足阳明、足太阴、足少阴、足厥阴9条经脉，与脾、胃、肾、肝、大肠、小肠、心、肺及女子胞均有关联，故仅取四针就能沟通多个脏腑，起到调节机体整体经络的功能，用于治疗便秘可以使得大便通畅。

操作：取药膏约3g涂于穴位贴内侧面，贴在所选穴位上，12小时后揭掉清洗干净。每天1次，15次为1个疗程。

（5）针灸电针治疗盆底失弛缓型便秘

针灸穴位：第1组为天枢、气海、上巨虚、足三里、百会；第2组为中髎、下髎、大肠俞、肾俞、脾俞。

电针穴位：次髎、会阳、承山，频率为80次/分。

天枢是大肠的募穴，大肠俞为大肠之气海能补肾益气，上巨虚具有疏通腑气、健脾和胃之功，足三里是胃的合穴，头为诸阳之会，百会穴聚集了各条经脉之气能平衡全身阴阳。中髎、下髎、次髎同属八髎穴，是足太阳膀胱经穴，治疗作用广泛，不仅治本经病证，还能调肾、肝、胆之气机。会阳、承山同属足太阳膀胱经，两穴相配常用于治疗肛肠疾病。

操作：2组穴位隔日交替使用，每日1次，留针30分钟，10次为1个疗程，治疗2个疗程。

（6）中药注射固脱法治疗出口梗阻型便秘

出口梗阻型便秘常合并直肠前突、直肠内脱垂等加重便秘的因素。通过注射消痔灵等药物，治疗直肠内脱垂，消除了加重排便困难的因素，可用于治疗出口梗阻型便秘，也是临床可选的治疗手段之一。

3.提出顽固性便秘的中西医结合四联疗法

顽固性便秘病因复杂，经久不愈，常与以下3种原因有关。一是患者出于美容、减肥、排毒、治疗、预防便秘等目的长期滥用大黄、番泻叶、决明子、果导片等泻药，引起结肠黑变病，损伤肠神经系统，导致结直肠解剖改变和肠道功能的退化，最终引起和加重便秘。二是焦虑与抑郁，患者常因便秘感到焦虑与抑郁，对患者身心造成巨大的负担，反过来又加重便秘，陷入身心交互影响的恶性循环。三是盆底功能障碍，主要包括盆底失弛和盆底松弛，盆底失弛与耻骨直肠肌肥厚、内括约肌失弛缓、肛管直肠环炎症等有关，盆底松弛与直肠前突、直肠黏膜内脱垂、会阴下降等有关，导致排便困难、排便不尽。基于长期临床实践，刘仍海教授提出了治疗顽固性便秘的中西医结合四联疗法。

（1）中医辨证论治

包括塞因塞用、以补达通；升清降浊、通调三焦；提壶揭盖、宣降肺气；釜底抽薪、泻火通便4法。参照上文便秘证治4法。

（2）穴位埋线疗法

穴位埋线疗法由埋藏疗法发展而来，是在中医经络理论结合外科学理论指导下形成的疗法。根据患者的病情需要选择特定的穴位，将不同型号的可吸收缝合线埋入穴位，通过缝线对所埋入部位的持续、温和的刺激，达到疗疾、保健、强身的一种外治法，可以疏通经络气血，从而促进胃肠道运动。由于本法操作便捷，且持续发挥疗效，显效快，创伤及不良反应较少，因而在临床上得到迅速发展及广泛应用。

常用穴位包括天枢、大肠俞、足三里等。操作方法参照上文外治法。

（3）大肠水疗

大肠水疗指的是通过一种专门的设备经肛门向大肠内注入净化处理过的温水，对整个大肠进行清洁灌洗的一种治疗和保健的方法，能够协助患者及时地排出粪便，彻底清除肠腔内滞留的粪便，软化肠腔内干硬的粪便，恢复肠黏膜的正常分泌和运动功能，改善便秘引起的症状，还可通过在大肠水疗的过程中加入药物而起到各种治疗作用。

（4）生物反馈治疗

生物反馈治疗是一种让患者学会如何改变生理活动的过程，目的是改善健康或提示技能。通过精准的设备测量生理活动，快速而准确地反馈至使用者，帮助使用者向着目标方向改变其生理活动。久而久之，不需要外界设备也可以实现这些生理活动的改变。生物反馈治疗能够增强盆底肌肌力、耐力、协调性，恢复盆底正常结构；加强神经中枢对盆底的控制，纠正盆底肌的矛盾收缩，建立正常排便反射；改善盆底肌纤维协调性，反馈放松盆底肌，显著降低静息张力，增加患者的协调性、稳定性、敏感性。

二、在痔的诊断和治疗方面

痔是一种常见的肛肠疾病，目前，关于痔的定义、病因、病理争论较多，尚无定论。痔的治疗方法虽多，但中医辨证施治确有疗效，且有其自身的特点。临床应用中要注意以下4点：①要辨证辨病相结合，首先要通过肛门指诊和肛门镜检查，必要时要进行结肠镜检查，诊断明确，包括分型、分期；②要结合患者全身情况与局部表现，脉证合参，随证加减，灵活运用；③治疗的目的主要在于减轻或者消除症状，而不是消灭痔体；④可结合外治，包括外洗、外敷和栓剂。

尽管临床上治疗方法较多，但目前仍以手术治疗为主，且推崇微创方法。痔的手术治疗存在的问题是术中、术后并发症较多，患者痛苦较大，因此，围手术期的处理与手术方法的选择和改进重点在于减轻患者痛苦，减少术后并发症，降低术后复发率。结合患者的需求和多年的临床经验，刘仍海教授提出"微创四步疗法"。

微创是指创口小、创伤小，是痔疮手术追求的理念、目标和要求。

1. 术前准备

首先对患者进行术前谈话，依据患者的不同情况进行健康宣教，交代手术情况，签署手术知情同意书。然后进行肠道准备，使用开塞露等灌肠剂对患者进行清洁灌肠和结肠灌洗，有利于保持术中、术后伤口清洁。

2. 手术方法

对不同的痔疮选择不同的手术方法。对内痔进行套扎疗法。对外痔则使用电钳或超声刀夹除，超声刀的优点在于出血少。对混合痔使用内套外夹保留齿线术，即内痔进行套扎，外痔使用超声刀进行夹除，保留齿线的优点在于术后肛门下坠感较轻。术中使用的设备主要是套扎器、超声刀等。

操作要点：①适当部位。套点应在齿线上方，一般1~2cm。套在齿线以下容易出现肛门下坠。②适中套点。一次套1~3个点，最多不超过6个点。③错开平面。同一水平面套点不要过多，相邻部位最好稍微错开。套在同一水平面容易出现直肠狭窄。④合适负压。控制在适宜范围内（0.07~0.08 kPa），过小则吸力不足，过大易致黏膜损伤及出血。⑤反复松压。操作时松压扩肛器、套扎器，反复抽动枪管以吸入更多组织，否则容易出现痔核不能完全吸入或黏膜破损。⑥推紧套管。拉线时要推紧套管，切忌套管和线一起向外拉，还应注意先拉紧线再放气。

3. 术中处理

是指手术完毕后、包扎伤口前的一些处理，主要目的是止痛止血，运用长效止痛液注射或止痛栓剂以止痛；使用填塞止血引流管或藻酸盐纱条以止血；最后用塔形纱布压迫、敷料粘贴固定。

4. 术后防治

术后早期可能有排尿或排便困难、出血、疼痛，中期可能有伤口感染、创缘水肿、创面不愈、皮缘增生，后期可能有皮赘形成、仍有出血、肛门下坠、早期复发等，故术后创面管理至关重要。

术后创面管理的要点如下。

① 中药熏洗：加速血液循环，以利修复。

② 外用软膏：术后创面新鲜脆嫩，使用清热、生肌之软膏敷其上，一则保护创面，二则止痛促愈。

③ 栓剂纳肛：起到止血、镇痛、抗感染、促愈的功效，同时可延长药物作用时间。

④ 藻酸盐棉片：高效吸收、促进凝血、控制感染、更少疼痛、更少瘢痕形成。

微创手术追求的目标是保证肛门的正常功能，减少疼痛，消除症状，减少复发，外表美观，然而鱼与熊掌不可兼得，不能面面俱到，临床应根据患者需求和具体情况寻求平衡。

【典型医案】

升清降浊、通调三焦法治疗便秘

李某，女，68岁。

初诊：2021年12月9日。

主诉：排便困难2年余。

病史：患者2年前无明显诱因出现排便困难，大便干或不干，每天1次，但排出困难，每次排便时间在20分钟以上，间断使用开塞露等药物辅助排便，腹胀，眠差，口干，下肢发凉，舌质红，苔白，脉弦。

西医诊断：便秘。

中医诊断：便秘。

辨证：三焦不和，气机壅滞证。脾虚升清不足，胃失和降，三焦不和，气机壅滞而致便秘。

治法：健脾理气，升清降浊。

处方：口服半夏泻心汤加减。方药如下：半夏9g，党参15g，生白术30g，干姜10g，甘草10g，黄芩10g，黄连6g，大枣10g，莱菔子10g，枳壳10g，生黄芪20g，杏仁9g，升麻6g。7剂，每天1剂，水煎服。

二诊：2021年12月16日。服上药1周，症状逐渐减轻，腹胀减轻，但情绪焦虑，睡眠欠佳。前方加郁金10g，远志10g。14剂，早晚分服。

三诊：2021年12月30日。诸症明显减轻，睡眠好转。前方继服14剂，病愈。

按语：便秘一证，病因繁杂，归根结底是大肠的传导功能失职。若脾胃升降失司，大肠传导不利，气机不畅，腑气不通，则成便秘。脾胃为人体之枢纽，在升清降浊的过程中，对三焦气机运转起着极为重要的作用。正常饮食的消化和吸收依赖脾胃的升清降浊而正常进行，一旦脏腑功能失调，影响脾胃升降，则导致大肠的传导功能失常，而发生大便秘结。便秘不通，又直接影响脾胃的升清降浊，气机壅滞，出现腹胀、上热下寒等症状。本案患者表现为脾胃不和，气机阻滞，升降失常，大便不通。治以升清降浊、通调三焦，方以半夏泻心汤加减治之，辨治得当，疗效明确。

【经方验方】

术莱煎剂

［处方］生白术40g，炒莱菔子20g，肉苁蓉20g。

［功能］温阳健脾，理气通便。

［主治］功能性、慢传输型、脾虚气滞型便秘。

［用法］水煎服，日2次。

［方解］便秘的治疗不可拘泥于清热泻下、润肠通便等疗法，运用健脾理气法、温阳法治疗便秘，健脾以助推动大肠之力，理气以运行肠道气机。君

药生白术健脾，臣药炒莱菔子理气，佐以肉苁蓉温阳，三药合用，针对便秘形成之病机，故有良好效果。

[应用情况] 临床应用多年，疗效明显，统计有效率为 86.7%。

第二十三节 国医肛肠名师张书信学术思想与诊治绝技

【个人简介】

张书信，男，1964年11月9日出生，汉族，北京市人，教授，主任医师，博士研究生导师，现为北京中医药大学中医外科系副主任、北京中医药大学第一临床医学院中医外科学教研室主任，北京中医药大学东直门医院肛肠科主任，全国肛肠学科名专家。

荣誉称号：全国中医肛肠学科名专家（中华中医药学会，2009年），中国肛肠病流行病普查工程"优秀工作者"（中华中医药学会肛肠分会，2013年），北京中医药大学东直门医院"院级教学名师"（2018年），全国百强名医（中国中医药研究促进会，2019年），百强优秀科技人才（中国中医药研究促进会肛肠分会，2019年），北京健康科普专家（北京市卫生健康委员会，2019年），科学传播专家（中华中医药学会，2020年），高级人才评价项目专家（国家卫生健康委人才交流服务中心，2020年），中国影响力医生（2021年）。

科研成果：主编的《大肠肛门病学》，获中华中医药学会科学技术（著作）奖二等奖（2005年，中华中医药学会）；研发的中药新剂型——泡沫气雾剂的制备及药理作用的临床和实验研究，获中国中医药研究促进会三等奖（2015年，中国中医药研究促进会）；制定的挂线疗法治疗肛漏疗效评价及技术操作标准，获百强优秀科技成果奖（2019年，中国中医药研究促进会肛肠分会）。

社会兼职：北京中医药学会肛肠专业委员会主任委员，中国医药教育协会肛肠疾病专业委员会主任委员，中医药高等教育学会临床教育研究会肛肠分会副会长，北京医师协会肛肠专业委员会副主任委员，北京肛肠学会副会长，中国民间中医医药研究开发协会肛肠分会副会长，中国肛肠医学创新联盟副理事长，中华中医药学会肛肠分会副主任委员，中国中医药研究促进会肛肠分会副会长，中国中西医结合学会大肠肛门病专业委员会委员，世界中医药学会联合会固脱疗法专业委员会副会长兼秘书长，世界中医药学会联合会外科专业委员会副主任委员。

【学术思想】

张书信教授长期致力于结直肠肛门疾病的研究，认为湿阻中焦、困遏脾胃大肠是结直肠肛门疾病的重要病机，临证时强调病证结合，辨证施治，重视整体与局部、脏腑与气血的关系，治疗时内外治法齐重、刀针汤药并举。张书信教授沿袭"中西医汇通派"之思想，充分发挥中医与西医的特色优势，临床时往往中西医灵活使用，融汇两家之所长，贯穿治疗之一处，但求起效。对于结直肠肛门良性疾病，重视脾胃，积极应用手术及外治法解决局部病证的同时，善用汤药调理整体阴阳；对于肠道炎症性疾病，认为湿邪是首要病理因素，并根据"风药之用，如地中泥湿，和风一到，湿土自干"之风能胜湿理论，将风药引入肠道炎性疾病治疗中，创制了祛风宁溃方、愈溃消息方等行之有效的良方；对于慢性便秘，重视三因制宜，强调多种因素对便秘的影响，临证时提出"补、润、疏、调、通"五字诀治疗便秘；对结直肠肿瘤性疾病，重视中医药在结直肠肿瘤治疗全程中发挥扶升正气、去除癌肿、防止复发、延长生存的作用。

【专长绝技】

一、肛肠外科并发症的预防与处理

张书信教授认为，肛肠外科因诊治不当可引起各种并发症，预防、减少及正确处理并发症不但关系广大患者的切身利益，而且直接反应临床医师的技术水平，对提高医疗质量、防范医疗风险、减少医患纠纷具有重要的现实意义。因此，张书信教授编撰了《肛肠外科并发症防范与处理》第一版及第二版，将肛肠外科医师在临床诊疗过程中可能遇到的各种并发症，从其产生机制、防范措施和处理方法等方面进行了深入系统的阐述。

比如，痔切除术并发症中较为严重的肛门狭窄，张书信教授分析其原因有：①黏膜或皮肤切除过多，缝合时有张力，致术后创口裂开及瘢痕挛缩；②黏膜与皮肤切缘的缝线太密，影响局部血液循环，或结扎过紧而切割黏膜；③大块缝扎组织，缝针穿入过深，扎住了肛门括约肌；④肛管放置时间过长，压迫局部血液循环，发生压迫性坏死；⑤术后创面感染。对此，张书信教授指出，如果保留足够的皮肤，形成狭窄的危险性就减少了。其他预防因素尚有术前清洁灌肠，术中彻底止血，避免大块钳夹、缝扎组织，剥离创面不要过于广泛，并应防止肠内容物污染伤口，切口缝线不宜结扎过紧等。如果考虑有产生狭窄的可能性，可以每日进行直肠检查，并用手指或直肠扩肛器扩肛，直到伤口愈合。如果已形成愈合的、固定的狭窄，就需要肛门成形术。

二、经会阴综合手术治疗直肠脱垂

直肠脱垂因其脱垂程度不同而可以选择不同术式，但各术式或远期疗效不稳定，或对组织损伤过大，危险性高。张书信教授结合多年临床经验，创新性地提出了经会阴入路综合手术治疗直肠脱垂的新疗法。其包括，①直肠黏膜脱垂的解除：一般使用PPH/TST/STARR等将松弛脱垂的直肠黏膜切除；Ⅱ、Ⅲ度的直肠脱垂，可以选择经会阴吻合器直肠脱垂切除术，切除脱垂的部分直肠；②直肠的固定：一般采用柱状缝合加消痔灵注射液在直肠黏膜下、坐骨直肠间隙、直肠后深间隙等位置行多点注射，使局部形成无菌性炎症反应，从而使欲脱垂的直肠固定；③肛门括约肌成形与肛管的紧缩：一般反复脱垂的患者多伴有肛门括约肌的松弛，肌肉力量薄弱，甚至是肌肉的断裂，肛门反复撑开，不能起到正常的括约作用，因此，需要进行肛门括约肌成形术与肛管紧缩术，通常将括约肌进行折叠，缝扎，使肛门可容纳1指通过即可，加强紧缩作用。

三、出口梗阻型便秘的创新手术——一枪STARR

直肠前突是出口梗阻型便秘的常见原因，STARR治疗直肠前突是2004年意大利学者Longo提出的用于治疗直肠前突的新术式，临床取得了满意的疗效。目前，临床常规使用2把32 mm一次性使用管道吻合器，分别将直肠前壁、直肠后壁缝合，分别击发切除起到治疗作用。张书信教授创新性地提出一枪STARR的手术概念及操作：用1把36 mm一次性管道吻合器，将直肠内松弛黏膜分多点分别缝扎，提拉进吻合器腔内，一次击发，完成手术。此创新改进，一方面大幅度缩减手术时间，减少患者痛苦，降低费用；另一方面可以一次切除患者松弛组织。

四、改进 PPH 手术技术

PPH 即吻合器痔上黏膜环切术，是建立在肛垫学说的基础上，运用吻合器治疗环状脱垂痔的新技术。对内痔、混合痔、环状痔、严重痔脱垂、直肠黏膜内脱垂等都有着非常理想的治疗效果。其手术重难点即所谓的"制作荷包"，其目的是将松弛脱垂的肛垫组织、直肠黏膜完整缝扎，以待后续击发切除并完成吻合。常规操作是使用器械内自带的辅助器（窥视套），将缝合针顶住辅助器，压住黏膜，旋转，完成荷包。张书信教授结合多年临床经验，创新性地改进了这一操作，简称"免辅助器两针法"：放弃辅助器（窥视套），将支撑套撑开肛门后，充分暴露松弛的直肠黏膜，直接用缝合针从截石位12 点 ~ 6 点位缝扎半圈出针，然后从 6 点位出针处再次进针，再次绕剩下的半圈缝扎至 12 点，完成整圈的缝扎，完成荷包。张书信教授认为改进后的PPH，一者，操作简便，省去了辅助器在肛门直肠内的遮挡，方便进针完成荷包缝合；二者，可以充分暴露松弛脱垂的肛垫组织和黏膜，可以根据不同点位松弛脱垂程度的不同，选择性的、或深或浅的将组织缝扎进荷包，更为合理。

【典型医案】

一、祛风胜湿法治疗溃疡性结肠炎

患者，男，42 岁。

初诊：2017 年 7 月 26 日。

主诉：间断腹痛、腹泻伴黏液脓血便 5 年。

病史：患者 5 年前饮食辛辣并劳累后出现腹痛，左下腹为甚，大便次数增多，每日 6 ~ 7 次，且不成形，夹有黏液脓血，血色红，量多，肛门灼烧感，排便不尽及里急后重感，纳差，眠差，小便黄，初未予重视，后查电子肠镜提示溃疡性结肠炎，其后间断口服美沙拉秦肠溶片好转，但时有反复。

诊查：神志清，精神一般，腹软，左下腹轻压痛。舌质红、苔黄，脉滑数。

临床诊断：溃疡性结肠炎（E3，慢性复发型，活动期）/肠澼（大肠湿热证）。

辨证：饮食辛辣，湿热内生，流注大肠，清浊不分，热灼肠络血脉，发为下利脓血。

治法：祛风胜湿，清热凉血止利。

处方：祛风宁溃方加减。方药如下：白头翁15 g，马齿苋20 g，败酱草20 g，黄连10 g，防风12 g，荆芥穗10 g，炒槐花10 g，紫草10 g，生地榆15 g，茜草20 g，血余炭20 g，白及15 g，生白术20 g，炙甘草10 g。每日1剂，水煎，分2次口服。

嘱患者保持心情舒畅，忌食辛辣刺激性食物。

二诊：2017年8月9日。患者诉服药后大便次数较前减少，每日4～5次，脓血减少，精神渐佳，纳可，舌红，苔黄，脉滑。证治同前，处方用上方去紫草、生地榆、茜草，加炙黄芪20 g。前后共服中药2个月，随访知患者大便成形，为软便，1～2日1次，无脓血，少许黏液，无腹痛。

按语：本案患者病史5年，以间断腹痛、腹泻伴黏液脓血便为主诉，结合病史，可以诊断为溃疡性结肠炎。患者饮食辛辣刺激，湿热内蕴，下注大肠，清浊不分，发为下利，便不成形，热灼肠络，血溢脉外，发为便血，色鲜红，湿热煎灼肠络脂膜，发为脓血便，舌质红、苔黄，脉滑数，辨病为肠澼，辨证为大肠湿热证，治疗上应当清热化湿、凉血止泻，故用白头翁清热解毒、凉血止痢，马齿苋清热解毒、凉血止血、止痢，败酱草清热解毒、破瘀排脓止痢，黄连清热解毒、泻火燥湿止痢，上四药均为治疗热痢之要药。另外，张书信教授认为，基于中医风能胜湿的理论，在一派清热燥湿、凉血止利药物基础上酌加风药荆芥穗、防风，可以起到祛风胜湿之功效，具有增效作用。另外，本例患者出血较多，因此，加入了炒槐花、紫草、生地榆、茜草、血余炭等凉血止血之品。二诊时，黏液血便减少，凉血之品恐伤阳气，故酌情去之，而加炙黄芪20 g以益气扶正，促进溃疡修复。

二、补通达郁法治疗慢性便秘案

患者，女，52岁，刚绝经。

初诊：2018年2月2日。

主诉：排便困难5年。

病史：自觉无便意，大便每 4～5 日 1 次，便干质硬，前头燥如羊屎，艰涩难行，每次需外用开塞露辅助通便，腹胀，左下腹痛，便后稍减，急躁易怒，寐差，纳食不香，口干。

诊查：神志清，精神软，心肺查体示阴性，舌红少津，苔薄黄，脉沉细弦。理化等辅助检查未见异常。

临床诊断：功能性便秘 / 便秘（气阴虚、肝肠郁证）。

辨证：绝经女性，阴津本亏，肠道失于濡养，故发为大便燥结，排便困难。

治法：益气养阴润肠、疏肝达郁通便。

处方：通便方加减。方药如下：生白术 60 g，茯苓 20 g，当归 20 g，玄参 15 g，生地黄 20 g，酒苁蓉 30 g，火麻仁 20 g，炒决明子 30 g，醋玄胡 10 g，炒枳壳 20 g，生大黄（后下）6 g，芒硝（冲服）4 g，生甘草 6 g。每日 1 剂，水煎，分 2 次口服。

二诊：2018 年 2 月 9 日，诉大便变软，每 1～2 日 1 次，腹胀、腹痛好转，仍有情绪急躁，纳可。舌脉同前。处方用上方去生大黄、芒硝、炒决明子，加柴胡 6 g，白芍 10 g，炒川楝子 6 g。14 剂，水煎服。

三诊：2019 年 2 月 23 日。诉大便质软成形，排出通畅，情绪好转，纳可，舌淡红，苔薄白，脉弦。二诊方去川楝子，再服 14 剂好转。并嘱患者注意情绪调节，适当运动，随访未诉复发。

按语：患者为中年女性，绝经期，津亏血少，肠道失于濡养，故发为大便燥结，排便困难；燥屎结聚肠腑，阻滞腑气，不通则痛，则腹胀、腹痛，便后缓解；女子以肝为先天，血虚肝失所养，肝木不舒，情志焦躁易怒；木郁克土，脾胃不和、运化无力故纳差，脾不散精、口唇不润则口干口渴；肝气疏泄不能，肠腑气机亦郁滞，腑气不通，加重便秘；肝郁化火，扰动心神，气血亏少，心失所养，神失所居，血不荣神，则寐差。舌红少津，苔薄黄，脉沉细弦，俱是气阴不足，肝郁气滞之象。故处以益气养阴润肠、疏肝达郁通便之法，意在标本同治。张书信教授重用生白术为君药益气润肠，塞因塞用；茯苓健脾益气助胃肠运化之力，当归养血润肠，玄参、生地黄滋阴润肠兼有清肝肠郁热之力，酒苁蓉补肾阳、益精血、润肠道，为老年虚秘之要药；清代黄元御《玉楸药解》言"肉苁蓉滋木清风，养血润燥，善滑大肠，而下结粪，其性从容不迫，未至滋湿败脾，非诸润药可比"，此四者共为臣药纠其本虚；佐以火麻仁、炒决明子润肠通便，且决明子兼有清热之功，醋玄胡、炒枳壳共奏理气活血止痛之功，生大黄、芒硝、生甘草共用为调胃承气汤之用，因患者大便艰涩，故稍用硝黄通之；生甘草为使药调和诸药。二诊后大便干涩症状明显好转，但肝郁之象明显，故去硝黄、决明子防止过用，而加柴胡、白芍、川楝子疏肝解郁泄热。三诊后症状明显缓解，再服14剂巩固疗效，痊愈。

【经方验方】

一、祛风宁溃方

［处方］防风12 g，荆芥12 g，白头翁15 g，马齿苋30 g，败酱草30 g，炒白术15 g，白芍12 g，炙甘草10 g。

［功能］祛风胜湿，清热止利。

［主治］溃疡性结肠炎活动期，证属大肠湿热证。

［用法］每日2次，温服。

［方解］方中白头翁味苦寒，归胃、大肠经，清热解毒，凉血止痢，为君药；马齿苋性寒味酸，归肝、大肠经，败酱草性凉，味辛、苦，入肝、胃、大肠经，两者合用，具有清热解毒、凉血止血的功效，共为臣药；荆芥、防风性微温味辛，归肺、肝经，两者合用，具有祛风胜湿、止痛消疮的功效，共为反佐药；炒白术味苦、甘，性温，归脾、胃经，燥湿利水，止汗，安胎。白芍味苦、酸，性微寒，归肝、脾经，两者合用，具有健脾疏肝、燥湿止痛的功效，共为佐使药；炙甘草性味甘平，归胃、心、肺、脾经，调和诸药，和缓止痛，为本方使药。诸药合用，清热解毒，凉血止血，祛风胜湿，疏肝健脾，缓急止痛。

［应用情况］本方为张书信教授临床经验方，自拟定以来已作为北京中医药大学东直门医院院内制剂在临床使用30余年，救人无数，临床试验表明祛风宁溃方治疗溃疡性结肠炎大肠湿热证有效率可达90%。

［禁忌］年老体弱之人谨慎服用。

二、愈溃消息方

［处方］土茯苓20 g，夏枯草15 g，浙贝母10 g，乌梅30 g，白花蛇舌草15 g，黄连6 g，败酱草20 g。

［功能］清热燥湿，软坚散结。

［主治］溃疡性结肠炎相关性息肉，证属湿热内蕴证。

［用法］口服，每日1剂。

［方解］方中土茯苓味甘、淡，性平，归肝、胃、肾、脾经，功能解毒、除湿、利关节，对肿瘤具有明显的抑制作用，为君药。夏枯草味苦、辛，性寒，入肝、胆经，功擅软坚散结，为清肝火、散郁结之要药，与浙贝母合用，散结之力尤著，二者共为臣药，有助于溃疡性结肠炎相关性息肉的抑制和消散。乌梅酸收，具有抗感染抗菌、增强机体免疫力的作用；白花蛇舌草味微苦、微甘，性微寒，归心、肝、脾经，功能清热解毒、消痈散结、利水消肿，对肿瘤的产生及发展具有较强的抑制作用；黄连苦寒，归心、脾、胃、肝、胆、大肠经，功擅清热燥湿，现代药理学研究证明黄连具有明显的抗感染、解毒、清热、抑制血小板聚集的作用；败酱草味辛、苦，性微寒，归肝、胃、大肠经，功擅清热解毒、凉血、消痈排脓、祛瘀止痛，现代用于治疗溃疡性结肠炎时具有明显的消除局部炎症、改善病变部位微循环、促进溃疡修复的作用，此四者具为佐使。

［应用情况］本方为张书信教授的经验方，亦为北京中医药大学东直门医院院内制剂，临床已应用30余年，针对湿热内蕴型溃疡性结肠炎相关性息肉有良好效果。

［禁忌］无。

三、肛肠熏洗协定方

［处方］芒硝30g，黄柏10g，大黄10g，花椒10g，五倍子10g，苦参15g，麸炒苍术10g。

［功能］清热，燥湿，凉血，敛疮。

［主治］肛门直肠疾病（痔、肛裂、肛周脓肿、肛瘘等）术后。

［用法］外用，熏洗坐浴。

［方解］芒硝咸寒，功能软坚，清火消肿，专治术后组织肿胀疼痛，为君。黄柏苦寒，功能燥湿清热；大黄苦寒，清热泻火，此两者共为臣药。花椒，除湿杀虫止痒，可以针对术后瘙痒；五倍子，酸涩收敛，收湿敛疮，可以减少创面渗出，促进愈合；苦参苦寒，燥湿止痒力强；苍术，健脾燥湿、祛风散邪，四药共为佐使。全方共奏清热、燥湿、凉血、止痒、敛疮功效。

[应用情况] 本方为张书信教授的经验方，亦作为北京中医药大学东直门医院院内制剂，广泛应用于肛肠外科手术后患者，疗效确切。

[禁忌] 皮肤过敏者慎用。

第二十四节　国医肛肠名师贺向东学术思想与诊治绝技

【个人简介】

贺向东，男，1954年1月24日出生，汉族，陕西周至人，中国农工民主党党员，毕业于第四军医大学（现更名为中国人民解放军空军军医大学），结业于上海中医药大学，三级主任医师，陕西中医药大学教授，硕士研究生导师。首批"全国中医肛肠学科名专家"，首批"全国中医肛肠学科先进名医工作室"，陕西省名中医，陕西省第五批名老中医学术经验继承工作指导老师。西安市肛肠病医院名誉院长，国家临床重点专科、国家中医药管理局重点专科学科带头人。

荣誉称号：2005年，中共西安市委、西安市人民政府授予其"西安市劳动模范"称号。2007年，中国国际权威专家协会授予"中国医疗领域权威专家"称号。2008年北京奥运会火炬手。2008年，中国农工民主党陕西省委员会授予其"政治交接学习教育活动先进个人"称号。2008年，中国农工民主党西安市委员会授予其"参政议政工作先进个人"称号。2009年，当选为中国社会调查所研究员、行业著名专家，荣获"全国首批行业优秀人才模范勋章"。2009年，荣获中华中医药学会年度学会优秀工作者。2010年，中国农工民主党陕西省委员会授予其"优秀组织工作者"称号。2010年，中华中医药学会授予其"先进工作者"称号。2019年，中国中医药研究促进会肛肠分会授予"百强优秀科技人才"称号。

科研成果：贺向东教授取得较多的科研成果和奖励。《痔炎灵浓缩液治疗痔疮感染出血993例临床观察》获德国柏林国际中华医学及自然疗法大会"中华医学自然疗法金奖"，并编入欧洲自然科学院出版的《国际医学学术科研论文经典》一书，获优秀论文金奖（2003 年）。"负压数码检查技术在肛肠疾病诊断中的应用价值"项目荣获中华中医药学会科学技术奖三等奖（2009 年）。"肛瘘的影像定位诊断与中西医介入微创治疗应用研究"荣获西安市人民政府科学技术三等奖（2010 年）。"肛肠疾病术后缝合的临床研究"评为陕西省科技成果（2013 年）。

社会兼职：中华中医药学会肛肠分会第四、第五、第六届理事会副会长。中国民族医药学会肛肠分会第一届理事会副会长。中国医师协会中西医结合医师分会肛肠专家委员会第一、第二届委员会副主任委员。中国中医药研究促进会肛肠分会第一、第二届理事会副会长。中国中医药高等教育学会临床教育研究会肛肠分会第二届理事会副会长，第三届理事会名誉副会长。陕西省中医药学会肛肠专业委员会第五届委员会主任委员等。

【学术思想】

在国内外首先提出肛瘘内口呈"区域性片状砂眼"理论，更新了传统理论对肛瘘内口的认识，在指导肛瘘临床诊治方面意义重大。"肛瘘影像定位诊断与中西医介入微创治疗"为西安市科研课题，荣获西安市人民政府科学技术三等奖。该课题与第四军医大学唐都医院全军介入中心合作，研究结果提示肛瘘内口呈"区域性片状砂眼"（因感染所致组织通透性增强）。

【专长绝技】

一、隧道法治疗肛瘘

贺向东教授在前辈柏连松先生提出的隧道法基础上，在肛瘘内口呈"区域性片状砂眼"理论指导下，结合多年临床实践经验，提出了彻底切除肛瘘原发病灶（感染的肛窦、肛腺和肛腺导管）及高位肛瘘剥离切除呈隧道状入路的方法，即隧道法。该法对于肛缘外的瘘管所覆盖的皮肤不完全切开，而潜行剥切炎变组织，尽可能保留皮肤组织，最大限度地避免肛门周围组织的损伤，从而有效保护肛门的正常形态和功能完整，并同时实现治疗周期缩短、术后疼痛减轻的目的，体现了中医微创的优势。

手术步骤：采取鞍区麻醉，麻醉满意后，患者取截石位，常规消毒铺巾。

先以探针自外口经瘘管由内口探出，并将探针留置瘘管内。再以外口为中心做一长 2 ~ 3 cm 的放射状梭形切口，仔细锐性、钝性分离与管壁粘连的括约肌组织，完整切除瘘管。如为 2 条以上的瘘管则分别处理。如遇内口位于直肠环上缘的高位肛瘘，则将瘘管分离至距内口开口 0.5 cm 处结扎切除。注意切至内口创面不宜太大，充分结扎止血。术毕以油纱条填塞压迫止血，无菌纱布包扎，"丁"字带固定。

术后处理：给予有效抗生素静脉滴注，进流质饮食 24 小时，控制排便 48 小时，后服用润肠通便药，保持大便通畅，便后用自制痔炎冲洗灵药液熏洗、坐浴，后常规创面换药，酌情选用拔毒膏、九华膏、消肿止痛膏、生肌玉红膏等。术后患者要注意饮食，宜食新鲜的蔬菜水果，如菜花、芹菜、白菜、香蕉、梨等，忌辣椒、韭菜、羊肉、荔枝、桂圆、生葱、生蒜、胡椒等辛辣刺激之品。后期适当加强营养。

隧道法治疗高位肛瘘优势明显，主要表现在以下方面：①不损伤括约肌。完整切除瘘管而保留了括约肌等正常组织，剥离切除形成的隧道状创面作为向外的引流创面，开放式创面引流通畅，利于创面愈合，保护了肛门括约功能。②防止高位肛瘘术后常见并发症。由于肛管直肠环上方直肠壁保持完整，防止了术后肛门变形、移位、漏液、漏气等。③高位肛瘘应用隧道法切除，不用传统的挂线疗法，避免了挂线钝性切割瘘管的疼痛，而且肛内创面小，患者排便时不良刺激小，术后换药方便，疼痛轻，患者依从性好，伤口愈合较快。

二、直肠脱垂注射固脱肛管重建肛门成形术

直肠脱垂在治疗上是颇为棘手的，贺向东教授采用中药内治扶正固本、提升中气，结合消痔灵注射固脱肛管重建肛门成形术，治愈率达 98% 以上，充分体现了中医治疗的特色优势。

手术步骤：①直肠黏膜下注射。麻醉成功后，患者取截石位，常规消毒铺巾，适度扩肛，嘱患者用力做排便动作，使直肠尽可能多地脱出肛外，碘伏棉球反复消毒脱出直肠，将消毒后的直肠纳入肛门复位，复位后使直肠平整，取消痔灵注射液 1：1 稀释液（消痔灵注射液：0.5% 利多卡因注射液为 1：1），用 5 mL 注射器装满药液连接 6 号针头（长 10 ~ 15 cm），选择皮肤与黏膜交界处进针，根据脱垂的长度来决定进针的深度，一般进针长度略大于脱垂长度（在 1 cm 以内），同时避开截石位 3、7、11 点位，左手示指伸入肠管作引导，使针体在左手示指引导下循黏膜下层上行，当针体完全进入，边

推药边退针，在黏膜下层行柱状注射，每点注射 2～4 mL，点与点的距离约 1 cm，每次注射操作保证行针在黏膜下层均匀注药，注射完毕后再次消毒肠腔。注意每个点注射完毕后需用手反复按摩注射部位，使药液扩散均匀。注射完毕后整个肠腔明显呈现出来，肠腔无明显凹陷，如发现肠腔有凹陷，取药液于凹陷处注射使其充盈起来，并按摩注射部位，使药液扩散均匀。总注射药量根据直肠脱出长度而定，一般约 40 mL。②直肠周围间隙注射。更换手套，碘伏消毒肛周皮肤，取装满药液的 10 mL 注射器连接 6 号针头，在距肛缘约 1.5 cm 的 3、9 点位依次进针，刺针应平行肛管，左手示指伸入肛管内作引导，针体依次通过坐骨直肠窝至肛提肌，循肛提肌向上慢行有落空感时，进入骨盆直肠间隙。此时，左手示指在肠腔内触摸确定针头位置，证实针头及针体位于直肠肌层外侧并紧贴肌层，保证未穿破直肠肌层，准确定位回抽无血后缓慢边退针边注药，药液呈柱状均匀分布。注射完后更换针头和手套，同法注射对侧。上述注射完后再次消毒和更换手套，同法在尾骨尖与肛门 6 点位连线之中点进针行直肠后间隙注射。③肛门成形术。肛周再次清洁消毒，避开肛门截石位 6 点和 12 点位，于肛缘做"十"字交叉放射形切口，每个点位切口均呈"V"字形，切除部分为皮肤、皮下组织、部分外括约肌皮下部和浅部、末端直肠少许黏膜，切口下缘距肛缘 2～3 cm，然后用 4 号丝线自上而下进行间断缝合，同法做其他 3 个点位的切除缝合，完成后，再次消毒直肠下段及肛周。肛内放置空心梭形棒，无菌纱布包扎固定，术毕。术中根据肛门松弛程度，设计切口长度和切除组织的多少，并随时检查肛门内径，一般能容纳 1～2 指（约 3 cm）即可，切口长度在 2～4 cm。

术后处理：卧床休息 3 天，禁食 3 天，予足量抗生素静脉滴注治疗 3 天。每日换药，并检查肛周缝合伤口情况。第一次排便时给予适量生理盐水灌肠，术后 7～10 天拆线。术后 3 个月避免体力劳动、久站久坐、久蹲、便秘等增加腹压的活动，保持大便通畅。3 周后练习提肛运动。

三、发明空心梭形棒及在肛肠疾病中的应用

空心梭形棒的制作：选用无菌纱条包裹在直径为 1.5 cm 的硬质硅胶引流管外，外形呈梭形，用 10 号丝线缠绕扎紧，其长度约 12 cm、直径 4～5 cm，还可视病情需要而定。空心梭形棒扩肛治疗肛门直肠狭窄可使肛管直肠环受力均匀，扩肛持续时间长，扩张到位，无括约肌、直肠环、黏膜、血管、皮肤撕裂之弊。空心梭形棒根据患者的肛管大小及狭窄程度而

量体制作，故能防止术后肛门排便失禁或不全失禁等并发症的发生。空心梭形棒具有排气管道，可防止肛肠疾病术后肠胀气的发生；还可引流肠道分泌物及粪便，如果粪便干结，可从空心管道一端灌注软化粪便的药物（如开塞露、液状石蜡等）使粪便软化易排出。术后可通过空心管道观察有无术区出血。空心梭形棒外的充填材料注入长效麻醉剂可减轻肛肠疾病术后疼痛。

四、先天性肛门直肠畸形肛门成形术

先天性肛门直肠畸形是一种发病率较低的疾病，严重影响患儿的生长发育和身体健康。贺向东教授首先提出多种肛门畸形患者的诊断与治疗方案，使先天性肛门直肠畸形的治疗上了一个新台阶。经过几十年临床研究证实，先天性肛门直肠畸形肛门成形术可有效防止术后肛门狭窄、直肠回缩等并发症，是目前治疗先天性肛门直肠畸形的有效方法。

先天性肛门闭锁并发直肠阴道（尿道）瘘。

1. 术前准备

如果就诊较晚，脱水严重，需纠正水、电解质平衡。必要时应放置导尿管以做标记，防止损伤尿道。

2. 手术步骤

麻醉满意后，截石位常规消毒铺无菌巾。在肛凹处中心做"X"字形切口，每条切口长约2 cm。依次切开皮肤皮下，分辨出外括约肌中心点后向深处分离，可见深褐色的直肠盲端。可用空针管穿刺抽吸以示气体或稀便，确定直肠盲端。用组织钳钳夹直肠盲端水平向外轻轻牵引，以防回缩或移位。钝性分离直肠盲端及肠壁粘连组织，防止撕裂、穿孔，视直肠盲端位置高低，尽可能分离出足够的长度。直肠盲端顶点呈"十"字形切开，吸出胎粪，冲洗创面。将直肠管壁与皮下组织呈环形点状缝合（对防止术后直肠回缩十分有效）。而后直肠"十"字形切口边缘与皮肤间断缝合，成形后的肛门可容示指为宜，直肠黏膜0.5 cm外翻则可。在分离直肠肠管时，如并发直肠阴道瘘、直肠尿道瘘，则分离瘘管并将瘘管贴近肠壁、阴道壁（尿道处）两端分别结扎，切断。术中应注意充分游离直肠及防止回缩引起肛门狭窄。不要随意切除直肠而影响排便反射。直肠下拖一定要通过耻骨直肠环。术中操作要轻柔，不要损伤括约肌。

3. 术后处理

新生儿不禁食，若禁食者补液3天。应用抗生素，肛门清洁护理，7天

拆线。术后 2 周开始扩肛，每日 1 次，每次 15 分钟，坚持 3～6 个月。

【典型医案】

一、隧道法治疗肛瘘

段某，男，47 岁。

主诉：肛旁反复流脓 5 年。

现病史：5 年前无明显诱因肛门部出现一包块，胀痛不适，破溃后流脓性分泌物，疼痛减轻，无便血，无发热，无肿物脱出，无坠胀感，无腹泻、腹胀、腹痛等不适。5 年来食辛辣刺激食品及劳累后上述症状反复发作，均经抗感染治疗好转，大便每日 1～2 次，规律，无黏液脓血便，小便正常。

专科检查（截石位）：视诊示肛门外观未见畸形，1 点位距肛缘 5 cm 处可见一破溃口，局部无红肿。指诊示自 1 点位破溃口有一条索状物沿肛旁通向后正中，距肛缘 3 cm，自后正中可触及一条索状物通向肛内；6 点位肛窦凹陷，压痛。肛门括约肌功能尚可，指套退出未见染血及染脓。

诊断：肛瘘。

治疗方案：手术治疗，采取隧道法。

手术步骤：采取鞍区麻醉，麻醉满意后，患者取截石位，常规消毒会阴部皮肤及直肠腔，铺无菌手术巾。用探针自 1 点位外口探入，探针沿肛旁通向 6 点位皮肤，肛镜引导下，用 20 mL 注射器从外口注入亚甲蓝及注射用水混合液，可见混合液从 6 点位肛窦流出，明确 6 点肛窦即为内口。在 6 点位距肛缘 3 cm 处弧形切开皮肤及皮下组织，可见染色剂由此经过通向 6 点位肛窦，仔细锐、钝性分离与管壁粘连的括约肌组织，完整切除瘘管及内口，逐渐由内向外缝闭直肠黏膜，充分结扎止血。然后在 1 点位以外口为中心做一 2～3 cm 长放射状切口，再锐性或钝性分离与管壁粘连的组织，完整切除瘘管，修剪创缘，彻底清除腐败坏死组织，彻底止血，并在 1 点位和 6 点位切口间悬挂浮线，达到引流的目的。术毕，检查无活动性出血，凡士林纱条填塞伤口，外敷纱布，丁字带固定。

术后处理：静脉滴注敏感抗生素抗感染治疗 3 天；术后禁食 6 小时后改为流食，24 小时后改为普食；尽量控制 48 小时后排便，口服润肠通便药，保持大便通畅；每日便后中药制剂熏洗坐浴、换药等治疗。

结果：术后疼痛感较传统术式明显减轻，且缩短愈合时间，25 天痊愈。

按语： 该例手术在彻底切除瘘管管壁前提下，最大限度地保留正常皮肤，缩短愈合时间，不破坏内外括约肌装置，防止术后发生肛门失禁、畸形、狭窄，有着很好的临床推广价值。

二、注射固脱肛管重建肛门成形术治疗重度直肠脱垂并不完全性肛门失禁

郭某，女，52 岁。

主诉： 直肠肿物反复脱出 20 余年。

现病史： 20 年前，无明显诱因下出现排便时直肠肿物脱出，色淡红，伴有肛门坠胀，大便带血，色鲜红，每次脱出后均用手回纳，后逐渐加重，每遇活动后或劳累时会自行脱出，常年穿戴自制托肛垫预防，曾口服中药治疗，未见明显好转，现患者神疲乏力，食欲缺乏，头晕耳鸣，腰膝酸软，舌淡，苔薄白，脉弱。

专科检查： 见直肠全层脱出肛门外 11 cm，表面溃疡、糜烂，肛门括约功能差。

诊断： 直肠脱垂，不完全性肛门失禁。

治法： 手术治疗，采取注射固脱肛管重建肛门成形术，手术步骤如下。

直肠黏膜下注射： 麻醉成功后，患者取截石位，常规消毒铺巾，适度扩肛，嘱患者用力做排便动作，使直肠尽可能多地脱出肛外，碘伏棉球反复消毒脱出直肠，将消毒后的直肠纳入肛门复位，复位后使直肠平整，取消痔灵注射液 1 : 1 稀释液（消痔灵注射液：0.5% 利多卡因注射液为 1 : 1），用 5 mL 注射器装满药液连接 6 号针头（长 10 ~ 15 cm），选择皮肤与黏膜交界处进针，根据脱垂的长度来决定进针的深度，一般进针长度略大于脱垂长度（在 1 cm 以内），同时避开截石位 3、7、11 点位，左手示指伸入肠管作引导，使针体在左手示指引导下循黏膜下层上行，当针体完全进入，边推药边退针，在黏膜下层行柱状注射，每点注射 2 ~ 4 mL，点与点的距离约 1 cm，每次注射操作保证行针在黏膜下层均匀注药，注射完毕后再次消毒肠腔。注意每个点注射完毕后需用手反复按摩注射部位，使药液扩散均匀。注射完毕后整个肠腔明显呈现出来，肠腔无明显凹陷处，如发现肠腔有凹陷，取药液于凹陷处注射使其充盈起来，并按摩注射部位，使药液扩散均匀。总注射药量根据直肠脱出长度而定，一般约 40 mL。

直肠周围间隙注射：更换手套，碘伏消毒肛周皮肤，取装满药液的 10 mL 注射器连接 6 号针头，在距肛缘约 1.5 cm 的 3、9 点位依次进针，刺针应平行肛管，左手示指伸入肛管内作引导，针体依次通过坐骨直肠窝至肛提肌，循肛提肌向上慢行有落空感时，进入骨盆直肠间隙。此时，左手示指在肠腔内触摸确定针头位置，证实针头及针体位于直肠肌层外侧并紧贴肌层，保证未穿破直肠肌层，准确定位回抽无血后缓慢边退针边注药，药液呈柱状均匀分布。注射完后更换针头和手套，同法注射对侧。上述注射完后再次消毒和更换手套，同法在尾骨尖与肛门 6 点位连线之中点进针行直肠后间隙注射。

肛门成形术：肛周再次清洁消毒，避开肛门截石位 6 点和 12 点位，于肛缘做"十"字形交叉放射性切口，每个点位切口均呈"V"字形，切除部分为皮肤、皮下组织、部分外括约肌皮下部和浅部、末端直肠少许黏膜，切口下缘距肛缘 2 ~ 3 cm，然后用 4 号丝线自上而下进行间断缝合，同法做其他 3 个点位的切除缝合，完成后，再次消毒直肠下段及肛周。肛内放置空心梭形棒，无菌纱布包扎固定，术毕。术中根据肛门松弛程度，设计切口长度和切除组织的多少，并随时检查肛门内径，一般能容纳 1 ~ 2 指（约 3 cm）即可，切口长度在 2 ~ 4 cm。

术后处理：卧床休息 3 天，禁食 3 天，予足量抗生素静脉滴注治疗 3 天。每日换药，并检查肛周缝合伤口情况。第一次排便时给予适量生理盐水灌肠，术后 7 ~ 10 天拆线。术后 3 个月避免体力劳动、久站久坐、久蹲、便秘等增加腹压的活动，保持大便通畅。3 周后练习提肛运动。

【经方验方】

痔炎灵浓缩液

［处方］黄芩、黄柏、紫花地丁、金银花、蒲公英、野菊花、赤芍、白芷、半枝莲、火麻仁、延胡索、升麻、甘草。制成浓缩液（每瓶 100 mL）。

［功能］清热解毒，燥湿止痛，敛疮止血，消痈散结。

［主治］内痔、外痔、混合痔感染出血，痤疮、湿疹、带下病（湿热下注证），便秘（热秘），肛滴治疗肛窦炎。

［用法］每次服 20 mL，每日 3 次。

［方解］方中黄芩、黄柏苦寒，使上、下焦之火邪去而热毒解，为君药；

紫花地丁、金银花、蒲公英、野菊花增强君药清热解毒燥湿之力，共为臣药；火麻仁润肠通便，使湿热从大便去，腑气得通，肿痛减轻，为使药，取其"痛则不通，通则不痛"之意；升麻善引清阳之气，为升阳举陷之要药，方中用大量清热解毒凉血药，而痔的病位在下，易使毒邪结聚，佐以升提作用为主之升麻，可升举下陷之中气，使有升有降，升降结合，相互制约，相互为用。痔病出血之因不外乎邪热迫血妄行，溢于脉外，燥屎损伤脉络而致，方中赤芍、白芷、半枝莲、延胡索使热去则血安，凉血止血。使瘀血去而新血生，脉络通而血自止。诸药合用达到标本兼治之目的。

[应用情况] 临床应用30余年，疗效显著。系统观察的993例患者，总有效率为100%，深受广大患者的欢迎。

第二十五节　国医肛肠名师王吉侯学术思想与扶阳通便法

【个人简介】

王吉侯，男，1958年7月16日出生，汉族，云南曲靖人，中共党员，主任医师，二级教授，云南中医药大学兼职教授，硕士研究生导师。云南省第三、第四批和曲靖市第一、第二、第三批中医师带徒指导老师，全国肛肠名专家工作室，第七批全国老中医药专家学术经验继承工作指导老师。

荣誉称号：曲靖市政府津贴（2000年）、云南省优秀青年中医（1996年）、云南省名中医（2006年）、珠源名医（2016年）、云岭名医（2017年）、云南省万人计划"名医"专项人才（2017年）、全国肛肠名专家（2011年）、全国百强科技优秀人才（2019年）、国家中医药管理局"十二五"重点建设专科学术带头人（2012年）。

科研成果：王老根据多年的临床经验总结，累计获得11项科研成果。①中医扶阳通便法在肛肠疾病中的创新研究，获2019年中华中医药研究促进会百强优秀科技成果奖；②银离子敷料联合藻酸盐敷料在肛周脓肿术后的临床应用，获2018年曲靖市科技进步三等奖；③柱状APR结合针灸治疗低位直肠癌的临床应用，获2015年曲靖市科技进步三等奖；④艾条与传统药膏联用治疗褥压疮的临床应用，获2013年曲靖市科技进步三等奖；⑤同期手术治疗痔——前列腺增生的临床研究，获2011年曲靖市科技进步一等奖；⑥PICC在肠癌化疗及肠外营养患者中的临床应用，获2011年曲靖市科技进步三等奖；⑦全直肠系膜切除吻合器保肛术治疗直肠癌的临床应用，获2007年曲靖市科技进步二等奖。

社会兼职：曲靖市中医药学会副会长、云南省中医药学会理事、云南省中西医结合学会副会长、云南省中西医结合学会大肠肛门病专业委员会主任委员、云南省肛肠盆底疾病专科联盟主任委员、云南省中医药学会中医肛肠疾病专业委员会名誉主任委员、中华中医药学会肛肠分会理事、中华中医药学会肛肠分会副会长、中国中医药研究促进会肛肠分会副会长等。

【学术思想】

王老临证重视辨证论治，擅于总结临床经验。在肛肠病方面，对"魄门亦为五脏使"理论做了阐释和发挥，提出"从五脏论治肛肠病""五脏六腑皆令人秘，非独肠也""寒热同用论治胃肠疾病"等学术思想。在盆底疾病方面，提出用整体观念论治盆底疾病，重视多学科综合诊治盆底疾病。

一、肛肠病从五脏论治

肛肠疾病是一种临床常见病和多发病。常见的可以归纳为 4 大疾病：混合痔、肛裂、肛瘘、肛周脓肿。据资料表明，肛肠疾病的发病率为 59.1%，任何年龄都可发病，而 20～40 岁的人较为多见，并可随着年龄的增加而逐渐加重。中医药在治疗肛肠疾病方面特色优势明显，历代医家对此有详细的论述，近年来关于中医药治疗肛肠疾病的研究颇多，特色疗法优势明显。王老认为肛肠疾病的发生与五脏关系密切，临证辨治时着重从五脏辨证治疗。

"魄门亦为五脏使"首见于《素问·五藏别论》，张景岳对此解释为"大肠与肺为表里，肺藏魄而主气，肛门失守则气陷而神去，故曰魄门。不独是也，虽诸腑糟粕固由其泻，而脏气升降亦赖以调，故亦为五脏使"。现代中医学理论认为，魄门不仅指具体的解剖部位，更强调肛门在五脏支配下维持排便自制功能的状态。魄门系指肛门、直肠及乙状结肠之下截。古之魄门病包括肛门直肠病及部分乙状结肠病，与现代医学论述的肛肠疾病颇为相似。"魄门亦为五脏使"说明了肛肠局部的病变可以影响五脏，而内在脏腑的盛衰，也会影响肛肠局部。临证时肛肠疾病大多注重局部治疗，忽略了魄门与脏腑的关系。王老诊治肛肠疾病，提倡从五脏辨证着手。魄门的"启闭"依赖"心神的清明、肺气的宣肃、肝气的畅达、脾气的运化和升提、肾气的蒸化和固摄"。

二、寒热同用论治肛肠疾病

寒热并用理论在历代医家著作中均有阐述，使用范围较为广泛，至今没有统一的标准。"寒热并用"有广义、狭义之分，采用寒凉药与温热药配伍治疗寒热错杂证属于狭义范畴；寒凉药与温热药相互配伍运用，相反相成，从而发挥治疗作用的配伍方法属于广义范畴。

王老认为，临床上慢性胃肠疾病多以脾胃虚弱为基础，夹杂湿热、气滞、寒湿等，表现出虚实夹杂、寒热错杂的症状，寒热错杂证是临床脾胃类病证的常见病机变化。关于胃肠寒热错杂的论述，《灵枢·师传》中曰："胃中热则消谷，令人悬心善饥。脐以上皮热，肠中热，则出黄如糜；脐以下皮寒，胃中寒，则腹胀；肠中寒，则肠鸣飧泄。胃中寒，肠中热，则胀而且泄，胃中热，肠中寒，则疾饮，小腹痛胀。"王老对此的认识是：胃寒肠热证，可症见脘腹胀满、泄泻黄糜秽浊；胃热肠寒证，则有消谷善饥、小腹痛胀、肠鸣泄泻、清稀完谷的表现。

三、扶阳通便法论治便秘

历代医家对便秘论述颇多，发病原因归纳起来有饮食不节、情志失调、年老体虚、感受外邪、禀赋不足等。病机主要是热结、气滞、寒凝、气血阴阳亏虚引起肠道传导失司而致。便秘的基本病机属大肠传导失常，同时与肺、脾、胃、肝、肾等脏器的功能失调有关。王老提出"便秘的发生与五脏密切相关，非独肠也"的理论，符合经典理论的核心思想。

所谓"扶阳"，在清代阮元编著的《经籍籑诂》里记载："有宣通、保护、温助、调理阳气之义。"广义来说是指对保护人体阳气具有指导意义的原则和理念；狭义来说是特指以运用温热药物为主，或以其他各种手段和方法达到保护阳气的作用的治法。扶阳的核心思想就是"阳主阴从观"。《伤寒论》中对扶阳理论的核心思想进一步升华，明确提到阳气损伤的条文占到1/3，有记载的112个方子中，其中运用温热药的处方达到了85个，可以看出是与《内经》一脉相承的。

王老根据多年临床经验，结合郑钦安治疗便秘的"回阳饮"创立了"扶阳通便汤"，在临床上取得良好疗效。组方中的制附片上助心阳、中温脾阳、下补肾阳，为"回阳救逆第一品药"，《本经药物阐述》里，将附子誉为药物中最大的英雄，"以之治人，人健而身轻，以之治国，人和而国泰，以之治天下，而亿万年皆成盛世也"。肉苁蓉温肾助阳、润肠通便，干姜温中散寒、健运脾阳，配黄芪、白术加强益气健脾之功；桂枝、白芍调和营卫、温经通脉，配杏仁宣肺散寒、通腑，取"提壶揭盖"之意。《医理真传》中讲："子不知人之所以立命者，在活一口气……阳气流通，阴气无滞，自然胀病不作。阳气不足，稍有阻滞，百病丛生。"厚朴、枳壳、火麻仁、郁李仁合用消除胀满、下气宽中、润肠通便为主，甘草调和诸药。

【专长绝技】

一、通腑泻实法治疗腹痛

腹痛是指胃脘以下，耻骨毛际以上部位发生以疼痛为主症的病证。发病原因较多，以脏腑气机不利、脏腑失养、经脉气血阻滞、不通则痛、不荣则痛为基本病机。病理因素主要与寒凝、火郁、食积、气滞和血瘀有关。病理性质主要有寒、热、虚、实之分。但在病程中病机变化复杂，往往相互转化，相互影响，寒热交错，虚实夹杂。

（1）治疗以"通"为用。《医学真传》记载："夫通则不痛，理也。但通之之法，各有不同，调气以和血，调血以和气，通也；下逆者使之上行，中结者使之旁达，亦通也；虚者助之使通，寒者温之使通，无非通之之法也。若必以下泄为通，则妄矣。"通腑泻实法就是本着这一中医基本理论而确立的一种治疗方法；从古至今，这种治疗方法被广泛地应用于临床，对很多内科杂症的治疗都有着重要的指导意义。

（2）灵活运用通腑泻实法：通腑泻实法治疗腹痛主要是以通腑降气、清热解毒为主体，配合兼证治疗药物，达到通则不痛的一种治疗方法。临床上运用范围较为广泛，古今典籍记载较为丰富。《伤寒论》为汉代张仲景所著，其是中医辨证论治理论体系的奠基之作，代表方剂为承气汤类。病理基础为肠胃积热，耗伤津液，肠道干涩失润，粪质干燥，难于排出体外。大承气汤所治疗的阳明腑实证，就是指胃肠道运化功能失常，形成燥屎、食积而出现胃肠道的实热证。王老在临证时多采用大承气汤类方为主体，贯彻"中病即止"的理念，随证配合理气药、养阴补血药、活血化瘀药或补气温阳药同时使用，按照急则治其标、缓则治其本的基本原则进行辨证治疗。

二、清上温下法治疗呕吐

呕吐是指胃失和降，气逆于上，迫使胃中之物从口中吐出的一种病证。一般以有物有声谓之呕，有物无声谓之吐，有声无物谓之干呕。临床呕与吐常同时发生，故合称为呕吐。中医认为呕吐分虚实两类，实证因邪气犯胃，如外邪、食滞、痰饮、肝气等，以致胃气痞塞，升降失调，气逆作呕；虚证则为脾胃气阴两虚，运化失常，不能和降，深究又有阴虚、阳虚之别。呕吐之初一般多实，病久则损伤脾胃，以致脾胃虚弱，由实转虚；也可因机体脾胃本虚，加之饮食所伤以致虚实夹杂。

（1）寒热错杂，从中焦论治：呕吐总的病机为胃失和降，胃气上逆。病变脏腑主要在胃，次为肝、脾。现代人饮食不洁，嗜食生冷，损伤中阳，脾失健运，痰饮由生，饮邪内停，郁而化热，寒热错杂，互阻中焦，脾胃升降失调，胃失和降，反上逆而成呕吐。寒热错杂的呕吐，症见上有呕吐，下有肠鸣，中有痞阻，乃因寒热互结于中焦，升降失调所致。胃气上逆则呕；脾失健运则肠鸣、泄泻，因其病变在中焦，故心下痞为主要特征。治疗以辛开苦降、和胃降逆为原则。

清上温下法原为治厥阴上热下寒呕吐之主法，适用于寒热格拒的食入口即吐者。以干姜黄芩黄连人参汤为主方。下寒应为中焦虚寒，病位多在脾胃，因为脾脏虚寒，阳气不升，格热于上，上下交通受阻，在上则食入即吐，在下则利下不止，故用干姜人参温中焦虚寒，合芩连辛开苦降，调和寒热，燮理脾胃，则吐利自止。横膈以下的腹部均应包括在内，并非仅指下焦，实际上多为中焦，表现也多以下利、腹痛为主。

（2）病因辨明阴阳，治疗清上温下：前人以"吐泻病求太阴"为旨，认为论治应于太阴经之标、本、中三气从化上探求。中医强调"阴平阳秘，精神乃治"，注重"阴阳和合""以和为贵"，故疾病治疗重在调理阴阳，调其寒热，阴阳和者，必自愈。王老总结多年临床经验，在《伤寒论》经典方生姜泻心汤、黄连汤的基础上加减而成姜夏止呕汤。在"清上温下法治疗呕吐"的理论指导下，于临床上肿瘤化疗过程中均介入中医治疗。科室于2014年1月—2017年1月进行了一项前瞻性随机对照研究，治疗组35例结直肠癌行FOLFOX方案化疗的患者，在常规止呕治疗基础上加服姜夏止呕汤，CINV的发生率及严重程度显著低于对照组。

【典型医案】

一、分段结扎加皮桥半缝合术治疗环状混合痔

黄某，男，50岁，工人。

初诊：2016年8月20日。

主诉：便后肛内肿物脱出8年余，加重1年。

病史：自2008年前开始，每次进食辛辣刺激饮食及大量饮酒后，出现便后肛内肿物脱出，脱出肿物可自行回纳，伴便血，色鲜红，呈点滴样，排便费力，粪质干燥。外用龙珠软膏和马应龙麝香痔疮栓后便血逐渐消失。近1年来便后肛内肿物脱出症状逐渐加重，呈环形脱出，舌淡苔白，脉虚。

诊查：肛门视诊可见环状肿物脱出，蹲位时尤甚；指诊可触及齿线附近3、7点位柔软突起，可见指套少许染血；肛门镜可见齿线上下1、3、7、11点位黏膜隆起，可见黏膜充血糜烂，有少许出血点。

中医诊断：痔病（脾虚气陷）。

西医诊断：环状混合痔。

手术方式：混合痔分段结扎＋皮桥半缝合术。手术步骤如下。

1.切口设计

取右侧卧位，鞍区麻醉取效后，铺一次性手术洞巾，碘伏棉球消毒肛周皮肤后，再消毒肛管及直肠下端，纱布试验可见肛内脱出痔组织，以3、7点位较重，1、11点位较轻，肛门指检仔细探查肛管及直肠，并行指力扩肛，以能容纳3指为度。随后用圆筒肛门镜再次查看内痔情况，并设计切口，最终确定先做3、7点位稍大痔核，保留0.5～1cm宽的黏膜桥及皮桥，避免术后肛门狭窄。

2.痔核结扎

将痔核分为4个处理对象，每个痔核之间保留足够的黏膜桥和皮桥。用艾力斯钳提起7点位外痔部分，再用血管钳提起外痔皮肤与正常组织的交界处，剪开皮肤呈放射状切口，并潜行剥离静脉丛配合锐性分离至齿线上0.5cm，后用血管钳钳夹于内痔基底部，7号丝线结扎，剪除2/3痔体，同法处理3、1、11点位的痔核，注意内痔结扎点位不在同一水平面，避免术后发生肛门狭窄。

3.缝合固定

剥离两切口之间的皮下静脉丛，切除两切口之间多余的皮肤，避免术后水肿和引流不畅，用3-0薇乔线对3、7点位沿切口一侧皮瓣缝合2针，固定切口皮瓣，可缩短切口愈合的时间，减少术后水肿。

4.检查善后

肛门指诊确定无肛口狭窄，创缘皮下放射状注射亚甲蓝2 mL加罗哌卡因注射液10 mL溶液，吲哚美辛栓1枚纳肛，放置一条凡士林油纱条于肛内处，无菌纱布塔形加压包扎，术毕。

按语： 环状混合痔是肛肠科疑难病，给患者带来了巨大的痛苦，严重影响其生活质量。痔核反复脱出，静脉回流不畅，加之麻醉后肛垫组织下移，痔组织明显扩张，往往手术时所见病变组织更加严重，因此切口的设计尤为重要。可根据术前和术中痔核的分布及大小，拟定2～4个手术切口，每个切口之间保留0.5～1 cm的皮桥及黏膜桥，放射状切口不宜过宽，能剥离外痔静脉丛即可。王老提醒切记不可以做"毁灭性"的手术，应达到形态和功能的完美统一。王老采用分段结扎＋皮桥半缝合术，尽量使各内痔结扎点错位不在同一平面，从而减少术后肛门狭窄的发生。同时借鉴整形手术的理念将大切口之间的皮桥半缝合，减少了术后肛周皮瓣水肿，悬吊固定皮桥防止黏膜撕裂，影响切口的愈合。

二、直肠周围三间隙注射术

敖某某，女，68岁。

初诊：2021年8月6日。

主诉：反复便后肛内脱出肿物20年余。

病史：患者自诉20年前无明显诱因出现便后肛内脱出肿物，可自行回纳，伴肛门坠胀、潮湿不适，发病期间曾在当地医院多次就诊，诊断为直肠脱垂，口服中药汤剂治疗后疗效不明显。入院症见便后肛内脱出肿物，可自行回纳，伴肛门坠胀、潮湿不适，无明显疼痛，无便血，精神可，纳眠可，二便调，自发病以来体重无明显减轻。

诊查：肛门视诊示肛缘未见明显皮肤隆起，未见溃疡及出血，患者努挣后肛内脱出螺旋状肿物，长约5 cm，淡红色，表面无糜烂；肛门指诊示肛内未触及硬性肿块，指套无血染，肛管、直肠轻度松弛；肛门镜检示肛内齿线上下3、7、11点位黏膜隆起，未见糜烂及出血点，直肠腔内未见积血及异常肿块。

中医诊断：脱肛（气虚下陷证）。

西医诊断：直肠脱垂（Ⅰ度）。

手术名称：直肠周围三间隙注射术、直肠黏膜下注射术。手术步骤如下。

1. 术前消毒

麻醉成功后，患者右侧卧位，常规消毒铺巾，待麻醉生效，查肛门外形正常，肛内直肠黏膜松弛脱垂，肛内未触及硬性肿块。

2. 直肠周围三间隙注射

肛周及肛内再次碘伏消毒后，左手示指于肛内引导，右手持腰穿针于9点位距肛缘 1 cm 处进针，刺入皮肤、皮下，进入骨盆直肠间隙后，确定针尖在直肠壁外，吸取 1.5：1 的消痔灵与 0.5% 利多卡因混合液 10 mL 呈扇形注射。注射完毕后退出腰穿针。同法注射对侧。之后于 6 点位直肠后壁进针，到达直肠后间隙，注药 8 mL。注射完毕。

3. 直肠黏膜下注射

于肛镜下暴露直肠黏膜，碘伏消毒，于齿线上 1 cm 分别于 3、7、11 点位点状注射 1：1 的消痔灵与 0.5% 利多卡因混合液各 0.3 mL 于直肠黏膜下。示指按摩注射部位以利药液均匀散开。

4. 术后包扎

查无异常，局部消毒后塔形纱布包扎固定好。

按语：消痔灵注射疗法是在继承中医学的基础上，根据"下者举之""酸主收涩固脱"的理论，从明矾可以治疗直肠脱垂的基础上发展而来。王老强调临床上不仅要掌握其适应证，还要掌握注射的操作方法，需注意以下 4 点：①严格执行无菌操作，黏膜下点状注射，每个注射点注射前均再次分别碘伏消毒。直肠周围间隙注射时，每个间隙注射前要仔细消毒，更换注射针头及手套。②注射时要熟悉肛管直肠及周围组织的解剖，不能将药液误注入肠壁肌层、骶前筋膜和腹腔内，不能刺穿肠壁，以免引起感染坏死导致严重的并发症。③消痔灵液浓度以低浓度、大剂量为宜，高浓度易引起坏死、感染和大出血。④注药时应边退针边注药，使药液呈扇形均匀分布。

王老通过多年的临床实践，认为消痔灵注射治疗具有疗效好、不良反应小、痛苦小、经济、安全、疗程短的优势，适用于小儿直肠脱垂及成年人Ⅰ、Ⅱ度直肠脱垂，注射方法分为直肠周围三间隙注射和直肠黏膜下点状注射。如为直肠黏膜脱垂，采用直肠黏膜下点状注射，直肠全层脱垂采用直肠黏膜下注射加直肠周围三间隙注射。

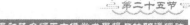

【经方验方】

一、化瘀消瘤汤

[处方] 土茯苓 30 g，半枝莲 20 g，白花蛇舌草 20 g，重楼 15 g，蒲公英 15 g，黄芪 30 g，白术 20 g，枳壳 15 g，麦芽 20 g，甘草 10 g。

[功能] 祛瘀散结，扶正固表。

[主治] 瘀毒内结之癌病。症见面色晦暗，或肌肤甲错，胸痛或腰腹疼痛，痛有定处，如锥如刺，痰中带血或尿血，血色暗红，口唇紫暗，舌质暗或有瘀点、瘀斑，苔薄或薄白，脉涩或细弦。

[用法] 每次口服 400 mL，每日 3 次。

[方解] 癌病是在正虚的基础上，气郁、血瘀、痰结、湿聚、热毒等多种病理产物相互纠结，导致机体阴阳失调，脏腑、经络、气血功能障碍，日久引起病理产物聚集而发生质的改变，形成有形之肿块。本证因瘀血蓄结，壅阻气机所致。瘀血蓄结则见面色晦暗，或肌肤甲错；气机阻滞不通，则见胸痛或腰腹疼痛，痛有定处，如锥如刺；血溢脉外，则见痰中带血或尿血，血色暗红；舌质暗或有瘀点、瘀斑，苔薄或薄白，脉涩或细弦皆为瘀血阻滞之象。

方中黄芪健脾益气，扶正固表为君药；土茯苓解毒除湿，半枝莲、白花蛇舌草、重楼、蒲公英清热解毒为臣药；白术健脾益气，枳壳、麦芽行气止痛共为佐药；甘草调和诸药为使药。全方祛瘀与扶正并举，使正气得复，瘀血得除，消散聚集之病理产物。瘀血明显者，加红花、牛膝以活血化瘀；久病气血两虚者，加当归、阿胶补血活血；发热者，加丹皮、栀子凉血清热；反复咯血者，加三七、藕节祛瘀止血；久病耗伤津液、口干舌燥者，加沙参、天花粉、玄参清热养阴生津。

[应用情况] 应用于结直肠术前或术后，能祛瘀散结，扶正固表。

[禁忌] 孕妇禁用。

二、扶阳通便颗粒

[处方] 制附片 30 g，干姜 20 g，肉苁蓉 20 g，肉桂 12 g，白术 20 g，厚朴 20 g，枳实 15 g，火麻仁 20 g，制首乌 20 g，杏仁 15 g，甘草 10 g。

[功能] 温肾扶阳，健脾和胃，润肠通便。

［主治］脾肾阳虚之便秘。症见大便干燥，排便不畅，缺乏便意，努挣汗出，便后乏力，四肢厥逆，面色苍白，舌淡苔白或白腻，脉沉细。

［用法］每次口服 400 mL，每日 3 次。

［方解］由先天肾阳温煦失司，不能制约下焦阴寒之气，元气不能运行温补后天脾阳，中焦转化失常而发为便秘。

方中制附片味温，火势迅猛，斩关夺将，能通行十二经，温下焦之阴寒，犹如破冰之船，为君。肉苁蓉补而不峻，以"从容和缓"而得名，有"沙漠之人参"的美誉。肉桂辛温，能温下焦之寒湿，引心火下行，散阴霾而拨云见日，犹如冬去春来，大地得温而万物生长旺盛。干姜性味辛、热，归脾、胃、肾、心、肺经，能温中散寒，回阳通脉，温肺化饮；合以附子同投，则能回阳立效，故有附子无姜不热之说。白术甘温补气健脾，调理枢机，中土转运，四象方能正常运转。上四味共为臣。杏仁味苦，性微温，归肺、大肠经，宣肺降气，润肠通便，上焦得通而腑气自通。厚朴、枳实、火麻仁、制首乌降气除满，养血润肠通便，共为佐。甘草甘平健脾和中，调和诸药，减附子的毒副作用，可制约温阳药的温热之性太过，犹如炭火上覆之以灰，虽火不旺而火力久矣，为使。全方合用下焦得温，中焦能通，上焦能散，补而不峻，从容和缓，活法圆通。

［应用情况］临床应用 20 多年，脾肾阳虚型便秘效果显著。

［禁忌］孕妇禁服。

第二十六节　国医肛肠名师杨向东学术思想与固本解毒法

【个人简介】

杨向东，男，1961 年 4 月出生，汉族，四川中江人，中共党员，主任医师，教授，博士研究生导师，龚心裕、黄济川胃肠医学学派传承工作室主任，成都肛肠专科医院第八任院长，锦江区人大代表，成都市政协委员，成都市锦江区卫健局党委委员。

荣誉称号：四川省名中医，成都市名中医，四川省天府名医，四川省有突出贡献的优秀专家，四川省卫生计生领军人才，四川省中医药工作先进个人，四川省首届"新时代健康卫士"称号，榜样中国·四川十大名医，全国老中医药专家学术经验继承工作指导老师，四川省及成都市老中医药专家学术经验继承工作指导老师。

科研成果：杨向东教授从医 40 余年，取得较多的科研成果和奖励。①外痔切剥辅助吻合器痔上黏膜环切术治疗混合痔的临床研究，分别荣获 2011 年成都市科技进步奖三等奖、2013 年四川省医学会医学科技奖三等奖、2013 年成都医学会三等奖；②支撑吻合技术在低位直肠癌保肛手术改进中的临床应用研究，分别荣获 2013 年四川省医学会医学科技奖二等奖、2013 年成都市科技进步奖三等奖、2014 年四川省医学"绿叶宝光杯"科学技术奖二等奖、2017 年中华中医药学会三等奖、2019 年中国民族医药学会科学技术奖二等奖；③慢性顽固型便秘的发病机制研究及综合诊疗方案的临床研究与推广，荣获 2018 年四川省中医药学会第二届"绿叶杯"科学技术奖一等奖。

社会兼职：中华便秘医学会会长；中国民族医药学会肛肠分会执行会长；中医药高等教育学会临床教育研究会肛肠分会副会长；世界中联固脱疗

法研究专业委员会副会长；中国医师协会肛肠医师分会中西医结合专委会主任委员；中国医师协会中西医结合医师分会肛肠病学专委会副主任委员；四川省医师协会肛肠分会会长等。

【学术思想】

杨向东教授医疗技术精湛，在充分继承传统经验的同时，勇于开拓创新，在整个大肠肛门病的治疗方面都有自己独到的见解。如针对痔疮，杨向东教授提出了痔病的全新发病机制——组织退变学说，并由此学说研究出了"超声波线型切口化痔线结扎治疗痔病"的完美手术；在晚期复发性大肠癌的中医治疗方面，总结提出运用"扶正固本，抗癌解毒"的方法，不但延长了晚期复发性大肠癌患者的生命，还提高了患者的生存质量；在便秘方面，创造性地提出了"结肠瘫痪症"学说及"便秘分度论治"理念指导下的综合诊疗方案，组织国内外专家牵头起草《2017版便秘的分度与临床策略专家共识》；另外在延年益寿、提高免疫力等大健康方面，杨向东教授根据中医五行学说、辨证论治理论，潜心研究出多款适用于不通人群、不同年龄、不同体质、不同疾病的中药药酒及药食同源的中药膏方、中成药等，临床效果奇佳。正可谓，术精岐黄，造福众生。

一、痔病的全新发病机制——组织退变学说

痔是肛肠科的常见病、多发病，有"十男九痔，十女十痔"之说，病因复杂，治疗方式多种多样。古往今来，为从根本上对痔进行治疗，医者孜孜以求痔病的发病机制。现有的静脉曲张学说、肛垫下移学说、动脉分布学说、细菌感染学说、肛管狭窄学说、压力梯度学说等痔的发病学说，就如盲人摸象一样只见冰山一角，而不能完全阐释痔的发病机制。《黄帝内经》曰："女子七岁，肾气盛，齿更发长……四七，筋骨坚，发长极，身体盛壮。五七，阳明脉衰，面始焦，发始堕……七七，任脉虚，太冲脉衰少，天癸竭，地道不通，故形坏而无子也。丈夫八岁，肾气实，发长齿更。……四八，筋骨隆盛，肌肉满壮。五八，肾气衰，发堕齿槁……七八，肝气衰，筋不能动，天癸竭，精少，肾脏衰，形体皆极。八八，则齿发去。"揭露了人体由年轻力壮到衰老的自然规律。经过长期的临床观察、经验总结及对病理生理学的研究，杨向东教授于2005年提出痔病退变学说，认为痔的发生与发

展符合生物退变的原理，即认为痔是直肠末端血管和组织的退行性改变（衰老退变）。这个理论包含了两个方面的内容。

一方面，血管就像一条条河流，在人体内错综复杂地分布，输送着血液及营养，维持着人类正常的生理活动。痔区动脉、静脉之间均可相互吻合形成血管网，其中动静脉间的直接吻合处称为窦状静脉，为痔区独特的血管模式。痔区静脉位置浅、管壁薄，反复的粪便污染，以及年龄增长、久蹲、久坐等均可导致静脉管壁的弹性逐步降低，而出现痔区静脉丛瘀滞为特征的血流动力学改变，以及由此导致的血管内高压，使动静脉脉压缩小、营养血管的血流量减少、代偿性静脉血管增生及曲张等从而引发痔。静脉曲张及静脉血管代偿性增生（与骨质增生是关节的退行性改变同理），即血管的退行性改变为痔的主要病理生理学基础。

另一方面，痔区组织的重要组成部分 Treitz 肌，也是痔的重要支撑结构，由结缔组织和平滑肌的网状复合体构成。随着年龄的增长、长期用力排便等导致肛门周围的结缔组织、肌肉、直肠黏膜发生不可逆的松弛、断裂等组织的退行性改变导致了痔病的发生与发展。

基于此理论，杨向东教授研究出了"超声波线型切口化痔线结扎治疗痔病"的完美手术，不仅避免了在做痔病手术时，可能存在的由一个痔疮变成两个痔疮，由一个切口变成多个切口，由小痔疮变成大痔疮等局面；而且降低了痔疮术后水肿、疼痛、坠胀等并发症的发生概率；甚至一举解决了人们对痔疮术后远期复发的焦虑。此术式获得了完美的临床效果，做到了真正意义上的根治性手术！由此术式申请的课题也得到了国家卫生健康委员会作为重大科研项目的支持，在痔病的微创治疗方面树立了新的里程碑，为广大痔病患者带来了福音。

二、晚期复发性大肠癌的中医治疗方法——"扶正固本，抗癌解毒"

大肠癌属中医"肠覃""积聚""脏毒""锁肛痔"等范畴。本病的主要治疗手段虽然为手术切除，但即使是根治性切除手术，仍有 40% ~ 70% 的患者术后发生局部复发或远处转移。而针对晚期复发性大肠癌的治疗，手术则显得"雪上加霜"，此时联合中医治疗则可有效地提高患者的生存质量、延长患者的生存周期。杨向东教授指出，"癌"是标，而人体正气不足则是根本，"正虚邪恋"从而导致疾病的复发加重。治疗晚期复发性大肠癌首先强调要"以人为本"，充分发挥中医"整体观念"和"辨证施治"，不能"只见瘤体，不见人体"，要"扶正固本，抗癌解毒"。

"扶正固本，抗癌解毒"简称"固本解毒"。本，治病必求于本，辨证求本。以辨证论治为本，重视固本解毒。《诸病源候论》曰："积聚者，由阴阳不和，脏腑虚弱，受之于风邪，搏于脏腑之气所为也。"说明正虚是癌肿形成的重要原因。杨向东教授认为正虚包括脏腑、气血、阴阳三个方面，而脏腑虚弱以脏虚为主。脏虚又有心、肝、脾、肺、肾虚，其中尤以脾肾虚弱为主。正如《景岳全书·积聚》所云："凡脾肾不足及虚弱失调之人，多有积聚之病，盖脾虚则中焦不运，肾虚则下焦不化，正气不行则邪滞得以居之。"阴阳虚弱以阳虚为主，气血虚弱以气虚为主。固本即固脏腑、气血、阴阳之本。毒邪是结直肠癌发生及复发转移的关键因素，包括外毒和内毒。外毒有六淫邪气过其转化为毒、外邪内停蕴久成毒；内毒是由于脏腑功能紊乱、气血阴阳失调等使机体内的病理产物不能及时排出，造成毒邪偏盛，郁结不解而生之毒。《黄帝内经》曰："阳化气，阴成形。"气的弥散运动属阳，气的凝聚运动属阴，气的凝聚为"有形"，气的弥散为"无形"，"有形"与"无形"又在不断地转化。"阳化气"功能减弱，"阴成形"功能相对增强，即各种病因、病机导致人体气血、脏腑功能失调而产生气滞血瘀、痰凝毒聚，最终"阴成形"，癌肿形成。临床上通过配伍温阳化气药物，如炮姜、干姜、鹿茸、杜仲、附子、肉桂、红参、补骨脂、肉苁蓉等，使有形之肿瘤缩小或者减慢疾病的进展。清代高秉均在《疡科心得集》中指出："癌瘤者，非阴阳正气所结肿，乃五脏瘀血，浊气痰滞而成。"王清任则认为：肚腹结块，必有形之血凝聚。临床治疗中，辨证通常是虚实夹杂、虚中夹实，所以治疗上不能一味补益，而是辨证论治，固本解毒。在补益的同时，常选用丹参、红花、桃仁、川芎、赤芍、三棱、莪术、乳香、没药之品活血化瘀，贝母、法半夏、昆布、海藻、瓜蒌之品化痰软坚、消癥散结。这样才能祛邪不伤正，补益不助邪，攻补兼施，延缓病情的进展，提高患者的生活质量，延长生命。

另外"抗癌解毒"之毒邪，不同于中医学中的外来病邪——风、寒、暑、湿、燥、火六淫邪气，这个"毒"是特指"癌毒"，是一种特异性致病因子，其致病力强，危害力大，其毒性远超传统意义的"毒邪"。在治疗上我们必须明确这一点，否则影响临床疗效。杨向东教授认为毒邪蕴结是晚期复发性大肠癌发病过程中邪实的一面，非用攻法不可。因此治疗上配合运用具有抗癌解毒作用的中草药，如白花蛇舌草、山慈菇、半边莲、八月札、铁树叶等，它们可阻碍肿瘤细胞的增殖，促使肿瘤细胞的凋亡，经现代药理学证实具有较强的抗癌作用，且经临床应用抗癌解毒作用显著，对中医辨证各型晚期复发性大肠癌的治疗都宜适量配伍，疗效确切。

临床上，杨向东教授还特别重视虫类药物的应用。虫类药物属于"血肉有情"之品，有活血祛瘀、软坚散结、以毒攻毒等功效，其中尤以地龙、全蝎、水蛭、蜈蚣等使用较多，能有效地治疗大肠癌并预防其复发转移。需要注意的是，在使用虫类药物时应选药精当，注意剂量、疗程，特别是对毒性较大的虫类药物，使用应当谨慎，以免产生不必要的不良反应。

三、便秘的"结肠瘫痪症"学说及"分度论治"

便秘是一个常见病，也是临床上一种常见的症状，在很多人的一生中都不同程度地出现过便秘。轻度便秘危害较轻，但是如果反复发作严重的便秘就会因为毒素的吸收而引起精神心理障碍，所以杨向东教授提出了"十个便秘九个疯，还有一个想腾空"。针对便秘的治疗，20世纪初就有学者尝试采用外科手术的方式，随后的100余年里也不断有学者提出了治疗理念及手术方式；但从临床实践来看，仍徘徊不前，术后如腹泻、肛门失禁、粘连性肠梗阻及复发等并发症也没有从根本上得到解决，临床疗效没有实质性地突破。究其根本原因就是精神心理障碍，不仅给患者也给医者带来了困扰，治疗上存在巨大的医疗纠纷，所以很多著名的医家，著名的团队，甚至在研究三四十年后也不得不选择放弃。消化系统疾病方面，胃肠道癌症固然已令人恐惧，但比起"有形之病"，便秘的治疗远胜过癌症的治疗，所以杨向东教授提出了"便秘比癌症难治十倍"的观点，这个理念也得到了行业内的广泛认可。在大多数专家怀疑徘徊、束手无策、望而却步之际，杨向东教授不畏艰险、排除万难，在成都肛肠专科医院成立了医学界第一个便秘专科病区。针对重度的结肠慢传输型便秘，在大量便秘的临床资料收集整理的基础上，通过病理研究发现，患者结肠内的神经节数量明显减少或缺失，或是有神经纤维紊乱、脂肪变性、水肿、神经轴突空泡形成、非特异神经丝退化，或结肠内的平滑肌存在灶性肌纤维空泡形成或肌纤维消失、环肌纤维萎缩等病理改变，从而导致病变肠段不能启动蠕动或明显蠕动迟缓等形态学表现。基于此，杨向东教授于2002年首次提出了"结肠瘫痪症"学说。这一学说一经提出，便得到了学术界的广泛认可，并由此而传播开来，解决了顽固性便秘的一系列问题，也为诊治顽固性便秘提供了更为宽广的思路和方向。

另外，为了更规范、更系统化地治疗便秘，为广大医务工作者提供治疗方向及治疗依据，规范医疗行为，规避医疗纠纷，保障医患权益，根据便秘的发生和发展规律，杨向东教授于2010年总结提出了符合临床便秘特点的分度标准，并根据此标准开展相应的临床诊疗方案，具体如下。

1. 轻度便秘

临床表现为排便过程费力，排便时间延长，或虽有便意而欲排不排，或便后不爽，或肛门坠胀等，在不使用泻剂的情况下，7天内自发性排空粪便少于2次，并且内科保守治疗有效。且根据是否伴有精神心理障碍我们又把轻度便秘分为了Ⅰ型便秘和Ⅱ型便秘。轻度Ⅰ型便秘治疗方案为：①泻剂，如番泻叶、聚乙二醇4000散剂等；②胃肠动力药，如莫沙必利等；③电针、生物反馈治疗等理疗；④中药辨证施治。轻度Ⅱ型便秘治疗方案在轻度Ⅰ型便秘治疗方案的基础上增加了心理干预治疗。

2. 中度便秘

轻度Ⅰ型便秘经过保守治疗无效或疗效很差，即中度便秘。治疗原则：尽早手术治疗。杨向东教授对中度便秘进行了分型。①直肠型便秘，如出口梗阻型便秘等，经肛系列手术均可开展。②结肠型便秘的手术方案：a.全结肠切除术；b.次全结肠切除术；c.结肠旷置术，选择性地保留近端结肠肠段，将远端结肠口侧封闭后旷置，用保留的肠段行结-乙或结-直吻合；d.选择性结肠切除术，这是成都肛肠专科医院杨向东教授所带团队几十年的心血凝注。所谓选择，指的并不仅仅是选择保留的结直肠长度，而是综合患者的症状描述、结合钡灌肠、结肠运输试验、排粪造影等影像学资料及术中对结肠形态学的观察，加上对结肠触诊、指叩等来决定结肠的取舍。这一取舍包括了对结肠近端升结肠的取舍，也包括对结肠远端降乙直部的取舍，以及吻合口的设计。根据患者的不同情况分别采取升-直或盲-直等吻合。尽可能多地保留功能肠段，在保证疗效的前提下，减少术后顽固性腹泻的发生；又要尽可能多地切除病变肠段，以避免手术后便秘复发。该术式的操作需在有丰富临床经验的医生指导下进行。杨向东教授强调此类患者结肠功能、动力降低，随着年龄的增长、时间的迁延，结肠功能只会越来越差，既然已明确有明显的病变，就要果断地采取手术，而且要尽早手术治疗。因为拒绝手术治疗，便秘反复发作逐步加重，最终引起精神心理障碍，从而导致生活质量下降，使便秘由中度转变为重度便秘，错过最佳治疗时间，治疗周期延长，投入更多的时间、精力与财力，这是多么的得不偿失，令人深感痛心啊。③混合型

便秘：行腹会阴结合的手术方案。

3. 重度便秘

临床上还有大部分便秘患者对此病未引起足够重视，在早期没有得到正确及时的治疗，随着病情反复发作，逐步加重，并可能随之而来伴有不同程度的精神心理疾病，让此类患者苦不堪言。杨向东教授特别重视伴有精神心理障碍的便秘患者的治疗，并把便秘症状严重且伴有精神心理障碍的便秘诊断为重度便秘，且为了对此病进行精确的诊断，还特别设置了"胃肠心理工作室"。临床上，重度便秘可由轻度Ⅱ型便秘演变而来，也可由中度便秘发展而来。那么对于重度便秘，若患者处于精神疾病的急性期，应先行心理干预治疗，待精神疾病稳定后再行手术治疗。杨向东教授把针对这类便秘的治疗方法称为鸡尾酒综合疗法，并总结出"内外结合、中西合璧、身心同治、上下兼顾、分度论治"为原则的便秘治疗十二字方针；以"外科手术＋心理干预＋中医辨证"为总纲，从术后第一天开始自胃管灌服中药——早期以通腑为主，促进胃肠功能尽早恢复，腑气一通立即实施个体化治疗以疏肝解郁、理气健脾为主；不仅如此，当手术后患者基本症状消除后还要进一步做第三个阶段的巩固治疗，这个阶段的治疗以补肾健脾为法。杨向东教授说，"邪之所凑，其气必虚"，往往被作为一个宽泛的概念在理解和应用，直到他临证实践40多年后才悟到：原来生命之所以要衰老，人之所以要患病，尤其是慢病、久病、大病、重病者，是因"其气已虚"，并且是极其虚！所以他强调补虚，且往往采用虫草、参茸、龟鳖等峻补；另外治疗全程均需精神心理干预治疗同时配合进行，才能达到良好的医患沟通，排除一切可能导致医患纠纷的隐患。

杨向东教授及其所带领的便秘团队经过几十年的研究和临床实践，反复论证，总结出了针对慢性顽固性便秘的独特的MDT模式：①外科手术对肠道的结构修复与重建为基础；②中医辨证补虚固本，补肝肾、健脾胃、调气机为保障；③精神与心理学治疗为支撑；④康复与理疗为辅助；⑤亲人与社会的亲情关怀为支柱。尤其是在医学MDT多模式中创造性地首次引入了亲情关怀。并且他还把这种MDT模式做出了百分比的量化，即外科手术的权重占32％，中医辨证治疗占31％，精神心理科治疗占15％，康复理疗占7％，亲情关怀占15％。

杨向东教授非常肯定地指出，重度便秘患者，不论是哪方面的精神心理障碍，如抑郁症、焦虑症甚至精神分裂症，采用以上鸡尾酒中西医结合的治疗方法最终都可以治愈！

同时，杨向东教授还率领团队每年举办国际性学术会议"便秘高峰论坛"，以及"全国便秘精英研究生班"等，从多维度将便秘的研究成果在全国进行大力的推广应用，以帮助到更多的同行及治疗更多的便秘患者。

【专长绝技】

一、超声波线型切口化痔线结扎治疗痔病的完美手术

1. 术前准备

术前 8 小时禁食禁饮，术前清洁灌肠，并予以预防性抗感染补液。

2. 麻醉

骶管麻醉配合静脉麻醉。

3. 手术方法

取截石位。针对患者直肠黏膜脱垂部分，依据脱垂程度不同，分别选用 PPH 或 TST 进行处理。再采用超声波线形切扎美容修复术，即将外痔部分根据痔核数目分段处理，分为多个单独痔核，于痔核顶端中央肛门缘至齿线的皮肤上做一放射状直线形切口，上至齿线下 0.5 cm，下至外痔皮肤下缘 0.5 cm，深度切至皮下静脉丛，将一侧皮缘提起，用超声刀游离并清除其内的曲张静脉血栓，修剪创缘使之呈自然闭合状态，同法处理另一侧皮缘。钳夹痔核至齿线上 0.5 cm 并以丝线结扎，并紧靠化痔线结扎处，采用可吸收线于线形切口处缝合皮瓣，超声刀沿结扎蒂部凝固切除痔核及残端，以塔形纱布压迫创口，丁字带固定。FOCUS 超声刀每次使用后予以刀头拆卸，严格清洗晾干、封袋、环氧乙烷消毒后备用。

4. 术后处理：予抗感染、补液等对症治疗。

5. 术后注意事项：术后保持大便通畅，每日便后熏洗、坐浴、换药。

二、"扶正固本、抗癌解毒"治疗晚期复发性大肠癌

大肠癌是一种发生于结肠、直肠的恶性肿瘤，大肠癌的首选治疗为手术，但术后容易发生转移。临床上针对晚期复发性大肠癌的治疗，大多采用化疗和靶向药物治疗等方法，尽管理论上针对性较强、疗效确切，但仍有不少患者到头来人才两空，可谓人间悲剧。而此时如能予中医辨证论治，那么

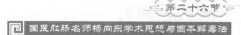

在一定程度上不仅延长了生命的长度，还提高了生存的质量。针对此，杨向东教授经过多年的临床经验积累及总结，提出了"扶正固本、抗癌解毒"的治疗方法，扶助人体脏腑、气血、阴阳正气。《内经》云："阳化气，阴成形。"气的弥散运动属阳，气的凝聚运动属阴，气的凝聚为"有形"，气的弥散为"无形"，"有形"与"无形"又在不断的转化。"阳化气"是指当气作升、出运动时，弥散而为看不见、摸不着的无形的过程，是属阳的功能状态（过程）；"阴成形"是指当气作降、人运动时，凝聚而为看得见、摸得着的形质过程，是属阴的功能状态（过程）。杨向东教授认为晚期复发性大肠癌患者经历了漫长的邪正斗争，久病体虚，最终损伤人体正气，其中阳虚是正虚的一个重要表现形式，从而"阳化气"功能减弱，则机体阴阳、正邪平衡被破坏，"你弱则我强"，导致"阴成形"功能相对增强，久而久之，机体气血阴阳、脏腑功能失调而产生正气亏虚、气滞血瘀、淤毒积聚，癌肿复发转移。杨向东教授强调治疗晚期复发性大肠癌当重视培补"阳气"，从而使机体"阳化气"功能得以增强，使癌肿缩小甚至消失。常用温阳药物有炮姜、干姜、附子、肉桂、红参、补骨脂、肉苁蓉、鹿茸、杜仲、菟丝子、仙灵脾等。另外在"抗癌解毒"的治疗过程中，除了使用抗癌疗效确切的中草药，虫类药物也是不可忽略的上等抗癌佳品。虫类药属于"血肉有情"之品，能祛瘀通络，散结消肿，如全蝎、地龙、蜈蚣等。需要注意的是，在使用虫类药时，应准确辨证，选准时机用药。不可在身体正气极为虚弱，抵抗力极为低下的情况下使用，否则驱邪而伤正，适得其反伤人性命。应当在正气已补之际，予虫类药物破痞除瘀，消肿散结，从而达到显著的临床疗效。

【典型医案】

一、超声波线型切口化痔线结扎的完美手术治疗巨大脱垂痔

牟某，男，39岁。

初诊：2021年8月18日。

主诉：反复便血20余年，加重2个月，肛门坠胀疼痛1月余。

现病史：患者于20余年前无明显诱因出现便血，手纸上血染，色鲜红，量较多，具体不详；伴有便时肛内肿物脱出，可自行回纳，无腹痛、腹泻、恶心、呕吐等不适，未引起重视，未做特殊处理；2个月前无明显诱因出现

便血加重，表现为出血量增多，发作频繁，呈滴血状，肛内肿物脱出加重，需要用手回纳，但不久后又脱出；1个多月前患者出现肛门坠胀疼痛，自用吲哚美辛栓外用后上述症状无明显缓解；现患者为求进一步治疗，遂于我院就诊。入院症见：患者神清，精神可，痛苦貌，生命体征平稳，大便排出较通畅，大便每日1次，成形，质软，小便正常，近期体重减轻10余斤。

专科检查：视诊示肛门居中，无畸形，色褐，肛缘约2 cm范围内可见皮肤红肿，肛门居中，无畸形，色褐，肛缘赘皮增生明显，肛内肿物脱出，黏膜外翻，齿线消失；未见明显溢液，嘱患者努挣后可见直肠黏膜全层呈柱状脱出，距肛缘约5 cm。指诊示疼痛明显，裹指感明显，肛门括约肌肌力可，扪及齿线3、5、7点位一乳头样增生物，质硬，活动度可，齿线上黏膜隆起，黏膜堆积裹指，6—7、12—1点位压痛明显，直肠下段未扪及异常包块及硬结。镜检示疼痛，齿线3、5、7点位见一灰白色乳头样增生物，直肠黏膜松弛堆积，呈套叠样，齿线上3、7、11点位齿线上黏膜呈半球型隆起，充血，呈暗红色，3、7、11点位与外痔融为一体，6点位齿线处可见一凹陷性内口，12点位齿线上2 cm处可见凹陷性内口，其他未见异常。

中医诊断：脱肛（脾虚气陷）。

西医诊断：①环状混合痔；②中度直肠脱垂；③肛乳头肥大。

手术方式：直肠黏膜环切吻合术（PPH术）+超声波线型切扎术+内痔硬化剂注射治疗+肛乳头切除术+肛周封闭术。

麻醉方式：骶管麻醉+静脉麻醉。

手术步骤：取截石位，麻醉满意后消毒肛周，铺无菌孔巾，消毒肛管及直肠下段。

1）用1∶1消痔灵注射液注射内痔黏膜及黏膜下层至肠黏膜苍白隆起为度。

2）用圆形肛门镜扩肛，在其引导下放入并固定透明肛镜，在半弧形缝扎器引导下用2-0可吸收线在齿线上约5.0 cm行荷包缝合，将一次性吻合器钉钻头放入肛内，置于荷包线上，收紧荷包并结扎，旋紧吻合器，瞬间击发，静待片刻后，缓慢取出吻合器，检查切除组织为黏膜组织及完整性。取出吻合器后见直肠黏膜仍脱垂明显，继续加用一把吻合器于齿线上约3.0 cm处再次行直肠黏膜环切吻合术，具体操作方法同前；检查吻合口无明显出血后取出透明肛镜。

3）用弯钳提起多处肥大肛乳头予结扎切除术。

4）再次采用超声波线形切扎术，即将外痔部分根据痔核数目分段处理，分为多个单独痔核，于痔核顶端中央肛门缘至齿线的皮肤上做一放射状直线形切口，上至齿线下 0.5 cm，下至外痔皮肤下缘 0.5 cm，深度切至皮下静脉丛，将一侧皮缘提起，用超声刀游离并清除其内的曲张静脉血栓，修剪创缘使之呈自然闭合状态，同法处理另一侧皮缘。钳夹痔核至齿线上 0.5 cm 并以丝线结扎，并紧靠化痔线结扎处，采用可吸收线于线形切口处缝合皮瓣，超声刀沿结扎蒂部凝固切除痔核及残端。

5）检查无活动性出血后，给予亚甲蓝注射液肛周注射，肛内放入黄连纱、止血纱，纱布塔形加压，丁字带固定。术毕。

按语： 此例患者直肠脱出较为严重，痔疮巨大，辗转多家医院而不得其治。最终慕名找到杨向东教授为其诊治。术中，按常规安置肛管扩张器后，脱垂组织及纤维瘤等竟然把扩张器堵得满满的，根本无法进行手术操作。为了一次性手术治疗患者的疾病，且又要保证手术疗效，还要最大限度地减少损伤，经周密而准确的评估，杨向东教授最终不得已而选择双 PPH。即第一步，让壅堵部分置于肛门外，深入内部，在直肠上端行 PPH；经过第一步后患者黏膜脱垂及痔疮有所好转，但仍较为严重，故再在直肠下段行 PPH，从而达到悬吊松弛的、脱垂的直肠黏膜及肛垫组织，截断痔区血供，预防远期复发，让患者无后顾之忧。接下来，再对患者实施超声波线型切口化痔线结扎完美术、肛乳头切除术、肛周封闭术。最终效果斐然，令人啧啧称赞。

杨向东教授总结丰富的临床经验，独创超声刀线型切口化痔线结扎的完美手术治疗重症巨大脱垂痔。该微创手术不但解决了患者的多年顽疾，有效减轻了病痛；且术后兼具损伤小、恢复快、出血少、并发症少、远期疗效好、患者满意度高等优点。

二、"扶正固本、抗癌解毒"治疗晚期癌症

张某，女，46 岁。

初诊：2021 年 4 月 17 日。

主诉：乳腺癌术后 5 年，脑转移术后半年，发现大便从阴道溢出 1 周。

现病史：患者因乳腺癌于 5 年前在外院行手术治疗，术后予以放化疗治疗，具体不详；2 年前发现宫颈癌，遂于外院行手术治疗，具体不详；1 年前发现脑转移，诊断为左侧顶叶转移癌，在肿瘤医院行手术治疗，具体不详；1 周前患者发现大便从阴道溢出，伴便血，色淡红，量较多，之前为粪水，

现为成形大便溢出，患者未经系统治疗。平素大便排出较为困难，需要用开塞露帮助排便，为求进一步诊治，遂到我院就诊，门诊经检查后以"直肠阴道瘘、阴道后壁部分缺损、直肠前壁部分缺损、宫颈癌放疗后、宫颈癌脑转移术后、左乳腺癌根治术后"收住入院。入院症见：患者神清，精神较差，饮食、睡眠欠佳，平素小便正常，无尿频、尿急、尿痛等不适，大便如上所述，伴有腹痛不适，乏力肢软，头晕耳鸣，舌质淡，苔白腻，脉沉细弱。入院后进一步完善相关检查，胸部 CT 显示①双肺散在少许慢性感染灶；②肝脏低密度结节。红细胞 2.85×10^{12}/L ↓，血红蛋白 71 g/L ↓，中性粒细胞比率 90.5% ↑，C 反应蛋白 19.58 mg/L ↑，中性粒细胞数 7.45×10^9/L ↑。CT 检查显示①子宫颈下段、阴道上段与直肠下段上述改变，结合病史考虑宫颈癌并周围侵犯，宫颈下段/阴道后穹隆—直肠瘘形成；②盆腔少量积液。于 2021 年 4 月 21 日在全麻下行"经腹腔镜腹腔探查术、腹腔镜下乙状结肠造瘘术、肠粘连松解术"，手术顺利，术后安返病房。

刻下症见：大便不成形，伴便血，色淡红，腹痛，乏力肢软，少气懒言，食少纳差，眠差，舌质淡，苔白，脉沉细弱。

诊查：腹部呈舟状腹，肠鸣音为 6 ~ 7 次/分，肛门视诊外观平整，指诊示直肠前壁距肛缘约 6 cm 处可扪及一不规则圆形缺损，与阴道相通，直径约 3 cm 大小，甚为疼痛。

中医诊断：交肠病（气血虚弱）。

西医诊断：①直肠阴道瘘；②肠粘连；③宫颈鳞癌放化疗后；④左侧顶叶转移癌术后；⑤左侧乳腺癌术后；⑥中度贫血；⑦宫颈癌腹腔淋巴结转移；⑧低蛋白血症；⑨营养风险。

辨证：气血虚弱，脾肾亏虚。

治法：补气养血，扶脾益肾。

处方：心裕和岩散加减口服。黄芪 20 g，白花蛇舌草 20 g，龟板 10 g，半枝莲 15 g，当归 15 g，鳖甲 15 g，三七 10 g，肉桂 10 g，鸡内金 30 g，夜交藤 10 g，仙鹤草 15 g，细辛 6 g，甘草 6 g，隔山撬 20 g。

用法：水煎服，每日 1 剂，每次 100 mL，每日 3 次，饭后半小时口服。上方随证加减连续服用 1 个月后，患者体重增加，面色红润，睡眠、食欲好转，生活自理。再予上方加减治疗，巩固疗效。

按语：该患者在短短 5 年中做了 3 次大型手术，因为癌症的转移扩散，患者每天只能躺在床上，无法坐立，无法行走，"疼痛"是她每日最强烈的感受。入院后，为解决患者的排便问题做了改道造瘘手术，术后，予以中药"扶正固本，抗癌解毒祛邪"，力求最大限度地提高患者生活质量。患者系晚期癌症，乏力肢软，少气懒言，食少纳差，舌质淡，苔白，脉沉细弱，久病及肾，故辨证为气血虚弱，脾肾亏虚。心裕和岩散中黄芪味甘性温，归肺、脾经，具有补气固表、生津养血的功效；当归有补血、活血的功效；肉桂味比较辛，同时属于热性，在归经方面主要是归肾经、脾经和心经，有补阳的作用，引火归原，同时它有散寒止痛、温经通脉的作用；鸡内金归脾、胃、小肠、膀胱经，具有健胃消食的作用；白花蛇舌草苦甘、性寒，归胃、大肠、小肠经，消痈散结；半枝莲性凉、味苦，归肺经、肝经，有清热解毒、散瘀止血、止痛的作用；龟板味咸甘，归肝、肾经，滋阴潜阳、补肾；鳖甲味寒，入肝、肾经，滋阴潜阳，软坚散结，提高免疫力；三七味甘、微苦，入肝、胃、大肠经，补血散瘀、消肿止痛；夜交藤味甘，归心、肝经，养心安神；隔山撬味甘，入肝肾经，健脾消食，补益肝肾；细辛味辛而温，通窍之痛；仙鹤草味苦涩，归心、肝经，解毒；甘草调和诸药。该方诸药合用，补气养血、扶脾益肾。住院期间，中药从未间断，出院后继续服中药治疗，1个月后复查患者一般情况良好。数月后复查，患者说道："能活到现在真的不容易，曾经已然觉得生命到了尽头，谁承想吃了杨院长的中药后，不光拉得顺畅了，气色也好了；这么几个月下来，我感觉和正常人没什么区别，身体有劲了，生活也能自理……"喜悦之情溢于言表，生命的脆弱与顽强体现得淋漓尽致！

肿瘤的复发、转移、扩散，令患者困苦不堪，可谓人财俱损。在临床上针对晚期癌症患者给予中医辨证论治，中药的使用可明显增强机体免疫功能、改善营养状况，中药在控制转移、减轻癌痛、改善证候、提高生存质量、延长带癌生存期等方面可起到良好的作用。杨向东教授经过多年的临床经验积累及总结，认为晚期癌症患者主要表现为脏腑、气血、阴阳的亏虚，提出了"扶正固本、抗癌解毒"的治疗方法，根据患者处于的不同阶段，选择不同的治疗侧重点，进行辨证论治，发挥中医药的优势，更合理有效。

【经方验方】

一、消胀止痛锭

［处方］大黄 0.4 g，麸炒枳实 0.4 g，姜厚朴 0.4 g，三七粉（小）0.2 g，花椒 0.4 g。

［功能］行气宽中，消胀止痛。

［主治］肛门坠胀、疼痛。

［用法］中药特殊调配制成栓剂，外用，塞肛，一日 3 次，一次 1 粒。

［方解］处方由大黄、麸炒枳实、姜厚朴、花椒、三七粉组成，为临床常用中药，部分为药食同源中药。大黄苦寒，归属于脾、胃、大肠、肝、心经，清热泻火解毒、活血攻下。麸炒枳实味苦、辛、酸，性温，理气宽中、行滞消胀。姜厚朴性温，味苦、辛，归脾、胃、肺、大肠经，燥湿消痰、下气除满。花椒性辛味温，归脾、胃、肾经，温中止痛。三七粉性温，味甘，微苦，入肝、胃、大肠经，止血、散瘀、定痛，历来都为伤科金疮要药。诸药合用，行气宽中、消胀止痛，从而缓解肛门坠胀、疼痛。

［应用情况］临床应用 3 年余，已治愈数千人，临床疗效奇特。

［禁忌］孕妇禁用。

二、消肿止痛汤

［处方］芒硝 30 g，明矾 15 g，苦参 30 g，滑石 15 g，冰片 10 g，当归 20 g，龙胆草 15 g，蒲公英 20 g，连翘 20 g。

［功能］清热燥湿，活血化瘀，消肿止痛。

［主治］肛肠病术后水肿、疼痛。

［用法］将上述中药煎后取 600 mL 加开水至 1000 mL，先熏蒸肛门局部，熏蒸时间约 15 分钟，待水温降至温热后将肛门泡于药液中坐浴约 15 分钟，早晚各 1 次，10 天为 1 个疗程。

［方解］方中苦参清热燥湿解毒，芒硝清热消肿，明矾具有清热祛湿、杀虫止痒消炎作用，当归补血活血，连翘清热解毒，冰片消炎止痛，滑石祛湿敛疮，龙胆草有清热燥湿、泻肝胆火功效，蒲公英清热解毒、消肿散结。诸药合用，共奏清热燥湿、活血化瘀、消肿止痛之功。

［应用情况］应用于结直肠术前或术后，能祛瘀散结、扶正固表、消肿

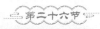

止痛。

　　［禁忌］无明确禁忌证。

三、承气通便锭

　　［处方］大黄 0.4 g，麸炒枳实 0.4 g，姜厚朴 0.4 g，三七粉（小）0.2 g，芒硝 0.4 g。

　　［功能］行气宽中，润肠通便。

　　［主治］肠燥津亏、实热气滞之便秘。

　　［用法］中药特殊调配制成栓剂，外用，塞肛，一日 3 次，一次 1 粒。

　　［方解］处方由大黄、麸炒枳实、姜厚朴、芒硝、三七粉组成，为临床常用中药，部分为药食同源中药。大黄苦寒，归属于脾、胃、大肠、肝、心经，清热泻火解毒，活血攻下。麸炒枳实味苦、辛、酸，性温，理气宽中、行滞消胀。姜厚朴性温，味苦、辛，归脾、胃、肺、大肠经，燥湿消痰、下气除满。三七粉性温，味甘微苦，归肝、胃、大肠经，止血、散瘀。芒硝性寒，味咸、苦，归胃和大肠经，具有清热通便之功效。诸药合用，行气宽中、润肠通便，从而治疗便秘。

　　［应用情况］临床应用 3 年余，疗效甚佳。

　　［禁忌］孕妇禁用，腹泻患者禁用，气虚秘、血虚秘、阳虚秘、阴虚秘患者慎用。

第二十七节 国医肛肠名师席作武学术思想与诊治绝技

【个人简介】

席作武，男，出生于 1964 年 7 月，汉族，河南商丘人，中国农工民主党党员，国家二级教授，博士研究生导师，河南省中医院肛肠科主任兼肛肠一区主任，享受国务院政府特殊津贴专家，河南省高层次人才，河南省名中医，河南省中医药传承与创新人才工程（仲景人才工程）领军人才培养对象。

擅长：治疗各种肛肠科疾病，特别是重度环状痔疮、多间隙感染复杂肛周脓肿、复杂肛瘘、肛裂、肛乳头肥大、顽固便秘等肛肠病手术。

社会兼职：河南省中医药学会外科分会主任委员、中华中医药学会肛肠分会第六届副会长、世界中医药学会联合会固脱法分会副会长、中国便秘联谊会副会长、中国医药教育协会肛肠分会副会长、中华中医药学会外科分会常务委员、中国医师协会肛肠分会常务委员、中国中西医结合学会疡科分会常务委员、中国医师协会肛肠分会中西医结合痔瘘专委会主任委员。荣获"全国中医肛肠学科名专家""河南省中医肛肠学科知名专家""全国知名肛肠教育专家""全国中医肛肠学科先进名医工作室—席作武名医工作室"等。

科技成果：获得多项省部、地厅级奖项。①痔瘘消除丸治疗内痔临床及机制研究，2013 年 1 月，河南省科技进步二等奖，省部级，第 1 名，河南省人民政府；②外痔切除缝合、内痔结扎并内括约肌松解治疗环状混合痔，2014 年 5 月，一等奖，厅局级，第 1 名，河南省教育厅；③克痔丸治疗内痔临床及机制研究，2013 年，一等奖，厅局级，第 1 名，河南省教育厅；④痔瘘消除丸治疗内痔临床及机制研究，2010 年 8 月，一等奖，厅局级，第 1 名，河南省中医药管理局；⑤两种长效止痛液用于肛肠病术后镇痛及机制研究，2009 年 7 月，二等奖，厅局级，第 1 名，河南省教育厅；⑥研制开发出"痔瘘消除丸""结肠清热丸""结肠补虚丸""抗炎消肿丸""参黄袋泡剂"等多种肛肠专科制剂，在医院使用 20 余年，治疗慢性结肠炎、痔疮、肛裂等肛肠病效果好；创造了 9000 多万的中医治疗效益。

【学术思想】

席作武教授长期致力于肛肠疑难疾病的治疗。对于痔疮及顽固性便秘，席作武教授不拘泥于病，常辨证论治，方随证变，常以滋阴、健脾、益气、祛风、清热、凉血等法遣方组药，疗效确切。

一、辨证治痔，内外兼顾

痔疮的主要症状是出血、脱出，部分患者会有疼痛（血栓性外痔）与肛门潮湿或瘙痒等问题。元代医家朱丹溪曰："痔者，皆因脏腑本虚，外伤风湿，内蕴热毒……以故气血下坠，结聚肛门，宿滞不散，而冲突为痔也。"席作武教授认为痔疮多与便秘时用力排便努责、喜食辛辣刺激食物、不良的排便姿势及作息规律、门静脉内压力升高及循环障碍等因素有关。因此，席作武教授治疗痔疮，不拘泥于病，常辨证论治，方随证变，常以健脾、益气、祛风、润燥、清热、凉血、利湿、理气、活血、化瘀、摄血等法遣方组药。因身心俱疲、脏腑虚衰致痔核脱出且便血日久而迁延难愈者，席教授认为主要是脾脏虚衰不能固摄血液，循经之血溢出脉外，气随血脱，病情反复而迁延不愈，治疗上应健脾益气、升阳固脱；肛缘肿胀色紫、痔核脱出嵌顿、表面紫暗糜烂、疼痛剧烈、肛管紧缩者，席教授认为主要是血不循经，气血下行瘀滞于肛门，便后出血，肛门血管破裂形成血栓而剧痛难忍，治疗上应理气活血化瘀；便血色鲜红、滴血或喷射状出血，或有肛门瘙痒、口燥咽干、风热偏重者，应清热凉血祛风；便血色鲜红、出血量大、肛内肿物脱出且可自行回纳，或脱出肿物分泌物较多、黏膜糜烂，或伴大便黏滞、肛门灼热、潮湿不适、湿热下注者，应清热利湿止血。

席作武教授在整体辨证论治的基础上又注重患处局部的中医药特色治疗。《内经》云："其有邪者，渍形以为汗。"《外科启玄明·疮疡宜渍浴洗论》云："凡治疮肿，初起一二日之间，宜药煎汤洗浴熏蒸，不过取其开通腠理，血脉调和，使无凝滞之意，免其痛苦，亦清毒耳。"席教授使用自制药——参黄袋泡剂，运用中药熏洗坐浴这一中医肛肠外科重要外治法，借蒸腾之药气熏蒸患处，再趁药汤热，使患部坐于其中，依靠其药力及热力直接作用于病变部位，使该处腠理疏通、气血流畅，从而达到清热燥湿、活血消肿、止痛止血、收敛止痒的功效。中药熏洗坐浴后，如意金黄散以蜂蜜调至糊状，以中药外敷法直接敷于痔疮患处，可促进肛门局部血液循环，加快炎症的吸收速度，明显减轻肛门部疼痛不适、水肿、出血等症状。如此，痔疮轻症者依照辨证论治中药口服，配合中药熏洗坐浴、中药外敷等多奏效痊愈。

席作武教授对普通痔疮秉承"能保守不手术，把患者痛苦降到最低"的原则，但对于重度痔疮，在保守治疗无效的情况下，则需考虑手术治疗，包括但不限于黏膜下层硬化剂注射疗法、结扎疗法、套扎疗法、外剥内扎疗法、吻合器痔上黏膜环形切除钉合术（PPH）、选择性痔上黏膜吻合术（TST）、射频痔疮消融术等方式，依据患者病情选择最适合的手术方式。席作武教授创造"无痛治痔"综合疗法，采用术中镇痛、手术微切口特殊处理、术后镇痛、长效止痛剂封闭、切口部 TDP 照射、中药参黄袋泡剂便后坐浴等技术，使患者在治疗过程无痛苦。

二、医养结合，防治并重

针对痔疮人群，除了遵从医嘱做相应治疗，掌握此病的饮食禁忌及培养健康起居习惯对防范痔疮疾病的发生及改善其预后十分重要。《素问·上古天真论》云："上古之人，其知道者，法于阴阳，和于术数，食饮有节，起居有常，不妄作劳，故能形与神俱，而尽终其天年，度百岁乃去。"即适应自然规律，根据天地阴阳法则来有节制、有规律地安排饮食和起居。席作武教授建议，多食新鲜果蔬及粗粮以增加胃肠蠕动，减少辛辣刺激食物的摄入，忌饮酒及忌食"发物"，因这些食物易刺激、扩张局部血管，生风动血、酝酿湿热，加重瘀血及曲张症状，诱发或加重病情。痔疮以湿热下注证患者最多见，可以选取无花果、瘦猪肉、薏苡仁、粳米各 100 g，熬粥服用；平素用金银花适量开水冲泡代茶饮。

再者培养健康起居习惯。第一，排便时间不宜过长，排便时间过长致腹压增高，肛门直肠充血，静脉回流减慢，肛门肿物脱出，时间越久，症状越严重，所以排便时间最好控制在 3 分钟以内。第二，不能久坐久站，长时间站立或者久坐，肛门直肠部位血液回流不畅，血管承受过大压力，易扩大曲张，从而形成痔疮。第三，穿着衣物要以软、轻、宽松、舒适为原则，并且要注意卫生，勤换洗，尽量少穿不利于肛门部血液回流的紧身衣物，保持肛门部位的清洁，厕纸须柔软，便后清水冲洗或温水坐浴。

三、三滋三多，增水行舟疗便秘

席作武教授依据中医理论，结合自己多年的临床经验，认为便秘以阴虚津亏肠燥证多见，提出"三滋三多"的治疗方法，经多年临床验证，疗效肯定。"三滋"即注重滋润、滋液、滋阴之药的应用，如应用杏仁、郁李仁、松子仁、桃仁、麻子仁等富含油脂之品"滋润"以使肠道得以滋养而不燥；选用玄参、麦冬、生地黄等，养阴增液，以补药之体为泻药之用，使肠燥得润，大便得下，旨在增水行舟，故曰"滋阴"；此外芍药、甘草合用，酸甘化阴，使津液化生有源，故名"滋液"。"三多"是指饮食方面多食粗纤维、果蔬、粗粮、多饮水等。据此理论拟定出经验方（陈皮、枳实、杏仁、郁李仁、松子仁、玄参、麦冬、生地黄、大黄、桃仁、麻子仁、芍药、厚朴、甘草），该方是由五仁丸合增液承气汤加减而成，方中五仁丸成分富含油脂，配伍理气行滞的陈皮、枳实、厚朴，润下与行气相合，以润燥滑肠为用；增液承气汤减芒硝，不仅可以滋阴增液、泄热通便，又可防止下之太过，耗伤津液。全方合用，既补阴津又清燥热，标本兼治，从而达到津调便利、热清便畅之效。临证时需结合患者情况，随证加减，多获事半功倍之效。

【专长绝技】

一、"分段外痔切除缝合、内痔结扎并内括约肌松解术"治疗重度环状混合痔

1. 术前准备

硬膜外麻醉满意后，取侧卧位，肛周碘伏常规消毒，铺无菌巾，肛内碘伏常规消毒。双手四指交叉扩肛约3分钟，使肛管充分松弛，以组织钳钳夹外痔顶部，轻轻向外牵拉，使内痔全部暴露，仔细观察痔核的数目、大小、分布、形态及其与肛管内、外的关系。

2. 手术步骤

（1）合理设计结扎分断面：根据痔核的形态和界限设计痔核分段，一般以4～5段为宜，以右前、右后、左侧即截石位3、7、11点位3个母痔区为

重点设计切割线。切割线与肛管平行，在切断线的两侧各夹一把血管钳，在两钳之间切断痔核组织至齿线，用 4 号线将切口两端皮肤与黏膜缝合 1～2 针，完成分段。

（2）处理内痔：弯钳夹持内痔痔核基底部，用 10 号线与钳下行"8"字贯穿缝扎，切除线上 2/3 部分，临近两痔核的结扎线之间要保留一定的间隔，作为黏膜桥以保存部分肛垫，并使结扎的顶点相互错开，使其连线不在同一平面上。

（3）处理外痔：部分分段外痔用血管钳横行夹持，用 10 号线与钳下行"8"字贯穿缝扎，切除线上 2/3 部分；相邻分段外痔痔核顶端用组织钳提起并向外牵拉，在痔核顶端做横行切口，组织钳分别钳夹并提起横切口上下两端，于横切口下方，在皮肤和肌层之间潜行锐性剥离外痔痔核至底端，完整剥离并切除，注意仔细操作，勿将肛管皮肤剥透，彻底止血，横行剪除断端多余皮肤，使上下两端可无张力对接，使皮瓣平整而无褶皱，然后将横切口的上下两缘用 1 号线间断缝合。同样处理其他分段痔核，间隔进行，横切口也尽量避免在同一环面上。

（4）切断内括约肌：于肛门左后或右后位分段处做放射状切口，或在原有切口上适当延长，上至齿线，下至肛缘 2 cm，挑出部分内括约肌并切断，修整切口，以扩大肛管，减轻张力。

（5）彻底止血：创面的活动性出血点以 1 号线结扎止血，渗血处压迫或电凝止血。于各段结扎点及切口处皮下注射长效止痛剂，手术完毕后行肛门指诊，使痔核残端复位，了解肛内情况，检查肛管松紧度，凡士林油纱条纳肛压迫创面，敷料加压包扎，丁字胶布固定。手术结束。

3. 术后注意事项

便后及时坐浴、换药，换药时注意观察创面情况，如有感染及时拆线引流。定期行肛门指诊，了解有无肛管狭窄。根据病情变化及时给予对症处理。

二、"注射疗法"治疗各期内痔

1. 术前准备

专用肛门内镜、芍倍注射液、常规皮肤肛管消毒液、0.5%～1.0% 利多卡因、带 5 号长针头的 5 mL 注射器及 10 mL 注射器、生理盐水、消毒棉球纱布块、直钳和止血弯钳等。

2. 手术步骤

患者采用侧卧位、折刀位或膀胱截石位等治疗体位。

（1）消毒及麻醉：常规消毒手术视野，铺无菌巾；肛周局部麻醉或腰硬联合麻醉。麻醉成功后，再次消毒肛管与直肠中、下段。

（2）肛门镜检查：肛门镜检查内、外痔的位置分布及大小。

（3）配制芍倍注射液稀释液：有两种方法。①采用 0.5% 利多卡因注射液和芍倍注射液做 1∶1 等体积稀释；②用 0.9% 生理盐水和芍倍注射液做 1∶1 等体积稀释，该方法用于利多卡因过敏者、预激综合征、严重心传导阻滞患者。

（4）芍倍注射液的注射疗法：以"先小后大""见痔进针""回抽无血""缓慢给药""饱满为度"法则操作，注意顺序、部位和药量。"先小后大"指先注射小的痔核，后注射大的痔核；"见痔进针"指每个内痔核都要注药，不要遗漏；"回抽无血"指给药前回抽注射器，确保针头未进入血管，"缓慢给药"指推注药物时缓慢进行，避免引起内脏神经反射；"饱满为度"指每个痔核的注药量以痔核充盈饱满、黏膜表面颜色由红色变为苍白，不能过量注药。具体方法如下，①对Ⅰ、Ⅱ期内痔及静脉曲张型混合痔者，用 1∶1 浓度的芍倍注射液，在肛门镜下暴露痔核，消毒后于痔核表面的隆起部位斜刺进针；遇肌性抵抗感后稍退针，使针尖部位保持在黏膜肌下方、肠壁肌肉上方的痔核中央，然后注药；每处注射量以痔核均匀、饱满、充盈、表面黏膜颜色呈粉红色为度。②Ⅲ期内痔、静脉曲张型混合痔伴直肠黏膜松弛者，加用 1∶1 混合液于痔核上松弛黏膜下注射，每点注药 1~2 mL，总量在 5~10 mL。注射药物后局部轻柔按摩，使药物均匀分散。

3. 术后注意事项

（1）术毕可局部应用抗感染、止血、止痛的栓剂、软膏。

（2）术后 30 分钟内留观，监测心率、血压等生命体征。

（3）术后可应用抗生素 3~5 天。

（4）术后加强饮食相关指导，适当给予缓泻剂、膨胀剂及软化粪便的药物，术后尽量控制排粪 24 小时。

（5）术后排粪后，温水坐浴和清洁肛门，用抗感染、止血、止痛的栓剂、软膏肛内换药，持续至少 5 天。

（6）治疗后定期门诊随访，了解患者排粪、便血及脱垂等症状的改善情况，并予对症处理。

【典型医案】

一、辨证治痔

张某，男，53岁，职员。

主诉：大便时肛内肿物脱出 1 年，加重伴疼痛 3 天。

病史：1 年前无明显诱因出现大便时肛内肿物脱出，便后可自行回纳，1 年内肿物反复脱出，便后回纳较慢，平时大便 2 次/天，不成形，无里急后重。未见黏液脓性便。3 天前因食辛辣食物后，肛内肿物脱出伴疼痛。舌红，苔黄腻，脉滑数。

专科检查：视诊示肛缘可见皮赘，部分黏膜脱出，肿物呈红色半球状，如大拇指头大小，以 7 点位为甚。指诊示齿线上下痔区黏膜隆起，直肠下端未触及异常，指套未见染血。肛门镜检示齿线上黏膜充血。以截石位 3、7、11 点为甚。

中医诊断：痔（湿热下注证）。

西医诊断：混合痔（赘皮外痔，内痔Ⅱ期）。

治法：清热利湿祛瘀。

处方：参黄袋泡剂（院内制剂）熏洗坐浴，每日 1 次。另给予地奥司明片，口服，每日 2 次，每次 4 片。龙珠软膏配合马应龙麝香痔疮栓，塞肛，每日 2 次。

二诊：肛门肿物明显缩小，疼痛缓解，舌红，苔白。继续予以参黄袋泡剂坐浴，龙珠软膏配合马应龙麝香痔疮栓以巩固治疗。

按语：湿热下注型痔病之肛门疼痛主要是机体湿热内生，下注大肠，气血纵横，壅阻经络，经络横解所致。故而治法当以清热除湿，行气通络，消肿止痛为主。予以参黄袋泡剂治疗。方中苦参以清热解毒、燥湿、祛风杀虫，黄柏清热燥湿、泻火除蒸，两药相须为用，增加清热燥湿功效；大黄清热燥湿，泻火解毒，逐瘀通经；马齿苋凉血止血，清热解毒；蒲公英、冰片消肿散结；地肤子清热利湿止痒；赤芍酸甘化阴，养血敛阴柔筋，缓急止痛；甘草为使，调和诸药。诸药合用，共奏清热燥湿、活血通经、消肿止痛之功。

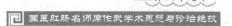
二、增液行舟治便秘

李某，男，59岁，农民。

主诉：大便干结3年。

病史：3年前无明显诱因出现大便干结，便出如羊屎状，头晕耳鸣，面赤心烦，口干，神疲纳呆，小便黄，纳可，眠差。舌红，少苔，脉细数。

中医诊断：便秘（肝肾阴虚证）。

西医诊断：便秘。

治法：滋补肝肾，润肠通便。

处方：五仁丸合增液承气汤加减。柏子仁15 g，枳实10 g，杏仁15 g，郁李仁6 g，松子仁6 g，玄参30 g，麦冬25 g，生地黄25 g，陈皮12 g，大黄6 g，桃仁15 g，甘草10 g，火麻仁15 g，芍药10 g，厚朴10 g。日1剂，水煎取汁400 mL，早晚分服。同时配合"三多"疗法，即多食粗纤维、果蔬、粗粮食物。

二诊：患者服药后，诉大便成条状，头晕耳鸣减轻，面赤，小便短黄，舌红，苔黄，脉细数。观其形体消瘦，此为阴虚之证。上方去枳实、厚朴、大黄后予以柏子仁15 g，杏仁15 g，郁李仁6 g，松子仁6 g，玄参15 g，麦冬15 g，生地黄20 g，陈皮12 g，桃仁15 g，甘草10 g，火麻仁15 g，芍药10 g。水煎服，15剂。

半个月后，电话随访，患者大便正常，上方继服1个月以巩固疗效。

按语：本例患者素体阴虚，阴液不足，肠道干枯，无水行舟，故大便干结、状如羊屎。阴虚生内热，故头晕耳鸣，面赤心烦，口干少津。脾失健运，故神疲纳呆。舌红苔少、脉细小数，均为阴虚内热之象。该方是由五仁丸合增液承气汤加减而成，方中五仁丸成分富含油脂，配伍理气行滞的陈皮、枳实、厚朴，润下与行气相合，以润燥滑肠为用。方中重用玄参，苦咸而凉，滋阴润燥，壮水制火，启肾水以滋肠燥，为君药。生地黄甘苦而寒，清热养阴，壮水生津，以增玄参滋阴润燥之力；又肺与大肠相表里，故用甘寒之麦冬，滋养肺胃阴津以润肠燥，共为臣药。三药合用，养阴增液，以补药之体为泻药之用，使肠燥得润、大便得下。

【经方验方】

一、参黄袋泡剂

［处方］苦参、大黄、芒硝、黄柏、马齿苋、蒲公英、地肤子、冰片、赤芍、甘草等适量研粉装入定制无纺布袋中，每袋10g。

［功能］清热解毒燥湿，祛风化瘀止血。

［主治］痔疮湿热壅滞型或风热瘀阻型，症见肛门部肿胀疼痛，脱出、便血、下坠、瘙痒等。

［用法］外用，一次3包，开水适量，浸泡20分钟后坐浴。每日1～3次。

［应用情况］使用20余年来，因其简、便、廉、效，深受广大患者的欢迎。

［禁忌］阳虚患者禁用。

二、痔瘘消除丸

［处方］槐米、黄芩、槐角、马齿苋、大黄、蒲公英、荆芥穗、地榆炭、白及、枳壳、侧柏叶等（每粒装0.3g）。

［功能］清热解毒除湿，祛风化瘀止血。

［主治］湿热壅滞型痔疮，或风热瘀阻引起的便血、肿痛、脱出、下坠、瘙痒等。

［用法］每次10g，每日3次，口服。

［方解］方中槐米、槐角凉血止血、清肝泻火。槐角止血功效较槐花弱，清热润肠功效较强。马齿苋清热解毒，利水去湿，散血消肿，消炎止痛，止血凉血。上三味共为君药。黄芩清热燥湿、泻火解毒、凉血止血，可用于湿热泻痢，血热出血。蒲公英清热解毒、消痈散结。地榆炭适宜于下焦血热所致的便血、痔血，常配槐米同用，达到相须的作用。上三味共为臣药。君臣相须为用，共奏祛除病邪的目的。大黄泄热通肠、凉血解毒、逐瘀通经、止血。荆芥穗解表祛风、解毒透疹，炒炭止血。白及收敛止血、消肿生肌。侧柏叶凉血止血。四药合用为佐药。枳壳破气、行痰、消积，治胸痞、胁胀、食积、噫气、呕逆、下痢后重、脱肛等，引药直达病所，是为使药。诸药合用，共奏清热解毒除湿、祛风化瘀止血之功。

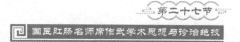

　　［应用情况］本制剂临床应用 20 余年，为纯中药制剂，毒副作用小，适用于Ⅰ、Ⅱ期内痔湿热下注证，疗效显著。

　　［禁忌］阴虚患者禁用。

第二十八节 国医肛肠名师周建华学术思想与诊治绝技

【个人简介】

周建华，男，1958年4月出生，汉族，吉林省四平市人，中共党员，主任医师，二级教授，博士研究生导师，长春中医药大学附属医院肛肠科主任。中华中医药学会肛肠分会副主任委员、吉林省中医药学会肛肠专业委员会主任委员、第六批全国名老中医师承指导老师、吉林省名中医、中医药高等教育学会肛肠分会副会长。

荣誉称号：2005年、2006年均被长春市总工会评为"医德标兵"，2007年被中华中医药学会授予"全国中医肛肠学科知名专家"称号，2008年被吉林省卫生厅、吉林省中医药管理局评为"全省医德楷模"，2008年被吉林省总工会授予"五一劳动奖章"。

科研成果：从事中医外科肛肠学科的临床、教学及科研工作近30年，对肛门大肠常见疾病的诊治达到国内先进水平。工作中精勤不倦，坚持学习，长于开展和引进先进技术和新疗法，开展肛门大肠领域新术式。独创"扳机点"注射治疗直肠脱垂，创伤小，恢复快，效果佳，此理论应用临床实践，每年约完成手术30例，至今无患者复发，获吉林省科技厅科技进步三等奖。"电针白环俞预防肛门病术后疼痛的规范研究"获吉林省科技厅科技进步三等奖。2009年夏天，应广东省中医院邀请，传授"电针止痛技术"，并在"中华医药的杏林寻宝"节目中现场介绍，并获全国适宜推广技术，在业内广泛应用于临床。通过多年实践总结，创立了"混合痔内扎外剥保留齿线术"，更好地保护了肛门功能，提高了手术疗效。对于高位复杂性肛瘘，创造了"内口修补外口切开引流术"的新术式，解决了以往高位肛瘘挂线术后肛门功能部分障碍的并发症，并明显减少了复杂肛瘘术后的恢复时间。周教授充分发挥中医学治疗疑难杂症的特色优势，详参溃疡性结肠炎病因病机，采用"辛开苦降法、活血化瘀法"治疗该病取得了满意疗效，其主持的课题"活血化瘀法参与治疗溃疡性结肠炎治疗价值的研究"于吉林省中医药管理局立项，并获得吉林省 2010 年科技成果奖，其论文"论运用辛开苦降法治疗溃疡性结肠炎"发表于《中华中医药学刊》2008 年第 8 期，并多次在国内学术会议交流，同时开展治疗溃疡性结肠炎的院内制剂"五味消瘀洗液"的研究，并获吉林省科技厅 2 项课题资助，总经费近 80 万元，现该药被广泛应用于临床。

【学术思想】

一、病名来源

溃疡性结肠炎是 1859 年由 Wilks 首先提出的医学名词，在传统医学文献中并无相关记载。但就其症状而言与"肠澼""久痢""泄泻""腹痛"等疾病的临床表现相类似。早在先秦时期的《黄帝内经》中就曾论述其相似症状，如《素问·至真要大论》中提到"赤白""赤沃"的相关论述；《素问·太阴阳明论》："食饮不节，起居不时者，阴受之……阴受之则入五脏……入脏则䐜满闭塞，下为飧泄，久为肠澼。"春秋战国时期名医扁鹊在所著的《难经·论疾病五十七难》中提及"五泄"的概念，并对其病因、病机做出了阐释。汉代张仲景在《金匮要略·呕吐哕下利病脉证治第十七》中将痢疾与泄泻统并称为下利。隋代巢元方的《诸病源候论》中首次提出了"痢"的记载，并将其分成了"水谷痢、赤白痢、赤痢、血痢、脓血痢、冷痢、热痢、冷热痢、杂痢、白滞痢、蛊注痢、肠蛊痢、休息痢"13 种。由宋代太平惠民合剂局编写，陈师文主持编撰校正的《太平惠民和剂局方》中则首先出现了"痢疾"一词，"皆因饮食失调，动伤脾，水谷相拌，运化失宜，留而不利，冷热相搏，遂成痢疾"。张介宾在所著的《景岳全书》中认为下痢与泄泻在病情轻重程度、病因病机这两方面不同："有言肠澼者，即下痢也，然痢之初作，必由于泻，此泻之与痢本为同类，但泻浅而痢深，泻轻而痢重。泻由水谷不分，由于中焦；痢以脂血伤败，病在下焦。"溃疡性结肠炎的中医病名归属，目前尚无定论。溃疡性结肠炎的分期、分型及病变部位均可能有着不同的临床表现，从而其中医病名可能亦各不相同。如溃疡性结肠炎活动期时黏液脓血便等症状较为明显，这与"肠澼""肠风"等的症状特点类似；而反复发作、迁延不愈、时作时止的慢性复发型溃疡性结肠炎则与"休息痢"的特点相符；当溃疡性结肠炎进入缓解期，主要症状是腹泻，大便次数增多为主要表现，又可归于"泄泻"。目前难以予以单一的中医病名全部概括溃疡性结肠炎的发病特点，近代医家的观点也各有不同。但根据各代医家的相关论述，可从从中汲取宝贵经验，为临床治疗提供参考和指导。

二、病机

溃疡性结肠炎是以侵犯大肠（直肠与结肠）黏膜与黏膜下层为主的炎症性病变，以大肠黏膜慢性炎症和溃疡形成为病理特点的肠道疾病。以腹泻、黏液脓血便、腹痛和里急后重等为主要临床表现。古代文献中有许多与之相似的描述，如《内经》"食饮不节、起居不时者，阴受之……阴受之则入五脏……入五脏则䐜满闭塞……下为飧泄"；《伤寒杂病论》"下利差后，至其年月日复发者，以病不尽故也，当下之"；《诸病源候论》"休息痢者，胃脘有停饮……邪气或动或静，故其痢乍发乍止，谓之休息痢也"。根据溃疡性结肠炎以慢性发病最为多见的发病规律和发作期与缓解期交替出现的病势转变及黏液、脓血便、腹痛、里急后重的证候学特征，将其列为中医的"休息痢"中较为恰当。

中医学认为，其发病机制多因饮食所伤，和（或）情志失调，或感受外邪，导致脾胃受损，纳运失常，水谷停滞，湿郁热蒸，下注大肠，湿热蕴结，阻滞气血，与气血相搏结，使肠道传导失司，肠络受损，腐败成疡，化为脓血，混杂而下。其病位在大肠，但与肝、脾、肾关系密切，脾虚胃热为发病之本，湿热为发病之标，血瘀肉腐为局部病理变化。初起多为气滞湿郁，郁而化热，湿热蕴结脾、胃、大肠，实证居多。日久不愈，脾胃受损，易转为湿热夹杂，多成本虚标实，寒热错杂之证。

三、辨证论治

从临床的舌象看，患者多为舌淡、边尖有齿痕，舌苔多为白腻或黄腻。但患者多遇寒凉即发病。由此可见，是脾有虚寒，胃有湿热，乃脾虚胃热、湿热蕴结之象。虽病位在大肠，但其属脾胃系统，如李东垣在《脾胃论》中说："《黄帝针经》云：'手阳明大肠、手太阳小肠皆属足阳明胃'，……大肠主津，小肠主液，大肠、小肠受胃之荣气，乃能行津液于上焦，灌溉皮毛，

充实腠理。"所以，溃疡性结肠炎的辨证应以脾胃为核心，同时临床也有脾胃不调、寒热错杂的表现。因此，判断溃疡性结肠炎的病理变化是脾虚胃热、湿阻血瘀、寒热错杂。

【专长绝技】

一、辛开苦降

辛开苦降法是仲景治疗外感热病以脾胃为本指导思想的具体体现。脾胃同居中焦，为气机升降之枢纽，脾升胃降，枢纽运转，清阳上升，浊阴下降，共同维持人体气机之运行。若太阳病误下，苦寒药物损伤脾阳，或素体脾胃虚弱，正气抗邪无力，于是热由外陷而寒自内生，寒热错杂于中焦，脾胃升降因而失和，从而出现一系列气机逆乱，阴阳不和之临床症状。如有患者恶心呕吐、不思饮食，此为胃失和降所致，脾不升清而有腹泻肠鸣、大便溏泄；上下阴阳不能交通又见上热下寒证，寒热互结心下更见心下痞满之症等。然无论临床表现如何，其病机总以脾胃升降失常、寒热错杂为特点，其病因不外乎寒、热、湿3个方面，其性质则虚实并见，标本同病。而施治用药，纯用苦寒之品直折其热，则脾阳愈伤；妄投辛热之剂专祛其寒又更助其热，皆非病机所宜。仲景则遵《内经》"谨守病机，各司其属"之旨，以辛热祛寒与苦寒清热药相互配伍组方。

二、活血化瘀

患者久病气血两伤，故以虚为本；复因情志不畅，肝郁克制脾土，致脾胃运化失职，湿热之邪内生，下注大肠，大肠传导失司，则生泄泻，并见实象；湿热下注，热伤肠络，肠络破损、血溢脉外，则见大便稀薄，黏液血便；另"久病入络"，故患者虽有出血，但亦有瘀血的病理改变，有些患者的舌象也是坚定使用活血化瘀中药的依据。痢疾病位虽在大肠，但整个脾胃系统均受累，治疗上以调理脾胃为主导。但就诊时，患者表现有里急后重的症状，说明内有积滞，当以祛邪作为初期治疗的原则。故采用了以大黄为君药的方剂，大黄素有"将军"之称，具有推荡积滞、活血化瘀的强大作用。可暂用不可久用，所以，邪去六七分即停用，以免进一步伤及正气。经用大黄祛邪后，其他的治疗竟能很快地收功，这是意想不到的。此例难在摆正扶正祛邪的关系，若不祛邪，误补益疾；若下之，又恐伤正。故一时难以抉择。终于受古人启发，予以通下为主，虽扶正与祛邪兼施，但初以祛邪为主，竟然收到良好的疗效。

三、健脾利湿

溃疡性结肠炎与脾胃关系密切，脾胃运化失常则内生湿邪，逐渐化为湿热，与瘀血交杂就形成湿热血瘀之象，而溃疡性结肠炎在临床上分为活动期和缓解期，在活动期时多数可利用活血化瘀之法，但活动期过后的病情缓解期就应健脾益气、利湿止泻为主。周教授治疗缓解期的溃疡性结肠炎多喜应用不换金正气散为主方。因此，在慢性腹泻的治疗过程中，以健脾运湿为主要治疗原则，根据患者的症状和体征，予以临证加减。兼肾阳虚者，加蛇床子、菟丝子、补骨脂等；兼湿热者，加黄芩、黄连等；兼气滞者，加木香、槟榔等；兼腹痛者，加桂枝、白芍，白芍量二倍于桂枝以增温脾散寒、和中缓急之功；便中带血者，加仙鹤草、地榆、侧柏叶等止血之品。

【典型医案】

一、燥湿健脾、驱寒散邪、升阳止泻之法

白某，男，16 岁。

初诊：2021 年 9 月 20 日。

主诉：排便次数增多，大便不成形 1 年，加重 2 个月。

现病史：患者 2020 年 9 月无明显诱因出现腹泻，每日排便 10 余次，带黏液脓血，就诊当地三甲医院于 2020 年 9 月 2 日行电子结肠镜检查示结肠多处黏膜弥漫性出血、黏膜质脆。检查结果为结肠炎伴糜烂（待除外溃疡性结肠炎）。镜下提检组织 9 块，病理结果为活动性大肠炎，局灶腺体分支扭曲，见隐窝炎，淋巴组织增生。诊断为溃疡性结肠炎。经用美沙拉秦、地塞米松治疗，治疗 3 个月后停用地塞米松，病情尚稳定。2 个月前，出现皮疹而停用美沙拉秦，再次出现排便次数增多，遂至我院肛肠科门诊求治。现症见：排便次数增多，每日 3～5 次，大便质稀不成形，夹杂黏液，未见脓血，便前腹痛，便后缓解，兼有里急后重感，便后不尽感，肛门有灼热感，无发热。饮食睡眠尚可，舌淡胖、边有齿痕，苔薄白，脉滑。既往无其他慢性病及传染

病病史；否认遗传病史。

西医诊断：溃疡性结肠炎（慢性复发型，活动期，轻度）。

中医诊断：泄泻病。

中医辨证：脾虚湿蕴型。

治法：燥湿健脾，驱寒散邪，升阳止泻。

处方：厚朴 15 g，陈皮 15 g，姜半夏 15 g，当归 20 g，川芎 10 g，广藿香 15 g，炒苍术 10 g，升麻 10 g，仙鹤草 30 g，墨旱莲 15 g，丹参 15 g，桔梗 15 g，黄连 10 g，阿胶 7.5 g，蛇床子 10 g，甘草 10 g。10 剂（颗粒药）。

用法：每剂 300 mL 温开水冲溶，每日于早饭前、晚饭后半小时，取颗粒药液 150 mL，口服。

二诊：2021 年 10 月 6 日。患者自述服药 1 周后大便次数由每日 3～5 次减少到 2～3 次，黏液减少，便前腹痛减轻，以左下腹痛感明显，余症同前。舌淡胖、苔薄白，脉滑。周教授根据患者现有症状，前方加桂枝 10 g，白芍 20 g，10 剂。

三诊：2021 年 10 月 21 日。患者自述大便为每日 2 次，便中黏液消失，里急后重感消失，腹痛明显减轻，舌淡胖、苔薄白，脉滑，周教授根据患者现有症状，于二诊方中加入薏米 20 g，砂仁 10 g，10 剂。

四诊：2021 年 11 月 4 日。患者大便日 2 次，便成形，质软，舌淡胖、苔薄白，脉滑，余无明显不适，继服中药调理脾胃，随访 2 个月未见复发。

按语：溃疡性结肠炎是以侵犯大肠（直肠与结肠）黏膜与黏膜下层为主的炎症性病变，以大肠黏膜慢性炎症和溃疡形成为病理特点的肠道疾病。以腹泻、黏液脓血便、腹痛和里急后重等为主要临床表现。古代文献中"泄泻"与"痢疾"较之相似，二病病因阐述最早出现在《内经》中，外感六淫，饮食不节，劳倦过度，情志失调，以致脾胃运化失常及肠道功能失调，或元气不足，脾肾虚衰，皆可引起泄泻。《内经》称痢疾为"肠澼"，如《素问·太阴阳明论》说："食饮不节，起居不时者，阴受之……阴受之则入五脏……入五脏则䐜满闭塞，下为飧泄，久为肠澼。"《素问·至真要大论》说："火淫所胜……民病注泄赤白，少腹痛，溺赤，甚为血便。"根据溃疡性结肠炎以慢性发病最为多见的发病规律和发作期与缓解期交替出现的病势转变及黏液、脓血便，腹痛、里急后重的证候学特征，将其列为中医的"休息痢"或"泄泻"中较为恰当。

分析此病例，本案中患者首次发作溃疡性结肠炎后症状较重，就诊当地三甲医院给予美沙拉秦及激素治疗，症状方得缓解，据多年临床观察，年龄较小的溃疡性结肠炎首次发作的患者，其病情往往较重，且难以控制，这可能是溃疡性结肠炎与机体免疫失衡有关。患者无赤白脓血，便次增多，不成形，中医学中本病属于"泄泻"。舌淡有齿痕，脉沉，属脾虚湿蕴之证。在治疗上根据患者相应病机给予健脾燥湿、益气健脾等法。方中不换金正气散加入清热解毒、健脾止血、血肉有情之品，在健脾化湿同时，清大肠之湿邪，以改善泄泻症状。二诊时患者腹泻、黏液便好转，便前左下腹疼痛，酌情加桂枝、芍药，此处周教授仿小建中汤之意，芍药倍桂枝，以缓急止痛。三诊时患者诸症减轻，酌加薏苡仁、砂仁以化湿健脾、行气宽中。四诊时患者状态良好，嘱患者继服中药调理脾胃，经 2 个月随访，未见复发。

二、清肠泄热、活血化瘀之法

金某某，女，55 岁。

初诊：2021 年 9 月 6 日。

主诉：间断性黏液脓血便 1 年，加重 1 周。

现病史：患者 1 年前无明显诱因出现腹泻、黏液脓血便，2020 年 8 月 21 日于长春市当地医院行电子结肠镜检查，诊断为炎症性肠病（考虑溃疡性结肠炎，左半结肠型，活动期，重度），后经入院治疗病情稳定。患者 1 周前因劳累后病情反复，现患者为求中药治疗来诊。现症见：黏液脓血便，每日排便 5 ~ 7 次，便中带有黏液脓血，血色暗红，结块，下腹痛，有里急后重感，无发热，食少纳差，口润不渴。检查示血小板 451×10^9/L。舌紫暗、边有芒刺、苔薄，脉沉涩。既往否认其他慢性病史，否认遗传病史。

西医诊断：溃疡性结肠炎（慢性复发型，中度，活动期）。

中医诊断：便血。

中医辨证：湿热蕴肠，瘀阻脉络证。

治法：清肠泄热，活血化瘀。

处方：当归 20 g，黄芩 10 g，黄柏 10 g，黄连 10 g，阿胶 7.5 g，荆芥穗 15 g，防风 15 g，地榆 10 g，枳壳 15 g，桔梗 10 g，三棱 7.5 g，莪术 7.5 g，甘草 10 g。5 剂，每剂水煎 3 次，每次取药液 100 mL，将三次药液充分混合均匀储存，每日早晚 2 次，每次取 150 mL 口服。

二诊：2021 年 9 月 13 日。患者自述现大便每日 3 ~ 4 次，每日第 1 次大便略成型，便中黏液减少，血块消失，暗血减少，腹痛缓解，余症如前，舌

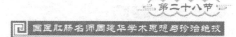

质淡、苔薄白，脉沉涩。周教授根据患者现有症状，将上方加莱菔子 15 g 止下痢后重，加蒲黄 10 g，五灵脂 10 g 以活血化瘀、散结止痛，7 剂（用法同前）。

三诊：2021 年 9 月 22 日。患者自述大便为每日 1～2 次，脓血仍见，血色鲜红，手纸染血，里急后重感消失，腹痛明显减轻，舌淡红、苔薄白，脉沉，周教授根据患者现有症状，去莱菔子、三棱、莪术，加仙鹤草 30 g 活血止血，补虚，7 剂（用法同前）。

四诊：2021 年 10 月 2 日。患者大便日 1～2 次，成形，质软，无脓血黏液，无里急后重及腹痛。舌淡红、苔薄白，脉沉，复查血小板值正常，患者感觉良好，其余无明显不适，嘱患者继服中药调理脾胃。

按语：溃疡性结肠炎具有其独特的症状表现，包括腹泻、腹痛、黏液脓血便等典型症状，中医学中诱使发病的病因包括外邪、饮食、情志、先天禀赋等。但无论何种病因发病，都有可能导致肠络受损，便脓便血。外感湿热毒邪入侵胃肠，气血相搏，湿蒸热壅，血败肉腐，化为赤白脓血，倾注而下。饮食不节，损伤脾胃，脾胃升降失常，水湿不化，水不运则血不行，《血证论》有云："血与水，上下内外，皆相济而行。"情志致病，肝气郁结不舒，疏泄失常，肝气横逆犯脾，肝脾气机郁滞，气为血帅，由气入血，则血行不畅，经隧不利，脉络瘀阻。中医认为肾为先天之本，脾为后天之本，后天之气源于先天之精濡养，先天精气不足，机体正气不足，外邪容易侵犯机体导致发病。脏腑经络不得先天之精濡养，功能失调，气血升降出入紊乱，则容易出血或瘀滞不通。无论病因为何，终会损及脾胃。溃疡性结肠炎病程长，叶天士曾提出"初为气结在经，久则血伤入络"，古代医家认为"久病入血""久病入络"，而络脉"易滞、易瘀、易入难出"，所以随着病程的延长，患者血瘀症状只会愈发严重。然瘀血不去，新血不生，同时长期的瘀血状态又会阻碍气血的运行，最终造成恶性循环。可见无论病因为何，都会引起血流不畅，血瘀作为本病的基本病机，贯穿疾病始终，严重影响本病的发病及愈后。合理地、适时地应用活血化瘀法治疗溃疡性结肠炎，效果是显而易见的。在治疗过程中，目的是活血而不破血、止血而不留痕。尤其在溃疡性结肠炎活动期，多因肠腑湿热蕴蒸、气血壅结所致，此时邪热散漫于肠腑，气血阻滞于肠络，非清解无以胜湿热，非化瘀无以通其血脉，故治疗首重清解化湿、行瘀导滞，以求腑通邪去；缓解期正气伤、邪气衰，此时治以扶正通瘀为主，或益气血，或扶阳活血，或养血活血，或行气活血等，审阴阳而调之。运用活血化瘀之法尤重调和气血，正所谓

"调气则后重自除，行血则便脓自愈"。二诊时患者便中血块消失，暗血减少，腹痛仍在，加蒲黄、五灵脂活血化瘀、散结止痛，加莱菔子缓解里急后重感。三诊时患者症状陆续好转，去莱菔子加仙鹤草止血、止痢、补虚。四诊时患者症状缓解，嘱患者继服中药。本患者病因标在血瘀，本在脾虚，为本虚标实之证，在治疗取得效果后，仍需要继续服药调理脾胃。

三、健脾利湿，清热止泻之法

李某，男，45 岁。

初诊：2020 年 10 月 18 日。

主诉：腹泻半年，加重伴便血 1 周。

现病史：患者半年前无明显诱因出现腹泻，无腹痛，多数为不成形的稀便，进食肉类食物后则为血便，1 个月前行肠镜检查，检查结果（2020 年 9 月 10 日）示慢性结肠炎伴糜烂，不除外炎性肠病。未给予治疗，肠镜检查后排便时干时稀，1 周前患者腹泻次数增加，大便带血。为求中医药系统治疗来我院门诊就诊。现症见：腹泻，大便不成形，每日排便 3 ~ 5 次，大便带黏液，有深褐色黏液血便，左下腹时时隐痛，便前加重，里急后重感明显，直肠坠胀感。舌淡胖，边有齿痕，苔薄黄腻，脉沉弦。

检查：电子肠镜（2020 年 9 月 10 日）示慢性结肠炎伴糜烂，不除外炎性肠病。专科检查示肛门位置正常，指检进指顺利，未触及异常，肛门括约肌功能正常；镜检示进镜 10 cm，进镜顺利，直肠末端黏膜充血、水肿，血管网络不清，散在溃疡面及出血点。既往无家族遗传病史，无传染病史，无药物食物过敏史。

西医诊断：溃疡性结肠炎（活动期中度）。

中医诊断：湿热痢。

中医辨证：湿热蕴肠。

治法：健脾利湿，清热止泻。

处方：厚朴 15 g，当归 20 g，川芎 10 g，陈皮 15 g，广藿香 15 g，炒苍术 15 g，姜半夏 15 g，炙甘草 10 g，升麻 10 g，仙鹤草 30 g，续断 20 g，薏米 20 g，茯苓 15 g，白术 15 g，黄连 10 g。7 剂（颗粒药），每剂温开水 300 mL 冲溶，每次 100 mL，每日 2 次，早晚分服。

保留灌肠：五味消瘀洗液 10 瓶（周教授自创灌肠药方，为中医药大学附属医院院内制剂），50 mL 药液用温水 1 : 1 稀释至 100 mL，温度保持在

37～40 ℃，加入白矾 3 g，保留灌肠，每日 1 次，睡前经肛门缓慢注入。

二诊：2020 年 10 月 28 日。每日排便 2～3 次，大便仍不成形，便中带有少许黏液脓血，血色鲜红，腹痛缓解，里急后重感明显减轻，坠胀感消失。保留灌肠可保留 6～8 小时。舌淡胖，边尖有齿痕，苔根部黄白腻，脉弦。直肠镜检查示直肠黏膜红、水肿，表面覆少许黏液残留，血管网络不清，未见溃疡面，出血点。前方加石菖蒲 15 g，僵蚕 10 g，7 剂。服用方法同前。继续保留灌肠治疗。

三诊：2020 年 11 月 7 日。每日排便 2～3 次，不成形，便中未见黏液脓血，腹痛消失，不尽感消失，舌淡胖，边齿痕，苔薄白，脉弦。肛门镜检查：直肠黏膜微红，余未见异常。检查后周教授认为直肠黏膜炎症消退，可停灌肠药，继服前方中药。

四诊：2020 年 11 月 23 日。患者症状好转，无明显不适，大便每日 1 次，便质成形，质软。舌淡，苔薄白，脉弦。现患者感觉良好，嘱患者注意饮食，忌辛辣，定期复查。随访半年，未见复发，患者疗效满意。

按语：《医学入门·痢》所云："火性急速传下，或化或不化，食物瘀秽欲出，而气反滞住，所以欲便不便，腹痛窘迫，拘急大肠，重而下坠。"溃疡性结肠炎可累及直肠和结肠等不同部位，好发于直肠与乙状结肠。本案中患者肛门镜下检查发现直肠黏膜炎症较重，炎症存在时，患者有里急后重感、排便不尽感、左下腹疼痛感，在考虑中医诊疗时，治疗方法要灵活，五味消潴洗液是周教授根据多年临床经验自拟灌肠方，后发展成院内制剂批量生产，适用于腹痛、腹泻、便血、里急后重及排便不尽感。此病例患者证属脾虚湿盛，症状为腹泻、腹痛、黏液脓血便，是一个很典型的案例，周教授以不换金正气散，健脾祛湿、调气行血，同时肛门镜检查显示患者直肠段黏膜炎症较重，适用口服中药加中药灌肠治疗，而中药灌肠治疗可直接作用于病变部位，可提高中药的疗效，可避免肝脏的首过消除效应，从而减少了药物的浪费，使药物有效成分能直达病变部位。灌肠方作用有二，其一，祛湿清热，消肿止痛；其二，收敛止血，平溃生肌。本方主要成分由白及、白蔹、白芷、防风、当归组成，白及为收敛止血要药，治诸内出血，治一切疮疡痈肿，故为君药。白蔹苦寒，清热解毒止痛，白芷止血消肿生肌，当归性温补血活血，防风性温祛风胜湿。诸药相伍，清热燥湿，解毒之中以收涩生肌，消肿止痛止血。加入白矾，其义更深，取其收敛作用，清代《外科证治全书》在一味白矾，即"千金化毒丸""此药托里固内，止泻解毒，排脓不动脏腑，不伤气血"。二诊时加石菖蒲、僵蚕以化湿开胃，活血止痛，清肠腑湿热之邪，祛肠道滞留瘀血。二诊中患者出血减轻，症状明显好转，大便不成形可能因药液灌肠，待直肠炎症好转，停灌肠药后自然恢复。三诊时患者各症状明显好转，不尽感及坠胀感消失，镜检示黏膜修复良好，充血水肿消退，溃疡面及出血点消失，停灌肠药。四诊便质成形，患者无其他不适。

第二十九节 国医肛肠名师王爱华学术思想与诊治绝技

【个人简介】

王爱华,女,1957年5月14日出生,汉族,祖籍湖南衡阳,民主党派人士。现为湖南中医药大学第一附属医院二级主任医师、教授。

荣誉称号:湖南省名中医(2014年)、全国中医肛肠学科名专家、全国中医肛肠学科先进名医工作室专家(2009年)、湖南中医药大学第一附属医院"首届名医"(2012年)。

科研成果:参与国家十五科研计划课题,名老中医思想及学术传承的研究。主持与参与"肛瘘临床诊疗规范""芪杞固本胶囊治疗豚鼠溃结的实验研究""注射疗法治疗肛瘘术后内口不愈的实验研究""复方芩柏颗粒三联治疗痔瘘术后的临床研究""复方芩柏颗粒治疗溃结的临床研究""IL6/JAK2/STAT3信号通路在肛瘘术后创面修复中的作用机制及中药干预研究"等6项省级课题,参与"BMSCs外泌体miRNA介导PI3K/Akt/mTOR通路促肛瘘术创面修复作用机制及中药干预研究""基于'肠—菌共代谢'调控及代谢组学变化探究芍药汤对溃疡性结肠炎大鼠肠黏膜屏障的调节机制"等13项厅级课题。主编、参编《小科大医——王爱华肛肠科医案集》《临床痛症诊疗学》《肛肠病调养与护理》《中医肛肠疾病》《让便便不再痛苦——痔疮患者必读》等6本专著与教材,曾发表国家级专业论文、省级论文50余篇。

社会兼职:中华中医药学会肛肠分会常务理事、湖南省中西医结合学会肛肠专业委员会荣誉会长、湖南省中医药学会肛肠科专业委员会顾问、湖南省医学会外科专业委员会结直肠肛门外科学组副组长、湖南省医学会医疗事故技术鉴定专家库专家、湖南省评标专家、湖南省卫生健康委员会医学高级职称评审库专家。

【学术思想】

　　王爱华教授于 1957 年出生于医学世家，父亲是湘雅医学院的知名教授，母亲也从事医疗工作。因从小受家庭的熏陶，耳濡目染，使得她对医学产生了浓厚的兴趣，并立志长大后要投身于医学事业。1977 年恢复高考后，王爱华毅然选择了学医，如愿考入了湖南中医学院（现湖南中医药大学）临床医疗系，并于 1982 年顺利毕业。

　　1982—2005 年，王爱华教授工作于湖南中医药大学第二附属医院（简称中医附二，又名湖南省中医院），其间师从著名的肛肠专家——贺执茂、谢力子教授。在前辈的指点下，王爱华教授的专业技能飞速增长，中医基础理论更加扎实。1990 年，王爱华教授被派到天津滨江医院（现天津市人民医院）进修。此次进修使王爱华教授收获很大，为其今后的临床奠定了很好的基础。从天津进修回来后，她继续兢兢业业，在肛肠科专科领域不断进步。

　　在湖南省中医院工作的 20 余年，王爱华教授历任主治医师、副主任医师、主任医师、教授、硕士研究生导师、肛肠科主任。任肛肠科主任期间，科室迅速拓展为 2 个病区，并成功申报由卫生健康委员会批准的国家重点大肠肛门专科。

　　2005 年，为寻求突破，已功成名就的王爱华教授毅然放弃当时安稳的工作，入职了湖南省旺旺医院。2006 年年底，王爱华教授经人才引进，入职湖南中医药大学第一附属医院（简称中医附一），并创立肛肠科，任肛肠科主任。在她的领导下，中医附一肛肠科得到了快速发展，2016 年科室发展为 2 个病区，业务覆盖湖南省、周围省市及湘籍海外侨胞，并广泛开展国内现有肛肠诊疗新技术，对重度环状混合痔、高位复杂性肛瘘、炎性肠病、肠道恶性肿瘤、重度直肠脱垂及小儿肛肠疾病的中西医治疗有显著疗效，在全省首先展开直肠恶性肿瘤超低温冷冻治疗，获得广大患者的一致好评。

　　王爱华教授行医 40 多年来苦心钻研、谦虚好学，始终坚守在临床、教学、预防、科研工作上。她总结多年临床经验并自主研制的参榆洗液（原参黄洗液）与槐榆通便合剂，已成为常用的院内制剂，并取得很好疗效。针对复杂性肛瘘这种复发率较高的肛肠疾病，王爱华教授总结出一种在局部注射的新疗法，多位患者经过治疗后，迅速得到康复，不但避免了再次手术的痛

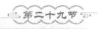
苦，还节约了医疗成本，得到了患者的一致肯定。

目前，王爱华教授仍坚持每周出 4 次门诊，经常工作至下午 2、3 点才能吃上中午饭，待患者如亲人朋友，多次解囊相助贫困患者，为患者排忧解难，深受患者好评与爱戴。经过多年的临床历练及总结，在肠道炎症性疾病、慢性传输型便秘、术后肠粘连、不完全性肠梗阻、肛门坠胀痛、中晚期恶性肿瘤等疾病的治疗上，她也形成了自己的一套治疗体系，总结归纳、自拟出不少经验方药，如"芪杞固本颗粒""培元抗瘤方""益气滋阴汤"等，临床疗效显著，为此不少患者慕名前来求医问药。

一、中医肛肠病病因病机论述

王爱华教授在多年的临床诊疗中发现肛肠病的病因较多。从外因而言，外感六淫均可致病，但临床中以风、湿、热、燥邪气致病多见。其中，湿邪在肛肠的病因病机演变中尤为重要。在内因上，王爱华教授认为阴阳失衡、脏腑本虚与肛肠病的发生有着重要的关系。如肠道功能性疾病的发生与肺、大肠、脾、肝、肾等脏腑的功能失调密切相关，肠道肿瘤的发生与肺、大肠、脾、肾等脏腑的虚损及阴阳失衡关系密切。此外，她还认为肛肠病的发生与后天调摄失衡密切相关，其也是肛肠病反复发作的重要因素，如不能较好调控，容易导致肛肠病的进一步发展。因此，她在临床治疗中十分重视患者的饮食、情志、生活习惯等调节。

二、肛肠疾病辨证与辨病相结合，强调内外结合治疗

王爱华教授从事肛肠疾病临床工作 40 余年，强调在中医整体观的指导下进行辨证论治。她特别指出，在肛肠外科疾病的外治手术中，同样强调以整体观为指导，重视"微创"与"精细化"，重点保护手术部位形态及功能的完整性。她认为手术是处理局部病灶的重要手段，是中医外治法之一，是在中医整体观念指导下的一种重要的局部治疗方法，是中医扶正祛邪治法在中医外科中的具体体现。为此，在长期的临床工作中，她不断总结、改良和创新手术方法，力求微创，如注射疗法修复难愈性肛瘘内口创面、小"V"字形切口分段治疗环状混合痔等手术，不仅切口、创伤小，而且更多地保留了患者的肛管皮肤和齿线附近的微观感受器，肛门外形恢复良好，肛门形态的完整性、患者的精细控便能力均可得到保留。

王爱华教授强调"有诸内必形诸外""治外必本诸内"，肛肠疾病的临床

辨证既要重视全身脏腑、经络、气血功能失调在疾病发病中的作用，又要注意局部病变对全身脏腑、经络、气血的影响，做到整体与局部辨证并重。如肛痈的辨证，除遵循八纲辨证和脏腑、经络、气血等辨证方法外，还需结合局部肿、痛、脓、溃烂及溃疡形色等特征进行辨证。

在肛肠疾病的诊疗过程中，她认为中医和西医具有同等的科学价值，有很强的互补性，临床上将两者相结合，取长补短，可达到更好的诊疗效果。因此，她擅长运用辨病与辨证相结合的临床诊疗思维，利用中医和西医在治疗手段上的优势互补，以提高肛肠疾病的治疗效果。对某些疾病，在以中医传统理论为指导，采用中医的望、闻、问、切四诊手段对疾病进行辨证论治外，还结合辨病，根据疾病的基本病理和中药四气五味与现代药理学来遣方用药。如治疗慢性溃疡性结肠炎时，除了辨证施治，还以电子结肠镜检查为补充依据，如肠黏膜溃疡的大小与数量、出血点的多少等，以此选用具有改善肠黏膜血液循环、消除炎症细胞浸润、促进黏膜修复、防止组织异常增生等作用的活血祛瘀药。

此外，在治疗上，王爱华教授始终坚持"重视外治，内治与外治相结合"这一学术思想，对痔、瘘、裂等肛肠科常见外科疾病的临床治疗均已形成一系列的综合治疗方案，强调外病内治，内外结合，才能相得益彰。

三、肠道疾病强调脏腑辨证

脏腑辨证是中医诊断疾病、辨识证候极为重要的方法之一。王爱华教授认为脏腑辨证不仅是内科诊断疾病的基础，也可直接指导临床其他各科的诊断治疗工作。脏腑辨证主要包括确定病位和辨明疾病性质。确定病位，即对患者疾病确定其病所、病位的过程。辨明疾病性质，即所谓"疾病定性"，是判断证候的阴阳、虚实、寒热等属性的过程，这也是腑脏辨证的重要环节。只有将确定病位与疾病性质两者有机结合起来，才有利于对疾病做出正确辨证。

四、重视脾胃，以健脾祛湿、温肾疏肝为治疗大法，并重视情志调理

王爱华教授在临床辨证论治中遵循"人以脾胃为本""百病皆由脾胃生"的原则，从理、法、方、药上处处以脾胃为本，或健脾养胃、扶正以祛邪，或祛邪而不伤脾胃，诸般治法均顾及脾胃。尤其在肛肠危重症、慢性病乃疑

难杂症的诊治中，她强调"存一分胃气，便得一分生机"。她认为脾气有统摄大肠的作用，如脾阳虚弱，则湿邪内聚，大肠传导无力，常见腹胀、便溏或久泻、久痢；脾阴不足，大肠津液缺乏，常见食后腹胀、口唇干燥、乏力、便秘或排便不畅。脾主统血，脾健能维持正常的血流量，使肠黏膜得到充分的营养物质，发挥其正常的传导功能。而肾为"先天之本"，为一身元阴元阳之根本，人体五脏六腑之阳皆由肾阳温养，人体五脏六腑之阴皆由肾阴滋润。肾开窍于二阴，大肠的传导功能得益于肾阳的温煦、气化及肾阴的滋润、濡养，魄门的开启得益于肾气的固摄作用。

王爱华教授认为，情志舒畅、精神愉快，则气体畅通，气血调和，脏腑功能协调，正气旺盛；若情志不畅、精神抑郁，则可使气机逆乱，阴阳气血失调，脏腑功能失常，正气减弱，疾病乃生。因此，就诊的肠炎、便秘、腹泻、肿瘤等患者，常需考虑情志因素。对于久病、慢性病、疑难重症、手术患者，疾病本身亦多使其烦恼，亦需注意调节患者情志，用药时可加疏肝理气之品。因此，王爱华教授在治疗肛肠疾病上，常以健脾祛湿、温肾疏肝为治疗大法。

五、肠道恶性疾病，扶正祛邪贯穿始终

王爱华教授认为，在各种致病因素的作用下，机体阴阳失调，脏腑、经络、气血功能障碍，而成正虚，机体功能受损，引起病理产物结聚而发生肿瘤，所以癌症的根本病机是正气亏虚、毒瘀互结。为此，她提出以扶正祛邪为主的治疗原则，在此基础上，结合活血化瘀、清热解毒、软坚散结等多种治法，辨病与辨证相结合以治疗大肠恶性肿瘤。她指出肿瘤的发病与脏腑功能失调、正气虚弱有关，而脏腑功能失调以脾肾虚损为主，尤其在肿瘤的晚期，脾肾亏虚是疾病的本质所在。因此，她认为防治肿瘤应从健脾益肾入手，把健脾益肾作为扶正固本的核心。同时，应根据患者的具体病情和治疗阶段，合理地运用"补""调""和""益"等方法。在健脾益肾的同时，把调节和恢复人体阴阳、气血、脏腑、经络功能的平衡稳定作为主要目标。而"癌邪"形成之后，阻碍经络正常运行，进而导致血瘀、气滞、痰结、湿聚、热结、毒蕴等，与正气亏耗互为因果，因此应根据病位、病性、病势的不同，有针对性地祛除"癌邪"才能减缓或截断肿瘤病程的进展。此外，她还强调重视邪正消长关系，分清主次矛盾，辨明用药时机配合相应的治则治法，巧妙调整扶正培本法与祛除"癌邪"的药物配伍，做到"祛邪不伤正，扶正不

留邪"。

六、肛肠疾病重视围手术期处理

肛肠疾病的外科治疗方法较多，其中手术是其重要的治疗手段。王爱华教授认为围手术期的正确处理为手术治疗肛肠疾病提供了有力的保障，为术后的康复奠定了基础。因此，她在肛肠手术治疗上十分重视围手术期的处理。具体而言，术前需做到完善术前检查、进行常规的心理评估、重视术前的生理准备、术前的专科准备要充分；术后要做到饮食合理、活动适度、二便规律、重视中医治疗；预防术后感染、水肿、疼痛、出血、尿潴留等并发症。

【专长绝技】

注射疗法治疗肛瘘术后内口不愈。通过指诊与肛门镜检查观察肛瘘术后内口未愈合的情况，确定内口所在的部位，在内口处消毒 3 遍，如果内口下有脓性分泌物时，先用生理盐水冲洗，用注射器将脓液抽出后，用 5 mL 注射器抽出 2 mL 庆大霉素注射液，在内口顶端及其潜在的瘘管侧壁上注射，注射的深度控制在 1 cm，平行进针，注射部位不超过 3 处，每次注射的总量控制在 2 mL 以内。注射前先回抽，不可将药液注入血管。注射后，用络合碘棉球再次消毒肛内，将庆大霉素纱条压覆在内口处引流，纱布加压包扎。每天 1 次，3 次为 1 个疗程。

【典型医案】

一、溃疡性结肠炎

李某，男，58 岁，湖南省祁东县，工人。

初诊：2015 年 10 月 12 日。

主诉：大便次数增多伴不成形 5 个月。

病史：患者 2015 年 3 月因腹痛、便血在当地医院就诊，行肠镜检查发现乙状结肠可见散在溃疡，结肠黏膜充血，血管纹理模糊，完善组织病理学检查后诊断为"溃疡性结肠炎"，经治疗后（具体治疗方案不详）腹痛、便血缓解。近 5 个月来大便每日 4～6 次，质稀不成形，无黏液及便血，无腹痛。伴纳差、神疲乏力、少气懒言、腰膝酸软、四肢不温、小便清长。

诊查：患者于 2015 年 3 月在当地医院行肠镜示乙状结肠可见散在溃疡，结肠黏膜充血，血管纹理模糊，考虑溃疡性结肠炎。病检回报示送检组织可见多种炎性细胞浸润，隐窝形态不规则，排列紊乱，支持溃疡性结肠炎诊断。血常规、尿常规、大便常规均未见异常，大便隐血试验阳性。舌质淡胖，苔白润，脉沉迟无力。

临床诊断：溃疡性结肠炎（休息痢）。

辨证：脾肾气虚证。

治法：健脾益肾，培元固本。

处方：芪杞固本汤（自拟经验方）加减。黄芪 30 g，枸杞子 30 g，党参 20 g，白术 15 g，陈皮 10 g，防风 10 g，白芷 10 g，当归 10 g，藿香 10 g，炒麦芽 15 g，炒鸡内金 10 g，湘曲 15 g。10 剂。水煎，每日 1 剂，分 2 次温服。

医嘱：①避风寒，慎起居，调饮食，畅情志；②注意饮食卫生，忌暴饮暴食，忌食生冷、油腻、辛辣刺激食物；③注意劳逸适度，适当参加体育运动；④坚持治疗，定期肠镜复查。

二诊：2015 年 10 月 22 日。服药后患者大便每日 1～2 次，质软成形。纳食可，精神良好，精力充沛，小便正常。舌质淡，苔薄白，脉缓。继予原方 10 剂巩固疗效。

按语：患者年老体衰，脾气虚弱，运化失健，大肠传导失司，清浊不分，治疗迁延，进一步发展，久病及肾。脾气虚弱，健运失职，故见纳差。脾失健运，而致津液下留，肾关不固，以致腹泻不止。脾肾气虚，化源不足，不能充达肢体、肌肉，故肢体倦怠易疲劳，少气懒言。肾主骨髓，腰为肾之府，肾虚故腰膝酸软、命门火衰，膀胱气化失司，故见四肢不温，小便清长。《素问·厥论》云："脾主为胃行其津液者也。"《素问·水热穴论》又云："肾者，胃之关也。"脾失健运，而致津液下留，肾关不固，以致腹泻不止。

根据本病的发病机制，以健脾益气、固肾止泻为治疗原则，王爱华教授以自拟芪杞固本汤进行治疗。方中黄芪益气固表，补脾、肺、肾三脏之气，为补气药之最，同时能利水，固脱，托疮生肌，为君药；枸杞子、党参、白术补脾益肾，助黄芪固本培元为臣药；陈皮、藿香理气化湿和胃，炒鸡内金、炒麦芽、湘曲健脾消食，使诸药补而不滞，白芷、防风、当归行气活血、止血敛疮，共为佐药。诸药合用共奏健脾益肾、固本培元、活血敛疮之功效。

二、直肠癌

李某，男性，76岁，汉族。

初诊：2015年5月12日。

主诉：大便次数增多伴黏液脓血便1年。

病史：患者1年前无明显诱因出现大便次数增多，每日7~8次，质时干时稀，便时带黏液脓血便，里急后重，左下腹部少许疼痛及腹胀，反复发作，夜寐欠安，小便可。既往有冠心病病史，有腰椎间盘突出、慢性支气管炎病史。

诊查：视诊示肛缘可见少许赘皮隆起，表面无破损。指诊示距肛缘约5cm直肠后壁处可触及一肿物，质硬，活动度差，表面不平，环绕直肠约半圈，退指可见指套染脓血。镜检示肠腔内可见少许大便残留，直肠后壁可见一暗红色肿物凸起，表面糜烂，痔区黏膜充血、水肿、隆起，以膀胱截石位3点、7点、11点位为甚。舌暗红、苔黄腻，脉细滑。

检查结果：入院后完善相关检查并在肛门镜下取活检，2015年5月18日活检回报示直肠高-中分化腺癌。血常规示白细胞9.8×10^9/L，红细胞3.9×10^{12}/L，血红蛋白浓度10^7g/L，余基本正常。凝血常规正常；肝肾功能、血糖、电解质正常；输血前四项正常。胸片示①慢性支气管疾病并下肺炎性病灶；②胸椎侧弯，T_8、T_9、T_{11}椎体楔形变，考虑陈旧性压缩性骨折。全腹部CT示①直肠壁不均匀增厚，直肠癌可能，建议进一步检查；②肝脏多发囊肿；③L_1、T_{11}椎体压缩性骨折，脊柱侧弯，骨质疏松。心电图大致正常。

中医诊断：锁肛痔（湿热瘀结证）。

西医诊断：①直肠高-中分化腺癌；②冠心病；③慢性支气管炎；④腰椎间盘突出；⑤多发性肝囊肿；⑥胸椎压缩性骨折（陈旧性）。

治疗方案：患者拒绝手术治疗，予以益气健脾之化湿解毒方内服，结合直肠癌超低温冷冻治疗。

2015年5月15日：口服益气健脾、化湿解毒中药，处方如下。党参20g，白术15g，鸡内金10g，陈皮10g，当归10g，薏苡仁20g，木香5g，黄连5g，马齿苋15g，白头翁15g，白花蛇舌草15g，槐花炭15g。7剂。

水煎，每日 1 剂，分 2 次温服。

靶向冷冻治疗方法经过如下。

（1）术前准备

皮肤准备：将备皮区的毛全部剔除，注意不要损伤皮肤。会阴部及肛门部冲洗干净。

肠道准备：手术前一天晚上进流质饮食，温盐水 1000 mL 灌肠，排除积粪，手术当日早上禁食。

（2）麻醉：术前准备完毕，采取肛周局部浸润麻醉。

（3）消毒方法：左侧卧位，络合碘棉球于肛门手术区从外向内消毒 3 次，再于肛内消毒 3 次，铺无菌巾。

（4）手术

体位：术中取左侧卧位。

手术经过：麻醉满意后，插入扩肛镜，充分扩肛，明确冷冻部位为距离肛门 4～7 cm 处直肠后侧肠黏膜，充分暴露手术部位后，开启冰冻模式，待探头出现结晶球后，再用探头接触冷冻部位，待冷冻部位呈现结晶球后关闭冷冻模式；待探头再次出现结晶球后第二次接触冷冻部位，持续时间为 90 秒，冷冻部位再次出现结晶球，关闭冷冻模式，待术区结晶融化后移出探头。

术毕：探查术区有无活动性出血，九华膏加云南白药纱条填塞伤口，无菌纱布塔形加压包扎。

术后情况：予以卧床休息，半流质饮食，并予以抗感染、护胃、护心、能量支持等治疗。

2015 年 5 月 21 日：经中药口服及靶向冷冻治疗 7 天后，患者便血量明显减少，大便亦减少为每日 4～5 次，里急后重感减轻，腹痛频率明显降低，黄腻舌苔已逐渐退去。结合患者舌苔、脉象，辨证仍属湿热瘀结证，故继续予以前方 7 剂，口服。

2015 年 5 月 28 日：患者已口服中药 2 周，便时仅少许血性物，大便每日 2～3 次，里急后重感已基本缓解，腹痛明显减轻，舌苔正常，肛门指诊提示肿块较入院时明显缩小，此时湿热征象改善。故原方加麦芽 10 g，山楂炭 10 g，黄芪 20 g。继续服用 10 剂。同时办理出院，出院后患者继续门诊服中药调理。

随访情况：术后 6 个月回访，患者便中仅偶有少许血丝，大便每日 1～2 次，且基本成形，里急后重感已消失，腹痛已不明显，精神状态也明显好转。

按语： 患者 1 年来反复便脓血、大便次数多，里急后重，舌苔黄腻，因素体脾虚气弱，湿热瘀结肠道，久居成毒所致，故辨证为湿热瘀结、邪毒壅滞之证。患者大便有脓血，里急后重，方中用白花蛇舌草、黄连、马齿苋、白头翁清热利湿解毒；患者时有腹痛、腹胀，则以木香、陈皮行气导滞；方中党参、白术、薏苡仁、鸡内金、当归、槐花炭健脾止泻止血，从本而治，诸药合用可达到攻补兼施的效果。同时结合直肠癌靶向冷冻治疗，超低温冷冻治疗通过反复而迅速地冻结和融解破坏损伤癌组织，造成癌组织毛细血管的血流障碍，进而对癌组织的血管进行栓塞，从而使癌组织发生坏死、脱落，达到局部切除的目的。该法具有操作简单、痛苦小、可重复进行的优势，可明显减轻直肠癌出血、疼痛、大便次数增多等症状，能改善患者的生活质量。

患者经过中药口服和直肠癌靶向冷冻治疗 7 天后，湿热征象虽逐渐减轻，但仍以湿热瘀结为主，故继续予以前方益气健脾、化湿解毒。服药 2 周后，患者湿热征象大减，湿气已去而正气仍虚，故加黄芪、麦芽、山楂炭等补气健脾之品，促进机体正气的恢复。

【经方验方】

一、参榆洗液（原参黄洗液）

[处方] 苦参、地榆、黄柏、黄芩、大黄、槟榔、远志、栀子、薄荷、白芍、甘草。

[功能] 清热止痒，消肿止痛。

[主治] 用于湿热下注所致肛门部潮湿、瘙痒、水肿、疼痛等症状及肛门痔、肛瘘、肛裂等见上述症者。

[用法] 每次半瓶（125 mL），加温水稀释至 10 倍，坐浴 10 分钟，每日 1～2 次。

[方解] 重用苦参以清热解毒，燥湿，祛风杀虫；黄柏清热燥湿，泻火除蒸，两药相须为用，增加清热燥湿功效：黄芩清热燥湿，泻火解毒；地榆凉血止血，解毒敛疮；大黄清热泻火，逐瘀通经；槟榔、远志行气消肿；栀子、薄荷清热利湿，行气疏风；白芍酸甘化阴，养血敛阴柔筋，缓急止痛；甘草为调和诸药。诸药合用，共奏清热燥湿、行气活血、消肿止痛之功。

[应用情况] 参榆洗液是我科的院内制剂药物，已在我院应用 15 余年，

临床病例使用达近 40 万例，疗效显著。

［禁忌］尚不明确。

二、熊胆消痔灵

［处方］熊胆、儿茶、槐角、地榆、乳香、没药、苦参、冰片。

［功能］清热解毒，活血止血，消肿止痛，消痔生肌。

［主治］用于内、外痔，肛裂，肛门湿疹等证属瘀热或毒热者。

［用法］每次半只，每日 1～2 次，塞肛。

［方解］君药熊胆具有清热解毒、平肝明目、杀虫止血之功；臣药苦参清热燥湿，地榆凉血止血，槐角清热泻火、润肠通便，合用增强清热解毒之功。佐以乳香、没药活血祛瘀、消肿止痛，冰片清热解毒。诸药合用具有清热解毒、消肿止痛、活血化瘀等功效。

［应用情况］熊胆消痔灵在临床中应用 10 余年，在改善痔疮、肛裂、肛门湿疹、促进痔疮术后创面修复、减轻痔术后疼痛症状、改善痔术后并发症及减少复发率等方面效果显著，且安全性高。

［禁忌］孕妇禁用。

三、益气滋阴汤

［处方］太子参 30 g，白术 20 g，黄芪 15 g，南沙参 15 g，白芍 20 g，玄参 15 g，枳实 10 g，槟榔 10 g，生地黄 30 g，火麻仁 20 g，杏仁 15 g，甘草 6 g。

［功能］益肺健脾，益气滋阴。

［主治］功能性便秘。

［用法］每日 1 剂，水煎，分 2 次温服。

［方解］方中重用太子参为君药，甘温补肺脾之气；黄芪、白术为臣药，辅佐君药益肺健脾；南沙参、白芍、玄参、火麻仁、杏仁滋阴养血，润肠通便；枳实、槟榔行气导滞；甘草调和药。诸药合用，脾肺之气得生，精血得补，大肠津亏得润。脾肺之气充沛，气血津液充足，肺气肃降有力，肠中津液充足，故能推动肠中糟粕下行，便结得解。

［应用情况］在临床运用以此为基础方，随兼症而加减，再配合饮食疗法，针灸穴位主要为以肺、脾二经穴位为主，如大肠俞、足三里、上巨虚、合谷等，经临床研究后已证实确有显著疗效。

［禁忌］尚不明确。

四、芪杞固本汤

［处方］黄芪 20 g，枸杞子 20 g，党参 20 g，白术 15 g，鸡内金 10 g，麦芽 15 g，湘曲 15 g，白头翁 20 g，秦皮 15 g，黄连 6 g，木香 10 g，白芷 10 g，防风 10 g，槐花炭 10 g，当归 10 g，白及 10 g。

［功能］固本培元，清热燥湿，行气活血，敛疮生肌。

［主治］溃疡性结直肠炎。

［用法］每日 1 剂，水煎，分 2 次温服。

［方解］该方中黄芪健脾益气、敛疮生肌，枸杞子补肾培元，两药合用，起到固本培元的作用，为君药；党参、白术助黄芪健脾益气、燥湿和中，为臣药；鸡内金、麦芽、湘曲健脾消食，白头翁、秦皮、黄连清热解毒排脓、凉血止痢、敛疮生肌，木香、白芷、防风、当归、槐花炭、白及调理气血，共为佐使药。诸药合用共奏固本培元，清热燥湿，行气活血，敛疮生肌之功效。

［应用情况］在临床研究中发现，芪杞固本汤具有显著的免疫调节作用，能明显促进局部病变恢复，且暂未发现不良反应。在动物实验中发现，该方能够明显提高血清中 IL – 1 和 TNF – α 的水平，这也从临床和动物实验方面为该方的有效性提供了依据。在临床治疗过程中，以芪杞固本汤为基本方，结合疾病不同时期夹杂的不同病机特点予以化裁，采用煎服及保留灌肠的方式，或者配合结肠宁保留灌肠，再配合针灸疗法以达到调节脏腑功能、提高自身免疫功能的作用。在上述中医药综合治疗的基础上，再酌情使用氨基水杨酸类、激素、抗生素、调节菌群药等，在溃疡性结直肠炎的各期治疗中有着独特的疗效。

［禁忌］尚不明确。

第三十节　国医肛肠名师王真权学术思想与诊治绝技

【个人简介】

王真权，男，1971年11月4日出生，白族，湖南桑植人，中共党员，二级教授，一级主任医师，医学博士，博士研究生导师。湖南省中医药防治肛肠疾病临床研究中心主任，湖南省中医肛肠临床医学研究中心主任，湖南中医药大学第二附属医院肛肠科大主任兼肛肠三科主任，湖南中医药大学中医肛肠疾病教研室主任。

荣誉称号：国家中医药管理局高水平学科建设学科带头人，湖南省"神农人才"工程第一批学科带头人，国家中医药管理局中医药标准咨询专家，湖南中医药大学第二附属医院"首届名医"。

科研成果：王真权教授取得较多的科研成果和奖励。《复方芩柏颗粒剂"三联"应用于痔漏术后的临床研究》获湖南省卫生厅湖南省中医药科技奖三等奖；《复方芩柏颗粒剂治疗溃疡性结肠炎的临床研究》获湖南省卫生厅湖南省中医药科技奖三等奖；《PPH术结合中药熏洗及肛塞治疗混合痔的临床研究》获湖南省中医药学会湖南省中医药科技奖三等奖；《中医肛肠"湿热瘀毒"理论的构建及其指导溃疡性结肠炎的应用》获湖南省中医药科技进步奖二等奖。同时参与研发的复方芩柏颗粒剂、生血通便颗粒剂、痔宁片、硼贝九华膏等10余种中药制剂，已广泛应用于临床，极大地减轻了患者痛苦、促进了术后恢复、减轻了放化疗的毒副作用、增强了放化疗的治疗效果，深受同行认可与患者好评。

王真权教授以继承先贤、启迪后学为己任，几十年来笔耕不辍，他在诊疗之余、教学之暇，致力于理论著作和实践经验总结，多年来主编及参编专著 6 余部、发表学术论文 30 余篇、主持省厅级课题 4 余项、获实用新型专利 2 项、湖南省中医药科技进步奖二等奖 1 项，三等奖 1 项，为临证诊疗提供了系统的理论和实践技术，在湖南省乃至全国范围内得到公认与应用。

社会兼职：现任中国民间中医医药研究开发协会肛肠分会副会长，湖南省中医药和中西医结合学会肛肠专业委员会主任委员，湖南中医药信息研究会中西医结合肛肠专业委员会主任委员，湖南省中医医院中医肛肠科质量控制中心主任委员。

【学术思想】

王真权教授长期致力于肛肠疾病的预防及治疗。对于炎症性肠病及其肛周并发症，功能性肛门坠胀、肛门直肠痛等疑难杂症的中医药治疗，王真权教授积累了丰富的临床经验。

一、调理脾胃，刚柔并济

李东桓《脾胃论·脾胃盛衰论》中载"百病皆由脾胃衰而生也"。《金匮要略·脏腑经络先后病脉证》云："四季脾旺不受邪。"均表明脾胃对于防病、治病的重要性。中医基础理论指出脾主运化，水谷精微的化生与运输得益于脾所主。胃主受纳，在脾的运化作用下，精微物质被人体所吸收，化生气血，滋养机体，因而提高人体正气，正气充足则邪不可干。叶天士认为"太阴湿土，得阳始运；阳明燥土，得阴自安"，阐明了"脾喜刚燥，胃喜柔润"的生理特性。

王真权教授认为若脾失健运、水液运化无常，则易导致水湿内生，又因外湿侵入机体，水湿过盛则易困脾。胃津不足则易形成燥热。久之湿热下注从而导致肛肠疾病的发生。因此调和脾胃是防治肛肠疾病的重要手段之一。

二、标本缓急，分清主次

标与本是相对而言的，常常用来说明疾病的本质与表象，病变的先后、主次等。"急则治其标"是指当标病情况危急时，应当先治疗标病，待标病稳定后，再治其本。"缓则治其本"则是标病情况稳定时，针对疾病的本质进行诊治。

王真权教授在治疗因炎症性肠病造成的瘘管性脓肿时，常根据"急则治其标"的原则，先行脓肿切开排脓术缓解肛周疾病，待肛周病变稳定后则转而治其本，才不会违背"治病求本"的治疗原则。在医治痔病出血日久导致贫血的患者时，则采取标本兼治的原则，在补养气血的同时，针对痔病出血采取有效的治疗手段。标本缓急的取舍应根据患者病情的实际情况而定，治疗过程中分清主次，才能达到最佳疗效。

三、选方用药，内外并重

对于肛肠疾病的治疗，王真权教授十分重视内外兼治。临床上对于便意频繁、便后肛内坠胀不适、肛门异物感、排便不尽感的患者，多因脾虚气陷，升清失常，致使肠道气血不通。除了使用中药保留灌肠，王真权教授对于此类患者的治疗在补中益气汤的基础上结合肛肠疾病的特点创制专方内服（白芍 20 g，仙鹤草 10 g，白术 10 g，桔梗 10 g，茯苓 10 g，党参 10 g，云木香 6 g，三七粉 3 g，黄芪 30 g，白芷 6 g，升麻 6 g，生地黄 10 g，陈皮 6 g，柴胡 6 g，甘草 6 g）。此方以黄芪、白术补益脾气，恢复脾主运化、主升清的功能；升麻、柴胡升举阳气；白芍、三七粉、生地黄行气活血，疏经通络，使补益之剂水到渠成，从而达到治疗疾病的目的。

四、湿热瘀滞，分清虚实

王真权教授主张肛肠疾病的治疗多以调理脾胃为主，但在临床的实际运用过程中，王真权教授却不拘泥于此，在调理脾胃的同时往往还兼顾其他病邪，辨证施治，才会达到最佳的治疗效果。比如，王真权教授通过大量研究表明脾气虚弱是慢性溃疡性结肠炎的发病基础，湿热、（肝郁）气滞、血瘀是慢性溃疡性结肠炎的病理因素，病程日久，缠绵难愈，病变常常累及五脏六腑之气血阴阳，因而证候多由实转虚，因虚致实。王真权教授在医院自制药（芩柏颗粒）的基础上进行加味，采用清热除湿、益气化瘀之法治疗慢性溃疡性结肠炎，在临床上取得了良好的治疗效果。因此在肛肠疾病的治疗过程中，重视脾胃的同时，还应兼顾湿热瘀滞。

五、肛肠疾病，重在预防

中医在治疗疾病方面历来防重于治。《素问·四气调神大论》中说"圣人不治已病治未病"。所谓治未病可以概括为"未病先防"和"既病防变"两方面。肛肠疾病的发生除了感受风、燥、湿、热等外部因素，还包括自身的饮食不节、劳倦过度、免疫力低下等内部因素。同时不注意肛周部位的清洁卫生，未养成良好的排便习惯等也会导致肛肠疾病的发生。因此，王真权教授认为肛肠疾病重在预防。平素养成良好的排便习惯，便时不久蹲、不过度用力，便后保持肛周清洁。饮食上三餐有时，不暴饮暴食，多食富含膳食纤维多的蔬菜水果，多饮水，保持大便通畅。此外，积极参与体育锻炼，增强机体免疫力，提高抗病能力。

【专长绝技】

一、分段开窗旷置结合切扩挂线置管引流术治疗复杂性肛瘘

1. 适应证

①低位复杂性肛瘘：有 2 个以上外口，有 2 个或 2 个以上的管道与内口相连，肛瘘管道在外括约肌深层以下者；②高位复杂性肛瘘：有 2 个以上外口，有 2 个以上管道与内口相连或并有支管空腔其主管通过外括约肌深层以上侵犯耻骨直肠肌及肛提肌以上者；③年龄在 18 ~ 65 岁。

2. 术前准备

①完善术前常规检查包括血、尿、便常规、肝肾功能、血凝、传染病、胸片等。排除手术禁忌证后，选择适当的麻醉和手术方式。②对患者进行心理疏导，详细交代病情，了解手术方案，对术中、术后可能出现的情况做详细说明，消除患者和家属的顾虑。③术前 6 小时禁食，2 小时禁饮。④术前清洁灌肠，直至排出无粪渣为止。⑤合并心脏病、糖尿病和高血压等其他内科疾病的患者，应待内科系统治疗、病情稳定后方可手术。⑥麻醉成功后，患者取右侧卧位或膀胱截石位，肛门会阴部常规碘伏消毒。

3. 麻醉

可选用蛛网膜下腔阻滞麻醉或硬膜外阻滞麻醉。

4. 手术方法

①常规消毒肛周、铺巾，待麻醉生效肛门松弛后消毒肛内；通过外口注入亚甲蓝，观察内口所在位置；探针自外口探入，根据内口再确定主管道与支管道。②圆形切除外口周围皮肤、皮下脂肪、瘢痕等组织，直径 2 ~ 3 cm。③在距内口相对较近处切一引流口，以利引流，但不完全切开所有支管道，而是保留管道创面与开窗口之间的皮肤及皮下各种组织，根据管道数量决定

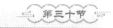
旷置数目。④然后将银质探针带橡皮筋循肛门部残余主管探入，自内口引出挂线，将瘘管内外口之间的皮肤及皮下等组织切开。⑤拉紧橡皮筋，紧贴挂线组织，用止血钳夹住橡皮筋，于止血钳下方用粗丝线将拉紧的橡皮筋结扎2次，剪去多余部分；将内口、肛管直肠环（高位）、肛门部残余主管一并挂开。⑥再次在肛门镜下用电刀彻底灼除感染的肛隐窝，并用电刀修整创面使之引流通畅，不留死腔。⑦对旷置管道充分搔刮管壁内腐败组织后，旷置管道放置输液用尼龙引流管，过氧化氢溶液、生理盐水、甲硝唑洗液冲洗各旷置瘘管段。⑧检查无出血后，肛内塞入九华膏纱条，无菌敷料覆盖，胶布固定。

5. 注意事项

①要获得手术成功，关键在于正确地处理内口和瘘管；要防止术后并发症，关键在于正确地处理内外括约肌、肛管直肠环和肛垫。②正确处理创面，使其引流通畅，让创面由内口底部开始生长，防止假性愈合。

6. 术后处理

①流质饮食和半流质饮食各3日，术后控制大便48小时，有效抗生素静脉滴注3日；②便后使用自制芩柏颗粒剂先熏后坐浴，主管创面置九华膏纱条引流，支管置管冲洗引流管，并适时退管，逐日递减。

二、LIFT 术式结合肛瘘栓治疗肛管括约肌间型肛瘘

1. 适应证

①术前完成盆腔磁共振、直肠超声及肠镜等相关检查，考虑为括约肌间型肛瘘；②年龄 18 ~ 80 岁；③肛门功能良好，无肛门松弛、狭窄、畸形。

2. 术前准备

①术前明确瘘管内口、走向、支管及与括约肌的关系。②完善术前检查、术前医患沟通、备皮、术晨禁食、水及清洁灌肠；③术前抗生素预防性抗感染治疗。

3. 麻醉

可选用蛛网膜下腔阻滞麻醉或硬膜外阻滞麻醉。

4. 手术方法

①麻醉后摆好手术体位、常规消毒及铺巾；②沿内外括约肌间沟位置做1.5 ~ 2.0 cm 弧形切口，沿瘘管插入探针，确定瘘管位置。③于括约肌间沟分离瘘管，3－0 可吸收缝线"8"字缝合瘘管在内括约肌处的开口。向外括约肌

处分离瘘管至外口，完整移除瘘管并送病理检查。3-0可吸收缝线无张力缝合创面。④用肛瘘刷刮除外括约肌至外口位置的感染组织，反复使用过氧化氢溶液消毒后，生理盐水冲洗干净。将肛瘘栓于生理盐水中浸泡3分钟，一端予以丝线结扎后，将肛瘘栓置于内口位置，牵拉缝线退至外口处，修整内口位置肛瘘栓，"8"字双道缝扎固定，另用3-0可吸收线8字法将肛瘘栓固定于外括约肌瘘管开口处并结扎。将外口处多余肛瘘栓修复平整。3-0可吸收缝线无张力缝合创面。

5. 注意事项

①肛瘘栓作为生物材料植入物，潜在的不良反应包括不能完全排除本产品的排斥反应，对于过敏体质患者应加以注意，一旦发现局部红肿等症状要及时处理，移除植入物；②切口内感染，需严格无菌操作，术后严密观察。

6. 术后处理

①术后抗感染治疗3~5日；术后禁食1日，后逐渐恢复正常饮食，保持大便通畅，避免肛门明显收缩的动作；②每日肛门伤口换药，观察肛瘘栓与周围组织的结合情况。包括组织的色泽、弹性、质地，分泌物量及性质，有无局部疼痛、异物感及全身反应等。及时了解创面的恢复情况。每日换药时，需要挤压瘘管（正常渗出液为透明至白色、有轻微黏性的液体），使渗液能及时地排出。③术后一定要杜绝坐浴外洗。

三、中医硬化注射疗法治疗内痔

1. 适应证

适用于无并发症的各期内痔，特别是Ⅰ期、Ⅱ期内痔。

2. 术前准备

①完善术前常规检查包括血、尿、便常规及肝肾功能、血凝、传染病、胸片等。排除手术禁忌证后，选择适当的麻醉和手术方式。②对患者进行心理疏导，详细交代病情，了解手术方案，对术中、术后可能出现的情况做详细说明，消除患者和家属的顾虑。③术前6小时禁食，2小时禁饮。④术前清洁灌肠，直至排出无粪渣为止。⑤合并心脏病、糖尿病和高血压等其他内科疾病的患者，应待内科系统治疗、病情稳定后方可手术。⑥麻醉成功后，患者取右侧卧位或膀胱截石位，肛门会阴部常规碘伏消毒。

3. 麻醉

可选用蛛网膜下腔阻滞麻醉或硬膜外阻滞麻醉。

4.注射药物

消痔灵注射液，由明矾、鞣酸、三氯叔丁醇、低分子右旋糖酐注射液及辅料枸橼酸钠、亚硫酸氢钠、甘油等组成。

5.注射方法

1）一步注射法：适于孤立性内痔。①用肛门镜插入肛内检查内痔部位、大小、数目。如为纤维化型则不宜用注射术。②用 5 号针头的注射器抽取 2：1 药液直接注入痔内，使痔体黏膜表面颜色变浅或呈水疱状为度，根据痔体大小注入 1～3 mL 药液。③用同样方法注射其他内痔，一般每次可同时注射 3～5 个痔核。

2）四步注射法：适于Ⅲ期内痔。①用肛门镜插入肛内，检查内痔部位、大小、数目，再以示指触摸原发痔区有无动脉搏动。②将消痔灵原液配 1：1 溶液按四步注射法依次注射。第一步：直肠上动脉右前、右后和左侧分支注射。于母痔上极 0.2 cm 处进针，相当于直肠上动脉右前分支进入痔核搏动点处，进针至黏膜下层深部，边退针，边注药。3 个母痔上极分别注射 4 mL，共 12 mL。第二步：母痔的黏膜下层注射。先在母痔中心区进针，依次刺入黏膜、黏膜固有层、黏膜肌层、黏膜下层深部，针尖接触肌层有抵抗感时不要刺入肌层，稍退针尖开始注药，药量以痔核呈弥漫性肿胀为宜，每个内痔分别注射 4～6 mL，即完成第二步。第三步：黏膜固有层注射。当第二步注射完毕，再缓慢退针往往有一落空感时即到黏膜固有层，注药，药量为第二步的 1/3，以痔黏膜呈水疱状，血管网清晰为度，即完成第三步，退针出来，每个母痔 2～3 mL。第四步：右前、右后和左侧的窦状静脉下极注射。在母痔下极齿线上 0.1 cm 处进针，至黏膜下层深部的窦状静脉区，每痔注 4 mL，3 个共注药 12 mL。注射术药物总量为 50～70 mL。③注射完毕，用指腹反复揉压注药部位，使药液均匀散开，外敷纱布固定。

6.术中注意

①注射药量视痔核大小不同而不同。②黏膜固有层注射药量不宜过大，以免发生黏膜坏死。③进针深浅度要适宜，过深则伤及括约肌，引起肌肉坏死，过浅注射在黏膜表层，易引起浅表坏死出血。④注药前应回抽无血。⑤窦状静脉区注药勿多，以免药液渗入齿线以下引起疼痛。⑥边注药边退针头，待退出黏膜表面前稍停顿片刻，可避免针眼出血。⑦切勿将药液注入肛管皮肤下及外痔部位，否则发生水肿和疼痛。

7. 术后处理

①患者手术当日卧床休息，不排大便。②少渣饮食2天。③便后坐浴熏洗。④口服抗生素3天，预防感染。⑤术后肛门坠胀和微痛，个别病例有微热、排尿不畅，对症处理即可。

四、三联术治疗Ⅰ度完全性直肠脱垂

1. 适应证

①符合直肠脱垂诊断标准，分度属Ⅰ度者；②年龄18~75岁。

2. 术前准备

①完善术前常规检查包括血、尿、便常规及肝肾功能、血凝、传染病、胸片等。排除手术禁忌证后，选择适当的麻醉和手术方式。②术前2日开始流质饮食，术前晚20：00，口服聚乙二醇电解质散等渗溶液2L。术前晚22：00后禁食禁饮，术晨清洁灌肠。

3. 麻醉

可选用蛛网膜下腔阻滞麻醉或硬膜外阻滞麻醉。

4. 手术方法

①第一步为PPH：采用双荷包缝合，即齿线上方4 cm处缝第1个荷包，根据直肠前膨出的位置在第1个荷包上方0.5~1 cm处缝第2个荷包，然后在直肠前膨出的中心处加做1个半荷包，置入吻合器，收紧缝线并打结，适当行牵引使松弛脱垂的黏膜进入吻合器套管内后收紧，检查阴道壁，以及直肠下端黏膜的切割和吻合，仔细检查吻合部位有无出血，如有出血需缝扎。②第二步为直肠周围间隙注射术：更换手术巾及手术器械，重新消毒手术视野，更换手术衣及手套。取按1：1比例稀释的消痔灵液，注射器使用规格为0.7、长度为10 cm的注射针针头，在左手示指直肠腔内引导下，由3点位距肛缘约1.5 cm处进针，穿刺进入左侧骨盆直肠间隙，确定针尖到达位置正确后，回抽无血，缓慢推注药液10~15 mL。以示指轻柔按揉注射部位，使药液充分弥散。同法分别在9点位和6点位穿刺注药，完成右侧骨盆直肠间隙和直肠后间隙的注射。③第三步为肛门环缩术：再次消毒手术视野，分别于前后正中距肛缘约1 cm处，做长约0.2 cm的切口，取腰穿套管针经切口做环肛周隧道将双10号丝线引入，收紧丝线，助手示指和中指插入患者肛管做标记，以直径可容纳1指半（约2.5 cm）为宜，将丝线打结牢靠，剪除尾线，用4号线缝合前后正中切口。

5. 注意事项

①术前肠道准备定要充分：应按照类同肠道手术术前肠道准备的标准来执行，良好的肠道准备可以防止术后过早排便，减少术后手术部位发生感染等情况。②术中无菌操作至关重要：无菌操作关系手术成败，一旦发生严重感染将使手术效果受到很大影响，严重者可以危及患者的生命，尤其在第二步直肠周围间隙注射时必须严格无菌操作，防止造成深部组织医源性感染。③周围间隙注射集中用药：直肠周围间隙硬化剂的注射重在准确到位，只有准确到位才可能发挥应有的悬吊固定作用。当明确针尖位于正确间隙时注射药液，注射过程不要移动针尖。如果边退针边注射，有可能将药液注射到非间隙部位。注射后，轻轻按揉注射部位可以使药液在间隙内均匀弥散，使治疗更加安全。④把握术后控便时间，避免过早排便：术后过早出现排便是引起术后复发的一个常见原因。严格控制患者术后饮食，进而控制排便时间，可以有效地降低术后复发的风险。⑤术后卧床休息时间要充足：术后保证足够多的卧床时间，也是增强治疗效果、减少术后复发的重要措施。

6. 术后处理

①术后应用单一广谱抗生素静脉滴注，每日 2 次，共 2 日；术后禁食不禁饮 4 日，术后第 5 日后改普食；②术后留置尿管，控制大便 5 日；卧床 10 日。③每日清洁换药 2 次，术后 8 日拆除缝线。

五、TST 联合直肠前壁柱状缝合术治疗女性出口梗阻型便秘

1. 适应证

① 术前均经电子结肠镜、钡灌肠及结肠传输试验、排粪造影检查，排除结肠慢传输型便秘或混合性便秘。②经过正规药物规范性保守治疗无效。

2. 术前准备

① 完善术前常规检查排除手术禁忌证后，选择适当的麻醉和手术方式。②术前 2 日开始流质饮食，术前晚 22：00 后禁食禁饮，③术前肠道准备同一般肛门手术。

3. 麻醉

可选用蛛网膜下腔阻滞麻醉或硬膜外阻滞麻醉。

4. 手术方法

①腰部麻醉后取折刀俯卧位。采用一次性肛肠吻合器及附件，使用扩张器，两开孔处分别对准患者截石位 6、12 点位并暴露对应的直肠黏膜，2-0

Prolene 线于 9 点位距齿线上 5 cm 处进针，缝合深度在黏膜下层，于 3 点位出针，行前半荷包缝合；②再取 1 根 2-0 Prolene 线于 9 点位距齿线上 3.5 cm 处进针缝平行荷包，亦行前半荷包缝合，深度同前。同法于 4 点位距齿线 4 cm 处进针，深达黏膜下层，行后半荷包缝合，8 点位出针。分别将前壁荷包及后壁荷包线头端中心杆的对侧打结，荷包线经吻合器侧孔引出并适当牵拉，使松弛的黏膜、黏膜下组织及部分肌层组织均进入吻合器套管内，顺时针旋紧手持端的调节旋钮，更换无菌手套，经阴道探查确保阴道后壁的完整性，再次旋紧吻合器并击发保持 30 秒。"猫耳"状黏膜突起用 7 号丝线结扎处理，如有吻合口活动性出血则用 3-0 Vicryl 线行 "8" 字缝扎止血。③再行直肠前壁柱状缝合术，缝合时左手示指于阴道内引导，防止穿透阴道黏膜，用 2-0 Vicryl 线从齿线上 0.5 cm 处直肠前壁右侧肛提肌外缘，自外向内进针，在前正中线右侧肛提肌内缘附近出针；④再在左侧肛提肌内缘进针，自左侧肛提肌外缘出针后打结，缝针穿过直肠黏膜下层、部分层及肛提肌边缘。同法向上依次行间断垂直褥式缝合，一般缝合 4 或 5 针，缝合宜下宽上窄，呈宝塔状，须与正常黏膜组织平稳过渡。缝合后可触及一条垂直而坚固的黏膜肌柱。术毕用凡士林纱条包绕肛门排气管置入肛内吻合口处，无菌纱布覆盖肛门。

5. 注意事项

①荷包缝线深度务必要求深达直肠全层，前壁切勿损伤阴道壁，太浅易引起黏膜撕脱，并直接影响术后效果。②关于荷包高度是在齿线上 2 cm 直肠前膨出及脱垂黏膜最明显处，3 层荷包缝合需要覆盖松弛脱垂的黏膜及直肠前膨出的疝囊。至于 3 个层面半荷包缝合也可以根据脱垂黏膜的程度采用双层缝合。

6. 术后处理

术后禁饮、禁食 6 小时后改半流食，术后 1 日普食，给予常规抗感染、止血等对症治疗，同时予以肛肠专科换药、中药熏洗、饮食指导。

六、STARR 治疗出口梗阻型便秘

1. 适应证

①符合罗马Ⅲ排便障碍型便秘标准；②所有患者均行排粪造影和肛管直肠测压；③结肠传输试验正常，排除慢传输型便秘；④排粪造影直肠前突深度 > 3 cm；⑤排除肠道器质性疾病；⑥肛管直肠压力测定排除盆底肌痉挛综

合征等疾病；⑦口服药物、生物反馈保守治疗3个月无效；⑧有强烈手术愿望且排除精神疾病者。

2. 术前准备

①术前详细了解病史，认真做好全身检查（包括三大常规、凝血全套、肝肾功能、心电图、胸片、乙肝全套等）和局部检查（包括肛门指诊、排粪造影检查等）；②术前8小时禁食，6小时禁饮；③术前备皮；④术前清洁灌肠2～3次或口服复方聚乙二醇电解质散溶液排便。

3. 麻醉

可选用蛛网膜下腔阻滞麻醉或硬膜外阻滞麻醉。

4. 手术方法

①扩肛充分，将透明扩肛器固定在肛门上并缝扎，用缝合器暴露视野，在从直肠前壁距齿线位大约4cm层面处，于黏膜下层做半荷包，即缝针于截石位9点位进针自3点位出针（顺时针），并用同法分别在直肠前壁距齿线上约3cm、2cm层面处做半荷包（上下共3个半荷包，应根据直肠前突的宽度和深度提前设计好半荷包的具体位置，大致在齿线上约3cm）；②将吻合器置入，使3根荷包线包绕于吻合器连杆处同时收紧并打结，从吻合器侧孔牵出，吻合器关闭，保险打开，并在同一时间用吻合器切断黏膜并吻合，40～50分钟后将吻合器取出，检查吻合口有无活动性出血点，若有活动性出血点用可吸收线"8"字缝扎止血。剪断直肠后壁吻合口末端黏膜连接处；③然后把脱出直肠后壁的黏膜组织两端提起，行丝线纵行连续荷包缝合，半荷包水平与前侧吻合口平齐，将吻合器插入，使荷包线包绕于吻合器连杆上同时收紧并打结，从吻合器侧孔牵出，关闭吻合器，打开保险，并在同一时间用吻合器切断黏膜并吻合，40～50分钟后将吻合器取出，检查吻合口有无活动性出血点，若有活动性出血点用可吸收线"8"字缝扎止血。缝扎包埋截石位3点、9点两个吻合口结合处形成的"猫耳朵"状黏膜凸起，查无出血，手术完毕。

5. 注意事项

①切除直肠的宽度和被切除的定位，宽度以最大宽度为宜，定位包括2个方面，以直肠前突为主者，荷包缝合应定位于前突上缘；以直肠黏膜内脱垂为主则应定位于松弛黏膜的最低位。②切除顺序应先切除直肠前壁，对于女性患者必须行阴道指诊，防止阴道后壁被夹入吻合器，避免直肠阴道瘘的形成。吻合器击发后呈关闭状态30秒，利于吻合钉的塑形，避免吻合口裂开

及吻合不完全。③前、后壁切除后在黏膜交界处会形成"猫耳"状突起，应对"猫耳"进行结扎，预防出血。

6. 术后处理

术后常规止血、抗感染治疗，同时予以肛肠专科换药、中药熏洗、饮食指导。

七、PPH 与改良 Block 术治疗直肠前突

1. 适应证

①有典型的临床表现；②排粪造影有典型 X 线表现；③ 3 个月以上保守治疗无效；④肠道传导时间在正常范围或仅轻度延长。

2. 术前准备

①术前详细了解病史，认真做好全身检查（包括三大常规、凝血全套、肝肾功能、心电图、胸片、乙肝全套等）和局部检查（包括肛门指诊、排粪造影检查等）；②术前 8 小时禁食，6 小时禁饮；③术前备皮；④术前清洁灌肠 2～3 次或口服 20% 的复方聚乙二醇电解质散排便。

3. 麻醉

可选用蛛网膜下腔阻滞麻醉或硬膜外阻滞麻醉。

4. 手术方法

①患者取俯卧位，屈髋 30°，双合诊确定直肠前突部位后，以左手示指从阴道将前突部分的直肠向肛管方向顶回，并以 1 号丝线标记；②在标记处与肛缘的垂直线上再以 1 号丝线分别标记前突上下边缘，然后提起标记线，保持左手示指在阴道指诊下，从下缘标记线处自下而上对直肠前壁进行缝合，以下宽上窄为原则，使折叠组织呈塔形，完成后拆除标记线，然后用 5 mL 注射器抽取消痔灵注射液行柱状注射。③充分按摩至无明显出血点后，用凡士林纱条填塞伤口，敷料外盖。

5. 注意事项

①术中缝线应位于直肠黏膜下深达肌层以左手示指在阴道内作引导顶起直肠前壁，切勿穿透阴道黏膜否则仍有术后直肠阴道瘘的可能；②手术中修补直肠阴道隔两侧应包括肛提肌边缘，修补后可用手指触摸到一条或数条纵行下宽上窄的塔形折叠组织，折叠组织两旁黏膜下注射 1∶1 的消痔灵注射液不可残留薄弱区以免复发；③消痔灵注射液只注入病变部位的黏膜下层，不能注入肌层和黏膜固有层，以防感染坏死；④消痔灵浓度不宜过大，选用 1∶1 的

消痔灵注射液即可（消痔灵注射液：1% 普鲁卡因注射液），浓度过大易引起局部黏膜坏死，甚至导致穿孔形成直肠阴道瘘。

6. 术后处理

术后常规止血、抗感染治疗，同时予以肛肠专科换药、中药熏洗、饮食指导。

八、瘘管填塞术（脱细胞黏膜基质填塞术）

瘘管填塞术是一种全新的治疗肛瘘的方法，同时是一种新的肛瘘微创手术。通过探针或亚甲蓝染色，确定内口位置，对瘘管进行搔刮处理，再以无菌盐水或过氧化氢溶液冲洗瘘管。将一个用猪小肠制备的脱细胞肛瘘修复基质材料填塞瘘管，缝合内口（图 30-1）。

原理：本产品为Ⅲ类植入器械，用于肛瘘瘘管的填充。通过填充过程，利用产品特有的胶原蛋白支架结构引导细胞和组织长入，经过 3 ~ 6 个月，材料被完全降解吸收，实现自体修复，达到闭合瘘管、修复肛瘘的目的。本方法疗效显著，损伤小、恢复快。

疗效：①距肛缘 2 ~ 3 cm 开放创面，二期愈合；② 2 ~ 3 cm 以外无创面及瘢痕，肛门无畸形；③术后患者肛周功能得到最大限度地保护。

优点：①创伤小：微创术式，减少创伤。诱导机体细胞再生，产品最终被完全降解，从而实现永久修复。②恢复快：具有促进创口愈合和引导加速瘘管自体修复的功能，显著缩短患者术后愈合时间。③减少疼痛：术后疼痛感显著降低，造福患者。④保护肛周功能、外形：最大限度地保护肛门括约肌功能，利于术后组织塑形重建，减少术后并发症。

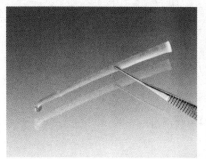 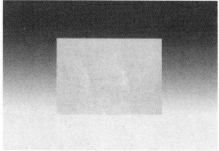

图 30-1　脱细胞肛瘘修复基质

1.适应证：①肛瘘长度 3 cm 以上者。②无明显急性脓肿形成者。③肛腺源性肛瘘。④除外肿瘤性肛瘘、克罗恩病肛瘘、结核性肛瘘。

2.禁忌证：①特异过敏体质尤其是对胶原敏感的患者禁用本品。②急性感染患者或病灶感染控制不佳者禁用本品。③各种慢性消耗性疾病造成恶病质，不能耐受手术者慎用；④因宗教、民族等问题不能接受猪源性器械者慎用。

3.术前准备：脱细胞肛瘘修复基质 1 ~ 2 支。本品是取自猪小肠黏膜下层组织，属于肛瘘栓生物材料的一种，经过脱细胞等工艺处理获得的细胞外基质材料。主要成分为胶原蛋白（Ⅰ型占 93% ~ 95%，Ⅲ型占 5% ~ 7%）。具有天然细胞外基质三维空间支架结构，与人体软组织的细胞外基质相似。已经 Co60 辐射灭菌，使用一次性无菌产品，使用前需水合。

4.操作方法

① 寻找内口：探针等方法寻找、判断瘘管走行及内口位置（图 30-2）。

② 处理内口：将内口及瘘管主支切除 2 ~ 3 cm（图 30-3）（位置越高切除越远）。

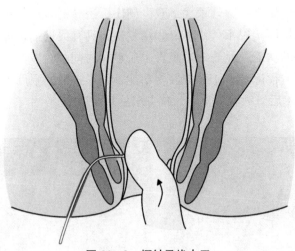

图 30-2　探针寻找内口

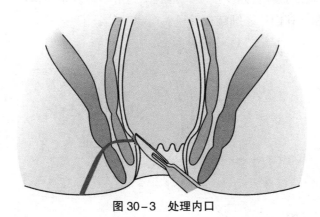

图 30-3　处理内口

③ 瘘管处理：用刮匙、肛瘘刷或打结的缝线深入管腔清理干净瘘管，清除坏死肉芽组织，止血彻底（图 30-4）。冲洗管道，吸引器吸干水分。

④ 脱细胞肛瘘修复基质预处理：根据瘘管的长度和管腔直径选择合适型号的脱细胞肛瘘修复基质。脱细胞肛瘘修复基质水合处理：用无菌生理盐水浸泡 5 ~ 10 分钟（实际为 2 ~ 3 分钟，不同产品批次有差异），使产品变软后，用无菌纱布将产品表面的水分吸干即可使用（水合过程需多次查看，变软即可，避免时间过长造成产品过软易被拉断）。

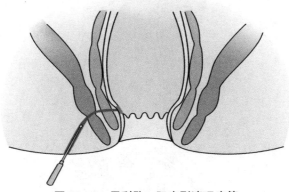

图 30-4　用刮匙、肛瘘刷清理瘘管

⑤ 引入脱细胞肛瘘修复基质：将脱细胞肛瘘修复基质由内口引入、外口引出，最终粗端在内口，细端在外口（图30-5）。

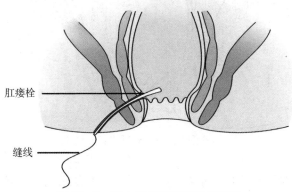

肛瘘栓

缝线

图30-5 引入脱细胞肛瘘修复基质

⑥ 缝合固定脱细胞肛瘘修复基质：修剪并丢弃内、外口露出瘘管部分的材料（图30-6）（可以超出外口1 cm）。脱细胞肛瘘修复基质近端用4-0可吸收缝线将脱细胞肛瘘修复基质材料缝合包埋固定在已经剔除的新鲜组织下（不缝合切口两侧皮肤），使靠近肛缘的创面变浅，脱细胞肛瘘修复基质与组织融合。

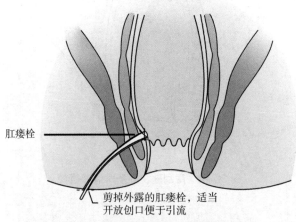

肛瘘栓

剪掉外露的肛瘘栓，适当
开放创口便于引流

图30-6 缝合固定脱细胞肛瘘修复基质

⑦ 外口处理：外口开放，不缝合，便于引流。术后肛门内留置止血纱布，用无菌纱布覆盖外口。

5. 注意事项

① 本产品使用时应严格控制适应证：低位肛瘘患者可直接瘘管填塞，对于高位复杂性肛瘘患者可与挂线术式结合使用，采用近端挂线、远端填塞的原则，以减小创面，促进愈合。

② 检查产品是否在有效期内，并观察外包装是否损坏。

③ 本产品为无菌制品，应严格执行无菌操作要求，请勿重复灭菌使用，产品使用前需水合。

④ 本产品不得与蛋白酶及胶原酶类产品直接接触使用。

⑤ 使用后如果出现感染现象应按照感染创口进行常规处理。

⑥ 临床医师应经过培训后按照产品说明书使用本产品。

⑦ 本产品应用于孕妇、哺乳期妇女及婴幼儿尚无可靠研究数据。

6. 术后护理

① 与常规肛瘘手术护理相近，尽可能做到及时换药（至少每天 1 次，便后随时换），换药时干纱布挤压瘘管（正常渗出液为透明至白色、有轻微黏性的液体），使渗液能及时排出，内口局部开放创面消毒纱布填塞。

② 术后一定要杜绝坐浴外洗，1 周内尽可能不要淋雨、冲澡（可擦洗），避免液体接触影响产品稳定性。

7. 并发症

炎症、感染、脓肿、瘘管复发、过敏反应。不能完全排除本产品的排斥反应。

【典型医案】

一、肛门坠胀

蒋某，32 岁，男，职员。

主诉：肛门坠胀不适半年余。

病史：患者诉半年前无明显诱因致反复肛门坠胀不适，大便日解 1～2 次，质偏稀，排气次数较多，便后及排气后肛门坠胀稍有缓解；曾于当地医院行腰椎 MRI 检查，未见明显异常，曾行药物灌肠（具体药物不详），效果一般；食欲缺乏，渴不欲饮，脘痞腹胀，常感乏力，舌淡，脉缓，寐尚可。

专科检查：视诊示肛缘可见皮赘。指诊示齿线上下痔区黏膜隆起，直肠下端未触及异常，指套未见染血。肛门镜检示齿线上黏膜充血。以截石位 3、7、11 点位为甚。

中医诊断：脏毒（寒湿困脾）。

西医诊断：肛门坠胀。

治法：温中散寒，健脾化湿。

处方：生茅术 12 g，人参 6 g，厚朴 9 g，广陈皮 9 g，炮姜炭 9 g，生炒黑附子 9 g。

【按语】寒湿困脾型肛门坠胀主要是由于湿邪为患，阻遏气机，气机升降失常，经脉瘀阻。湿性重浊趋下，久则湿热互结，下注肛门，故肛门坠胀不适。方以人参扶正益气，苍术补脾燥湿，炮姜炭、生炒黑附子运脾阳以祛寒，盖脾阳转而后湿行，湿行而后胃阳复。加厚朴、广陈皮行气消满。全方取辛苦发散、辛苦能通之义。吴鞠通论曰："九窍不和，皆属胃病。胃受寒湿所伤，故肛门坠痛而便溏；阳明失阖，故不喜食。"脘痞腹胀，寒湿内盛，中阳受困，脾气被遏，运化失司，水饮不化，则渴不欲饮。"理中之人参补阳明之正，苍术补太阴而渗湿，姜、附运脾阳以劫寒，盖脾阳转而后湿行，湿行而后胃阳复……加厚朴、广陈皮，取其行气。合而言之，辛甘为阳，辛苦能通之义也"。

二、便秘

蒋某，32 岁，男，职员。

主诉：反复大便排出困难 15 年余。

病史：患者诉平素大便硬结，解出困难，4～6 日 1 次，伴腹胀、腹痛，排气较多，肠鸣音活跃，口干口苦，烦躁易怒，时有头晕，纳寐差；排便时伴肛门撕裂样疼痛，便后可缓，不伴便血、脱出等，舌红苔腻，脉滑数。

中医诊断：便秘（肠胃积热，津伤便结）。

西医诊断：便秘。

治法：泄热导滞，润肠通便。

处方：麻子仁 15 g，枳实 9 g，厚朴 9 g，大黄 12 g，杏仁 9 g，芍药 9 g，麦冬 12 g，朱砂 1 g，芦荟 1.5 g。

按语：便秘在《伤寒论》中有"脾约""阳结""阴结"之称，是指由于大肠传导失常，导致大便秘结，排便周期延长；或周期不长，但粪质干结，排出艰难；或粪质不硬，虽有便意，但便而不畅的病症。便秘的直接原因不外热、实、冷、虚4种，实者病机在于邪滞胃肠，壅塞不通；虚者病机在于肠失温润，推动无力；虚实之间又常转化，虚实夹杂。其辨证也不外虚实两类，在治法上实者宜通泻，虚者宜润补，虚实之间应标本兼治。方中麻子仁润肠通便为主药，辅以杏仁降气润肠，芍药养阴和里，麦冬滋液润燥；大黄、芦荟苦寒攻下实热，厚朴苦辛温能消胀除满，枳实苦微寒能破结消痞，四药分量俱从轻减，更取质润多脂之麻子仁、杏仁、芍药、麦冬，一则益阴增液以润肠通便，使腑气通、津液行；二则甘润减缓承气攻下之力，使下不伤正，再用朱砂清热安神。诸药合用，共奏润下缓通之功。

【经方验方】

一、尿安合剂

［处方］车前草20g，灯心草20g，萹蓄10g，瞿麦10g，木通10g，归尾10g，大黄6g，牛膝10g，泽泻10g，甘草10g。

［功能］清热利湿，通淋化瘀。

［主治］湿热夹瘀证。小腹胀满不适，小便难解，点滴而出或点滴不出，小便色赤，肢体困重，纳呆食少，口苦口干，便干或密结，舌质红，苔黄腻，脉弦数。

［用法］水煎服。

［方解］方中车前草、灯心草、萹蓄、瞿麦、木通清热利湿通淋；归尾、大黄、牛膝祛瘀利窍泄热；泽泻甘淡性寒，利水渗湿直达膀胱；甘草调和诸药。全方共奏清热利湿，通淋化瘀之功效。

［应用情况］尿安合剂是在局方八正散的基础上剂改化裁而来，用治肛肠术后尿潴留证属湿热兼瘀者，现代实验结果显示尿安合剂煎剂可明显增加大白鼠的尿量，改变尿道括约肌收缩频率与收缩幅度，具有明显的解痉作用，应用于临床疗效十分显著。

［禁忌］脾肾阳虚者慎用。

二、芩柏加减方

[处方] 党参 10 g，炒白术 10 g，生黄芪 10 g，黄芩 10 g，黄柏 10 g，玄胡 10 g，归尾 10 g，桃仁 10 g，丹参 10 g，防风 10 g，秦艽 10 g，泽泻 10 g，大黄 6 g。

[功能] 益气健脾，祛瘀除湿。

[主治] 脾虚湿滞证。大便溏薄，黏液白多赤少，或为白胨，腹痛隐隐，脘腹隐痛，脘腹胀满，食少纳差，肢体倦怠，神疲懒言。舌淡红，边有齿痕，苔白腻，脉细弱或细滑。

[用法] 水煎服。

[方解] 党参可补中益气、养血生津、健脾益肺；炒白术可健脾益气、燥湿利水；生黄芪可补气升阳、益卫固表、利水消肿、托疮生肌；黄芩可清热燥湿、泻火解毒、止血；黄柏可清热燥湿、清退虚热、泻火解毒；秦艽可祛风湿、清湿热、止痹痛；归尾具有润肠通便、活血化瘀、调经止痛等功效；桃仁可破血行瘀、润燥滑肠；防风可养血补血、活血止痛；泽泻可利水渗湿、泄热、润肠通便；丹参可活血祛瘀、养血、凉血消肿；大黄可清热泻火、凉血、祛瘀、解毒；玄胡活血、行气、止痛。诸药共行补气固表、健脾益肺、燥湿利水、养血补血活血、化瘀、润肠通便、调经止痛、清热解毒、润燥滑肠等功效。

[应用情况] 芩柏加减方为自拟方复方芩柏颗粒剂化裁而来，多用治炎症性肠病中医辨证病属脾虚湿滞者，临床每获良效。

[禁忌] 湿热重者慎用。

第三十一节　国医肛肠名师罗湛滨学术思想与诊治绝技

【个人简介】

罗湛滨，男，1959年3月14日出生，汉族，广东南海人，中共党员，广东省中医院肛肠外科主任、学科带头人，广州中医药大学中医外科学硕士研究生导师，国医大师李振华教授学术继承人。

荣誉称号：2010年被中华中医药学会肛肠分会授予"全国中医肛肠学科名专家"和"全国中医肛肠学科名医工作室"称号。2015年被评为第一届"羊城好医生"。

科研成果：①"出口梗阻型便秘的外科治疗"获得广东省中山市科技进步二等奖（1998年）；②作为副主编编写的《大肠肛门病学》获得中华中医药学会科学技术（著作）二等奖（2005年）；③获得广州中医药大学第二临床医学院医疗成果奖5项，分别是："成功救治群体性有机磷农药中毒"（2001年三等奖）、"痔病PPH技术的开展"（2002年三等奖）、"超声多普勒引导下痔动脉结扎术"（2006年二等奖）、"中西医结合治疗坏死性筋膜炎"（2007年三等奖）、"双套管引流预防直肠癌低位吻合术后吻合口瘘技术"（2009年三等奖）；④参编学术著作8部；⑤作为副主编、参编编写了高校教材4部；⑥发表学术论文40余篇；⑦培养硕士研究生30多人；⑧带领所在科室成为"国家中医药管理局中医肛肠病重点学科""广东省中医药管理局重点建设专科""广东省高水平临床重点专科""广东医院最强科室"。

社会兼职：曾任中华中医药学会肛肠分会副会长、全国中医药高等教育学会临床教育研究会肛肠分会副会长、中国中医药研究促进会肛肠分会副会长、广东省中医药学会肛肠专业委员会主任委员、广东省中西医结合学会大肠肛门病专业委员会副主任委员、广东省医学会结直肠肛门外科学专业委员会副主任委员、广东省医学会医疗事故鉴定专家，广东省委干部保健局专家委员、广州市中医科技委员会专家委员、《中西医结合结直肠病学》杂志编委。

【学术思想】

罗教授从事大肠肛门疾病临床研究 40 多年，对肛门直肠的生理功能和疾病诊治规律有比较深入的认识，在痔瘘病的精准、微创治疗和术后疼痛管理、结直肠肿瘤术后康复、慢性便秘的诊治等方面积累了丰富的经验，有独到的学术见解。

一、痔病治疗要精准

罗教授认为痔病作为一种常见的肛门直肠良性疾病，痔病的各个阶段有不同的临床表现，治疗目的以消除、缓解症状为主，消除痔体为次。要在众多的治疗方法中选择疗效好、创伤小的治疗方法，因为肛门直肠的排便功能十分重要，不论何种手术方法，对肛管直肠上皮都有不同程度的损伤，稍有不慎，就会损害肛门直肠的排便功能，造成不可挽回的损失。强调痔病治疗要讲究精准，在手术中要避免为了追求"根治"效果，过度切除肛管上皮，导致影响肛门直肠排便功能。精准治疗的灵魂就在于，在整个诊治过程中，始终注重对肛门直肠功能的理解和爱护。经过几十年的实践，罗教授总结出一套行之有效的临床经验。

1. 重视评估

罗教授非常重视对痔病主观和客观证据的采集，对痔出血的问诊十分细致，对出血的颜色、方式、量多量少和伴随症状等无一遗漏。对痔病的检查采取动态观察方式，以取得静息状态和排便状态下痔体的图像，力求找出大便出血和痔核脱垂症状的客观依据。同时十分关注痔病对患者日常生活的影响程度，处处体现出以人为本的治疗理念。认为只有充分掌握疾病的细节，才能为精准治疗提供依据。

2. 精于内痔注射疗法

内痔硬化剂注射疗法以其安全、速效、几近无创、对肛门功能保护良好等优点，得到罗教授的高度认可，认为其适应证广，对内痔、混合痔出血及脱垂症状的控制近期及中期疗效满意，重复使用仍然有效，费用低廉，具有

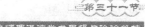

较高性价比，患者依从性及满意度均好，是一种理想的治疗方法，故把它作为缓解痔病症状首选的治疗方法。经过数万例的实践，总结出一套可行的操作方法：①准确辨识出有症状的痔核，内痔常有数个，引起当下出血的痔核常常只有1~2个，表现为痔黏膜充血或糜烂。治疗时只需对有症状的痔进行注射，无症状的痔暂时不处理，就可达到既能有效控制症状又能减少不良反应的效果。②准确把握剂量与效应的关系，临床上多采用低浓度大剂量的制剂来提高安全系数，这样一来，注射剂量就难以精准。注射剂量少了，疗效会打折扣；注射量多了，会增加不良反应。罗教授善于把握剂量与效应的关系，提出以"等体积注射""毛细血管征观察法"和"针眼溢液"等方法作为判断合适注射量的标准，用最合理的注射剂量达到最佳的治疗效应。③串联注射法解决内痔脱垂。对脱垂性内痔，采取串联注射法分别在痔本体、上方及下方近齿线处各注射一个剂量，达到悬吊固定的效果。

3. 提出痔吻合器手术的最佳适应证

针对痔病吻合器手术存在使用不够严谨的现状，指出此手术最佳适应证是环状、重度内痔或以内痔为主的混合痔。临床把握的重要指征是"纵横2径黏膜松长"，即选择黏膜比较松弛（横径长），内痔脱垂比较明显（纵径长）的病例。只有这样才能充分发挥器械的长处，减少不必要的并发症，达到精准治疗的目的。

二、开创贫血痔临床研究新局面

贫血痔以反复便血、失去自限，最终继发中、重度贫血为临床特点，是痔病的一个特殊类型，属于痔病中的危急重症，常常需要紧急输血来救急，既增加了医疗风险也增加了医疗资源耗费，在血源供应日趋紧张的背景下，如何有效止血，防止疾病发展到贫血阶段，具有非常重要的现实意义。

1. 对疾病机制的认识

根据患者便血具有滴速较快甚至呈喷射样出血、肛门直肠小切口或针眼冒血不止的特点，专科检查内痔黏膜具有显著充血、糜烂、表面微血管征、有点状溢血和接触性出血的特点，认为可能存在局部毛细血管扩张、血管内高压的病理机制，提出治疗要解决痔体和肛门直肠内部高压状态的思路，临床应用收到较好效果。

2. 指出喷射样出血是导致贫血的独立危险因素

通过临床研究发现此类型痔病与普通痔病最大的区别是，痔出血常以喷射样的形式出现，并有一个持续发作的暴发期，导致短时间内大量失血、血红蛋白水平直线下降。据此提出喷射样出血是导致患者继发贫血的独立危险因素，要及时有效地控制痔病的喷射样出血，对此类患者要及早干预，防止其发展为痔源性贫血。

3. 提出贫血痔的评估体系

从血容量的充足与否、失血的速度、累计失血量、出血的证据、鉴别诊断、对贫血的耐受能力、中医气血精津指标、血源供给是否充分等方面，设计出一套贫血痔的评估体系，对疾病和风险程度进行评估，为诊疗决策和医疗安全提供保障。

4. 中医辨证论治

以宏观和微观辨证相结合进行辨治，宏观辨证以"脾不摄血，气血两虚"，微观辨证以"下焦蓄血，阳明气阻"为基本病机，提出以"健脾摄血、益气养血、通降阳明"为主要治法，遣方用药，结合局部治疗，可达到有效控制出血的目的。

5. 提出快速止血的方法和时机

提出及时应用消痔灵注射液行黏膜下层＋黏膜固有层 2 步注射疗法治疗重度贫血痔，一次注射近期止血率达到 90% 以上，成为贫血痔快速止血的有效方法。

三、应用升清降浊法治疗慢性便秘

随着老龄化社会的到来，慢性便秘成为影响老年人身心健康、诱发或加重原有基础病的重要原因之一，罗教授开设便秘专科门诊多年，对中老年慢性便秘的中医药治疗有丰富的经验。

1. 对老年慢性便秘病机的认识

老年人脏器形态和功能逐渐衰退，气血不足，出现神疲、健忘、视蒙、耳聋、失眠等头脑器官供血、供氧不足的表现。为了首先保障大脑这个最重要器官的供血、供氧需要，机体做出自我调节，于是紧缩盆底肌群，紧闭肛门，鼓气向上，助血上养，长期的便意缺失，肛门不张，排便艰涩，最终发展为慢性顽固性便秘，即所谓"清气不升，浊气不降"。罗教授认为，老年人慢性便秘的主要病机是气血亏虚，升降失司，属于本虚标实之证，其中清气不升是主要矛盾，应该把治疗的目标集中到解决"清气不升"方面来。

2. 善用升清降浊法

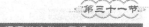

人体气血升降的枢纽在中焦肝、胆、脾、胃。肝主疏泄，其气升发，脾主升清，是升清降浊的重要脏器，所以疏肝健脾就成为升清降浊的重要治法，根据罗教授的经验，药势主升的药物在处方中占比一半以上，以引导清气上行，常用药物有桂枝、人参、当归、柴胡、黄芪、防风、生姜等。在降浊方面，主张使用润下之法，常用酒大黄、枳实、厚朴配伍白芍、天花粉、制何首乌、牡丹皮、大枣、生地黄、麦冬、炙甘草等滋润保水之品，使降浊通便而不伤津气。常用基础方剂有桂枝加大黄汤、桂枝加芍药汤、大柴胡汤、小柴胡汤、济川煎、下气汤等。

3.对湿性便秘的诊治

岭南湿热弥漫的环境，形成一类痰湿性便秘，表现为大便黏滞或先干后溏、排出不爽、腹胀、肛门坠胀等，罗教授灵活运用温化痰湿、祛风胜湿、健脾化湿、苦寒燥湿等治法，取得满意疗效。

4.多途径、多靶点综合治疗

鉴于慢性便秘病因、病机复杂，受到精神、神经、内分泌、肌肉、基础病和生活方式等多因素影响，单一的治疗方法其疗效有一定的局限，罗教授提出宜充分发挥应用中医学的敷贴、针灸、灌肠、整脊、按摩、点穴、沐足等特色疗法，采取多途径、多靶点中医药为主的综合治疗思路，经实践证明可以提高疗效。

【专长绝技】

痔病的微创治疗。当今微创手术已经成为现代外科的发展趋势，各种微创技术也被广泛应用于痔病手术，罗教授对此有清醒的认识，指出微创手术的核心在于它的理念，要求在痔病手术中尽量减少创伤，最大限度地保留肛管直肠组织的功能。提出对痔核组织只做适度的切除，要避免过度治疗。罗教授严谨地选择手术适应证，在手术中合理地运用各种微创技术和器械，注重细节的处理，处处体现出微创的理念，罗教授的技术特点主要体现在以下4点。

1.在痔病手术中引入"创伤评分概念"，使微创量化可评估

罗教授观察到，在手术中使用不同的器械、术者的每一个操作，都会对机体组织产生不同的创伤效应，这在客观上存在一个可以量化的创伤系数。罗教授对痔病手术的操作进行了分解和定量分析，对每一个操作的创伤系数

都做到心中有数，据此对手术的操作流程重新进行优化，不放过每一个微小的细节，提出对组织的保护要精细到毫米，用创伤系数最小的器械和操作，做到真正的微创，使微创成为可以量化评价、实证的技术，最终形成了一套可行的操作规范。经他手术的患者，术后疼痛轻，恢复快，肛门功能不受损，疗效不低于传统手术。

2. 顺应肛门的生理特点

肛门内括约肌为非随意肌，手术中如果受到损伤和刺激产生肌肉痉挛，会成为痔手术后肛门疼痛和尿潴留的重要原因，患者感觉非常难受。罗教授提出痔手术要对肛门括约肌进行静息处理，外痔剥离的平面到达内括约肌上方，离断 Treitz 肌与内外括约肌的联系，保证内痔结扎时内括约肌不会受到牵拉。同时，要尽量避免在内括约肌表面进行电刀切割和凝固操作，对小的出血灶，只需压迫片刻即可，以减少电刀的透热效应对括约肌的损伤。

3. 无张力原则

肛门是人体排便的必经之路，排便时肛门处于动态之中，肛垫的上下移动、肛管的闭合开放，都会对手术切口产生牵拉挤压而引起疼痛，罗教授强调手术要预留足够宽度的皮肤黏膜组织，非必要不做缝合处理，使皮桥保持在无张力的松弛状态，明显减轻了术后的排便疼痛。

4. 局部麻醉手术中麻醉药的精准控制

局部麻醉是痔病手术常用的麻醉方法之一。罗教授练就了一手精巧的局部麻醉技术，他的窍门是选用短细的针头，在内、外括约肌间沟处进针。短细针头可以减轻穿刺透皮时的疼痛，推注药物时手感及控制性良好，可将麻醉药精准地浸润在手术操作部位，仅用几毫升剂量就能够完成一台痔切除术，有效地降低术后皮桥水肿的发生率。

【典型医案】

一、健脾益气、升清降浊治疗老年便秘粪便嵌塞

颜某某，女，82 岁。

初诊：2021 年 6 月。

主诉：排便困难 2 年，肛门坠胀疼痛 7 天。

病史：平素大便数天一行，便意缺失，大便干燥，量少难排，常需借助

泻剂及开塞露排大便，近 7 天未解大便，小腹胀满，肛门坠胀，疼痛难忍，排尿不畅。既往有慢阻肺病史，咳嗽，咳白痰，动则气短，易出汗，口干，胃纳、睡眠欠佳。

诊查：体瘦肤干，痛苦面容，触诊于左下腹扪及条索样包块，推之可移，直肠指检发现直肠壶腹部塞满巨大干硬粪块，肛门触痛。舌淡暗，苔薄黄，脉弦细。

临床诊断：①慢性便秘合并粪嵌塞；②慢性阻塞性肺疾病。

中医诊断：便秘合并肠结。

辨证：气阴两虚，腑气不通。

外治法：①灌肠+手法辅助排便，将生理盐水分次灌进直肠，示指伸进直肠将粪便捣碎，手法辅助其排出，直至直肠排空，患者立即感觉肛门坠胀疼痛明显减轻，小便能够自排。②中药保留灌肠，次日起，用复方毛冬青灌肠液 100 mL 保留灌肠，每天 1 次，连续 7 天为 1 个疗程。

内治法：益气养阴，行气通腑。

处方：内服自拟升阳下气汤。桂枝 10 g，柴胡 10 g，人参 10 g，麦冬 15 g，五味子 10 g，白芍 30 g，大枣 20 g，生姜 10 g，酒大黄 5 g，枳实 15 g，厚朴 15 g，苦杏仁 15 g，炙甘草 10 g。7 剂，每天 1 剂，药渣复煎。

二诊：服上药 1 周，矢气增多，大便 2～3 天 1 次，偏干，较前容易排出，腹胀减轻，肛门坠胀疼痛缓解。上方再服 7 剂。

三诊：大便 1～2 天 1 次，成形，能排空，胃纳、睡眠有改善。遣方 7 剂：人参 10 g，麦冬 15 g，五味子 10 g，桂枝 10 g，柴胡 10 g，白芍 30 g，大枣 20 g，生姜 10 g，枳实 15 g，柏子仁 15 g，厚朴 15 g，法半夏 15 g，炙甘草 10 g。

按语：本病例年老多病，里气渐虚，排便乏力，多日不排便发展为直肠肛门瘀塞急症，为本虚标实之证。《黄帝内经》提出"六腑……以通为用""小大不利治其标"。认为大小便不通属于危急重症，需要紧急处理，故初诊先以生理盐水灌肠结合手法疏导，解决直肠肛门瘀堵问题，然后应用中药内服及保留灌肠，调理身体内环境及肠道局部环境。自拟的升阳下气汤以桂枝、柴胡、人参、生姜益气升阳，使清气得升；用酒大黄、枳实、厚朴行气向下，推陈致新；以苦杏仁及重用白芍润肠通便；用人参、生姜、大枣、炙甘草、麦冬、五味子健脾养阴。诸药配伍，共奏升清降浊功效。复方毛冬青灌肠液处方中含有毛冬青、大黄、莪术、黄芪等药物，具有活血祛瘀、行气通便功效，可改善因长期粪便瘀塞导致的肠道炎症水肿和功能失调。

二、便秘、内痔出血

赵某某，男，35 岁。

初诊：2022 年 1 月。

主诉：便干难排，伴大便出血 7 天。

病史：近日因熬夜、饮食辛辣，大便数日一行，异常干燥，排便费力，伴有大便出血，呈滴出样或喷射样，色鲜红，量较多。便后痔核脱出，可自行回纳，肛门灼热疼痛，口干苦，尿黄短。

诊查：肛门镜检查见内痔隆起，其中截石位 11 点位内痔黏膜表面明显充血，局部糜烂，接触容易出血。舌尖红，苔黄腻，脉弦。

临床诊断：①内痔二期；②慢性便秘。

辨证：湿热蕴结，热重于湿。

外治法：①内痔硬化剂注射治疗，找准明显充血糜烂痔核，选用 1∶1 消痔灵与利多卡因混合液注射于黏膜下层，直至痔核饱满变白。②痔疮栓纳入肛内，每天 1 次。

内治法：清热利湿，凉血通便。

处方：三黄泻心汤加味。酒大黄 10 g，黄连 5 g，黄芩 10 g，赤芍 30 g，牡丹皮 15 g，生地黄 15 g，防风 10 g，天花粉 15 g，枳实 20 g，升麻 10 g，槐花 10 g，生甘草 15 g。7 剂，每天 1 剂，药渣复煎。

二诊：治疗后次日大便出血明显减少，第三次排便时出血停止，大便 1～2 天 1 次，成形，较易排出，便后痔核脱垂减轻，肛门疼痛缓解。肛门镜检查见注射过的内痔明显缩小，黏膜轻度充血，糜烂处已修复。

按语： 本病例有内痔出血与慢性便秘 2 个痛点，其中内痔的喷射样出血需要引起高度重视，有时候一次排便伴随的喷射样出血，可能导致几十毫升以上的血量丢失，发展下去，大概率会出现继发性贫血，所以必须尽快控制住内痔出血。罗教授选用最快速有效的止血方法——硬化剂注射治疗，力求在最短时间内控制喷射样出血。在内治方面，针对患者湿热内蕴、血热肠燥的病机，予三黄泻心汤泄热解毒、凉血通便。予槐花、生地黄、牡丹皮、防风清热凉血止血，予升麻、枳实升降相伍调节肠腑气机，予天花粉、重用赤芍润下通便，使湿热之邪从下而泄。

第三十二节　国医肛肠名师梁靖华学术思想与"桥式引流"

【个人简介】

梁靖华，男，1966 年 9 月 18 日出生，汉族，陕西乾县人，中共党员，现为深圳市中医肛肠医院（福田）副院长、主任医师，陕西中医药大学硕士研究生导师，国家卫生健康技术推广传承应用项目传承人，深圳市第五批老中医药专家学术经验继承工作指导老师。2020 年经广东省卫健委批准成立"梁靖华广东省名中医传承工作室"。

荣誉称号："全国中医肛肠学科名专家"荣誉（2014 年）；享受国务院政府特殊津贴专家（2016 年）；陕西省三秦人才（2017 年）；西安市首届名中医（2017 年）；被陕西省中医药管理局授予陕西省中医药科技工作先进个人（2017 年）；陕西省名中医（2018 年）；深圳市高层次专业人才（2018 年）；福田区重点专科领军人才（2018 年）；深圳市卫生健康委员会授予深圳市 2019 年度中医药工作先进个人（2019 年）；福田好医生（2020 年）；"白求恩式好医生"提名奖（2021 年）。

科研成果：①"肛腺切除并桥式引流术"治疗复杂性肛瘘的临床研究，获西安市科学技术奖二等奖、中国中医药研究促进会科学技术进步奖二等奖；②手术联合中药治疗婴幼儿肛瘘的临床研究，获中国中医药研究促进会科学技术进步奖三等奖。

梁靖华教授从事肛门疾病临床、教学、科研工作 30 余年，主刀手术万余例。主持省市区级科研课题 15 项，参与 3 项，发表论文 50 余篇，其中 SCI 4 篇，出版专著 3 部，获得国家专利 2 项。自拟湿痒洗剂、紫金消肿洗液特色院内制剂 2 项。

社会兼职：中华中医药学会肛肠分会第七届委员会常务委员、中华中医药学会肛肠分会第六届副会长兼副秘书长、中国中医药研究促进会肛肠分会第一届副会长、中医药高等教育学会临床教育研究会肛肠分会第三届副会长兼副秘书长、陕西省中医药学会第六届肛肠专业委员会主任委员、陕西省保健协会肛肠专业委员会主任委员、世界中医药学会联合会外科专业委员会副会长、世界中医药学会联合会盆底医学专业委员会理事、中国民族医药学会肛肠分会副会长、白求恩精神研究会肛肠分会副会长、深圳市中医药学会常务理事、深圳市医师协会肛肠外医师分会副会长、中国医师协会中西医结合医师分会第二届肛肠病专业委员会副秘书长兼常务委员、深圳市医学会肛肠外科专业委员会常务委员、深圳市中医药学会肛肠专业委员会副主任委员。

【学术思想】

梁靖华教授长期致力于肛肠疑难病的研究，精研四大经典及《外科正宗》《疡科心得集》等书，勤求古方、博采众长，坚持高锦庭"治其外必知其内，循其末必论其本"之论，主张"治病必求其本、治病力求简廉、治病能中不西"的原则。在长期的临证实践中，形成了自己独特的学术思想体系。

一、肛门之疾，内外同治

中医在防治大肠肛门疾病方面有悠久的历史。诸多医籍中记载的常用治疗方法，不外乎内治法和外治法两大类。内治法以中医整体观念进行辨证施治，而外治法包括手术疗法及外用药物的消、枯、脱等法。在梁靖华教授的长期临床治疗过程中发现，对某些患者可以单用外治法治愈，但大多数患者，必须是外治法与内治法并用。外治法直达病灶，消除病所，解除痛苦；内治法则辨证施治，根据病势进退及患者体质辨证施治，予中药口服或其他。内外同治，标本兼治，最终才能获得理想的效果。

二、"至"阴之位，兼顾温阳

历代肛肠医家通过不断传承创新，提出了不少新观点、新方法，大大提高了临床疗效。梁靖华教授亦在自己几十年临床经验的基础上，结合对相火学说的认识，首先在国内提出肛门为"至"阴之位，从阴阳角度出发论述肛门的疾病性质，为肛门疾病的临床诊治提供了思路，在临床应用方面具有重要的实践意义。在此理论指导下，自拟的"湿痒洗剂""痔炎消洗液"在临床上均获得满意疗效，深受患者好评。

三、手法扩肛，不可小觑

手法扩肛贯穿肛肠疾病检查、治疗和术后恢复中，梁靖华教授非常重视手法扩肛在治疗肛肠疾病中的应用，在长期临床中发现，长期便秘、肛门损伤、反复感染、肛肠术后均可引起不同程度的括约肌痉挛，运用手法扩肛效果颇丰。平素他不仅针对术后患者的康复运用独特的扩肛手法，而且还为便秘、肛裂、盆底肌痉挛等的患者因人因病施治，均收到满意疗效。

【专长绝技】

一、"扩肛术"治疗肛裂

1. 术前准备
① 术前检查：a.体温，呼吸，脉搏，血压；b.血、尿、便常规；c.肝、肾功能，血糖，血脂，胸片，心电图。无明显异常后，拟择期手术。
② 术前禁食、禁饮 8 小时，清洁肠道，备皮。
2. 麻醉
可选用椎管内阻滞麻醉。
3. 手术方案
具体操作如下。
① 麻醉生效后，双手示指与中指涂以液状石蜡，先以右手示指轻轻纳入肛内，待患者耐受后，再纳入左手示指及中指，以纳入中节为度。
② 当 4 指中节均纳入肛内后，两手腕部交叉，两手示指掌侧向外侧逐渐加力扩张肛管，扩肛持续 3～5 分钟，使栉膜带明显断裂、肛管括约肌持续松弛。
③ 扩肛力度，扩肛使溃疡裂口加深，深度达溃疡的基底，长度不超过 2 cm，以术者感觉肛管皮下组织有轻微断裂感为度。合并有皮下瘘、内痔、外痔、肛乳头肥大亦用相应的手术方法给予切除处理。
④ 术毕效果检查，以两指末节可顺畅进入肛门为度。最后用凡士林油纱条及无菌辅料包扎伤口。

4.注意事项

① 肛门狭窄或手术后有可能形成狭窄的患者均应做扩肛术。

② 由肛门括约肌痉挛、耻骨直肠肌肥厚或肛门失弛缓形成的可做扩肛术。

③ 术中扩肛操作要由轻到重，避免暴力快速扩张肛管造成括约肌的拉伤，影响肛门功能。

二、"肛腺切除并桥式引流术"治疗复杂性肛瘘

1.术前准备

①术前检查：a.体温，呼吸，脉搏，血压；b.血、尿、便常规；c.肝、肾功能，血糖，血脂，胸片，心电图。无明显异常后，拟择期手术。

②术前禁食、禁饮8小时，清洁肠道，备皮。

2.麻醉

可选用椎管内阻滞麻醉。

3.手术方案

具体操作如下。

① 麻醉生效后，再次检查确定（结合磁共振、指诊）肛瘘的所有内外口和走行，确定感染肛腺、主管道、支管道及管道走行。

② 从距感染肛腺最近外口处切开主管道至感染肛腺处，完全切除感染肛腺并结扎止血。

③ 用弯钳从主管道外口处进入，相通支管外口处穿出，将纱布顺管道拉出，反复擦拭，清理感染组织，并用橡皮筋引流。

④ 同法处理其他支管道。

⑤ 用过氧化氢溶液、生理盐水彻底清洗创口。用橡皮筋做桥式引流5～7天。

⑥ 引流期间每日常规消毒换药，等分泌物干净后去除橡皮筋，继续换药直至伤口愈合。

4.术后换药注意事项——手术成功的保证

① 坚持冲洗虚挂引流间隙，用过氧化氢溶液及生理盐水沿橡皮筋冲洗污物及分泌物，促进坏死组织的脱落。

② 保持引流通畅，防止感染物质滞留在创面，而形成桥形假性愈合。

③ 每次冲洗时都要活动橡皮筋，以便于污物排出，根据腔隙的大小，

去除橡皮筋的时间一般控制在 7～10 天，所在间隙已基本填满后方可去除橡皮筋。

④ 正确放置引流纱条，放入肛内的纱条必须紧贴肛瘘内口创面处，以保证创面充分引流，并防止桥形愈合，使创面平整地生长。

三、"手术联合中药冲洗术"治疗婴幼儿肛瘘（6 个月以上的婴幼儿）

1. 术前准备

① 术前检查：a.体温，呼吸，脉搏；b.血、尿、便常规；c.传染病系列。无明显异常后，拟择期手术。

② 术前禁食、禁饮 2.5 小时，2 支开塞露纳肛清洁肠道。

2. 麻醉

可选用全身麻醉。

3. 手术过程

① 麻醉生效后，检查并确认肛瘘外口、瘘管走行、感染肛腺且与 B 超一致；

② 用探针从肛瘘外口处探入，顺瘘管走行，从内口探出；

③ 切开瘘管，清除周围感染组织；

④ 检查并切除感染肛腺；

⑤ 彻底止血、修剪皮缘后，用过氧化氢溶液、生理盐水彻底冲洗创口，创面用凡士林纱条覆盖，无菌敷料包扎。

4. 术后中药冲洗

术后应用小儿肛周洗剂冲洗肛门局部，以改善术后症状，促进创面愈合。小儿肛周洗剂制作过程：黄连 5 g，黄芩 5 g，黄柏 5 g，金银花 5 g，连翘 5 g，蒲公英 5 g，白及 5 g，甘草片 5 g，加冷水 800 mL 浸泡 30 分钟，武火煮沸文火煎煮 20 分钟，将药液滤出，重复上述操作，将 2 次药液混合加热浓缩至 400 mL，装入压缩袋中备用，每袋 200 mL。使用时取 1 袋药液加热至 38 ℃左右，用 10 mL 注射器抽取药液反复冲洗肛门局部。

5. 注意事项

术后禁饮、食 2 小时，至患儿完全清醒后，6 个月内的婴儿提倡母乳喂养，6 个月以上婴儿可适量增加辅食，1 岁以上幼儿正常饮食。术后应用抗生素 3 日预防感染。每次便后用 10 mL 注射器抽取小儿肛周洗剂（深圳市中医肛肠医院院内制剂，每袋 200 mL，用时加热至 38 ℃左右）冲洗肛门局部。

【典型医案】

一、便秘、呃逆

侯某，女，17岁。

初诊：2019年7月27日。

主诉：排气不畅伴大便不规律3年余。

现病史：门诊以"便秘、呃逆"收治入院，患者自诉3年来因情绪焦虑出现排气不畅，腹胀，嗳气频作，大便不规律，常3~6天1次，大便呈羊粪状，质硬，无血便。曾在全国各地求医2年，CT、磁共振、排粪造影均证明其耻骨直肠肌肥厚、痉挛，运用生物反馈等各种治疗均效果不佳。

专科检查：肛门外观正常，未扪及包块及硬结，肛管紧张度增高，退指指套未见染血；肛镜下可见齿线附近3点、7点、11点位黏膜隆起，色暗红。

辅助检查：2019年7月13日于安徽某医院行排粪造影，诊断为①盆底痉挛；②横结肠下垂、乙状结肠冗长。肠镜示结肠黏膜未见明显异常。胃镜示①鸡皮状胃炎；②胃体、胃底多发息肉。

住院后予以手术扩肛（予以2指肛门内扩肛，分别沿6点、12点和3点、9点对侧向外扩肛，力度适中，扩肛部位包括肛管和直肠下段，充分扩肛后，使肛门内能容纳3指）、中药治疗后症状明显减轻，治疗9日后出院（2019年8月6日）；3个月后复查痊愈。

按语：呃逆是脾胃功能失调，升降失司，膈间气机不利，逆气上冲于喉间，以腹胀、嗳气频作为主要临床特征的脾胃疾病，本病所指呃逆仍是胃失和降，但究其病因，责之于肛门狭窄。在临床实践中，伴有肛门狭窄的呃逆患者，其嗳气频繁，反复发作，终年不愈，部分患者伴有大便不畅、左下腹憋胀或有肠形。由此可见，呃逆与肛门狭窄并见者，肛门狭窄多为胃失和降的主要原因。解决肛门狭窄使用药物难以奏效，或者有效，却多为反复。使用扩肛术治疗肛门狭窄，手到病除。使用扩肛术前大便不畅、浊气难出，用扩肛术后腑气得通、浊气得降，呃逆消失且不反复。此即治病必求与本之理。

二、高位复杂性肛瘘

张某某，男，43岁。

初诊：2014年3月21日。

主诉："肛旁间断性分泌物流出2年"，门诊以"高位复杂肛瘘"收住。

专科检查（截石位）：视诊示2点位距肛缘2 cm处有一溃破口，6点位距肛缘5 cm处有一溃破口，9点位距肛缘2 cm处有一溃破口，有淡黄色分泌物流出（图32-1）。

指诊示肛门弹性可，可扪及条索状结节从外口通向肛内3点、6点、9点位，齿线上3点、6点、9点位肛窦凹陷、压痛阳性。查直肠腔内B超示高位复杂性肛瘘，内口位于3点、6点、9点位齿线附近。

排除手术禁忌证后，在腰硬联合麻醉下行"肛腺切除并桥式引流术"。术中以一探针从2点位外口处探入，顺利从3点位内口处探出，用电刀围绕外口做一圆形切口，在探针指引下，以探针为轴心，慢慢剥离瘘管，剥离到约2/3时，再从内口处向肛外做一放射状切口，用弯钳分别钳夹两侧肛窦及附近组织，以10号丝线结扎，沿探针由内口向外剥离剩余瘘管，充分止血，在内、外口之间浮挂橡皮筋以引流。以同法处理6点、9点位瘘管（图32-2）。

术后每天专科换药，中药熏洗，微波、红光理疗。术后12天时创面清洁，分泌物减少，拆除引流的橡皮筋，继续换药至术后18天瘘管愈合，患者出院继续门诊换药，术后28天伤口完全愈合（图32-3）。

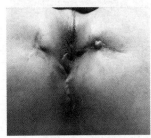 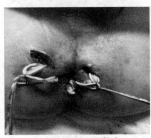 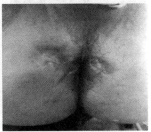

图32-1 术前　　　　　图32-2 术中　　　　　图32-3 术后

按语： 高位复杂肛瘘是肛肠领域难治性疾病之一，具有易复发的特点，其复发常与下列因素有关：①未彻底清除原发病灶；②术后引流不通畅或未处理支管；③合并有其他疾病，如克罗恩病、慢性非特异性溃疡性结肠炎等。肛腺切除并桥式引流术就很好地解决了这几点，既切除了原发病灶感染的肛隐窝、肛门腺导管及肛门腺，又保证了引流通畅。桥式引流是用橡皮筋挂于内、外口之间，既保证了引流通畅，又使括约肌断端与周围组织粘连固定，边生长、边修复，不会引起排便失禁。

三、婴幼儿肛瘘

代某某，男，1 岁 6 个月。

初诊：2019 年 1 月 12 日。

主诉：（母亲代诉）患儿以"肛旁瘘口流脓半年余"为主诉入院。

现病史：患儿半年前无明显诱因肛旁出现米粒样隆起，肛旁肿块逐渐变大，色红，质软，有波动感，就诊于当地儿童医院诊断为肛周脓肿，并行肛周脓肿切开排脓术，术后按时换药，1 个月后肛旁遗留一瘘口，反复流脓，遂入院治疗。

专科检查（截石位）：视诊示肛门外观无畸形，9 点位可见一约 0.5 cm×0.5 cm 大小的瘘口（图 32-4）。指诊示小指可顺利通过肛门，肛旁 9 点位瘘口按压后有少许脓液溢出，压痛阳性，指套退出无染血。肛门镜未查。

入院后完善相关检查，在手术室全身麻醉下行肛瘘手术（图 32-5），术程顺利，术后每日应用小儿肛周洗剂冲洗肛门局部。2019 年 1 月 19 日出院。2010 年 2 月 1 日痊愈（图 32-6），至今未再复发。

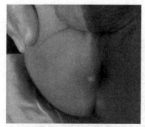 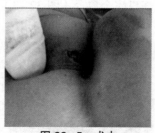 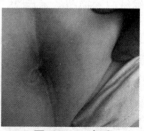

图 32-4　术前　　　　　　图 32-5　术中　　　　　　图 32-6　术后

按语：婴幼儿肛瘘是指发生于婴幼儿时期（年龄为 1 个月～3 周岁）肛门直肠周围软组织或其周围间隙的脓肿破溃，久不愈合或切开引流的后遗病变。该病是婴幼儿肛肠疾病中的常见病、多发病，其病因主要有解剖因素、性激素因素、免疫学因素、护理不当等原因。婴幼儿肛瘘发病人数逐年增多，部分家长因惧怕手术或麻醉风险不愿手术，另有部分家长怕做手术对孩子肛门功能造成损伤而心急如焚。目前国内外专家学者对婴幼儿肛瘘的治疗意见也不一致。梁靖华教授认为婴幼儿肛瘘应尽可能早期行手术治疗，原因如下：①该病反复发作，会导致病情加重，由简单、低位肛瘘发展为复杂、高位肛瘘，甚至发展为全身中毒感染；②肛门周围感染病灶持续存在，还会影响肛门周围组织、肌肉、皮肤、神经、血管等的生长，可导致肛门畸形、排便不畅等，加重了患儿及家长的身心痛苦。

【经方验方】

一、2 号洗剂

1.2A 号洗剂

［处方］黄连 20 g，黄芩 20 g，黄柏 20 g，醋乳香 15 g，醋没药 15 g，仙鹤草 15 g，地榆 15 g，重楼 5 g，牡丹皮 15 g，绵马贯众 15 g，甘草片 10 g。

［功能］清热利湿，凉血止血，消肿止痛。

［主治］痔疮、肛窦炎、肛周脓肿及肛肠疾病术后出血等。

［用法］中药熏洗坐浴，每次 10 ~ 15 分钟，每天 2 次。

［方解］本方所治血热、脏毒皆为风热或湿热邪毒，壅遏肠道血分，损伤脉络，血不循经所致。《成方便读》记载："肠风者，下血新鲜，直出四射，皆由便前而来……脏毒者，下血瘀晦，无论便前便后皆然。"治宜清热利湿为主，兼以消肿止痛、凉血止血。方中三黄合用为君，解毒利湿，疗下焦热盛所致疮疡肿毒。牡丹皮清热祛湿，重楼清热解毒，两药配合化瘀止痛。地榆、仙鹤草味苦、涩，解毒敛疮，止血生肌；绵马贯众既能清气分实热，又能解血分热毒，收涩止血，治疗血热出血症，在辅助君药解毒利湿的基础上进一步发挥止血功效。佐以醋乳香、醋没药通达脏腑，外透经络，追毒定通，消肿生肌。甘草片调和诸药。诸药合用既能清热利湿，凉血止血，又能消肿止痛，使湿热邪毒得清、疮疡肿毒自除、出血自消。

［应用情况］本方在临床运用多年，不良反应少，患者普遍满意度高。

［禁忌］过敏者禁用。

2.2B 号洗剂

［处方］黄连 20 g，黄芩 20 g，黄柏 20 g，醋乳香 15 g，醋没药 15 g，桃仁 15 g，牛膝 15 g，重楼 5 g，牡丹皮 15 g，绵马贯众 15 g，蒲公英 15 g，紫花地丁 15 g，甘草片 10 g。

［功能］清热解毒，利湿消肿，化瘀止痛。

［主治］痔疮、肛窦炎、肛周脓肿及肛肠疾病术后创口疼痛等。

［用法］中药熏洗坐浴，每次 10 ~ 15 分钟，每天 2 次。

［方解］《医宗金鉴》云："如结肿胀闷成块者，湿盛也；结肿痛如火燎，二便闭者，大肠、小肠热盛也；结肿多痒者，风盛也；肛门围绕，折纹破裂，便结者，火燥也。"治疗肛周湿热火毒瘀积之症，当以解毒利湿、化瘀消肿为治疗原则。黄连、黄芩、黄柏利湿下火以消热疮，合用为本方君药。臣以牡丹皮、重楼、绵马贯众、蒲公英，紫花地丁清热解毒，加强君药的功效。再加入醋乳香、醋没药、桃仁、牛膝活血通经、消肿定痛佐助君药导热下行，达到"通则不痛"的效果。甘草片调和诸药，瘀毒清，痛自除。

［应用情况］本方临床运用 10 余年，疗效可靠，广受好评。

［禁忌］出血者、过敏者禁用。

二、3 号洗剂

［处方］苦参 20 g，白鲜皮 20 g，蛇床子 15 g，生百部 15 g，地肤子 15 g，花椒 15 g，艾叶（后下）15 g，黄柏 15 g，土荆皮 15 g，绵马贯众 15 g，甘草片 10 g。

［功能］清热解毒，杀虫止痒，收湿敛疮。

［主治］肛门瘙痒症、肛门藓、肛周湿疹等。

［用法］中药熏洗坐浴，每次 10～15 分钟，每天 2 次。

［方解］自拟方中苦参具有清热燥湿，杀虫，利尿功效。《本草正义》云："苦参，大苦大寒，退热泄降，荡涤湿火，其功效与芩、连、龙胆皆相近，而苦参之苦愈甚，其燥尤烈，故能杀湿热所生之虫，较之芩、连力量益烈。"可用于湿热带下，阴肿、阴痒，湿疹、湿疮，皮肤瘙痒，疥癣，常与蛇床子、黄柏等杀虫止痒燥湿之品同用。地肤子利尿通淋、清热利湿、止痒，白鲜皮祛湿止痒，治疗湿疹瘙痒；土荆皮、生百部可杀虫灭虱，绵马贯众清热解毒，治疗疮疡肿毒；花椒温中止痛、杀虫止痒，用于湿疹、阴痒，常与苦参、蛇床子、地肤子、黄柏等煎汤外洗，治疗湿疹瘙痒；艾叶温经止血，可防大堆寒凉药物而致凉遏留瘀之弊；甘草片调和诸药。诸药合用，共奏清热解毒、燥湿止痒、收湿敛疮之功效。

［应用情况］该方在临床上运用数年，取得良好效果，深受广大患者欢迎。

［禁忌］过敏者禁用。

三、4号洗剂

[处方] 黄连5g，黄芩5g，黄柏5g，金银花5g，连翘5g，蒲公英5g，白及5g，甘草片5g。

[功能] 清热解毒，消肿生肌。

[主治] 小儿肛瘘、肛周脓肿及肛门术后疼痛等。

[用法] 中药熏洗坐浴，每次10～15分钟，每天2次。

[方解] 婴幼儿肛周感染疾病多与"胎火、胎毒、脾常不足、湿留热注"相关。熏洗方中三黄相须为用，清热解毒、泻火燥湿；蒲公英消疔疮肿毒，瘰疬，《景岳全书》："味微苦，气平。独茎一花者是，茎有极者非。入阳明、太阴、少阳、厥阴经。同忍冬煎汁，少加酒服，溃坚消肿，散结核瘰疬最佳……散热毒，消肿核。"配金银花、连翘清热解毒，凉血消肿散结；白及收敛止血，消肿生肌；甘草片调和诸药。诸药合用，清热解毒，凉血消肿，生肌止痛。

[应用情况] 本方药临床应用多年，疗效可靠，暂无不良反应。

[禁忌] 过敏者禁用。

第三十三节 国医肛肠名师刘少琼学术思想与诊治绝技

【个人简介】

刘少琼，女，1961年4月出生，汉族，湖南衡阳人，中共党员，现为南华大学附属第一医院主任医师，硕士研究生导师。

荣誉称号：2011年被评为全国中医肛肠学科名专家，2013年被湖南省中医药学会肛肠专业委员会评为"刘少琼先进名医工作室"，并被评为"湖湘名中医"；2014年被中华中医药学会肛肠分会评为"刘少琼名医工作室"；2021年评为"湖南省名中医"。

科研成果：刘教授注重继承与创新精神，在其诊疗之余，致力于临床经验总结，同时进行相关基础研究，近年来主持和参与多项课题研究，在学术刊物上发表学术论文30余篇。同时积极和同道进行学术交流，近五年来多次应邀在省内及全国肛肠学术会议上做学术报告，其学术思想和经验得到了业内同道的认可。

社会兼职：中国女医师学会肛肠专业委员会副主任委员；湖南省女医师协会肛肠疾病防治专委会主任委员；湖南省中西结合大肠肛门病专业委员会副主任委员；衡阳市中西医结合肛肠专业委员会主任委员。

【学术思想】

刘教授从事中医肛肠临床专业多年，技术上取百家之长而精进之，注重提高患者手术疗效和减少术后并发症，更快促进患者术后康复的相关研究。辨证论治是中医的特点之一，对肛肠疾病而言，刘教授亦注重因人制宜和辨证施治，如"不同痔不同治"思想。对于慢性肠炎和便秘非手术治疗疾病，贯彻"脾胃为后天之本"、权衡"扶正与祛邪"的原则，形成了独特的学术思想体系。

一、外治法与内治法结合治疗肛肠疾病

手术治疗在大肠肛门疾病中占有重要地位，有些肛肠疾病非手术不能痊愈，比如肛瘘；又有部分肛肠疾病发展到后期非手术亦不能痊愈，比如直肠前突引起出口梗阻型便秘。中医外治法囊括熏洗、灌肠、外敷、栓塞等方法，是传统中医外科医师在临床过程积累的宝贵经验。作为肛肠科大夫，既要修炼好手中的手术技巧，又要善于在前辈的基础上加以创新，中医外治法与内治法结合，是创新的继承，以不断追求微创、无痛及快速愈合之目标。内治法是以中医整体观念及辨证论治等临床思维，分析疾病的病理机制及疾病发生、发展的原因，调节机体阴阳、气血、寒热、虚实以治疗疾病。

二、从脾肾治溃疡性结肠炎

溃疡性结肠炎归属于中医学的"肠风""肠澼""泄泻""久痢"等范畴。中医认为本病多因先天禀赋不足、外感实邪、饮食不节、情志内伤等所致。发病初期，湿热蕴结大肠，肠道气机不利，传化失常，热盛肉腐；病情迁延日久时，因反复发作，气伤血耗，正虚邪恋，致虚实夹杂。脾肾亏虚是其本，湿热留恋是其标，刘教授认为治疗过程中应辨别虚实。《景岳全书》曰："泄泻之本，无不由于脾胃。"《素问·阴阳应象大论》曰："清气在下，则生飧泄。"脾胃居于中焦而为后天之本，运化水谷精微，各种病因致脾胃失运则升清降浊失司，水谷不化，下注大肠而泄泻。肾居下焦，为先天之本，主藏精，肾阳的温煦，使五脏六腑得以温养促进，使其功能正常，肾阴的滋润，使五脏六腑得以濡养而功能不过亢进。大肠的传导功能、肺的宣发与肃降功能皆有赖于肾。肾开窍于二阴，二阴开合正常依赖于肾气固摄正常。《素问·至真要大论》云："诸厥固泄，皆属于下。"病程日久或年老体弱者，脾肾皆虚，故辨证施治中注意培补脾肾。

三、治疗便秘重视调节气血

慢性便秘常发生在女性及老年人群中，因病程长，久病则虚，临床多以血虚肠燥、气虚血亏为主证，并可合并血瘀、气滞等。"气为血之帅，血为气

之母"，气虚则血行不畅，导致瘀浊内生，气血相连，气血同源，气虚则血虚，津血同源，从而导致肠道失于濡养、津亏则致肠燥；同时气虚致肠道推动缺乏动力，肠道运行慢可致屎燥肠结；因此，慢性便秘患者多以气、血、津虚证为主要表现，但也夹杂血瘀、气滞等实证的表现，可能是在疾病的某一阶段，也可能贯穿疾病始终。刘教授认为治疗便秘，需要根据患者全身情况辨证施治，虚实兼顾，以补虚为主。慢性便秘肠道传输慢，病位虽在大肠，但与脾虚气亏密切相关，提示脾胃虚弱、运化失常，故刘教授在临证中还注重对脾胃功能的调理。

【专长绝技】

吻合器痔上黏膜切除术联合直肠周围间隙硬化剂注射术治疗直肠脱垂。

1. 术前准备

①术前血常规、肝肾功能、凝血功能、电解质等常规抽血检查及胸片、心电图示无明显手术禁忌证。②术前做好手术谈话，签署手术同意书。③手术前进行清洁灌肠，腰部麻醉前 6 小时禁食、禁饮。④医患之间必须建立信任，密切配合，否则影响疗效。⑤腰部麻醉起效后，常规消毒肛周并铺手术单。

2. 手术步骤

第 1 步：PPH 切除直肠脱垂黏膜。

纳入扩张器：患者取截石位或左侧卧位，腰部麻醉生效后，先行扩肛，经肛门纳入肛管扩张器，脱垂黏膜推入肛门内。

固定肛管扩张器：撤去内栓后，设计荷包缝合位置，在直肠脱垂明显处设计荷包缝合的位置。

缝合荷包：将肛镜缝扎器经扩张器纳入肛内，用 1-0 可吸收线圆针通过缝扎器旋转完成黏膜下荷包缝合，行针在黏膜下，稍带黏膜下肌层，出针时通过旋转缝扎器按压达到一定的止血作用，减少黏膜下血肿形成，一般环周 4~6 针。

纳入吻合头：将吻合器旋转开到最大限度，退出缝扎器后，将吻合头伸入直肠荷包缝线以上，收紧荷包缝线至合适程度后打结。

旋紧吻合器：用带线器从吻合器侧孔引出结扎线，向外适度用力牵拉结扎线，使荷包缝线及拟切除黏膜全部进入吻合器钉舱，旋紧吻合器至指示针显示到达底部后停止。女性患者行阴道指检，避免阴道后壁一同纳入。

吻合环切：打开保险装置，瞬间击发，保持吻合器闭合30秒，松开吻合器并退出，检查吻合口有无出血点，如有搏动性撕裂口，缝扎止血，如无出血，观察吻合器舱内切除组织是否完整，完成PPH部分。如脱垂直肠黏膜较多，可改用钉仓容积较大的TST吻合器，确保更多组织被容纳切除。且可根据个体情况调整组织切割厚度与位置。

第2步：直肠周围间隙注射术。

将消痔灵注射液与0.9%生理盐水按照1∶1比例稀释后备用，再次消毒肛周及肛内。

直肠黏膜下注射：5号长针注射器抽吸消痔灵稀释液，在吻合口上方0.5 cm处多点位柱形注射（每次注射3～5 mL），注射后轻轻按揉使分布均匀。

周围间隙注射：注射器装7号腰穿针头，左手示指在肛内引导，在截石位3点距肛缘约1.5 cm处成45°进针6～8 cm至直肠周围间隙，不要穿透黏膜，也不要注入肌肉内，抽吸无回血后，边匀速注射、边缓慢退针，呈扇形注射，每个方向注入5～10 mL消痔灵稀释液，然后退出针头，于截石位6点、9点位做同样注射。

术毕，肛内纳入少量凡士林纱条，肛门处纱布加压固定。

3. 术后注意事项

术后注意观察患者生命体征，手术后予以抗生素3～5天预防感染，可能会出现低热，但一般不超过38 ℃；患者术后卧床休息，4～5天减少下床活动，酌情予以保留导尿管1～2天。流质饮食3天后改半流质饮食，逐步过渡到正常饮食，注意补液及维持电解质平衡，每日肛门外换药，肛泰软膏外用塞肛。

【典型医案】

一、PPH联合直肠周围间隙硬化剂注射术治疗直肠脱垂

汪某，女，104岁，无业。

初诊：2021年5月10日。

主诉：大便时肛内有肿物脱出20年，加重1个月。

现病史：患者自述无明显诱因出现大便时肛门内有肿物脱出20年，排便后可缓慢自行回纳，未就医并处理，其后症状反复发作并逐渐加重，1个月前开始症状加重，自触及脱出肿物呈环形，直径5～6 cm，长度约8 cm，表面光滑，呈粉红色，不能自行回纳，便条较以前明显变细，每次排出量少，有大便不尽感、肛门有潮湿感，无便血，小便正常，食纳睡眠可，近期无明显体重减轻。

诊查（截石位）：视诊示肛缘可见直肠下段黏膜全层脱出，长约5 cm。镜检示直肠黏膜松弛明显。指诊示肛门括约肌松弛，直肠下段所及范围未及明显肿块，指套未染血。舌淡红，苔薄白，脉细。

既往史：患者曾因子宫脱垂行阴道缝合术（具体不详）。

术前检查：血常规示无异常；电解质示血钾3.2 mmol/L；心电图示①频发多源性房性期前收缩部分伴心室内差异性传导，建议动态心电图监测；②左房负荷过重；③左室面高电压；④ST-T改变，请结合临床；⑤左前分支传导阻滞。肺部+全腹部三维成像示右肺上叶病灶，考虑继发性肺结核，建议结合临床；双肺散在慢性炎症；右肺上叶前段肺气囊；肝右叶、右肾囊肿可能；双肾多发小结石；直肠管壁增厚，性质待定，建议进一步CT增强检查。心脏彩超示升主动脉增宽；主动脉瓣钙化并瓣口约中度反流；二尖瓣后叶环部钙化；三尖瓣口轻度反流；心内未见明显分流；左心EF、FS值为正常范围；心律失常。

临床诊断：直肠脱垂。

治法：纠正电解质紊乱，排除手术禁忌后患者于2021年5月18日在腰部麻醉下行吻合器痔上黏膜切除+直肠脱垂硬化剂注射术。

手术操作方法如下。

① 腰部麻醉成功后患者取左侧卧位，术区常规消毒后铺无菌单，再次探查肛门直肠松弛，呈洞状肛门，肛门镜下直肠黏膜异常松弛。

② 于肛缘6点、12点肛缘处以7号丝线各缝合1针固定肛管扩张器。以2-0可吸收线于3点齿线上方约4 cm处进针，做单荷包缝合。荷包缝针自出针点原位进针，使荷包线全部潜行黏膜下层并保持在同一水平面。旋开PPH吻合器尾部旋钮至最大位置，将吻合蘑菇头导入并使之置于荷包线之上，将荷包线收紧并打结于器械中心杆上。用带线器将荷包线尾端从吻合器左、右侧孔中拉出，牵引荷包线，同时旋紧吻合器至刻度指示绿色区域最底端。行阴道指检阴道后壁完整，激发吻合器并保持闭合状态30秒以上，松开手柄，

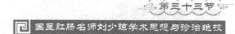

轻轻旋开吻合器后移出，仔细检查吻合口，未见活动出血点。

③ 再次消毒吻合口上直肠黏膜，给予消痔灵硬化剂（消痔灵 ：生理盐水为 1 ：1）在松弛黏膜下点状注射，在左手示指肛内引导下于直肠左、右及直肠后间隙注射，共注射消痔灵稀释液约 50 mL。凡士林纱条置于吻合口处压迫止血，无菌敷料肛外加压包扎，检查切除黏膜完整均匀，宽约 4 cm，予送病理。

术后予头孢替安 1.0 g，静脉滴注，每日 2 次，连续 3 天预防感染及止血、坐浴及外换药治疗。术后病理示（直肠）肠壁组织、黏膜下层血管扩张充血，间质水肿，符合直肠脱垂病理改变。

患者于 2021 年 5 月 22 日出院，嘱患者出院后继续坐浴及换药治疗。

二诊：患者于术后 1 个月门诊复诊，无肛门肿物脱出，大便通畅，日行 1 次，无便血及肛门坠胀等其他不适，舌淡，苔薄，脉弦细。专科检查示吻合口处伤口愈合良好，钛钉未完全脱落，吻合口无狭窄，根据舌脉辨证为脾虚气陷证，建议补中益气汤口服健脾益气，升阳举陷。

处方：黄芪 20 g，党参 15 g，升麻 6 g，白术 10 g，陈皮 6 g，柴胡 10 g，炙甘草 10 g，当归 10 g。14 剂，日 1 剂，水煎服，早晚温服。

按语： 直肠脱垂在肛肠疾病中的发病率约为 2%，常见于 3 岁以下儿童和 60 岁以上老年人。手术治疗是目前治愈成年人直肠脱垂的唯一方式，手术方法主要有经腹手术、经会阴手术和注射疗法。因其病因复杂，手术方式众多，治疗时应充分考虑患者的性别、年龄、身体一般状况、脱垂严重程度、肠管是否嵌顿及患者术后生活质量的期望值。本例为高龄患者，不能耐受较大的经腹手术，经会阴 Delorme 等术式手术对其来说，伤口难愈合及感染等并发症也有可能是致命的，但单纯的应用硬化剂注射效果可能不佳，因此，慎重选择合适的手术方式尤其重要。PPH 术利用吻合器环形切除脱垂直肠黏膜，一方面钛钉吻合可以悬吊、提拉松弛直肠黏膜，使黏膜回缩，消除脱垂症状，直接达到治疗作用；另一方面吻合口与周围组织形成瘢痕粘连，有效地增加直肠壁的强度和降低直肠壁的顺应性。联合直肠周围间隙硬化剂注射方法，硬化剂产生无菌性炎症引起局部组织纤维化，使直肠与其周围组织（两侧直肠侧韧带、后方骶前筋膜）发生粘连固定，且又可使松弛变弱的直肠侧韧带因纤维化而得到加强，牵拉固定直肠，使其回复到原位，加强治疗脱垂的目的。

二、益气活血法治疗气虚血瘀型肛门坠胀

何某，女，52岁，工人。

初诊：2019年4月3日。

主诉：肛内反复胀痛2年。

现病史：肛内时有针刺样疼痛，平卧及夜晚睡觉时明显，晨起减轻，伴胸闷易烦、气短，睡眠差，食纳可，二便调。舌暗红有瘀斑，脉弦。

诊查：肛门视诊示肛缘外观平整。镜检示直肠下段黏膜色鲜红，齿线上3点、7点、11点位黏膜稍隆起，3点、5点、6点位肛隐窝处充血。指诊示肛门括约肌功能可，直肠下段所及范围未及明显肿物，3点、5点、6点位肛隐窝处压痛。肛周MRI检查未见明显异常。

临床诊断：后重。

辨证：肛门内刺痛，平卧及夜间明显，肛门指检多处肛隐窝有压痛，有固定位置，这是血瘀引起疼痛特点，患者还伴胸闷易烦、气短表现，结合舌脉，辨证为气虚血瘀证。

治法：益气活血，化瘀止痛。

处方：口服自拟方芪归化瘀汤，方药如下：黄芪60g，当归12g，升麻6g，红花6g，地榆炭12g，赤芍9g，地龙9g，川芎9g，桃仁9g，仙鹤草12g。7剂，每日1剂，水煎服。

配合中药保留灌肠，方药如下：黄柏10g，白芍15g，秦皮15g，牡丹皮10g，皂角刺10g。7剂，每日1剂，水煎剂放置约37℃，睡前保留灌肠。

二诊：2019年4月10日。患者用药7剂后，诉肛内胀痛明显好转，效不更方，继用原方7剂。

按语：肛门坠胀在中医学中没有明确病名，与"后重""肠胀"类同。《景岳全书》曰："病在气分者，因气之滞，如气血之逆，食饮之逆，寒热风湿之逆，气虚不能运化之逆，但治节有不行者，悉由气分，皆能作胀……有气虚而胀者，元气虚也；曰足太阴虚则鼓胀也，有气实而胀者，邪气实也。"芪归化瘀汤全方中重用黄芪为君，配伍升麻增强补气功效，配伍桃红四物汤之桃仁、红花、赤芍、当归、川芎达活血化瘀之功，方中仙鹤草解毒、收敛，配合地榆炭清热止血。补气、理气、活血化瘀药合用，调动周身气血，使药达病所。"久病入络"，加用地龙，增强逐瘀通络的作用。搭配中药保留灌肠，局部清热解毒，行气理气止痛。综上，达益气活血、化瘀止痛之功。

三、益气健法治疗气阴两虚型便秘

梁某，女，67 岁，退休。

初诊：2020 年 9 月 6 日。

主诉：大便干燥难解 5 年余。

现病史：患者诉 5 年前开始出现大便干燥难解，3 ～ 5 日行 1 次，有时甚至 7 ～ 8 日行 1 次，无明显便意感，无腹痛、腹胀，食少纳差，气虚倦怠，口稍干，不苦，舌淡红，苔少，脉细弦。

诊查：专科检查无明显异常。患者 1 年前行肠镜检查无明显异常。

临床诊断：便秘。

辨证：气阴两虚证。

治法：益气健脾，润肠通便。

处方：口服益气通幽汤加减，方药如下：白术 30 g，党参 15 g，黄芪 15 g，火麻仁 20 g，桔梗 10 g，生地黄 15 g，升麻 9 g，玄参 10 g，当归 10 g，麦冬 12 g，枳壳 10 g。7 剂，每日 1 剂，水煎服。

二诊：2020 年 9 月 14 日，患者用药后大便 1 ～ 2 日行 1 次，质软，乏力感减轻，食纳好转，效不更方，原方继用 14 剂。

按语： 中医学认为，年老体弱之人，往往容易气虚、血虚，气虚则肠道蠕动减慢，则大便失于传导而发生便秘。益气通幽汤重用白术，健脾益气，配以黄芪补气、升麻益气升清以治疗气虚，增液汤中生地黄、玄参与麦冬滋阴增液润肠以行舟，火麻仁补虚并润肠，枳壳通肠理气，桔梗宣肺气，生地黄配当归养血通便。全方合用使气虚得补，脾虚得以键运，大肠得以濡润，大便得以通幽。

四、扶脾温肾法治疗脾肾阳虚型溃疡性结肠炎

向某，男，28 岁，职员。

初诊：2019 年 6 月 18 日。

主诉：反复腹痛腹泻 10 年余。

现病史：10 年前患者出现腹痛，脐周为主，伴有腹泻，大便日行 4 ～ 5 次，多时可达 8 ～ 9 次，多次就医，肠镜诊断为溃疡性结肠炎，服用美沙拉秦肠溶片维持治疗，但症状仍容易反复，目前大便日行 3 ～ 4 次，质稀，晨起醒时腹痛即欲行大便，腹部冷痛，食纳少，进食稍多即易食谷不化，腹胀，平

素畏寒，易疲劳，四肢冷，易腰酸，舌淡，苔薄白，脉沉细。

诊查：人体消瘦，精神欠佳，肛门镜下见直肠下段黏膜水肿充血。

临床诊断：泄泻病。

辨证：脾肾阳虚证。

治法：健脾温肾，涩肠止泻。

处方：口服自拟扶脾益肾方，方药如下：白术 20 g，补骨脂 15 g，党参 20 g，陈皮 10 g，防风 10 g，诃子 6 g，淮山 15 g，乌附片 3 g，淫羊藿 10 g，仙茅 10 g，茯苓 15 g，高良姜 10 g。14 剂，每日 1 剂，水煎服。美沙拉秦继续服用。

二诊：2019 年 7 月 2 日用药后腹痛减轻，大便日行 2～3 次，成形，畏寒、肢冷减轻，效不更方，原方继续服用 14 剂后症状明显缓解。

按语：方中白术、茯苓、党参健脾益气，乌附片、淫羊藿、补骨脂、仙茅补肾阳，高良姜温中、行气、止痛，加强乌附片温里散寒之功，患者腹泻日久，诃子涩肠止泻，淮山健脾益胃又助诃子涩肠，陈皮理气健脾。全方共奏健脾温肾、涩肠止泻之功效。

【经方验方】

一、复方芙蓉花叶栓

[处方] 芙蓉花叶、黄柏、地榆炭、大黄按药量 1.7∶1∶1∶1 的比例加水浸泡 30 分钟，煎液用乙醇回收成浸膏再配一定的基质和冰片，然后制成每粒重 2.0 g 的鱼雷型栓剂。

[功能] 清热止血，消肿止痛。

[主治] 内痔、血栓外痔、混合痔、肛裂等肛周疾病及痔疮和肛瘘术后。

[用法] 每次 1 粒塞肛内，早晚各 1 次。

[方解] 方中君药为芙蓉花叶，味微辛，性凉，能凉血解毒、消肿止痛；佐药黄柏，味苦性寒，善清热燥湿、泻火解毒；地榆炭性味苦、酸、涩，性微寒，能凉血止血、解毒；生大黄味苦性寒，能行瘀破积、清热解毒；佐使药为冰片。

[应用情况] 本方药从 20 世纪 90 年代开始被应用于临床，至今仍在临

床应用，收到较满意的效果。早期临床观察研究 200 余例患者，总有效率为94.8%，可以证明该药的临床疗效是很高的。

［禁忌］无。

二、两面针坐浴洗剂

［处方］两面针 30 g，毛冬青 30 g，防风 10 g，五倍子 15 g，芒硝 15 g。制成 50 g 为 1 包的粉末制剂。

［功能］利湿消肿，止痛，促伤口愈合。

［主治］混合痔、肛裂、肛瘘、尖锐湿疣等肛门周围疾病及疾病术后。

［用法］每次 1 包，将药物放入熏洗盆内加入沸水 1000 ~ 1500 mL，患者坐于盆上，先趁热熏洗肛门 5 ~ 10 分钟，待药液不烫时，坐入盆中浸渍 15 ~ 20分钟，每日 2 次，大便后或睡前应用。

［方解］方中两面针味苦、辛，性平，具行气止痛、活血化瘀、祛风通络之效，毛冬青活血通脉、清热解毒，防风发表祛风、胜湿止痛；五倍子解毒止血、收敛生肌，芒硝消肿散结。全方共奏清热解毒、消肿止痛、收敛生肌之功效。

［应用情况］本方药临床应用已 20 余年，疗效可靠，无不良反应。早期临床研究观察 226 例肛肠病术后患者，疗效明显，第一疗程总有效率达96.9%，优于对照组，且无明显不良反应。

［禁忌］孕妇慎用，妇女月经期可熏蒸不坐浴。

第三十四节　国医肛肠名师贺平学术思想与诊治绝技

【个人简介】

贺平，男，1960年5月出生，汉族，贵州人，农工党派，主任医师，教授，硕士研究生导师。1987年毕业于成都中医学院，并获得中医外科（肛肠）硕士学位；1987年10月至2007年9月在成都中医药大学附属医院肛肠科从事临床、教学、科研工作；2007年9月至今在成都肛肠专科医院任副院长。

荣誉称号：贺平教授在全省乃至全国中医界尤其是肛肠界和当地群众中享有很高声誉。并于2008年被中华中医药学会评为"全国中医肛肠学科名专家"，2009年被评为"成都市名中医"，2010年获"全国中医肛肠学科先进名医工作室（站）"美誉，2018年被评为"四川省名中医"。

科研成果：贺平教授致力于结直肠肛门疾病的理论与临床研究30余年，以第一作者或通信作者发表论文50余篇，其中发表在 *Medline* 杂志2篇，被SCI收录1篇；主编专著6部；获国家专利1项。获四川省科技进步三等奖2项，中华中医药学会二等奖1项，成都市科技进步二等奖、三等奖各1项，中国民族医药学会科技二等奖1项等。作为课题负责人，完成国家及省市区级科研课题10余项；担任国家自然科学基金面上项目主研1项。

社会兼职：中华中医学会肛肠分会副会长，中国中西医结合学会大肠肛门病专业委员会副主任委员，中国民族医药学会肛肠科分会常务副会长，中国医药教育学会肛肠分会副主任委员，世界中医药学会联合会肛肠分会副秘书长，便秘联谊会常务副会长兼秘书长，四川省中医药学会肛肠专委会主任委员，四川省预防医学会盆底疾病防治分会副主任委员，四川省医师协会肛肠医师分会秘书长。

【学术思想】

贺平教授从医 30 余载，学验俱丰，通晓理论，精于临床，形成了自己独特的学术思想和治疗理念，精于辨治中医外科诸多痼疾，尤擅中医肛肠领域疾病的诊治。临证中，对肛肠疾病既强调把局部作为一个整体来认识，又强调局部的问题要从整体的观念来分析；首创从湿论治便秘；主张肛肠病内外合治，择机而施，能药则药，不能药则手术，谨守病机，各司其属。

衷中参西，注重继承弘扬中医医理

1. 整体辨证

虽然肛肠疾病的病变部位在局部，局部的专科检查十分重要；但贺平教授在临证时亦强调整体辨证，从整体观念来认识疾病的发生、发展及演变过程。整体与辨证地对待生命活动。贺平教授在诊治疾病时，始终遵循《内经》之训："天地之大纪，人神之通应。""人神"是指人的生命活动现象，人体的生理活动规律与自然界变化的"大纪"是基本一致的。正如《素问·宝命全角论》说："人以天地之气生，四时之法成……天地合气，命之曰人。"他认为应该用辨证的目光对待生命活动。人体生命过程的生、长、壮、老、已各个阶段是永恒运动着的，用运动的观点对待人与自然、疾病与治疗等问题。《素问·六微旨大论》："成败倚伏生乎动，动而不已，则变作矣。"所以在局部疾病的治疗方面，要用整体的观点去看待。犹如便秘的治疗，贺平教授认为便秘是临床常见的复杂症状，而不是一种单纯的疾病，不能长期依靠泻剂通便。从病因上可分为器质性和功能性两类。从中医的观点出发，他认为便秘多责之于大肠传导失司，与五脏皆相关，《内经》云："魄门亦为五脏使，水谷不得久藏。"其中，与肺、脾、肾关系尤为密切，肺与大肠相表里，肺气的宣发与肃降和大肠传输密切相关，古人用"提壶揭盖"之法治癃闭，贺平教授常依此理治疗便秘获效。

调理脾胃，注重固本。贺平教授认为："脾胃居于中州，为水谷之海，气血生化之源泉，又起到升降枢纽的作用，如清阳之升与浊阴之降，均赖脾胃斡旋于中。因此，升降有序乃是脾胃功能正常的表现，否则内而五脏六腑，外而四肢九窍，均会发生种种病证。尤其是外科患者，若脾胃伤败，升降无序，则不利于创面的愈合。"故贺平教授在诊病时，时时强调对脾胃功能的保护，在药物选择上，常少用苦寒之品，以防伤及脾胃功能。常诫之："疮疡的治疗不重脾胃是谓失治。"在临床诊治中调理脾胃方式较多，如运脾益胃、升阳益气、温中散寒、健脾利湿等，其调理的形式则按不同情况而定。病程长者，分阶段调理；病程短者，病后专门调理；身体虚弱、脾胃失运者，则调补与祛邪并举。同时，气血在疮疡外科的发生、发展和辨证论治过程中占有重要的地位。因此，贺平教授在临证时常提醒："要随时注意调和气血。"并认为："诸疮皆因气血凝滞而成，切不可纯用凉药，否则可致腐难敛，治当平和散滞，行瘀活血为妥。"注重运脾和胃、调理气血的思想对中医痔病的治疗具有重要的指导意义。

2.重视外治，择机而施

肛肠病的治疗方法分为内治和外治两种。内治之法，辨证施治，以"消、托、补"为诊务之纲要；外治之法，或手术治疗，或外用药物。在临床诊疗过程中，贺平教授认为要摆正手术与药的位置，能药则药，不能药则手术。只有手术与药并重，才能真正体现出中医肛肠的特色和优势。随着中医肛肠学科的发展，中医肛肠病学已从传统意义上的痔瘘病学，逐渐形成了较为完备的肛肠外科学体系，诊治范围从传统的肛门病为主，进一步扩展至结直肠疾病。有些疾病以内治为主，有些疾病以外治为主，何时用刀、何时用药，当根据不同病种、疾病的不同阶段结合个体因素，局部辨证和整体辨证相结合，综合考虑，或内治为主结合外治，或外治为主结合内治，并行或兼行择机而定。如溃疡性结肠炎的治疗，除暴发型及病情危重的患者，若内科治疗效果不佳，会考虑手术治疗。

3.用药简便，法而不拘方

古人对如何遣方用药，论述颇多。如张介宾之《论治篇》，徐灵胎之《用药如用兵论》，乃医家临证之推测，必须深得其要领。贺平教授亦认为："医家临证，犹如兵家临阵，而其最重要者，乃以奇兵制胜。"

首创宣开除湿通便汤治疗四川地区的慢性便秘患者。方药组成：杏仁、白蔻仁、生薏苡仁、飞滑石、白通草、厚朴、法半夏、石菖蒲、肉苁蓉各10 g。方用杏仁宣通上焦肺气，使气化有助于湿化；白蔻仁开发中焦湿滞，化浊宜中；生薏苡仁益脾渗湿，使湿热从下而去；上三药为主，故名"三仁"；辅以法半夏、厚朴除湿消痞，行气散满；白通草、飞滑石清利湿热；石菖蒲化痰开窍，健脾利湿，醒脾安神；肉苁蓉补肾阳，益精血，润肠通便。全方有清热利湿，宣畅混浊之功。用法：上药用甘澜水 2L，煮取 750 mL，日 3次。主治湿热蕴脾型便秘。

4. 精研医理，善于创新

贺平教授认为："医者贵乎多应变，不可偏执其方。"他反对固守陈旧，主张革新改进，认为外科疾病虽根在内，但内外兼治，互相配合疗效更佳。在临床上创新和设计出一系列治疗肛门慢性顽固性便秘这类疑难病证的方法，为众多患者解除了身心病痛。真正在临床接触慢性便秘患者的医师都不难发现这些患者或多或少伴有精神症状。贺平教授根据这种普遍现象提出了"秘由心生"的假说。患者长期紧张、抑郁、焦虑等都会使胃肠道出现异常，为了避免情绪因素对胃肠道的影响，他认为医者应强调精神心理干预，形成医师为主导，患者及家属为一体的心理治疗模式，想尽一切办法为患者树立信心，引导其接受正规治疗，必要时辅以精神类药物，告知家属要充分理解患者的痛苦，努力为其创造一个轻松、舒适的生活环境，语言上多鼓励、多关心。

同时，贺平教授认为脾肾不足型便秘的老年患者特别多，症状反复发作，时轻时重，严重影响老人的生活质量。故根据长期的临床经验首创了"五子膏"（冬葵子 30 g，菟丝子 30 g，决明子 40 g，枸杞子 30 g，莱菔子 60 g，隔山撬 20 g，枣仁 20 g）温脾肾、益精血，以润肠通便，受到老年患者的青睐。

贺平教授强调"治未病"思想，其中包括两层含义，一是未病先防；二是既病防变。坚持整体观、辨证观。个体化治疗是在慢性便秘发展的不同阶段，治疗侧重点不同。便秘初期，症状较轻，通过饮食调节、定时排便及生活习惯的调理，必要时辅以少量药物；便秘中期，饮食和生活习惯调理无效时，采用口服中药、针灸、拔罐等中医疗法，可适当服用少量西医缓泻剂，坚决避免长期口服泻剂或用开塞露，可适当运用生物反馈疗法、电针等；便秘后期，一切保守治疗无效，患者及其家属强烈要求手术，并对术后并发症理解同意的情况下考虑手术治疗；便秘术后康复期，仍需要采用口服中药、针灸等治疗。兼顾身心同治，倡导终生调养。从上、从内：着眼于胃肠动力，运用中医辨证分型，从肺、脾、肾着手；从下、从外：着眼于阻力，运用外科手术方法排除或缓解出口梗阻。

5. 以人为本，追求精致

临证手术时，注重保护肛门组织。现代肛肠学的一个重要发展方向是微创，于肛肠科难治性疾病如复杂性肛瘘、环状混合痔等的治疗，尤需遵循此原则。如环状混合痔去除病灶与皮瓣保留，传统观念认为去除多则狭窄，去除少则肿痛，至少保留皮瓣的2/5；运用新技术方法可无虑——后位扩肛、挂线、切开。针对复杂性肛瘘而采用的"多切口浮线引流术"，是一种具有中医特色的有效保留括约肌及肛周组织的术式。相对于传统的切开术式，有效地减少了术后瘢痕形成及肛门渗液等并发症的发生，疗效满意。术前做X线片或肛周B超探查，初步了解主瘘管及分支走向。以银质探针探明内口，并用硬质刮匙清除内口及邻近管道的坏死组织，用探针将内、外口贯通后，将橡皮条引入管道内，两端打结，使之成圆环状。术中注意适度地剔除脓壁组织，放置在瘘管内的拖线应保持松弛状态，以来回能自由拖动为度，从而减轻换药时患者的疼痛。待脓腐脱净后（一般需10～14天）配合坐位压迫法，借用坐位之持久压力，使管道在健康肉芽状态的基础上自行黏合，闭合管腔。

动作轻灵，力求创面美观。贺平教授无论在术中操作还是在术后换药均强调操作宜精巧轻灵，避免用蛮力、暴力，增加患者痛苦或不必要的创伤。对于手术视野的暴露，贺平教授在痔术中，强调避免过度牵拉痔核，应尽量使痔核处于自然复位状态下进行操作，过度牵拉内痔可使患者下坠感明显。若内痔痔核水肿、质地脆弱，更要注意避免用力牵拉，否则可引起内痔黏膜撕裂，造成创面大出血，增加不必要的痛苦和术后反应。对于外痔部分，术中宜用镊子轻轻夹持痔体，避免过度夹持外痔皮肤，以免组织挫伤，从而增加术后外痔水肿等并发症的发生。肛瘘内口之探查，宜用银质探针在示指导引下轻轻探查，尽量避免蛮力探出，以致形成"人工假道"，遗漏真正的内口，造成术后肛瘘复发的可能。修剪创面使皮肤对合平整，使创面平整美观。创面填塞的纱条应根据创面的大小、深浅，精心设计，尽量小巧，以覆盖创面、引流通畅而患者不感到明显不适为度。

6. 对溃疡性结肠炎的研究

目前针对溃疡性结肠炎的病因、病机尚未明确，其治疗也存在着西医与中医之别。现代医学治疗比较单一，采用抗感染、糖皮质激素及免疫抑制剂等治疗，疗效尚不能令人满意。中医学则立足整体观念，通过辨证论治灵活采取治疗。数十年来贺平教授一直坚持工作在临床第一线，其一贯注重实践，临证治疗强调病证结合，按证施治，并且应用其扎实的中医理论指导临床，积极探寻中医药治疗肛肠疑难疾病的规律和优势，发掘中医药在肛肠疾病治疗方面的特色，在治疗溃疡性结肠炎方面积累了独特的经验，临证疗效显著，为众多患者解除了身心病痛。

贺平教授认为，本病发作初期，虽以脾虚为本，但以湿热积滞为标；

病程较长的患者则表现为脾胃虚弱为主，而出现久泄、久痢、头晕、气短、消瘦，甚至肛门脱垂等现象。由此，健运脾胃当分两步，初期脾胃气虚不重时以健脾祛湿为主，多采用三仁汤加减白术、党参等健脾药物，立足清热祛湿治标，辅助健脾治本；后期表现为脾胃气虚为主时，则要以补脾、运脾为主，多用参苓白术散加减，以健脾为主，脾健则运化正常，湿邪得除。临床中多数溃疡性结肠炎患者因疾病困扰，均轻微伴有情志抑郁甚至焦虑等症状。近年研究表明，情感障碍在溃疡性结肠炎等疾病的发生、发展过程中起着重要的作用，故治疗上应消除患者的恐惧心理，增强其战胜疾病的信心。他经常强调，人体是一个整体，辨证论治的同时要兼顾整体观念。脾胃属土，肝属木，两者是相克关系，脾胃的正常升降必借肝气之条达才能正常有序，肝之疏泄有度，水谷精微才能正常输布全身，糟粕始得正常下传，故《素问·宝命全角论》曰："土得木而达。"或由于脾土真虚，或由于肝木真实，从而导致这种正常的克制关系被破坏，则会出现木乘土的病理现象，肝气横逆，扰于脾则痛泄交作，扰于胃则腑气不畅，积滞不除，正如《医学求是》中所说："腹中之痛称为肝气，木郁不达，风木冲击而贼脾土，则痛于脐下"。对于这种出现肝气郁滞的溃疡性结肠炎，贺平教授喜用痛泻要方而取效，常加合欢皮、川楝子、延胡索调理肝气等。同时，他认为灌肠法可使中药绕过肝、胃、小肠，直接由直肠进入大肠循环，加快吸收速度，提高局部药物浓度，促进溃疡愈合，从根本上改变了单纯口服药物降低了血药浓度、疗效差的不良状况，因此在临床当中，贺平教授在给予患者口服中药的同时并予药物保留灌肠，取得满意的疗效。同时，鉴于现代医学和中医学在治疗溃疡性结肠炎方面均有各自的优势，贺平教授不拘传统，勇于创新，中西结合应用临床，取得良好效果，使得广大患者能够较早康复，减少痛苦。

7. 对疑难病证的研究

在临床上创新和设计出一系列治疗肛门顽固性瘙痒症、肛门失禁、顽固性肛门坠胀、先天性小儿肛门畸形等疑难病证的方法，为众多患者解除了身心病痛。他认为肛门瘙痒症临床表现为肛周持续性瘙痒，夜间或者安静、湿热刺激时加剧，呈阵发性，常有烧灼、蚁行、虫爬感觉。中医学认为，肛门瘙痒主要是湿、热等邪引起，治疗上以清热除湿为主。硝矾洗剂是根据古代熏洗方中出现较多的几味中药和多年临床实践经验总结的成方，方中芒硝具有泻下、软坚、清热之功，明矾有解毒、燥湿、止痒之效，硼砂擅清热、解毒、消肿之长，全方虽仅有3味药，但方简力宏，三药齐用共奏清热解毒、化瘀消肿、除湿止痒之功。现代药理研究表明芒硝、硼砂有较强的抗菌消炎作用，明矾有明显促进皮肤上皮细胞和真皮组织修复的作用。临床实践也证明，硝矾洗剂是一种较理想的中药制剂，对于肛门瘙痒症确实有效。

贺平教授认为肛门失禁是各种原因导致的直肠蓄控功能丧失，可分为器质性和功能性。其中器质性肛门失禁是由于肛门或神经损伤，导致不能控制大便和气体排出的现象。对于干便和稀便都不能控制者，称完全性肛门失禁；能控制干便，不能控制稀便和气体者，称不完全性肛门失禁。临床上在行痔疮的手术过程中，有些患者不可避免地损伤了肛门括约肌或肛门神经，而出现术后不能控制稀便、矢气时稀便随矢气流出的不完全性肛门失禁的症状。这类患者在给予生物反馈治疗后，能明显缩短患者病程，改善患者愈后，巩固治疗效果。每次治疗持续 50 分钟，其间进行 50 次排便训练，每周 3次，6 周为 1 个疗程。痔术后不完全性肛门失禁，临床上因各地医疗水平不同而发生率不同，医疗水平越低发生率越高。究其发生的原因，与痔手术过程中损伤肛门括约肌及神经，造成肛门括约肌张力减弱，收缩无力而出现肛门关闭不全有关。肛门失禁症状严重影响患者的生活质量，国内临床上根据术后肛门失禁程度高低，分别采取药物治疗、提肛训练、灌肠法、电刺激疗法等非手术治疗，以及括约肌修补成形术、后方括约肌折叠术等手术治疗。国外治疗术后肛门失禁首选生物反馈疗法，有很好的应用前景。

肛门坠胀是肛肠科的常见症状，也是肛肠病术后的常见并发症之一。肛门坠胀成因复杂，且有许多不确定的致病因素，其可以单独存在，也可伴发于其他疾病。肛门坠胀在中医学中没有明确的病名，其表现与"后重"类同。在治疗中存在疗效欠佳的问题，尚且没有形成一个治疗方案。正因为如此，贺平教授这些年来对肛门坠胀进行了多方面的研究。辨病因，中医学对其论述很少，贺平教授认为其病因不外乎七情不节、素体虚弱或体弱年高及脾气虚弱、饮食不洁、风热外感于肺、肛门直肠手术后。西医学的病因、病理研究：①脱垂性肛门疾病、内痔脱垂、直肠黏膜脱垂、息肉等均可刺激齿线区（高度特化的感觉神经终末组织带，是排便运动的诱发区）产生肛门坠胀感进而引起排便感。子宫脱垂、阴道脱垂也常有下坠感。直肠内脱垂患者，黏膜陷入肛管，刺激齿线的神经末梢产生坠胀感。②炎性疾病如结肠炎、直肠炎、肛隐窝炎、肛乳头炎均可因炎症刺激齿线区产生肛门坠胀。直肠黏膜下脓肿、骨盆直肠间隙脓肿等由于炎症刺激盆底神经，多有肛门及直肠部坠胀。急性细菌性前列腺炎可出现会阴部坠胀。肛管直肠异物可引起直肠黏膜出血溃烂，排便不畅，亦可产生肛门坠胀。③压迫性疾病：盆底疝内容物压迫直肠肛管可引起肛门坠胀。直肠及周围器官的神经支配主要来自盆丛，盆丛的组成部分骶神经一旦受到腰椎间盘突出的压迫，患者可表现为肛内坠胀不适。子宫后位可引起肛门坠胀。若血液积聚于直肠子宫陷凹处时，可出现肛门坠胀。宫颈癌晚期压迫直肠亦可出现肛门坠胀。④手术刺激：肛肠病术后出现的肛门坠胀，其原因可能与手术、炎症刺激排便感受器有关，如内痔注射术后 1~2 日出现坠胀，是药液注射使痔体暂时变大的缘故。混合痔外剥内扎术，在内痔结扎线尚未脱落时，可刺激肛管产生便意，出现肛管坠胀。高位肛瘘切开挂线术，在橡皮筋脱落初期，由于勒断部分肛门的肌肉，常常出现肛门下坠。贺平教授认为应根据患者的具体病情，选择治疗方式，不必拘泥于单一方式，延误病情。

中医药治疗。内治法：以清热燥湿、行气导滞为主，兼以活血，选黄柏、苍术、防风、泽泻、桃仁、当归、升麻、槟榔为主自拟方剂，疗效显著；外治法：给予复方吲哚美辛栓剂纳肛，同时配合连栀矾溶液和康复新液各 20 mL 保留灌肠，每日 1 次，若肛门直肠内炎症明显，再加入 10 mL 甲硝唑液保留灌肠。西医治疗是有原发病者先治疗原发病，随着原发病的治愈，肛门坠胀大多可自行缓解。原发病有肛肠科手术指征者可进行手术治疗，无手术指征者可对症治疗。

【专长绝技】

贺平教授擅长各种肛肠术式及应用中医药治疗各种肛肠疾病。2002 年率先在成都及西南地区引进和开展"吻合器痔上黏膜环切术治疗重度痔疮的手术（PPH）"，是医院小儿先天性无肛会诊中心、反复手术复发性肛瘘会诊中心首席专家，对直肠阴道瘘、先天性肛门畸形、高位复杂性肛瘘等疑难病证进行了深入研究，不断改进方法、创新术式，明显提高了临床疗效；近年来开展出口梗阻型便秘的手术治疗（如改良 STARR 术、首创 RERAM 术治疗直肠前突等），对顽固性功能性便秘提出了"秘由心生"的理论假说和里应外合、上下合治的原则，并在临床上巧用三仁汤"提壶揭盖"法、创新推出"五子膏"，并结合中医心理学治疗顽固性便秘，取得满意的疗效。

【典型医案】

一、清热祛湿行气法治疗顽固性便秘

刘某，女，78岁，退休职员。

初诊：2016年7月15日。

主诉：反复便秘20余年，加重2年。

病史：20余年前患者因进食辛辣后出现下腹部疼痛不适，伴排黏腻大便，每日2～3次，伴排便不尽感，无黏液便，无便血等不适，经过反复多次治疗后（具体治疗不详），患者每因进食辛辣后出现大便难解，伴下腹部隐痛，大便3～5日1次，前干后黏腻，伴排便不尽感，患病以来患者间断使用泻下剂辅助排便，近2年来患者排便困难加重，不服用泻下剂无法排便，患者就诊时已4日未排便。

诊查：下腹部膨隆，有轻压痛，无反跳痛，肛门镜检查可见3点、7点位混合痔、直肠前突、直肠黏膜脱垂，伴干燥大便堆积直肠中、下段。门诊安排行清洁灌肠，并行肠镜检查示结肠黑变，未查见肠道新生物、溃疡及狭窄肠腔。既往史：患者有冠心病及冠脉支架植入术后15年史。患者少神，纳眠差。舌质淡，苔厚腻，脉细滑。

临床诊断：慢性顽固性便秘（便秘）。

辨证：湿热蕴藉胃肠日久，致中焦脾胃之气机不畅。

治法：清热祛湿，行气导滞。

处方：口服加减三仁汤。方药如下：杏仁10 g，白蔻仁30 g，薏苡仁30 g，白术15 g，滑石粉（包煎）30 g，厚朴20 g，枳实15 g，苍术15 g，茯苓15 g，半夏12 g，泽泻12 g，陈皮12 g。水煎服，1日1剂，1日3次，饭后温服。

二诊：其后患者长期门诊随访，据辨证调整用药，目前规律排便，每1～2日1次，舌质淡，厚腻苔较前明显好转，患者因常年便秘，现恐食辛辣，贺平教授嘱其正常食辣反有助排便。

按语：患者嗜食辛辣厚腻之品，因过食辛辣后，胃肠湿热壅盛，热重于湿，里急后重，以致腹痛难忍，泻下黏腻大便，患者病情经久不愈，湿热熏蒸肠道，燥屎亦结，下不通，上亦不能食也，久而以致中焦脾胃之气机不畅，更加重病情发展，以致今日脾胃气机不枢，湿热蕴结下焦。且病情日久

脾胃气机不畅，以致脾胃运化失司，脾虚湿蕴，以致后期湿重于热。患者因长期便秘或排便不尽以致粪便堆积直肠中、下段，致直肠扩张前突，选择手术治疗可缓解出口梗阻等症状，但患者高龄，且有冠心病病史，手术麻醉风险大。湿热壅滞型便秘乃湿热之邪交织难解，壅滞下焦气机以致糟粕不得出而致，乃以"清热祛湿，行气导滞"为治法大纲。三仁汤原方乃治湿重于热之气分温病，而下焦湿热壅滞所致大便不畅者，其加减化裁别有讲究。贺平教授仍用杏仁宣畅肺气，盖肺主一身之气，气化则湿亦化；白蔻仁芳香化湿，行气宽中，畅中焦之脾气；薏苡仁甘淡性寒，利湿清热而健脾；三药为主清热利湿之效得保。但湿秘多因肥甘厚腻蕴而化湿生痰，中焦脾胃运化失司为初因，加以白术合而为君，白术味苦性温，归脾、胃经，去中焦湿阻，除胃热，强运化，从源头加以论治；继而配伍滑石粉、泽泻之甘淡性寒，利湿清热；半夏、厚朴、陈皮辛苦性温，行气化湿、散结除痞，既助行气化湿之功，又使寒凉而不碍湿。脘腹胀满为重，糟粕日久不下者，加以枳实破气消积、化痰除痞；大便先干后稀者，加以苍术、茯苓燥湿健脾。从中焦湿热、脾胃运化失常、下焦气机壅滞着手，行以清热利湿、行气导滞，并在三仁汤原方基础上加强恢复脾胃运化之功效，得以邪去而无以复生之疗效。

二、清热除湿、补益脾胃法治疗溃疡性结肠炎

陈某，男，51岁，职员。

初诊：2013年10月31日。

主诉：反复腹痛伴黏液血便8年。

病史：患者发病早期见大便偏稀，时带有少许黏液，晨起较重，清晨如厕4～5次，偶伴有下腹部疼痛，无便血等，患者未予重视及治疗。后每于进食辛辣或生冷之后上述症状加重，伴见黏液血便，腹痛明显，逐年反复，故于当地医院就诊，行肠镜检查后诊断为溃疡性结肠炎（具体描述不详），给予美沙拉秦片口服，用药疗效可，上述症状减轻。后因患者不规律服用药物，上述症状反复发作，时轻时重。

诊查：见下腹部疼痛，黏液便，时有血便，严重时可一早晨如厕7～8次，午后症状较轻。舌质淡，苔白腻，脉滑偏沉。结肠镜检查示结肠黏膜大片糜烂，充血水肿。内镜提示诊断为溃疡性结肠炎。

临床诊断：溃疡性结肠炎（久痢）。

辨证：湿热蕴肠日久，肠络损失，反复腹泻、便血导致脾胃虚弱，中焦

气机失调。

治法：清热除湿，补益脾胃。

处方：口服加减三仁汤。方药如下：薏苡仁30g，杏仁10g，豆蔻仁15g，石菖蒲20g，黄连6g，车前草12g，炒白术20g，半夏12g，茯苓15g，当归15g，仙鹤草10g，木香15g。10剂，水煎服，1日1剂，1日3次，饭后温服。嘱患者忌食辛辣油腻、生冷之品。

二诊：半个月后，患者诉下腹疼痛明显减轻，偶有隐痛，大便次数较前减少，便质稀，黏液变少，偶见大便带血，舌质淡红，苔白，脉滑。将上处方中稍作调整，再服10剂，服药法同上。

三诊：患者诉大便次数明显减少，若进食生冷后腹痛加重，大便次数多，但平素每天1～2次，未见便血等不适。嘱患者忌食生冷之物，继服药物巩固疗效。

按语：本方薏苡仁、豆蔻仁、杏仁共为君药，其中杏仁宣畅上焦肺气，使湿随气化，功可宣上；豆蔻仁味辛性热，归肺、脾、胃经，行气宽中，宣畅脾胃，效可畅中；薏苡仁，利湿清热，引湿热从小便而去，意指渗下。配伍黄连苦寒，清热燥湿，石菖蒲化湿和胃，车前草甘寒淡渗，利湿清热，疏导湿热之邪从下焦而去，仙鹤草清热解毒、止血止痢，此五味药辅助君药对主症起到治疗作用，共为臣药。半夏燥湿和胃，木香行气健脾，茯苓健脾渗湿止泻，白术归脾胃经，健脾燥湿，此五味药一可制寒凉之品使其清热而不碍湿，二可制约苦寒之品损伤脾胃起到反佐作用，故共为佐药。本方药性平和，诸药合用宣通三焦、上下分消，同时兼顾脾胃，诸症自除。大便脓血较多者，加大仙鹤草用量，加白及、地榆凉血止痢；腹痛甚者，加延胡索、白芍止痛；身热甚者，加石膏、忍冬藤、连翘退热；口干甚，加葛根生津兼止泻。

【经方验方】

五子膏

［处方］菟丝子30g，冬葵子30g，决明子40g，枸杞子30g，莱菔子60g，山楂20g，枣仁20g。（加蜂蜜制成膏剂1盒）

［功能］温脾肾益精血，润肠通便。

［主治］脾肾阳虚，精津不足证。

［用法］1次20g，日2次，饭前口服。

[方解] 本方菟丝子甘辛微温，入肾经，补益肾阳和肾气，以壮阳固精，温煦、推动、充养各脏器；入肝经，肝主疏泄，疏泄功能正常则气机调畅；入脾经，脾主运化，为气血化生之源，故为君药。枸杞子甘平，入肝、肾经，滋补肝肾、益精养血。决明子甘咸微寒，归肝、大肠经，可润肠通便。冬葵子通大便、利小便而泄肾浊。妙用莱菔子辛甘性平，归脾、胃、肺经，消食行气，降肺气，肺与大肠相表里，肺气肃降则大肠气机下行。上四者共为臣药。山楂酸甘性温，入脾、胃、肝经，健脾消食；枣仁甘温，补气健脾，养血安神，共为佐药。诸药合用，既可温肾暖脾、益精理气治其本，又能润肠通便以治标，有"寓通于补"的特点。同时该方为膏剂，配以蜂蜜，健脾胃，通三焦、和营卫、润脏腑，共奏通便之效。

[应用情况] 运用该药膏临床，有效率达到 86.8%，该结果在慢传输型便秘治疗领域内已显现出明显优势，所有受试者均无不良反应，其中绝大多数患者对此药的接受程度很高。

[禁忌] 孕妇及阴虚阳亢者忌服。

第三十五节 国医肛肠名师李胜龙学术思想与肛肠疾病的"精准化、规范化、微创化"治疗

【个人简介】

李胜龙，男，1969年3月出生，汉族，湖南宜章人，中共党员，现为南方医科大学教授，主任医师，硕士研究生导师，国家重点专科（普外）负责人之一，全国中医肛肠学科先进名医工作室（站）——李胜龙名医工作室，全国中医肛肠学科名专家，深圳市盐田区人民医院特聘教授。

荣誉称号：2012年被评为"全国中医肛肠学科名专家"，2013年被评为"全国中医肛肠学科先进名医工作室（站）——李胜龙名医工作室"。互联网医疗第一品牌——好大夫在线痔疮长期排名第一的首席推荐专家，至今已经5次荣获好大夫在线"年度好大夫"称号，荣获2014年第八届中国健康年度总评榜"最受欢迎在线名医"，2020年获评"羊城好医生"，2020年百度健康直播影响力人物——前50强人物，2022年获得广东省十大科普达人。

科研成果：①获得2002年南方医科大学第一临床学院优秀实习带教；②作为课题"痔上黏膜钉合术（PPH）治疗巨大型重度环状痔的临床研究"的设计者和主要施术者，获得2004年度军队医疗成果二等奖（1/4）；③获得2006年南方医科大学《中医外科学》校级精品课程，主讲教师（2/5）；④首创"芍倍注射降期后再套扎治疗Ⅱ～Ⅲ期内痔"的不开刀、不住院、门诊随治随走治疗方法并全国推广；⑤改良PPH治疗重度环状脱出性痔有效地避免了吻合口狭窄、穿孔等严重并发症问题。

李胜龙教授临床工作扎实认真，以继承先贤、启迪后学为己任，在繁重

的临床诊疗之余，既不忘理论著作，又善于实践经验的总结。李胜龙教授在国内外学术刊物上，发表学术论文40余篇，主编2部著作、参编及作为编委编写了6部著作，包括高校教材2部、丛书4部，为临证诊疗提供了系统的理论和实践技术。其对常见肛肠的治疗已经形成了自身的独特风格，在全国范围内得到公认与应用，具有较广泛的影响力。

社会兼职：广东省医师协会中西医肛肠医师分会会长、中国西南西北肛肠协会副会长、广东省基层医药学会肛肠专业委员会顾问、全国卫生健康技术推广传承应用项目肛肠专业委员会常委及首批传承专家、北京中医疑难病研究会肛肠分会副主任委员、中国高等教育研究会肛肠专业委员会常委、广东省保健协会肛肠保健分会副主任委员。

【学术思想】

李胜龙教授是广州地区首位从事肛肠专科临床、教学、科研工作的医学硕士和博士，能够充分发挥中西医结合优势，对内痔、外痔、混合痔、肛瘘、肛裂、肛周脓肿等肛周常见疾病的治疗具有丰富经验，擅长各种高位复杂性疑难性肛瘘和痔疮的微创治疗（注射、套扎、PPH、TST），其中改良PPH治疗巨大型重度脱出性痔，独创不开刀、不住院、门诊随治随走芍倍注射降期后再套扎治疗Ⅱ~Ⅲ期内痔，肛瘘栓、干细胞、LIFT、射频消融等微创治疗肛瘘技术均为国内领先，取得了效果好、痛苦小、恢复快、不损伤肛门括约肌功能等显著优势，形成了独有的"精准化、规范化、微创化"治疗特色，而且以门诊治疗为主，深受患者好评。

一、痔的精准治疗

根据痔以症状为主的治疗原则，对痔的出血、脱出、疼痛等症状结合体征分别进行精准诊疗。采用循序渐进、步步推进的方法，将传统与现代新技术结合，给患者以最佳的选择。

（1）对于Ⅰ期内痔出血，采用①解除痔发作的诱因（熬夜、喝酒、吃辣、便秘或腹泻等），②药物治疗；③注射治疗；④套扎治疗的方案逐步进行。

Ⅰ期内痔便血的渐进式治疗措施如下。

偶有便血1~2次：①。

近3天来连续便血：①+②。

近来连续便血 5 天以上：①+②+③。

有连续便血，曾有 3 次以上注射史：④。

（2）对于内痔为主的混合痔（Ⅱ ~ Ⅲ期内痔）（其中内痔分界清楚，有 1 ~ 3 个脱出者或半环形、大半环形、环形脱出者）可分别选择内痔注射萎缩降期后（约 1 个月）再套扎的随治随走方法或者 TST（半环形脱出——半开环 TST、大半环形脱出——大 C 环 TST）、PPH 等吻合器微创治疗术式。对伴有肛管下移或者肛管较短的环状 Ⅳ 期内痔，首选 PPH。

（3）对于内、外痔部分差不多大小的混合痔（Ⅱ ~ Ⅲ期内痔）（其中内痔分界清楚，有 1 ~ 3 个脱出者或半环形、大半环形、环形脱出者）可结合患者便血频繁程度、对外痔的治疗意愿选择治疗方案。如便血频繁，只想解决内痔出血和脱出者可参照（2）的治疗方案，如外痔部分想一并处理的，其中痔间分界较清楚，有 1 ~ 3 个内痔脱出者可首选混合痔外切内扎术，内痔部分可结合套扎治疗；半环形、大半环形、环形脱出者分别选择半开环 TST、大 C 环 TST、PPH+外痔切除的手术方式；对伴有肛管下移或者肛管较短的环状混合痔推荐 PPH。

（4）对于外痔部分大过内痔的混合痔（Ⅱ ~ Ⅲ期内痔），以传统外切内扎为主要治疗方式，可结合便血频繁程度、内外痔环周占比、外痔性质、痔间有无分界、肛管长短及有无下移，同时选择结合注射、套扎治疗；大半环形、环形脱出且肛管下移或者肛管较短者还是推荐选择大 C 环 TST、PPH+外痔切除的手术方式。

二、肛瘘的微创治疗

李胜龙教授是国内较早使用肛瘘栓、干细胞、LIFT、射频消融等微创技术治疗肛瘘的医生之一，这些技术具有创伤小、疼痛轻、不损伤肛门括约肌功能的显著微创优势。李胜龙教授已经开展的肛瘘微创术式有肛瘘栓栓塞术、经括约肌间瘘管结扎术、肛瘘栓栓塞+LIFT、肛瘘栓栓塞+干细胞辅助治疗、肛瘘激光消融闭合术。李胜龙教授经过 3 年多来对各种微创治疗肛瘘手术的经验进行总结，得出以下几点感悟：①肛瘘栓和射频消融对于内口明确，可以直接封堵或者消融内口的低位单纯肛瘘具有几乎无创伤、无疼痛的显著优势；②感染、操作过程中肛瘘栓断裂、未消除上皮化瘘管是导致肛瘘栓治疗肛瘘失败的重要因素之一；③LIFT 是目前成功率最高的括约肌保留术式，肛瘘栓栓塞术+ LIFT 可以进一步提高成功率，值得多中心临床研究推广；④多次肛瘘手术后未愈或复发，肛门变形，控便能力减弱，已经无法再行传统手术的难治性肛瘘采用肛瘘栓＋干细胞辅助治疗是一个可行的选择。

【专长绝技】

一、不开刀、不住院、门诊随治随走芍倍注射降期后再套扎治疗Ⅱ～Ⅲ期内痔

痔是最常见的肛肠疾病，其临床治疗以减轻或消除出血、脱出等主要症状为目的。硬化剂注射和弹力线套扎疗法是门诊治疗内痔出血和轻度脱出的简、便、廉、效、快、安全性好又几乎无疼痛的处理方法，但对于脱出性痔尤其Ⅲ期内痔，手术仍然是目前公认的主要治疗手段。李胜龙教授在使用硬化剂中，发现芍倍注射液注射后的硬化程度最低，不会影响后续进一步治疗（包括套扎和PPH），是硬化剂中的软化剂，因此独创了先采用芍倍注射液注射治疗，等内痔萎缩到最小状态时（约1个月，Ⅲ期可降到Ⅱ期，Ⅱ期降到Ⅰ～Ⅱ期）再用套扎的方法治疗痔之间分界较清晰的Ⅱ、Ⅲ期内痔，可门诊随治随走并取得良好效果，满足了这部分患者不住院、不开刀、不影响工作生活的需求，深受患者好评。

门诊痔注射术操作方法简介：排空大便，左侧卧位，肛镜显露直肠末端及内痔上缘，直视下按"见痔进针，从上到下，先小后大，饱满为度"的原则进行芍倍注射，注射期间可适当挤压、推移已注射内痔，以便暴露视野，尽量使药液充满到痔核内。

门诊弹力线痔套扎术简介：排空大便，左侧卧位，暴露肛门，肛镜直视下，显露拟套扎的内痔，反复观察，准确定位，将套扎器枪口对准内痔，打开负压到约0.08 kPa时击发，切割牵引绳，松开负压，退出套扎器。

治疗后处理：注射、套扎后有不同程度的肛门坠胀不适感，这种感觉注射后一般会持续3～5小时，套扎后持续时间较久，一般有2～3天，极少部分患者会出现一过性的因为牵拉、压迫、扩张刺激肛管直肠引起的肛心反射，出现心动过缓、头晕、乏力、出冷汗，甚至晕厥。所以注射、套扎治疗后均嘱患者在诊室卧床休息观察5分钟，无明显不适方可离院，没有特别问题（如连续3天便血、疼痛等）1个月后复查。套扎后1个月内因为有内痔坏死脱落后的创面，所以存在大出血风险，一旦出现大出血时，应立即到就近

医院处理。

二、改良 PPH 治疗重度环状脱出性痔及 TST 治疗重度脱出性痔

PPH 在 1998 年由 Longo 开始报道，从它诞生开始便争议不断，由于缺少统一的操作性强的规范和指南，在各地开展的过程中出现了手术质量参差不齐、疗效高低不一的情况，甚至出现了传统手术从未发生的肠穿孔、直肠阴道瘘等严重并发症。至今为止几乎所有文献都把齿线作为荷包的定位依据，而李胜龙教授认为仅仅以齿线作为唯一的定位依据是不合适的。原因一是大部分脱垂性痔其齿线是模糊或已经完全消失，尤其在肛镜的挤压下更加难以辨认；二是以齿线作为确定荷包缝合定位的依据，由于参照物太远使得操作难以精确进行，也因此影响效果和容易导致并发症。李胜龙教授认为荷包缝合的位置应该由痔核上缘的位置、痔核的大小和（或）齿线的位置综合考虑确定，其中以痔核上缘作为主要定位依据，手术时要设计将内痔痔核上端部分切除，保留齿线上 0.6 ~ 1.0 cm 宽的肛垫即可，同时，采用 2 个荷包法可以有效避免切除过多的肌层，也就可以很好地避免术后肛门持续下坠、吻合口狭窄、穿孔等问题。李胜龙教授 20 年 3000 余例 PPH 无一例吻合口狭窄的经验已经证实了这一改良方法的可行性、科学性和先进性！

PPH 操作简介：术前 2 小时肛内塞开塞露排空大便，腰部麻醉成功后取截石位，臀高头低位以充分暴露视野，常规手术视野消毒、铺巾。先以 4 把无创伤钳分别在 2 点、5 点、8 点、11 点位处钳夹肛缘处皮肤使左右侧痔块适度外翻，用特制的环形肛管扩张器的内芯进行扩肛，然后用内芯套入环形肛管扩张器插入肛管，取出内芯，以 4 把皮钳适度牵拉痔核后置入扩张器，分别于 1 点、4 点、7 点、11 点位缝 4 针固定，在半边镜显露直视下，在内痔核上约 0.5 cm 处用 2-0 普理灵线从最大痔核方位开始缝下荷包，顺时针沿黏膜下层做一圈荷包缝合，在第 1 个荷包上方 0.5 ~ 1.0 cm 起针点对侧缝第 2 个荷包（上荷包），双荷包缝好后松掉牵拉钳，将原来牵拉脱出的痔核完全推送复位后，将特制原装的一次性使用痔疮吻合器张开到最大限度，经肛管扩张器将其头端插入荷包缝合线的上方，收紧荷包缝线，用配套的持线器经吻合器的侧孔将 3 点、9 点位缝线交叉拉出，向手柄方向用力牵引，待被缝合结扎的黏膜及黏膜下层组织进入吻合器套管内，吻合器指示红线到达底线位置后停留约 20 秒，击发，同时完成内痔痔核上方黏膜及黏膜下层组织的切除和钉合。吻合器击发后，保持其在关闭状态约 20 秒。将吻合器完全松开轻轻拔

出，旋转半边镜仔细检查吻合口及内痔痔核部位，如吻合口仅稍有裂缝渗血即以电刀电凝止血，如有活动性出血给予跨吻合口缝扎止血，术中止血一定要彻底，要仔细检查吻合口，直视下看不到一点出血迹象才能撤除扩肛器，随后将外痔于基底部直接电凝切除，对合并肛乳头状瘤、肛裂者一并进行处理。向肛内填塞小油纱一块覆盖在吻合口表面，灭菌纱布塔形包扎固定。

TST 操作简介：术前准备、麻醉方式、操作步骤基本同 PPH 手术，区别在于根据患者的脱出情况（一侧小半环、对侧小半环、3 片分叶状、大半环形脱出），需要分别选择采用一开环或者二开环或者三开环或者大 C 环的荷包缝合和切除。吻合后同样需要彻底止血，尤其切口之间保留的组织往往像"猫耳"一样的突起，容易因为钉合不全而出血，需要重点关注、仔细检查。

术后处理：术后去枕平卧 6 小时，待麻醉完全消失后方可起床下地，并有人陪同以防摔倒，养成每天定时排便的良好习惯，防止便秘和腹泻，蹲厕时间不宜过长，宜 5 分钟内，注意防范大出血的发生，定期（可每周）复查 1 次，共 5 次，防治发生吻合口狭窄。

【典型医案】

一、内痔Ⅰ期持续便血导致极度贫血单纯注射治疗

1. 案例 1

林某某，女，22 岁。

初诊：2021 年 1 月 4 日。

主诉：连续便血 2 年余，头晕伴乏力 2 个月，加重 1 周。

现病史：平时每天约 2 次大便，每次约 5 分钟，近来大便不干硬。便血色鲜红，多是滴血、大便表面附血及手纸擦血，有时甚至呈喷血状，无疼痛，无药物过敏史。

体格检查：重度贫血貌，肛缘 10 — 11 点位处可见约花生米样的小赘皮，质地软，无触痛，扒开肛门口未见明显裂口；指检肛门、直肠下段（－），指套干净；肛镜检查可见齿线上黏膜轻中度隆起，齿线间沟模糊、消失，表面充血明显。

诊断：①混合痔（内痔Ⅰ期出血）；②慢性失血性贫血（重度）。

治法：建议①查血常规评估贫血程度及内痔硬化剂注射止血，患者因事

未抽血、未行注射治疗，取药后离院；②禁喝酒、辛辣刺激饮食，不能熬夜（超过 23∶00 算熬夜），要保持大便通畅，若有便秘和腹泻要及时治疗，如厕时间控制在 5 分钟内，越短越好，养成每日定时排便的习惯。裸花紫珠片 0.5 g×2 盒，每次 1 g，口服，3 次/日。化痔栓 1.7 g×1 盒，每次 1.7 g，外用，1 次/日。

二诊：2021 年 1 月 7 日。服上药 3 日，痔出血未见好转，昨天晕倒 1 次。

辅助检查：2021 年 1 月 7 日，血常规 HGB 19 g/L。

诊断：①混合痔（内痔Ⅰ期出血）；②慢性失血性贫血；③极度贫血。

治法：建议急诊科输血后行内痔注射治疗。

三诊：2021 年 1 月 11 日。极度贫血急诊科输血 4 U 后自觉好转。

辅助检查：2021 年 1 月 7 日，血常规 HGB 19 g/L。输血 4 U 后，2021 年 1 月 8 日，HGB 50 g/L。

治法：琥酸亚铁片 0.1 g×1 盒，每次 0.1 g，餐后口服，3 次/日。

微信随访：2021 年 2 月 25 日。患者诉注射芍倍注射液后第 2 天开始一直无便血，现已经无头晕乏力。嘱如有连续便血 3 天时要及时复诊。禁喝酒、辛辣刺激饮食，不能熬夜（超过 23∶00 算熬夜），要保持大便通畅，若有便秘和腹泻要及时治疗，如厕时间控制在 5 分种内，越短越好，养成每日定时排便的习惯。

2. 案例 2

彭某某，男，50 岁。

初诊：2022 年 6 月 28 日。

主诉：大便时肛内组织脱出需手托回复并偶伴出血 3 年余，加重 1 个月余。

现病史：患者自诉 3 年前大便时肛内有物脱出需用手还纳，偶出血、瘙痒、疼痛，近 1 个月出现便后肛内脱出物增大。平时每天约 2 次大便，每次约 5 分钟，近来大便不干，无排便痛，偶有便血，色鲜红，滴血、大便表面附血及手纸带血。

体格检查：肛缘 6 点位可见小赘皮，扒开肛门口未见肛管前后壁裂口，指诊示肛门、直肠下段（-），无疼痛，指套干净；肛镜检查示见齿线上黏膜均匀中重度隆起，可脱于肛管中下段，再次检查嘱患者做排便动作时可见右侧半环形脱出肛门口（图 35-1）。

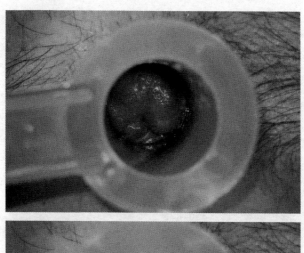

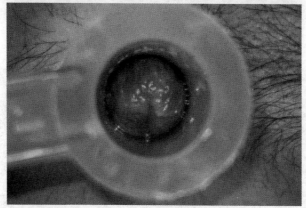

注：肛缘 6 点位可见小赘皮；指检肛门、直肠下段（－），指套干净；肛镜检查见齿线上黏膜大半环偏重度隆起，其中右侧重度隆起，可脱于肛管下段，再次检查嘱患者做排便动作时可见右侧半环形脱出肛门口。

图 35-1　2022 年 6 月 28 日体格检查

诊断：混合痔（内痔Ⅲ期）（图 35-2）。

治法：拟门诊芍倍注射液 10 mL＋5 mL 利多卡因注射液，共 15 mL，行内痔注射（图 35-3），等 1 个月后内痔萎缩再行门诊套扎治疗。禁喝酒、辛辣刺激饮食，不能熬夜，保持大便通畅，若有便秘和腹泻要及时治疗，如厕时间控制在 5 分钟内，越短越好，建议每日养成定时排便习惯。

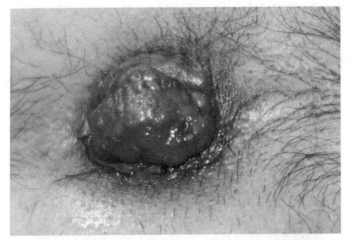

图 35-2　2022 年 6 月 28 日诊断：混合痔（内痔Ⅲ期）

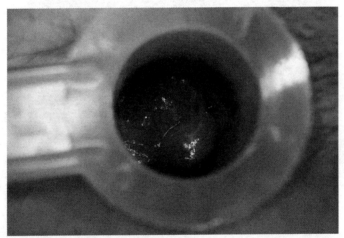

图 35-3　处置：内痔注射术（芍倍注射液 10 mL＋利多卡因注射液 5 mL）

　　二诊：2022 年 7 月 26 日。诉脱出明显好转（图 35-4）。行体格检查示肛缘 6 点可见小皮赘，指检示肛门、直肠下段（－），指套干净；肛镜检查见齿线上黏膜中重度隆起，其中 8—10 点、12 点位偏重度隆起，可脱于肛管下段（图 35-5）。于 7 月 26 日在肛镜直视下行内痔门诊套扎术（图 35-6）。

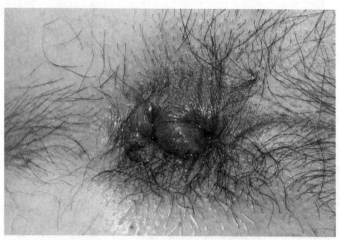

注：痔注射术后 28 天。诉注射芍倍后脱出明显好转，无便血。

图 35-4　2022 年 07 月 26 日复诊

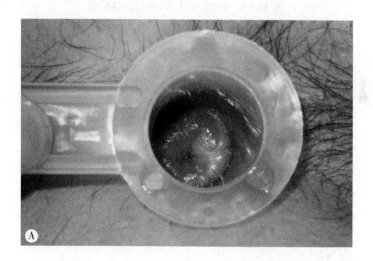

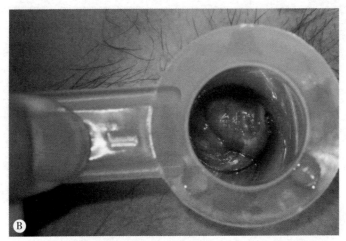

注：A.肛缘6点位可见小赘皮，指检肛门、直肠下段（–），指套干净，肛镜检查见直肠末端黏膜隆起明显好转。B.齿线上黏膜中重度隆起，以9—12点位偏重度隆起，可脱于肛管下段。

图35-5　2022年7月26日体格检查

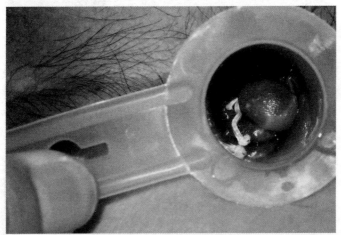

图35-6　2022年7月26日门诊套扎第1次，套扎9—11点位内痔核

三诊：2022年8月29日。痔注射术后2个月余，痔套扎术后1个月余。诉套扎后排便时已经无脱出（图35-7）。体格检查示肛缘6点位可见小赘皮，指检直肠下端9—11点位稍硬，指套干净；肛镜检查见齿线上黏膜中重度隆起，原9—11点位偏重度隆起，可脱于肛管下段平整状态，现以12点、3点位偏重度隆起，可脱于肛管中下段（图35-8）。于门诊行套扎第2次，套扎12点位内痔核（图35-9）。

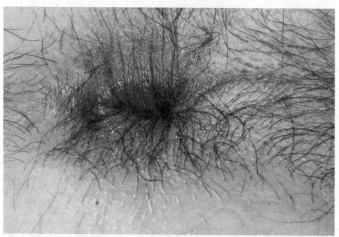

图35-7　2022年8月29日复诊

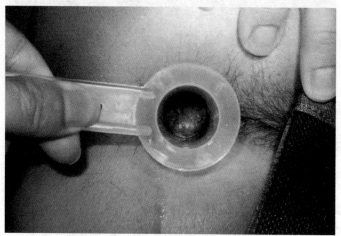

图35-8　2022年8月29日体格检查

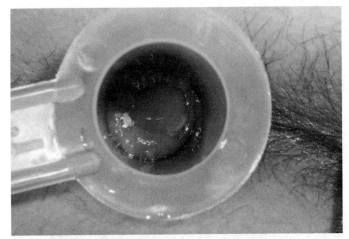

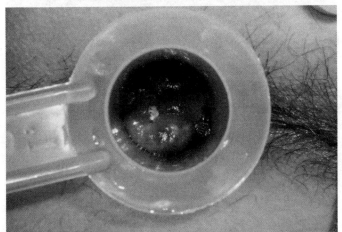

图 35-9 2022 年 8 月 29 日门诊套扎第 2 次，套扎 12 点位内痔核

　　四诊：2022 年 10 月 8 日。痔注射术后 3 个月余，套扎术后 2 个月余（图 35-10）。体格检查示肛缘 6 点位可见小赘皮，指检直肠下端 9—12 点位稍硬感，指套干净；肛镜检查见齿线上黏膜中重度隆起，原 9—11 点、12 点位偏重度隆起，可脱于肛管下段平整状态，现以 3—5 点位偏重度隆起，可脱于肛管下段（图 35-11）。于门诊套扎第 3 次，套扎 3—4 点位内痔（图 35-12）。

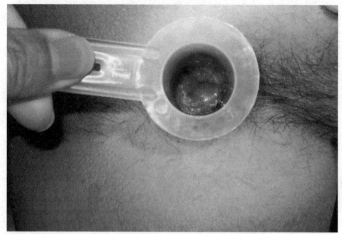

图 35-10　2022 年 10 月 8 日复诊

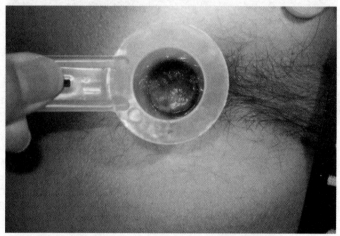

图 35-11　2022 年 10 月 8 日体格检查

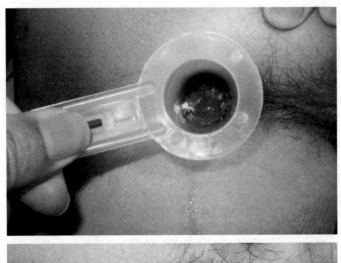

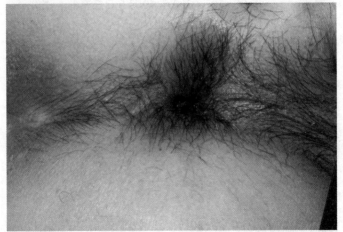

图 35-12 2022 年 10 月 8 日门诊套扎第 3 次，套扎 3—4 点位内痔

二、PPH

冼某某，男，39 岁。

初诊：2005 年 3 月 25 日。

主诉：大便时肛内组织脱出需手托回复，时伴便血 5 年余。

现病史：自诉 5 年前开始每次排便后肛内组织脱出，需用手回纳，偶伴疼痛、便血。平时每天约 1 次大便，每次约 20 分钟，近来大便不干，稍有排便痛，出血色鲜红，多是滴血、大便表面带血及手纸擦血。自诉有青霉素过敏史。

体格检查：肛缘可见小赘皮，质地软，指诊直肠（－），3 点、7 点、8 点位扪及肛管上端质地韧长条形赘生物，光滑，指套干净；肛镜检查：见齿线上黏膜均匀重度隆起，可随肛镜退出时脱出到肛门口，齿线沟变浅、消失，充血较明显，3点、7点、8点位灰白色赘生物随肛门镜退出时和痔核一并脱于肛门口。

诊断：①混合痔（内痔Ⅳ期）；②肛乳头肥大（图35-13）。

治法：于 2005 年 3 月 25 日腰部麻醉下行 PPH + 肛乳头状瘤切除术（图35-14 ~ 图35-22）。禁喝酒、辛辣、刺激饮食，不能熬夜，保持大便通畅，若有便秘和腹泻要及时治疗，如厕时间控制在 5 分钟内，越短越好，建议每日养成定时排便的习惯。

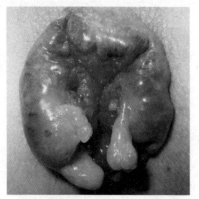

图 35-13　术前诊断：①混合痔（内痔Ⅳ期）；②肛乳头肥大

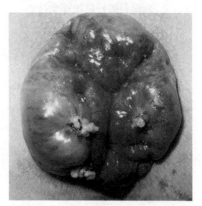

图 35-14　将肥大肛乳头缝扎后切除

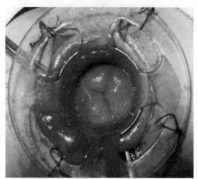

图 35-15　适度牵拉痔核后置入并固定扩张器

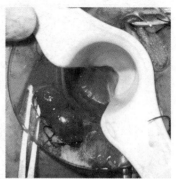

图 35-16　从最大痔核方位开始缝下荷包

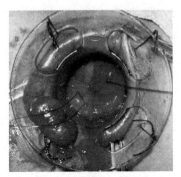

图 35-17 在对侧第 1 个荷包上方
约 1.0 cm 行第 2 个荷包缝合，
双荷包缝好后松掉牵拉钳

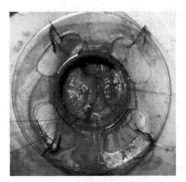

图 35-18 将原脱出固定的痔核
完全推送复位

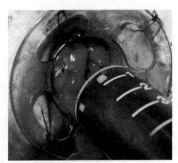

图 35-19 置入吻合器头端
（将吻合器旋到最紧后击发）

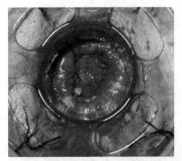

图 35-20 击发后可见把齿线上约
0.5 cm 上方的病理性肥大增生的
内痔痔核大部分做了切除

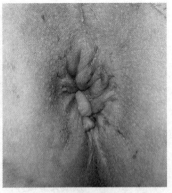

图 35-21 拆除肛管扩张器后
（麻醉状态下）

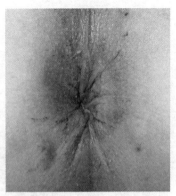

图 35-22 PPH 术后 1 天

二诊：2005 年 4 月 15 日。诉术后排便时已经无脱出，肛门口疼痛好转，无便血。体格检查示肛缘平整，未见肛内组织脱出，无红肿，指检吻合口光滑无狭窄，指套干净无血迹。

三、TST 大 C 环手术

甘某某，男，30 岁。

初诊：2019 年 4 月 29 日。

主诉：大便时肛内组织脱出休息 2 ~ 3 小时后可还纳偶伴出血 1 年余。

现病史：平时 2 天约 1 次大便，每次约 10 分钟，近来大便较干硬，无排便痛。偶有便血，色鲜红，多是滴血、大便表面附血及手纸擦血。否认药物过敏史。

体格检查：肛缘赘皮稍水肿貌，质地软；指检直肠（－），指套干净；肛镜检查可见齿线上黏膜呈中重度隆起，其中 11 点位最大，可随肛镜退出时脱到肛管下段，2—3 点位次之，齿状沟变浅、模糊消失，充血较明显，肛管较短，仅约 1.0 cm。嘱其排便后可见近环形内痔脱出肛外。

诊断：混合痔（内痔Ⅲ期）（图 35-23）。

治法：于 2019 年 5 月 6 日腰部麻醉下行选择性痔上黏膜（大 C 环）切除钉合术（图 35-23 ~ 图 35-28）。

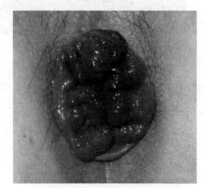 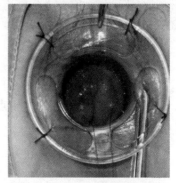

图 35-23　术前诊断：混合痔　　图 35-24　适度牵拉痔核、置入
（内痔Ⅲ期）　　　　　　并固定扩张器、单荷包缝好后

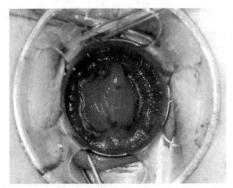

图 35-25 切除钉合后
（保留 5—6 点位黏膜）

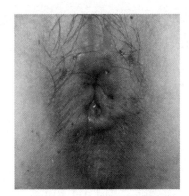

图 35-26 拆除扩张器后

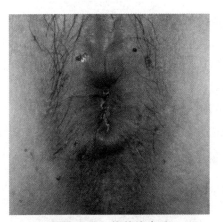

图 35-27 修剪外痔后

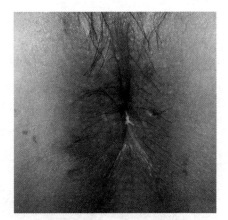

图 35-28 术后 1 天

二诊：2019 年 7 月 10 日。体格检查：肛缘平整，指检钉合口光滑无狭窄，指套干净，肛镜检查原最大的 11 点位内痔核中度隆起，其他方位平整状态（图 35-29）。

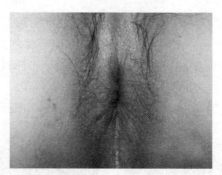

图 35-29　术后 64 天

四、肛瘘手术

黄某某，男，54 岁。

初诊：2021 年 7 月 23 日。

主诉：外院肛瘘术后未愈合 1 年余。

现病史：患者在湖南某三甲医院，于 2020 年 3 月行肛周脓肿引流术，2020 年 11 月、2021 年 4 月又行 2 次肛瘘切除术，术后均未愈合。平时每天约 1 次大便，每次约 5 分钟，近来大便不干硬。

体格检查：肛门旁可见多处瘢痕并变形，肛旁 5 点位约 3.0 cm 处可见约 1.2 cm × 0.3 cm 大小未愈合口，挤压无脓血性分泌物，以探针向内可探入约 5.0 cm 达肛管直肠环上方扪及薄膜状黏膜；指检直肠下段（-），肛门括约功能明显下降，指套干净；肛镜检查可见齿线上黏膜轻度隆起，充血不明显。

诊断：高位复杂性肛瘘（图 35-30）。

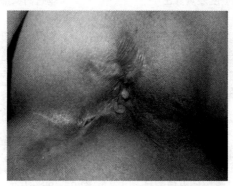

图 35-30　术前诊断：高位复杂性肛瘘

治法：拟2021年7月26日腰部麻醉下行肛瘘栓内口填塞+干细胞瘘管内注射术（图35-31～图35-47）。嘱禁喝酒和辛辣刺激饮食，不能熬夜，保持大便通畅，若有便秘和腹泻要及时治疗，如厕时间控制在5分钟内，越短越好，建议每日养成定时排便的习惯。

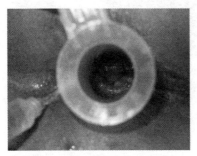

图35-31　从5点位外口注入
过氧化氢溶液

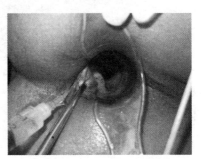

图35-32　可见过氧化氢溶液
从相应肛隐窝溢出

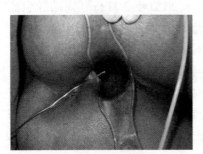

图35-33　探针从外口探查可直接
从相应肛隐窝穿出

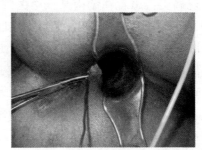

图35-34　另外从外口还可
垂直向深部探入

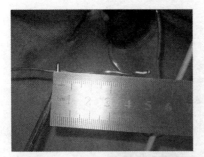

图35-35　探针从瘘管抽出后测量
深部垂直瘘管长度约为5 cm

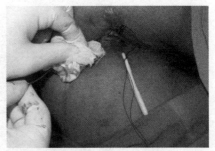

图35-36　从内口将肛瘘栓
细端拉入瘘管内

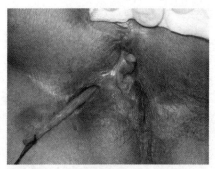

图 35-37　将肛瘘栓从外口拉出，
　　　　　膨大端堵塞内口

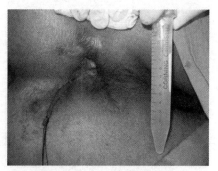

图 35-38　自体血液组织中
　　　　　提取的干细胞制剂

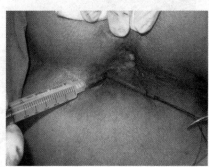

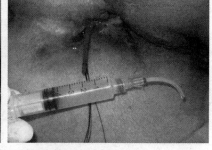

图 35-39　将干细胞制剂向瘘管腔内注射

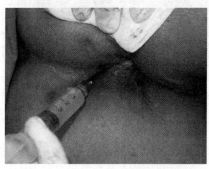

图 35-40　将干细胞向瘘管周围注入

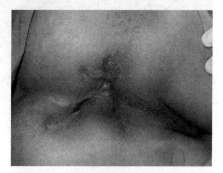

图 35-41　手术仅将外口稍扩大，外观
　　　　　基本无改变，未损伤肛管括约肌

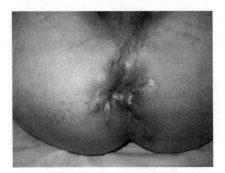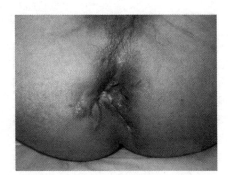

图 35-42　术后第 1 天　　　　　图 35-43　术后第 2 天

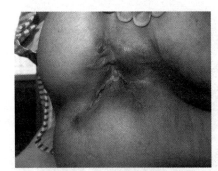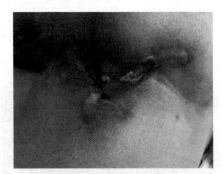

图 35-44　术后第 3 天　　　　　图 35-45　术后第 10 天

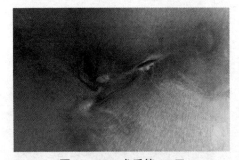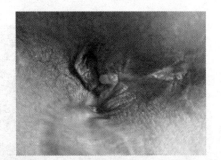

图 35-46　术后第 15 天　　　　图 35-47　术后第 28 天：创面完全愈合

随访：术后 2 个月、半年、1 年微信随访均无异常，未再肿痛、破溃、流分泌物。

第三十六节 国医肛肠名师沙静涛学术思想与诊治绝技

【个人简介】

沙静涛，女，1967年4月17日出生，汉族，陕西西安人，中共党员，主任医师，教授，硕士研究生导师。西安市中医医院肛肠病医院院长兼肛肠病医院一病区主任，王氏痔瘘学术思想传承人。

荣誉称号：西安市首届名中医，中华中医药学会全国中医肛肠学科名专家，中国西部肛肠名医、名家，中国西部十大经典中医传承大师，2004年4月被西安市劳动竞赛委员会授予年度职工经济技术创新工程创新能手，2005年4月被西安市政府授予西安市劳动模范，2018年10月获西安市卫生和计划生育委员会"走进新时代，健康向未来"幸福家庭促进行动"健康"幸福使者称号，2019年8月获第一届市属卫生健康系统"人民健康卫士"称号，2021年4月获沙静涛劳模创新工作室。先后被评为优秀共产党员、先进党务工作者、先进工作者及生产能手，多次获医德高尚奖。

科研成果：沙静涛教授多年来深耕于临床，取得了一系列科研成果及学术成就。先后在各级刊物发表论文40余篇，其中论文《中药外洗治疗肛门湿疹72例》获得西安市科学技术协会优秀论文三等奖（1997年）；论文《古方治便秘临证验案》获得西安市新城区年度优秀论文一等奖且被中华医学会西安分会六十周年大庆组委会评为三等优秀医学论文（1998年）。参与编撰著作3部，主编《沙静涛肛肠病学术经验与临证实录》《肛肠外科疾病基本知识与技术》；参与编撰了当代中医世家系列丛书《王庆林中医世家经验辑要》。项目"低切开窗配合置管引流术治疗高位肛周脓肿的临床研究"获西安市劳动竞赛委员会颁发的2021年度西安市职工经济技术创新优秀成果。

在投身于临床的同时，沙教授坚持将科研与临床结合，先后主持、参与省市级课题数十项。2010 年主持陕西省中医药管理局课题"连环内扎外剥术治疗Ⅲ、Ⅳ期环形混合痔的临床研究"。2014 年主持陕西省科技厅课题"低切开窗配合置管引流术治疗高位肛周脓肿的临床研究"。2017 年主持陕西省中医药管理局课题"辨证施治、施护及中药坐浴促进肛瘘术后恢复的临床研究"。2017 年主持西安市中医药管理局课题"消肿促愈汤塌渍治疗肛周脓肿术后及对炎症因子水平影响"。2020 年主持西安市卫生健康委课题"掀针联合生物反馈治疗功能性便秘的临床研究"。2021 年主持陕西省科技厅课题"消肿促愈汤塌渍用于肛周脓肿术后的疗效评价及对创面组织血管内皮生长因子、表皮细胞生长因子水平和 PH 的影响"。2021 年主持陕西省中医药管理局课题"掀针疗法改善混合痔术后疼痛的疗效评价及对血清 NE、SP、5－HT 的影响"。陕西省中医药管理局平台项目——陕西省真实世界研究中心——肛瘘分中心项目负责人。

社会兼职：中华中医药学会肛肠分会常务理事，全国高等教育学会肛肠分会常务理事，中国中医药研究促进会肛肠分会副会长，世界中联外科专业委员会第二届理事会副会长，中国西南西北肛肠协会第三届理事会副会长，"国家临床重点专科·中日医院肛肠专科医联体"专家委员会委员，中国健康促进与教育协会肛肠分会第一届委员会常务委员，肛门直肠疾病术后并发症防治学组学术顾问，中国民间中医医药研究开发协会肛肠分会沙静涛工作室主任委员，西北中医肛肠专科联盟主席，陕西省中医药学会第七届肛肠专业委员会主任委员，陕西省保健协会肛肠专业委员会副主任委员，陕西省名老中医贺向东名医工作室办公室主任，西安市中医学会肛肠专业委员会主任委员，中华中医药学会西安肛肠临床分会副主任委员，陕西省西安医学会医疗技术鉴定专家库成员，国家中医药管理局田振国名中医工作室之田振国教授高徒。

【学术思想】

在数十载的从医生涯中，沙教授凝练出对肛肠疾病诊治的独特心得。肛肠疾病虽以外科治疗为主，但内治同样重要，对肛肠疾病的诊治提出"病在局部，放眼整体，有所侧重"的原则。临证当审病证求因，辨病证施治；整体局部相依，内外治相合；病在肠腑，脏腑相关，提出便秘为病当重视调摄脾肾二脏，泄泻为病当重视调理脾胃，肛窦炎之流当升清降浊；手术患者当重围术期调理。

一、审病证求因，辨病证施治

沙教授认为，肛肠疾病的发病不外乎 3 个方面的因素。外因，《兰室秘藏》曰："治痔疾若破谓之痔漏……是湿热风燥四气而合。"《疡科心得集》中提出："风寒暑湿热外邪所乘，皆可下血。"沙教授在多年的临床实践中发现肛肠病的主要致病因素是风、湿、燥、热，其中湿、热之邪占主导地位。内因，《丹溪心法》云："痔者，皆因脏腑本虚，外伤风湿，内蕴热毒……以故气血下坠，结聚肛门，宿滞不散，而冲突为痔也。"沙教授认为肛肠病的发生与脏腑功能失常密切相关。后天失养：主要包括饮食失调、饮酒过度、劳累久坐、房事不节、七情内伤等多个方面。如《素问·生气通天论》云："因而饱食，筋脉横解，肠澼为痔。"

在对肛肠疾病的诊治方面沙教授主张应当先辨病，再辨证。辨病施治是辨证施治的基础，辨证施治是辨病施治的深化，同一个证可以由多个疾病引起，只有明确了病再去辨证，才会对疾病的认识更加准确、具体。如果片面强调辨病，丢掉辨证论治，则失掉中医的灵魂，影响临床疗效。大部分肛肠疾病都需手术治疗，只有准确辨病，才能抓住最佳手术时机，如果不进行辨病，有时候就会延误病情。对术后中医辨证施治、促进恢复具有重要意义。

二、整体局部相依，内外治相合

沙教授在临证中指出，大部分肛肠疾病局部症状在表，都易于观察，不同的疾病局部表现各异，即使同种疾病不同的人局部情况也不尽相同，局部症状是患者整体体质的一个重要体现。因此，肛肠疾病局部辨证非常关键；同时，通过局部情况的改变还可以判定治疗效果。局部辨证包括辨别局部的痛、肿、血、痒、脓液、创面的肉芽、分泌物等，将这些与阴阳、表里、寒热、虚实、气血等辨证密切结合，临证才能全面分析。肛肠疾病虽病变在局部，但与机体的整体状态密切相关。如果正气盛而病邪初起，病变仅局限于局部，则宜重点使用消法；如果邪毒盛而正气未虚，则宜重点使用托法；如果正气虚而邪气盛，则宜重点使用补法或补托法等。对肛肠疾病的辨证方面不应局限于某一方面，应当局部与整体相结合。

在治疗时，沙教授强调内治与外治相结合，以局部外治为主。外治法是直接施于患者机体外表或病变部位，以达到治疗目的的一种方法，在外科治疗中占有非常重要的地位。常用的外治法有药物疗法、手术疗法和其他疗法（如引流法、垫棉法、熏洗法、溻渍法、冷冻疗法、激光疗法等）。肛肠病最大特点是有较明显的局部症状和体征，所以在治疗肛肠疾病时更应重视局部辨证，重视外治。正如《医学源流论》所说："外科之法，最重外治。"清代吴尚先所著《理瀹骈文》提出外治"能补内治之不及"。如Ⅲ、Ⅳ期混合痔及陈旧性肛裂、肛周脓肿、肛漏等疾病，首选手术治疗。单纯的外治法不能解决疾病诊疗过程中的所有问题，对于便秘、腹泻、术后创面愈合延迟等问题，中药内服往往能奏良效。

三、病在肠腑，脏腑相关

沙教授认为便秘与泄泻、肛窦炎这3个疾病作为肛肠科常见疑难病，具有诊断容易、治疗困难、容易反复的特点。

1. 便秘之病，重在脾肾

《素问·灵兰秘典论》曰："脾胃者，仓廪之官，五味出焉。大肠者，传道之官，变化出焉。小肠者，受盛之官，化物出焉。"脾胃、大肠和魄门构成了重要的排便器官，肠道顺利传导、魄门启闭正常，关键取决于脾胃的升降功能。脾升清使水谷精微正常布散，胃降浊使糟粕顺利下行经大肠传导转运成粪便。若脾气的运化功能减退，则水谷精微的布散失常，气血津液亏虚，气虚则大肠传导无力，致食物糟粕在肠道内的停留时间过长而形成便秘。《素问·金匮真言论》曰："北方黑色，入通于肾，开窍于二阴，藏精于肾，故病在膝，其味咸，其类水……"肾的生理功能有主管二便的作用。而便秘的产生主要责之于肾精不足及肾精所化生的肾阴、肾阳的功能衰弱所致。便秘的病位在肠，粪便的润泽主要依赖大肠的"津"和小肠的"液"，但"津液"主要依赖肾精所化生。沙教授认为脾虚、肾虚都会导致便秘的发生，故慢性功能性便秘尤应重视调摄脾肾。沙教授在治疗该病时提出了"益气健脾，滋阴补肾，润肠通便"的治疗大法，并总结出了治疗慢性功能性便秘疗效确切的经验方——益气健脾通便方和滋阴补肾通便方。

2. 泄泻为病，当重脾胃

溃疡性结肠炎在中医古代文献中没有专属的病名，但根据腹痛、腹泻、黏液脓血便的临床症状，历代医家将其归为中医学"肠澼""肠风""泄泻"等疾病的范畴。《景岳全书·泄泻》曰："泄泻之本，无不由于脾胃。"《医宗必读》云"泻皆成于土湿，湿皆本于脾虚"。本病的发生多因先天禀赋不足、外感湿邪、饮食不节、忧思悲郁、劳倦过度、久病耗伤等引起，致使脾胃虚弱，运化无权，升清降浊失司，水谷精微不布，变作水湿，清浊不分，下注于肠，而致泄泻。沙教授认为本病虽发生于大肠，但与脏腑有关，尤其与脾胃的关系最为密切。

故沙教授治疗溃疡性结肠炎从整体出发，重视大肠与脏腑之间的关系，认为急性发作期或活动期的病机为湿热蕴结大肠、瘀血阻于肠络，治疗以清热祛湿、行气活血为主，益气健脾为辅。间歇发作期的病机乃脾虚湿热留恋、寒热虚实交错，治疗应标本兼治，既要补益脾胃，又要清热祛湿，同时注意调理气血，所谓"行血则便脓自愈，调气则后重自除"。缓解期以脾肾两虚为本，阳衰湿困瘀阻为标。久泻伤脾，由脾及肾。故当温肾健脾，辅以祛湿化瘀。无论是急性发作期还是正虚邪恋期、缓解期，本虚标实贯穿溃疡性结肠炎发病的始终，故治疗需标本同治，视病情将益气健脾、清热祛湿、调气和血等法熔于一炉，以平为期。

3. 治疗肛窦炎当升清降浊

肛窦炎在中医学中没有专属的病名，根据所观察到的症状、体征，历代医家多将其归于"脏毒"范畴，最早记载于《圣济总录》。陈实功《脏毒门主论》中："脏毒生于肛门之两旁，乃湿热相火内灼肺金而成也。或醇酒膏粱，勤劳辛苦，蕴毒流注肛门，结成肿块。"中医学认为本病的发生多因饮食不节，过食辛辣炙煿、肥甘厚味之品等因素致使脾胃运化功能受损，湿热内生，下注魄门；或因湿热蕴结肠道，郁久化热，热结津亏，大便干结，排便困难而致肛管破损染毒，使气滞血瘀，不通则痛；或因久泻、久痢等胃肠道疾病，使湿毒蕴结，下注肛门；或外感湿邪，失治误治，郁久化热，湿热之邪下注肛门；或因体虚，中气不足，气血运行不畅而致。另有妇女妊娠胎毒，虫积骚扰染毒，皆易导致本病的发生。

沙教授认为肛窦炎患者主要以脾虚为本，浊邪为标，结合人们的饮食习惯，其发病多因恣食生冷、辛辣、醇酒、厚味，日久损伤脾胃，运化失司，湿浊内生，久而化热，引起脏腑气机升降失常。湿性重浊、黏滞，下注肛门。气机出入无序，清阳不升，浊阴不降，而致气滞血瘀。湿热瘀血相结聚，形成"浊邪"，积聚肛门而发本。沙教授强调，本病的治疗当以升清降浊为法，根据患者病情缓急，权衡标本而施治，本虚为主者，则以益气健脾为法，辅以祛湿；标实为主者，则以清热利湿为先，后期辅以扶助正气；虚实并见者，则健脾利湿并用，使祛邪不伤正、补虚不留邪。沙教授在治疗肛窦炎的过程中始终不忘健脾固本，即使实证之象很明显时，也常以补中益气汤为基础方加减化裁，以益气健脾、清热利湿，同时配合沙教授自拟验方进行灌肠治疗。

四、重视围手术期

肛肠科疾病发展到一定阶段，手术治疗是根本治疗方式。沙教授主张，虽手术，但不能只重手术，当重视整个围手术期的干预。围手术期是围绕手术的全过程，从患者决定接受手术治疗开始，到手术治疗直至基本康复，包含手术前、手术中及手术后的一段时间。围手术期的正确处理，对患者的安危、手术的成败、术后的康复具有极重要的意义。因此沙教授在肛肠病手术治疗上十分重视围手术期的管理。术前当完善相关检查、进行有效的术前沟通和完善的术前准备；术中当在麻醉状态下再次行术前的相关检查，操作时应谨慎，减少不必要损伤；术后仔细护理，减少并发症的发生。完备的围手术期干预能有效促进患者康复，减轻患者痛苦。

【专长绝技】

一、连环内扎外剥术治疗Ⅲ、Ⅳ期环形混合痔

1. 术前准备

①完善术前相关检查（肛门指检、肛门镜检、电子结肠镜、血常规、尿常规、便常规等）排除手术禁忌；②完成肛肠手术常规术前准备（禁食、水，清洁灌肠、备皮等）；③与患者进行沟通、缓解患者紧张情绪。

2. 麻醉方式

腰硬联合麻醉。

3. 手术方法及步骤

①麻醉成功后，取膀胱截石位，常规消毒铺巾，扩肛使内痔全部脱出暴露，查清痔间沟，分清齿线的位置，设计结扎的方向及针数。②从痔间沟处开始第一环扎，按顺时针方向进行。③用卵圆钳在齿线上 0.2 cm 处平行钳夹环状内痔，适度牵拉提起。用 10 号丝线（双线长 50~60 cm）由齿线上缘穿入，从内痔底部穿出，抽拉其中一根线留线头 6~7 cm，在痔间沟处打结，

扎紧后剪断线，留3cm的线头，完成第一环扎。④再持原针线顺时针间隔约1.2cm，由痔核基底部进针，从齿线上缘穿出，勿将原双线未结扎的另一根线的远端线头拉出，找到原双线未结扎线端，抽拉双侧各留6~7cm处剪断，在卵圆钳上部结扎。⑤为了使结扎更牢固，术者结扎时助手可放松卵圆钳，结扎毕助手再夹紧卵圆钳。扎紧后剪留3cm线头，即完成第二环结扎。⑥按照顺序，如第一环进针法，在卵圆钳下结扎，完成第三环结扎。依此类推。手术过程中可平行环状移动卵圆钳夹内痔。一针一环，上一结，下一结，环环相连，环扎全部内痔。⑦结扎完毕后，剪去结扎部分的上2/3部分。⑧对于环状混合痔的外痔部分，若为结缔组织性外痔，则直接剪除；若为静脉曲张性外痔，则做多处梭形放射状小切口至齿线下，剥离静脉曲张团。⑨术毕，消毒创面，点状注射亚甲蓝长效止痛液，肛内纳入痔疮栓，塔形敷料及宽胶布包扎伤口，丁字形绷带固定。

4. 优势

①本手术方式是一种既扎除全部内痔组织，又兼顾肛门组织结构的环切术，最大限度地保留了肛管皮肤及黏膜，处理彻底，无后遗症，复发率低。②本术式虽然没有保留黏膜桥，但多环联合呈犬齿状，既治疗彻底，又防止了直肠狭窄；对于外痔部分，采用梭形放射状小切口，既保留了肛管皮肤防止肛门狭窄，又缩短了创面愈合时间。

5. 术后处理

术后给予抗感染、止血、补液等对症治疗，每日用中药熏洗坐浴后，以拔毒膏、九华膏换药至痊愈。

二、低切开窗旷置配合置管冲洗引流术治疗高位肛周脓肿

1. 术前准备

①完善术前相关检查（肛门指检、肛门镜检、电子结肠镜、血常规、尿常规、便常规等）排除手术禁忌；②完成肛肠手术常规术前准备（禁食、水，清洁灌肠、备皮等）；③与患者进行沟通、缓解患者紧张情绪。

2. 麻醉方式

腰硬联合麻醉。

3. 手术方法及步骤

① 麻醉成功后，取膀胱截石位，常规消毒铺巾，参考术前腔内B超或MRI检查，通过指检、镜检，确定脓肿范围及内口的位置；若内口不明确，

可将最可疑的肛窦作为内口处理。②在脓肿顶部或最利于脓液引流的位置做一放射状切口，敞开脓腔，放出脓液。用一球头软质探针从切口经脓腔探入，经反复探查后，由内口或可疑肛窦处探出，沿探针走行切开齿线以下的组织，齿线以上部分予以紧挂线，结扎内口两侧黏膜，并适当修剪切口。③肛提肌之上的脓腔则用止血钳及手指沿已切开的切口继续向深部钝性分离，充分打开脓腔内的纤维隔，使脓液引流通畅，并根据脓腔深度放置一合适的橡胶管予以引流，将橡胶管尾端缝合固定在肛周皮肤切口的边缘，以防脱落。④若脓肿范围较大，可做多个放射状切口，每相邻切口之间贯穿虚挂橡皮筋予以旷置引流。术毕用3%的过氧化氢溶液及0.9%的生理盐水经橡胶引流管反复冲洗脓腔，切口内填塞凡士林油纱，无菌敷料包扎固定。

4.术后处理

①术后给予抗感染、止血、补液等对症治疗。②术后第2天开始专科换药：先用过氧化氢溶液及生理盐水反复冲洗创腔，待创腔内的坏死组织及脓性分泌物冲洗干净后，早期使用拔毒膏（院内制剂）纱条填塞切口促进创面坏死组织脱落，中期使用九华膏（院内制剂）纱条以活血化瘀、祛腐生肌，后期使用生肌玉红膏（院内制剂）纱条以生肌收敛，促进切口愈合。③术后第2天开始给予中药口服，早期主要以热毒为主，治疗上采用清托法，方用仙方活命饮加减：金银花30g，蒲公英30g，连翘20g，马齿苋30g，败酱草15g，当归15g，赤芍12g，陈皮12g，乳香12g，没药12g，白芷12g，浙贝母12g，生黄芪20g，醋山甲（先煎）10g，皂角刺6g，甘草10g。方中金银花、蒲公英、连翘清热解毒疗疮，共为君药。以马齿苋清热解毒，散结消肿；败酱草清热解毒，祛瘀排脓；当归、赤芍、陈皮、乳香、没药行气活血通络，散结消肿止痛，均为臣药。以白芷通滞散结，透邪外出；浙贝母清热散结；生黄芪托毒排脓；醋山甲、皂角刺通行经络，透脓溃坚，使脓成即溃，共为佐药。甘草调和诸药。诸药配伍，共奏清热解毒、消肿散结、溃疮透脓、活血止痛之功。中后期患者多出现正虚毒恋之象，故治疗宜用补托法，方用托里消毒散合补中益气汤加减：黄芪40g，北沙参12g，炙甘草9g，白术60g，当归12g，升麻6g，柴胡12g，陈皮12g，枳壳15g，焦山楂15g，焦神曲15g，焦麦芽15g，黄芩12g，黄柏12g，皂角刺6g，白芷12g。方中重用黄芪，补中益气，排脓生肌，为君药。北沙参、炙甘草、白术益气健脾；当归养血和血，均为臣药。升麻、柴胡升提下陷之中气；陈皮、枳壳理气和胃，使诸药补而不滞；焦三仙健脾和胃，促气血生成，补血生

肌；黄芩、黄柏清热燥湿，泻火解毒；白芷、皂角刺托毒排脓，共为佐药。诸药合用，共奏益气养血、托毒外出、敛疮生肌之功。④术后第2天开始给予肛周局部塌渍坐浴，应用自拟方消肿促愈汤：马齿苋30 g，侧柏叶15 g，苍术12 g，防风12 g，枳壳12 g，土茯苓20 g，黄柏20 g，蒲公英20 g。方中马齿苋、黄柏、土茯苓清热燥湿，泻火解毒；蒲公英清热解毒，消痈散结；侧柏叶清热解毒，凉血止血；苍术、防风祛风除湿，消肿止痛；枳壳行气止痛。诸药配伍，共奏清热燥湿、泻火解毒、消肿止痛、收敛生肌之效。早期患者因肛周局部有引流管及橡皮筋，疼痛且活动不便，可采用塌渍疗法：将药液倒在纱布块上（药量以纱布块完全浸透且不滴水为度，温度以不烫皮肤为度），患者取俯卧位，将纱布块敷于肛门创面，每次15~20分钟，每日早晚2次。后期引流管及橡皮筋全部拆掉后，改为坐浴法：将药物倒入专用熏洗盆中，加开水至2000~2500 mL，待药液温度降至37~40 ℃时开始坐浴，坐浴时应将肛门创面完全浸入药液中，每次10~15分钟，每日3次。中药局部塌渍及坐浴可以使药液直接作用于机体、药效直达病灶，提高了药物的利用度，同时借助热力和药力的作用，可以明显改善局部血液循环、促进创面愈合、缩短疗程。

【典型医案】

一、补益脾肾法治疗慢性功能性便秘

王某某，男，46岁。

初诊：2019年2月10日。

主诉：排便困难2年。

病史：患者2年前无明显诱因出现排便困难，1~2天1次，排出不畅，先干后稀，伴有排不尽感，大便较干燥时伴有肛门疼痛不适，偶见出血，手纸染血，量少，色红，无黏液脓血。自行使用果导片等药物治疗，症状反复发作。平素纳差，腰膝酸软，口干，手足心热。舌质红，苔少，脉细数。

检查：电子结肠镜及排粪造影检查均无明显异常。结肠传输试验阳性。

中医诊断：便秘（脾肾两虚证）。

西医诊断：功能性便秘。

辨证：脾肾两虚，肠失濡润，大便秘结。

治则：健脾滋肾，培本通便。

处方：六味地黄汤加减。方药：熟地黄 30 g，生地黄 20 g，麦冬 20 g，山药 15 g，山萸 15 g，焦山楂 15 g，焦麦芽 15 g，焦神曲 15 g，当归 12 g，酒女贞子 12 g，墨旱莲 12 g，盐知母 12 g，柏子仁 12 g，麻子仁 12 g，炙甘草 6 g。7 剂，每日 1 剂，水煎分 2 次早晚温服。

二诊：2019 年 2 月 17 日。诉大便 1～2 天 1 次，大便质软成形，排出较前顺畅，纳差较前明显好转，口干，手足心热减轻。无便血，舌淡红，苔白，脉细。原方去盐知母，加酒川牛膝 12 g，给药 10 剂。

三诊：2019 年 2 月 27 日。患者大便每天 1 次，质软成形，无其他明显不适，继服二诊时方药 7 剂，2～3 天 1 剂，逐渐停药治疗。随访半年，大便无异常。

按语：《素问·玉机真藏论》："脾……不极则令人九窍不通。"患者便秘日久不思饮食，脾胃虚弱，气血生化乏源，致气虚推动无力，大便不行。故见大便困难，纳差。《景岳全书·秘结》云："凡下焦阳虚，则阳气不行……此阳虚阴结也。下焦阴虚能致精血枯燥……此阴虚阳结也。"由此可以看出大肠的正常传导功能，还有赖于肾阳的温煦和肾阴的滋润。《杂病源流犀烛·大便秘结源流》："大便秘结者，肾病也。经曰：北方黑水，入通于肾，开窍于二阴。盖以肾主五液，津液盛则大便调和。"肾为先天之本，其精气有赖于水谷精微的培育和充养，脾胃虚弱日久，精微不化，肾失滋养，肾阴不足，虚热内生，可见腰膝酸软、苔少、脉细数。故予以六味地黄汤佐以生地黄、当归、酒女贞子、墨旱莲以滋肾养阴。柏子仁、麻子仁润肠通便。糟粕排出不畅，积聚可生内热，故予盐知母以清热通腑。二诊时患者内热已除，故去盐知母，加酒川牛膝善于下行且补肝肾，以助滋肾养阴之功。

二、补益脾胃治疗脾胃虚弱型溃疡性结肠炎

王某，女，47 岁。

初诊：2019 年 5 月 14 日。

主诉：大便次数增多伴稀便 5 个月余。

病史：5 个月前因饮食不节，并食冷饮后出现大便不成形，便次增多，每日 5～6 次，量少，时感肛门坠胀，食后即便，于当地诊所诊治，给予口服左氧氟沙星胶囊及蒙脱石散，症状稍好转。近日为求进一步诊治，前来就诊。几日前于本院行电子结肠镜检查，回报示溃疡性结肠炎。刻下症：患者大便

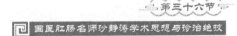

不成形，次数增多，每日5～6次，脘腹胀闷不舒，便中偶可见黏液及血丝，食纳一般，眠可，舌淡红，苔白，舌边可见齿痕，脉细弱。

中医诊断：泄泻（脾胃虚弱证）。

西医诊断：溃疡性结肠炎。

方药：太子参12g，炙黄芪12g，白术30g，茯苓12g，薏苡仁20g，砂仁（后下）6g，炒山药15g，厚朴12g，莱菔子6g，槐角炭12g，焦麦芽12g，马齿苋15g，败酱草15g，白头翁15g，炙甘草12g。上方7剂，水煎服，每日1剂，早晚分服。嘱其清淡饮食，忌食辛辣刺激食物、海鲜生食及油腻之品，保持心情愉悦。

二诊：2019年5月21日。大便次数减少，每日3～4次，质稀，便中黏液量减少，偶感左腹部胀痛，纳可，眠可，舌质淡，苔白，脉细弱。患者服药后，诸症减轻，效不更方，于上药中加用诃子肉6g，以涩肠止泻，加用陈皮、枳壳各12g，以达理气止痛之功。共14剂，煎服方法同前，2周后复诊。

三诊：2019年6月4日。患者大便次数每日2～3次，成形，无黏液及脓血，饱食或饮食生冷后，腹部胀闷不舒，食纳可，舌淡，苔薄白，齿痕较前减轻，脉细。经上述治疗后，患者诸症已明显好转，加用焦山楂、焦神曲各15g以助运消积，与原方中莱菔子、陈皮及枳壳共奏理气止痛、消食化积之功。共14剂，煎服方法同前。嘱患者清淡饮食，忌食辛辣刺激之品，劳逸结合，情志舒畅。随访半年，未诉大便性状及次数异常，症状基本消失。

按语：患者初诊时，大便不成形，次数增多，每日5～6次，脘腹胀闷不舒，便中偶可见黏液及血丝，其舌边有齿痕，多考虑为脾胃虚弱，致运化失司，水气停聚而致泄泻，故采用健脾助运，渗湿止泻之法。方以经典的四君子汤为基础加减，加焦三仙以消食助运，陈皮、枳壳、莱菔子三味以理气宽中止痛。马齿苋、败酱草、白头翁共用起清热解毒、凉血止痢的功效。大便次数增多且质稀，则需涩肠止泻，故加用诃子肉。同时应告知患者注意饮食，保持心情愉悦。

三、益气健脾、清热利湿法治疗肛窦炎

王某，男，28岁。

初诊：2018年7月28日。

主诉：肛内烧灼、下坠不适1周。

病史：1周前因食辛辣刺激食物后出现肛内烧灼、下坠不适感，无便血

及肛门疼痛，自用马应龙痔疮膏后上述症状未见明显缓解，平素喜食辛辣刺激食物，大便解出通畅，成形，1～2日行1次，无黏液脓血便，小便正常；舌红苔黄，脉弦细。

专科检查（截石位）：视诊示未见明显异常。指检示肛门括约肌紧张度可，6点位肛窦压痛阳性，指套退出未见血染及黏液。

中医诊断：脏毒（脾虚湿盛证）。

西医诊断：肛窦炎。

治法：清热祛湿，健脾益气。

1. 内服方：炙黄芪15 g，太子参15 g，当归12 g，醋北柴胡12 g，陈皮12 g，升麻6 g，生白术20 g，焦山楂15 g，焦麦芽15 g，焦神曲15 g，酒黄芩12 g，炙甘草6 g，延胡索12 g，厚朴20 g，野菊花12 g，蒲公英10 g。7剂，日1剂，水煎至400 mL，早晚分服。

2. 痔炎冲洗散，外用熏洗，每日2次。

3. 禁食辛辣刺激食物。

二诊：2018年8月4日。诉肛内烧灼感及下坠感已经完全消失，守原方不变给予7剂巩固治疗。

按语：此患者为典型的肛窦炎急性发作期。过食辛辣刺激食物损伤脾胃，致湿热下注肛门所致，给予清热祛湿、健脾之药，组方以补中益气汤为基础，加以大量清热利湿之药，方中炙黄芩以清中、下焦之湿热；野菊花、蒲公英取其清热消肿之效；健脾补气配清热利湿之药合用，使得苦寒清热之品不能损伤脾胃之气，选用健脾补气药增补正气以祛邪外出，但若一味补脾气，则易使湿浊难除，且甘味药物多具有滋腻之性，过用则有碍湿浊之邪运化传输。

【经方验方】

一、益气健脾通便方

［处方］炙黄芪30 g，太子参12 g，生白术60 g，炙甘草6 g，当归身12 g，陈皮12 g，升麻6 g，醋北柴胡12 g，焦山楂15 g，焦麦芽15 g，焦神曲15 g，瓜蒌仁15 g，炒柏子仁12 g。

［功能］益气健脾通便。

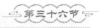
［主治］功能性便秘。

［用法］每日1剂，水煎，早晚饭后半小时温服。

［方解］方中炙黄芪甘温，入脾、肺经，轻清气锐，重用以峻补脾肺之气，为君药。太子参、炙甘草、生白术甘温补中，助君药补气健脾而为臣药。白术生用且量大，取其补气通便之功。"气为血之帅"，气虚日久损及营血，配伍当归身以调和营血、养血润肠通便；气虚易滞，配陈皮使补而不滞，调理气机，使中焦气机升降得复；少用升麻、醋北柴胡以升脾胃清阳之气，李杲在《内外伤辨惑论》中言"胃中清气在下，必加升麻、柴胡以引之"，焦山楂、焦麦芽、焦神曲以消食和胃；瓜蒌仁、炒柏子仁以润肠通便，以上诸药共为佐药。炙甘草调和诸药。诸药相合，共奏益气健脾通便之效。

［加减］在临床运用过程中，沙教授以此为基础方，随兼症而加减。兼腹胀痞满者，加枳实、厚朴、姜半夏，以消痞除满；兼湿热者，加酒黄芩以清热燥湿；肝肾不足者，加酒川牛膝、黑芝麻，以滋补肝肾。

［应用情况］沙教授从医30余载的临床生涯中，累计应用人次约2万人次，疗效显著。

二、涩肠止泻方

［处方］炙黄芪15g，太子参15g，炒白术15g，当归尾12g，陈皮12g，升麻12g，醋北柴胡15g，焦三仙12g，白头翁15g，败酱草15g，酒黄芩10g，砂仁6g，生薏苡仁30g，怀山药15g，姜半夏10g，川牛膝10g，木香6g，枳壳12g，马齿苋15g，炙甘草6g。

［功能］益气健脾，涩肠止泻。

［主治］溃疡性结肠炎（脾胃虚弱型）。

［用法］每日1剂，水煎，早晚饭后半小时温服。

［方解］方中炙黄芪、太子参、炙甘草补中益气健脾；炒白术长于健脾燥湿，如《医学启源》中记载"白术除湿益燥……和中益气"，溃疡性结肠炎多以湿热为患，故选用炒白术湿热同除；醋北柴胡、升麻取升阳举陷之义；酒黄芩、砂仁、生薏苡仁、怀山药清热燥湿，健脾止泻，使稽留肠道的湿热邪气从下而出，喻"利小便以实大便"之义；木香、枳壳、当归尾、陈皮取行气活血之意，"行血则便脓自愈，调气则后重自除"；白头翁、败酱草、马齿苋清热解毒，燥湿化滞，凉血止痢；焦三仙健脾消食化积，使补而不滞。

［加减］下痢黏液脓血便较重者，可酌加地榆炭、槐角炭、白及等清热

凉血；迁延日久、脾肾亏虚、次数较多、便质稀薄、四肢清冷者，可加酒豆蔻、枸杞、黄精、白扁豆等温肠固涩止泻。

[应用情况]年应用人次达 300 余人次，经临床验证，该方治疗溃疡性结肠炎确有良效，吸引更多患者前来就诊。

三、升清降浊汤加减（内服）、清窦方（外用）

[处方]（内服方）炙黄芪 30 g，党参 20 g，生白术 20 g，炙甘草 6 g，当归 12 g，陈皮 12 g，升麻 6 g，醋北柴胡 12 g，焦山楂 15 g，焦麦芽 15 g，焦神曲 15 g，醋延胡索 12 g，黄芩 12 g，蒲公英 12 g。（外用方）马齿苋 15 g，北败酱草 15 g，盐黄柏 12 g，酒黄芩 12 g，牡丹皮 12 g，蒲公英 15 g，野菊花 12 g，炒桃仁 12 g，红花 10 g，醋延胡索 12 g，白芷 12 g。

[功能]升清祛湿解毒。

[主治]肛窦炎。

[用法]每日 1 剂，水煎，早晚饭后半小时温服（内服）；上述外用方煎至 200 mL，患者取左侧卧位，将煎好的 100 mL 汤药温度控制在 37 ℃左右，用一次性输液器缓慢滴入直肠，使药物在直肠内保留 30 分钟左右，每天早晚各 1 次（外用）。

[方解]全方秉持升清降浊之法，方中使用炙黄芪、党参、醋北柴胡、升麻、生白术以健脾升清，陈皮、焦三仙健运醒脾，增强脾胃之功。黄芩、蒲公英等药物清热利湿解毒，起到降浊的作用。

[加减]偏湿热者，加酒黄芩、野菊花、蒲公英；偏脾虚者及大便干结者，生白术加量至 60 g；大便溏稀者，加茯苓、山药、姜半夏；偏肝郁者，加瓜蒌、木香、香附；偏气滞血瘀者，加木香、桃仁、红花。

[应用情况]累计应用人次达 2000 余人次，疗效显著。经临床观察，该综合治疗方式对缓解患者肛门疼痛、下坠、潮湿等不适有良效。

第三十七节 国医肛肠名师徐月学术思想与诊治绝技

【个人简介】

徐月，女，1968年7月18日出生，汉族，重庆人，中共党员，主任中医师，教授，硕士研究生导师，博士后合作导师。第七批全国老中医药专家学术经验继承工作指导老师，重庆市名中医，现为重庆市中医院肛肠科主任、大外科兼肛肠科教研室主任，辽宁中医药大学客座教授，巴渝肛肠流派第四代核心传承人。

荣誉称号：西部卫生人才培训项目优秀指导老师（2007年），中组部、科技部、教育部、中科院"西部之光"访问学者（2010年），重庆市名中医（2017年），中国西部肛肠名师（2019年），中国中医药研究促进会百强科技人才（2019年），重庆最美巾帼奋斗者（2021年）。

科研成果：徐月教授取得较多的科研成果和奖励。①消痔口服液的开发研究，获重庆市中医管理局医学科技成果二等奖（1996年）；②消痔口服液的开发研究，获重庆市人民政府科技进步三等奖（1997年）；③四面二次注射加直肠黏膜间断纵行缝扎术治疗直肠内脱垂的研究和推广应用，获中国中医药研究促进会科技进步三等奖（2020年）；④四面二次注射加直肠黏膜间断纵行缝扎术治疗直肠内脱垂的研究和推广应用，获重庆市医学会医学科技二等奖（2020年）。

徐月教授作为重庆市中医重点专科协作组肛肠牵头人，制定总结出痔、肛瘘及肛裂的市级单病种诊疗方案，被重庆地区各联盟单位广泛采用。在中国西南片区率先开展血管造影及介入治疗出血性肛肠病，以及多学科联合诊治盆底疾病等能体现专业发展趋势的高新技术。牵头建立了中西医结合盆底中心，系统开展此类疾病的诊治与管理。系统梳理、收治和总结肛肠科各类复杂性感染疾病如坏死性筋膜炎、肛周坏疽、坏疽性脓皮病、藏毛性疾病的中西医结合诊治，效果、口碑和社会效益良好。发表学术论文 30 余篇，主编 5 部，参编"十三五"国家级规划教材中国中医药出版社《中西医结合外科学》，为临证诊疗提供了系统的理论和实践技术，在全国范围内得到公认与应用。

社会兼职：重庆医师协会肛肠医师分会会长、重庆中医药学会肛肠专业委员会主任委员、重庆市肛肠专科联盟主任委员、重庆市中医药行业协会肛肠专业委员会主任委员、中国民间中医医药研究开发协会肛肠分会重庆分会主任委员、世界中医药联合会虚实挂线专业委员会副会长、中国中医药研究促进会肛肠分会副会长、中国西南西北肛肠协会副会长、中国医师协会肛肠医师分会常务委员、中华中医药学会肛肠分会常务委员、中国女医师协会肛肠分会常务委员、重庆市中医药行业协会名中医分会常务委员、全国高等教育委员会肛肠分会常务委员、中国便秘联谊会常务理事、中国医师协会结直肠肿瘤专业委员会委员；重庆市高级职称评审委员会评审专家；《保健医学研究与实践》杂志主编，《中国中医急症》（科技核心）杂志编委，《中医临床研究》杂志编委。

【学术思想】

徐月教授深耕肛肠临床、教学、科研 30 余年，牵头系统整理了巴渝肛肠流派的传承脉络，总结了巴渝肛肠名家的技艺。临证时提倡辨证施治，强调内外同治、局部辨证与整体辨证相结合，同时强调重视脾胃、肺与大肠同治，形成了独特的学术思想体系。

一、内外兼修，巴渝传承

巴渝肛肠流派在诸多中医外科学肛肠病学学术流派中，以传承脉络清晰、流传影响深远、中医优势突出为特点，从建立以来，享誉巴渝 70 余年。全国肛肠泰斗李雨农、张荣辉、周济民、蒋厚甫、陈之寒等教授是巴渝肛肠流派的创始团队，第二代传承人以杨廷芳、左开仁、江一操等教授为代表，第三代传承人以张晓明、唐敬明、李永秀等教授为代表，徐月教授作为第四代核心传承人，先后师从李雨农、杨廷芳、张晓明等巴渝肛肠名家，系统梳理、总结巴渝流派治疗肛肠疾病的经验，无论是中医外治法的挖掘，还是手术术式的改进，近年来都有了质的飞跃。

徐月教授重视巴渝肛肠流派学术经验的传承，提出肛肠疾病治疗注重内外结合，兼修并用。"内"为辨证论治，注意情志调摄及体质调和；"外"为手术、外治、换药、针灸等方面。对于需手术治疗的肛肠病，以"凉血行瘀、行气促愈"为经验概括；不需手术治疗的肛肠病，以"情病同诊，食药双重"为经验概括。其中又以溃疡性结肠炎治以"活血解毒，祛瘀生新"，脾虚久泻脱垂治以"补中益气，升阳举陷"等临床诊疗案例最为典型。擅于运用"温病祛邪""丹溪滋阴""东垣固脾"等相关的治法与方剂，取得了良好的临床疗效。徐月教授注重传承，尤其是巴渝肛肠流派特色传统中医外治方药的归纳、验证、总结与推广，如中医挂线疗法治疗高位复杂性肛瘘、四面二次注射疗法治疗直肠黏膜脱垂等。

中医肛肠与现代医学"结直肠外科"的区别主要体现在其"从外而治"的实现路径和术后处理，以及"内外结合"的思路上。徐月教授认为，中医学的特点在于其整体观念和辨证施治；中医肛肠病虽表现于外，但其病因、证型却要仔细辨别，施以方药。同时，肛肠疾病多手术，手术类似"金石所伤"，术后的创面是一种损害超出人体正气抵御能力的临时状态。创面愈合、功能恢复才是治疗目的和终结，手术后对于创面的处理能体现肛肠专科的思路和特点。她认为"疡医必重创面，应以保持清洁环境、预防持续感染和促进创面愈合为首要目标"，特别是较为深、大的创面，上述治法就更加重要。

二、中西并重，一体两翼

徐月教授在临床中总结出肛肠疾病多由"湿热蕴结，燥热内生，气血不畅，局部毒邪，瘀滞为病"的病机演变而来，辨证用药不可多用苦寒燥热之品，应有"清热利湿、祛邪透郁、理气通络、散瘀止痛"的思路，重视中西结合诊治，尤其注重中医外治法、传统膏丹散剂及非药物疗法的应用与传承，并配合现代生物反馈治疗盆底功能障碍性疾病，熟练掌握并运用消化内镜，特别是电子结肠镜判别诊疗炎症性肠病，对结直肠息肉、结直肠腺瘤、肠镜下止血等肠镜下手术治疗有着较深的见解。擅疗疑难、危急重症、盆底障碍性疾病。坚持抓好中医辨证论治为主体，充分结合盆底功能及手术治疗为两翼，协同发展，进行综合全面的个性化立体治疗。

三、刀笔交融，阴阳同治

从医30载，扎根临床，从容执笔，遣方用药固本；精巧挥刀，解痔瘘痈脓之疾，把"刀尖子"和"笔杆子"交融结合。既要运用好手术刀削腐祛脓，治疗外在痔瘘裂痈，把握手术视野下的微小变化；又要握好笔杆子临证遣方，治疗内在病因病机，调和整个机体的宏观变化。刀笔交融、点面结合、标本兼治、从容和缓、痔病可除。

徐月教授认为早期病发于阳，病邪迅速入里传至营血，而后期阴虚邪恋，故而为阴阳俱病。因此，治疗时应阴阳同治。治阳，可助生肌，宜凉血活血解毒。故未见亡阳或戴阳者，头汗出而下肢湿冷者，可以丹皮、水牛角、赤芍、当归等散血热；如皮肤斑疹，则应速用。治阴者可助止痛，宁血养脉，以生地黄、天花粉为佳，清热养阴生津。生地黄性寒，滋阴凉血、解热生津，天花粉既养阴生津又可消肿排脓。

张秉成《成方便读》评阳和汤时说："夫痈疽流注之属于阴寒者，人皆知用温散之法，然痰凝血滞之证，若正气充足者，自可运行无阻，所谓邪之所凑，其气必虚，故其所虚之处，即受邪之处。疡因于血分者，仍必从血而求之。"对于外科急症发热时，如过用寒凉，可能反伤正气而使治疗更加困难。徐月教授在治疗危重热症如出现脓毒症的感染患者时，认为"既往观点均从气血两燔论治，殊不知外科病证，其走黄、内陷的机制与内科杂病颇有不同。因外科病有创面伤口，故外邪易从肌表直中脏腑，使阳外越，故其热为其脏有正虚而邪实"。治疗时，除热的重点是导热回其命门，同时温脏腑而除邪气。用药多清灵，并补命门之火。

四、重视脾胃，清补兼施

徐月教授在临床治疗上尤其注重顾护脾胃。原因有三：一者，肛肠病之病位在肛周会阴经筋、皮部，与肝、大肠、脾密切相关。本病除本身耗伤人体正气外，患者往往素体脾虚，使脾得双重打击。患者纳差、食之无味，或泄泻，或便秘，乃脾胃之气不能运化水谷之故也。脾胃中焦乃人体生化之源，顾护脾胃可使生化得源，提振正气。二者，肛肠病发病初期多因湿热之毒瘀阻，需治以清热解毒利湿而用大量苦寒之品，苦寒之品易败坏人体脾胃之气；益脾可增加苦寒清热药物的功效。三者，脾主肌肉，《外科证治全生集》载"痛止则恶气自化，脾健则肌肉自生"，肛肠术后伤口愈合期，肌肉横解，故应补脾而生肌。故病至后期静养时常用中宫和气补脾之白术，配伍山药、陈皮、木香、厚朴、枳壳、薏苡仁等健脾除湿之品。

陈实功在《外科正宗》里详细载录了"消、托、补"的外科病内治三原则，执简驭繁。徐月教授认为其重点有二：一是因势利导，顺应病情；二是扶助正气，不可一味祛邪。在巴渝肛肠流派的常用方剂中，以苦寒为主的方药使用频率并不高。其原因有在于：首先，巴渝地区水系纵横，空气湿度大，本地居民易犯湿浊，舌苔多厚腻。湿邪黏滞伤阳，又碍脾土，如大量使用苦寒除湿药物则导致脾阳更伤，病情缠绵难愈。其次，疾病的演变往往是正邪交争的结果，较为急重的病证往往提示着患者是因"正虚"无法抵御邪气而致。因此，"扶阳"的思路首先兴盛于巴蜀有其合理性。最后，按照"消托补"的外科内治圭臬，术后患者因损失气血，多虚实夹杂，也不可过于挞伐。因此，在术后内治中，除必要清利余邪，更应参照外科"全生派"制阳和汤等名方的制方特点，巧用温、补，才能取得较为满意的疗效。因此，在疑难及危重的肛肠患者处内治时，巴渝流派的特点是清补同施，重视祛湿。但除湿之法较少一味采用黄连、黄柏等苦寒利湿之品，而是多种除湿方法的综合应用。如以苍术、砂仁为代表的燥湿，以薏苡仁、茯苓为代表的渗湿，以陈皮、半夏为代表的化湿，以及以肉桂、附片为代表的温化湿浊。除湿之时，兼以厚朴、大腹皮、枳壳及炒白术等理中行气，加强枢机运化能力。除湿重要是因为湿性黏腻，阻遏正气；湿若不除则分肉气血不通，既不能除旧也不利生新。

五、病证结合，局部辨证

中医外科不同于内科杂病，局部辨证如辨创面、辨痒痛、辨脓等是其特点。巴渝肛肠流派因传承全面，因此适用于多种情况的制剂和成方十分丰富。同时，多种内科杂病如泄泻、克罗恩病等表现于肛周，要求肛肠科医生需要对患者的基础疾病加以辨认和进行相应治疗，因此病证结合更是适应临床需要。巴渝肛肠流派在传承发展中不拘古训，逐渐形成了其病证结合、局部辨证的特色。一般情况下，中医外科学认为肛肠疾病在急性发作期及手术后局部病机主要以湿热型为主。湿邪重着，先伤于下，可致肛门局部渗液、潮湿；内生湿邪下迫肛肠，郁久化热，湿热久蕴，肛肠部位气血纵横，经络交错，可冲突为痔或发为肛痈 等肛肠病。热盛则迫血妄行，热伤肠络，血不循经，下溢而便血；"诸痛疮疡，皆属于火"；热盛则肿，故可见肛门局部红肿热痛。在湿与热相互作用的过程中，彼此间可以相互转化，时常相兼为病。因此诸多医家较为强调以清热利湿类药物如黄柏、苦参等煎汤外洗以缓解肛肠术后开放性创面疼痛、红肿和渗出等不适。徐月教授认为肛肠术后创面局部的病因是"血脉受损，气虚血瘀"，继而产生"局部毒滞，郁而化热"的病机，从而出现局部红肿、疼痛等。因此，局部辨证用药不可使用过于苦寒之品，应有越鞠丸"发郁"的思路，组方应注意清热利湿、行气消瘀。因此，其验方"青枝方"取"青枝嫩芽，萌发生机"的寓意，以青蒿和石膏为君药，虚热、湿热并清，对创面的刺激小，患者疼痛轻。

局部辨证和外治法在中医外科疾病中应用甚为广泛。徐月教授在治疗肛肠病过程中，结合其发病特点，常通过辨色、辨湿、辨肿对术后伤口进行局部辨证。一者辨色，若手术切口新鲜而发红，示毒热仍在，内治宜清热解毒，外治宜九华膏外敷；若切口陈旧而发白，乃气血亏虚，内治宜补气活血而生肌，外治宜阳和解凝膏外敷；若切口瘀青而紫暗，示气血瘀滞，内治宜活血化瘀，外治宜活血膏外敷。二者辨湿，若切口黄水淋漓，分泌物多，或时感瘙痒，乃水湿浸淫，内治宜重健脾祛湿，外治宜炉甘石洗剂外洗。三者辨肿，若切口漫肿，周围皮肤紧绷，按之皮温高，乃排脓未尽之象，内治宜重清热解毒，外治宜尽早切开排脓。除膏剂外敷、洗剂外洗，徐月教授临床常选用塌渍、熏洗、坐浴、激光等治疗，常用外治方剂如银花甘草解毒汤、苦参汤等。

【专长绝技】

四面二次注射加直肠黏膜间断纵行缝扎术治疗直肠黏膜内脱垂。

1. 适应证

直肠黏膜内脱垂患者，体弱、年迈或有其他并发症者均可采用。

2. 禁忌证

黏膜脱垂伴有急性感染、溃烂或坏死时，不应采用注射疗法。疑有高烧、高血压、严重皮肤病及妊娠期妇女不宜施行。

3. 术前准备

①准备好 10 mL 注射器或 20 mL 注射器。针头用 9 号穿射针或特制穿射针。此针由扁桃体注射针改制而成，将针的尖端磨短，保留约 0.5 cm 长即成。此针的后部较粗，可免刺入过深，对初学者特别适用。②硬化剂选用

根据《本草纲目》关于硇砂有"破结血止痛，去恶肉生好肌，下恶疮息肉之功"，"蚀恶肉、生肌长肉、止血，治白癜瘢疵痔瘘瘿疣子"等作用，又《本草述钩元》关于硇砂有"大热有毒，但丹石灰来作煅亦使用开无毒"等记载，配制成新六号枯痔液。亦可以用消痔灵注射液。③注射前排空大、小便。

4. 麻醉方式及体位

骶管麻醉或腰硬联合麻醉。侧卧位及截石位均可。

5. 手术步骤

麻醉起效后，侧卧位松弛肛门，于齿线上 1 cm 处，于截石位 3 点、9 点、12 点位纵行以可吸收线对松弛黏膜进行连续柱状缝扎 2 ~ 3 cm。

缝扎上方和 6 点位齿线上 1 cm 处进行第 1 次注射，药液为将消痔灵注射液与生理盐水行 1：1 配比稀释的液体，深度位于直肠黏膜下层。要点为边进针边注射，至肠壁上 4 条柱状注射区可见。每侧注射药物量为 5 ~ 10 mL。首次注射后流食控便 3 日、预防性抗感染及营养支持治疗。

第 2 次注射于 1 周后进行，先重复第 1 次注射步骤，再在肛门后正中距肛缘 2 cm 处进针，在左手示指的引导下将药液注射于直肠后间隙，量约 10 mL。两次手术后均流食控便 3 日、预防性抗感染及营养支持治疗。

6. 术中注意要点

（1）第 1 次黏膜下注射，应注射到脱垂黏膜的最高处，然后逐次下移到齿线以上。

（2）直肠周围注射前，注射者的示指应插入直肠做引导，保证针头不刺入直肠，防止感染。

7. 术后处理

（1）注射后须卧床休息 2 ~ 3 日。

（2）每晚服液状石蜡 20 mL，保持大便通畅。

（3）流食 2 日，少渣软食 3 日，以后改为普食。

（4）必要时补充液体及应用抗生素 3 ~ 4 日。

【典型医案】

一、外科阴阳辨证法治疗肛门坠胀

刘某，男，60 岁，重庆市南岸区人。

初诊：2017 年 12 月 29 日。

主诉：反复肛门坠胀半年。

病史：半年前患者无明显诱因出现肛门坠胀，尤其以站立行走加重，伴肛门刺痛，无溢脓、溢液，大便排解正常，每日 1 次，无黏液及脓血便，小便稍黄，纳眠可。既往史无特殊。

查体：生命体征平稳，心肺无异常表现，腹软，无压痛、反跳痛及肌紧张。视诊示肛缘未见红肿包块；触诊示肛周无明显触痛；指诊示直肠下段未扪及异常包块，肛管齿线 3 点位可扪及压痛点，指套退出未见血染及脓血。肛门镜检查见直肠下段 3 点位肛隐窝发红、凹陷深大，未见其他异常。舌质红，苔黄腻，脉滑。

西医诊断：肛窦炎。

中医辨证：肠道湿热证。

治法：清热解毒燥湿

处方：仙方活命饮加减。金银花 30 g，连翘 15 g，败酱草 20 g，赤芍 15 g，牡丹皮 15 g，生甘草 6 g，蒲公英 30 g，黄柏 15 g，生地黄 15 g，延胡索 30 g，生薏苡仁 30 g，广藿香 15 g，大血藤 30 g。每日 1 剂，分 3 次温服。

二诊：2018 年 1 月 5 日。上方服 7 剂，感肛门坠胀、疼痛均有所缓解，大小便正常，纳眠可。舌红，苔薄黄腻，脉滑。中医辨证为肠道湿热证，以仙方活命饮加减以清热解毒燥湿。处方同前。

三诊：2018 年 1 月 12 日。上方服 7 剂，感肛门坠胀明显缓解，仅感坐位时肛门坠胀，偶有肛门刺痛，大便正常，无黏液脓血便。小便正常，纳眠可。舌红，苔腻微黄，脉滑。中医辨证为肠道湿热证，以仙方活命饮加减以清热燥湿解毒。金银花 30 g，连翘 15 g，赤芍 15 g，生甘草 6 g，败酱草 20 g，牡丹皮 30 g，蒲公英 30 g，黄柏 15 g，生地黄 15 g，延胡索 30 g，生薏苡仁 30 g，大血藤 30 g，玉竹 30 g，豆蔻 12 g，土鳖虫 15 g。

四诊：2018 年 1 月 19 日。上方服 7 剂，肛门坠胀及刺痛已不明显。余无特殊不适。查体示生命体征平稳，心肺及腹部无异常表现。指诊示直肠下段未扪及异常包块，肛管齿线 3 点位未扪及压痛点，指套退出未见血染及脓血。肛门镜检查见直肠下段 3 点位肛隐窝无发红等异常。舌质红，苔薄黄，脉濡。诊断为无异常。未处方。通过上述治疗，患者症状消失。

按语：肛窦炎是又称肛隐窝炎，是指肛门齿线部的肛隐窝炎症性病变。肛窦炎常引起肛周脓肿等肛门感染性疾病。临床表现为肛门疼痛，定位较准

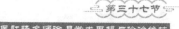

确。中医方面认为肛窦炎以大肠湿热为主，表现为肛门坠胀潮湿、偶有刺痛、舌质红、苔黄腻、脉滑等。主治以清热燥湿解毒。该案例中西诊断均符合。故以仙方活命饮加减治疗以清热解毒潮湿。该方为"疮疡之圣药，外科之首方"，适用于阳证的各种痈疡肿毒初起。《校注妇人良方》："治一切疮疡，未成者即散，已成者即溃，又止痛消毒之良剂也。"方中金银花味甘性寒，清热解毒疗疮，故重用为君。

二、疏肝解郁法治疗腹痛

刘某，男，51岁，重庆渝北区人。

主诉：反复左下腹隐痛3年。

病史：患者近3年来反复左下腹隐痛，大便正常，无黏液及脓血便，无口干口苦，小便可，纳可，眠差。2017年行肠镜未见明显异常。

查体：生命体征平稳。心肺无异常，腹软，无压痛、反跳痛及肌紧张。舌质红，苔薄黄，脉弦，舌下脉络迂曲。

西医诊断：便秘。

中医辨证：气机郁滞证。

治法：疏肝理气，缓急止痛。

处理：柴胡疏肝散加减。白芍25g，炙甘草10g，合欢花30g，炒枳壳15g，乌药20g，酸枣仁30g，首乌藤30g，生龙骨30g，佛手15g，醋香附15g，生牡蛎30g，醋延胡索30g，柴胡10g，土鳖虫15g，玫瑰花15g。每日1剂，分3次温服。

二诊：上方服5剂后，左下腹隐痛明显缓解。大小便可，纳可，睡眠较初诊有所缓解。舌质红，苔薄黄，脉弦。处方：白芍25g，炙甘草10g，合欢花30g，炒枳壳15g，乌药20g，酸枣仁30g，炒栀子15g，淡豆豉30g，佛手15g，醋香附15g，土鳖虫15g，醋延胡索30g，柴胡10g，玫瑰花15g，地骨皮30g，麻黄根20g。每日1剂，分3次温服。

三诊：上方服7剂后，左下腹隐痛进一步减轻，大便正常，睡眠稍差，但较前缓解，腋下汗多。舌质红，苔薄白，脉缓。处方：白芍25g，炙甘草10g，合欢花30g，炒枳壳15g，郁金15g，醋香附15g，首乌藤30g，醋延胡索30g，黄芪30g，五灵脂12g，生蒲黄10g，酸枣仁30g，党参30g，北柴胡10g。每日1剂，分3次温服。

按语：腹痛是指胃脘以下，耻骨毛际以上部位发生的疼痛。凡外邪侵袭、劳倦内伤、饮食积滞、痰瘀内停等均可导致气血运行不畅而发生腹痛。腹痛的治疗以"通"为大法，进行辨证论治：实则泻之，虚则补之，热者寒之，寒者热之，滞者通之，瘀者散之。系据腹痛痛则不通，通则不痛的病理、生理而制定的。肠腑以通为顺，以降为和，肠腑病变而通利，因势利导，使邪有出路，腑气得通，腹痛自止。但通常所说的治疗腹痛的通法，属广义的"通"，并非单指攻下通利，而是在辨明寒热虚实而辨证用药的基础上适当辅以理气、活血、通阳等疏导之法，标本兼治。如《景岳全书·心腹痛》曰："凡治心腹痛证，古云痛随利减，又曰通则不痛，此以闭结坚实者为言。若腹无坚满，痛无结聚，则此说不可用也。其有因虚而作痛者，则此说更如冰炭。"《医学真传·心腹痛》谓："夫通则不痛，理也。但通之之法，各有不同，调气以和血，调血以和气，通也；下逆者使之上行，中结者使之旁达，亦通也；虚者助之使通，寒者温之使通，无非通之之法也。若必以下泄为通，则妄矣。"本方中柴胡、炒枳壳、醋香附疏肝理气，白芍、炙甘草缓急止痛。气滞较重、胁肋胀痛者，加川楝子、郁金以助疏肝理气止痛之功；痛引少腹睾丸者，加橘核、川楝子以理气散结止痛；腹痛肠鸣、气滞腹泻者，可用痛泻要方以疏肝调脾、理气止痛；少腹绞痛、阴囊寒疝者，可用天台乌药散以暖肝温经、理气止痛、肠胃气滞，腹胀肠鸣较重、矢气即减者，可用四逆散合五磨饮子疏肝理气降气、调中止痛。

【经方验方】

一、银华甘草解毒汤

［处方］金银花20g，连翘20g，野菊花20g，白鲜皮15g，地肤子20g，白及15g，夏枯草30g，牡丹皮15g，紫花地丁20g，黄连10g，延胡索15g。

［功能］清热解毒，消肿止痛。

［主治］混合痔、肛瘘、肛周脓肿等肛肠疾病术后。

［用法］每次兑温水坐浴5～10分钟，每日2次。

［方解］本方取自顾世澄《疡医大全》之连翘解毒汤加减，谓其治"疮疡脓出、红肿溃烂"。方中君药连翘清热解毒、消肿散结、疏散风热，前人赞其为"疮家圣药"；金银花清热解毒、疏散风热。牡丹皮清热凉血、活血化

瘀（善于清解营血分实热），夏枯草清肝泻火、散结消肿，野菊花清热解毒、泻火平肝，为治外科疔痈之良药，共助君药之力为臣药。佐药白鲜皮清热燥湿、祛风解毒，地肤子清热利湿、祛风止痒，二者为治疗皮肤相关疾病之专药；紫花地丁清热解毒、凉血消肿（善治疗毒）；黄连清中焦湿热、泻火解毒；白及消肿生肌，为收敛止血之要药。诸药共奏清热解毒、消肿止痒之功。

〔应用情况〕本方药临床应用 20 多年，疗效可靠，无不良反应。

〔禁忌〕孕妇、女性生理期慎用。

二、苦参汤

〔处方〕苦参 40 g，石菖蒲 30 g，酒川芎 30 g，当归 30 g，白芷 30 g，地肤子 30 g，乌梢蛇 30 g，黄柏 30 g，蝉蜕 20 g，生地黄 30 g，白鲜皮 30 g，金银花 30 g。

〔功能〕清热利湿，祛风止痒。

〔主治〕肛门瘙痒症、外阴瘙痒症等瘙痒性疾病。

〔用法〕局部蒸汽浴治疗，每日 2 次，或局部外敷、塌渍。

〔方解〕取自高锦庭《疡科心得集》之苦参汤加减，谓其治"一切疥癞疯癣"。方中苦参苦寒清热燥湿、杀虫止痒，为治疗皮肤病之要药，是为君药。金银花清热解毒、疏散风热，黄柏善清下焦湿热、清热燥湿、泻火解毒，生地黄清热凉血、养阴生津，同为臣药。当归补血活血、润肠通便，酒川芎活血行气、祛风止痛，石菖蒲开窍豁痰、醒神益智、化湿开胃，蝉蜕疏散风热，乌梢蛇祛风通络止痉，白芷消肿排脓燥湿。诸药共奏清热利湿、祛风止痒之功。

〔应用情况〕本方药临床应用 20 多年，疗效可靠，无不良反应。

〔禁忌〕孕妇、女性生理期慎用。

三、青枝方

〔处方〕青蒿、栀子、煅石膏、白芷、醋延胡索、红花。

〔功能〕清热利湿，行气消瘀止痛。

〔主治〕混合痔、肛瘘、肛周脓肿等肛肠疾病术后。

〔用法〕兑温水坐浴，每日 2 次，或伤口局部外敷、塌渍。

〔方解〕青枝方的最大特点为不甚苦寒，特别适合胃气、胃阴不足者外用，以免过于寒凉阻碍局部气血，引起创面延迟愈合。方中青蒿、栀子同为君药，均味苦性寒，入血分；青蒿芳香而透散，长于清泄血分之郁热；栀子能入三焦经，可清三焦实火，有清热利湿、消肿止痛之功。石膏味甘、辛，性寒，煅用敛疮生肌、收湿、止血，本品外解肌肤之热为其特长，有"降火之神剂，泻热之圣药"之称；白芷味辛性温，具有祛风湿、活血排脓、生肌止痛等功效；石膏与白芷均为臣药，石膏与青蒿、栀子配伍，清热利湿之效增强；白芷助君药消肿止痛。延胡索，辛苦性温，主行气、活血、止痛，用于气血瘀滞诸痛证，醋延胡索制后可增强止痛作用；红花可祛瘀止痛、活血通经；二药共为佐助药，白芷与延胡索配伍为临床常用止痛药组。全方合用以奏清热利湿、行气消瘀止痛之效。

［应用情况］本方药临床应用20多年，疗效可靠，无不良反应。

［禁忌］孕妇、女性生理期慎用。

参考文献

[1] 蔡而玮，徐照秀，陈民藩．紫白膏促进肛瘘术后创面愈合临床研究 [J].实用中医药杂志，2005（3）：160.

[2] 蔡而玮，陈民藩．黄白胶囊治疗肛裂血热肠燥证 50 例的临床观察 [J].福建中医学院学报，2000（1）：8-10.

[3] 柏连松．痔瘘病的中医治疗思路与经验 [J].上海中医药大学学报，2008（5）：1-3.

[4] 高凌卉，高家治，柏连松．柏氏四联疗法治疗混合痔的临床疗效观察 [J].四川中医，2012，30（2）：95-97.

[5] 张卫刚，柏连松．健脾清利法结合中药保留灌肠治疗溃疡性结肠炎临床观察 [J].上海中医药杂志，2005（7）：27-28.

[6] 张卫刚，柏连松．中医外科双线切挂法治疗高位复杂性肛瘘 [J].上海中医药杂志，2006（8）：48-49.

[7] 张庆儒，任建国，霍山，等．开窗术在肛瘘手术中的应用 [J].山西医药杂志，1991（5）：283-284.

[8] 蒲永平，刘洁，唐太春，等．曹吉勋从肝论治女性便秘 [J].中国中医药信息杂志，2021，28（2）：110-112.

[9] 王栩芮，陈敏，杜勇军，等．基于数据挖掘浅析曹吉勋教授治疗肠炎临床经验 [J].时珍国医国药，2017，28（9）：2266-2268.

[10] 杨向东，张平，曹暂剑，等．腰俞穴麻醉法用于 PPH 手术的临床观察 [J].大肠肛门病外科杂志，2003，（增刊1）：38-39.

[11] 曹吉勋，周世成，赵自星，等．直肠脱垂选择性治疗的探讨 [J].成都医药，1980（2）：41-42.

[12] 陈敏，黄德铨，康健，等．中西医结合外治法治疗慢性肛门湿疹疗效观察与疗程分析 [J].新中医，2013，45（6）：74-75.

[13] 何永恒，谢力子，贺执茂，等．复方芩柏颗粒剂在痔瘘术后的临床应用 [J].中国中医药科技，1996，（6）：12-14.

[14] 李帅军，熊之焰，贺执茂，等．剪口结扎术治疗混合痔 120 例多中心临床观察 [J].中医药导报，2005（1）：9-10，27.

[15] 贺执茂．剪口结扎疗法治疗痔疮 1898 例报告 [J].辽宁中医杂志，1980（5）：22-24.

[16] 贺执茂.谈熏洗坐浴、冲洗换药在痔瘘治疗中的作用 [J]. 湖南中医学院学报，1984（1）：42-43.

[17] 李帅军，谢力子，何永恒.中医药促进痔瘘术后创面愈合的研究概况 [J]. 湖南中医杂志，2000（6）：59-60.

[18] 王真权，谢力子，王爱华.芩柏颗粒剂治疗溃疡性结肠炎大鼠的实验研究 [J]. 湖南中医药导报，2003（2）：52-54.

[19] 任东林.PPH 手术治疗痔病的适应证及应用注意事项 [J]. 大肠肛门病外科杂志，2003（增刊 1）：7-8.

[20] 任东林，罗湛滨，张思奋，等.吻合器痔上粘膜环切钉合、肛垫复位固定术与外切内扎术治疗Ⅲ° - Ⅳ° 痔的比较研究 [J]. 中华普通外科杂志，2002（12）：9-10.

[21] 任东林.小承气合剂促进结肠吻合术后胃肠动力恢复的研究 [D]. 广东：广州中医药大学，2007.

[22] 林宏城，任东林，谢尚奎，等.选择性痔上黏膜切除钉合术与痔上黏膜环切钉合术的对比研究 [J]. 广东医学，2011，32（11）：1457-1460.

[23] 任东林.肛肠疾病治疗中的关注点 [J]. 临床外科杂志，2018，26（4）：245-247.

[24] 陆金根，曹永清，姚一博.肛瘘拖线疗法临床实践指南（2019）[J]. 结直肠肛门外科，2020，26（1）：1-4.

[25] 陆金根，曹永清，何春梅，等.隧道式拖线术治疗单纯性肛瘘的临床研究 [J]. 中西医结合学报，2006（2）：140-146.

[26] 张强，陆金根，曹永清.肛周脓肿的手术治疗进展 [J]. 中西医结合学报，2009，7（12）：1104-1107.

[27] 朱煜璋，郭修田，陆金根.陆金根学术思想与临床经验撷英 [J]. 辽宁中医杂志，2021，48（1）：32-35.

[28] 贝绍生，徐蕾，黄乃健.小儿肛瘘与肠道微生态失调相关性研究 [J]. 中国中西医结合外科杂志，2006（2）：112-114.

[29] 金定国，金纯，陈奕，等.交叉排列结扎术治疗环状混合痔 [J]. 温州医学院学报，2000（2）：119-120.

[30] 王建民，李明，查德华，等.益气健脾通便方治疗慢传输型便秘疗效观察 [J]. 中医药临床杂志，2014，26（10）：1026-1027.

[31] 王建民，张润，唐冉，等.改良 Khubchandani 术结合益气健脾通便汤治疗重度直肠前突临床观察 [J]. 中医药临床杂志，2016，28（12）：1754-1756.

[32] 王建民，毛细云，卢灿省，等.白竭散对肛瘘术后创面瘢痕形成的影响 [J]. 中医药临床杂志，2008，20（6）：605-606.

[33] 王建民，卢灿省.内口移动瓣膜修补主管隧道切除治疗单纯性肛瘘 20 例 [J]. 安徽中医临床杂志，2003（5）：406-407.

[34] 王业皇，吴燕兰.复杂性肛瘘手术治疗的难点 [J]. 临床外科杂志，2018，26（4）：253-255.

[35] 王业皇，王可为.丁泽民切开挂线疗法治疗高位复杂性肛瘘临证经验探析 [J].江苏中医药，2015，47（2）：1-4.

[36] 王业皇.王业皇·止痛如神汤 [J].江苏中医药，2010，42（6）：8.

[37] 王业皇，方飞宇，章阳.高位复杂性肛瘘（脓肿）的诊治思路 [J].中国临床医生，2008（8）：16-18.

[38] 王业皇，余苏萍，方泰惠.益气润肠液治疗虚证便秘的实验与临床研究 [J].药学进展，1999（6）：361-366.

[39] 肖慧荣，谢昌营，邹华利，等.痔上动脉结扎合保护肛垫整形术治疗环状混合痔的临床研究 [J].实用中西医结合临床，2016，16（1）：29-30，43.

[40] 肖慧荣，郭文生，张全辉，等.主管切除术加支管切除缝合治疗低位复杂性肛瘘临床研究 [J].实用中西医结合临床，2014，14（1）：30-32.

[41] 谢昌营，林申奇，梁卫春，等.经肛括约肌间切开术合拖线引流术治疗肛周脓肿的临床研究 [J].实用中西医结合临床，2021，21（10）：31-32，79.

[42] 韩宝，曹科，冯丽鹏，等.消痔灵注射结合外剥内扎术治疗混合痔的临床观察 [J].世界中西医结合杂志，2013，8（2）：153-155.

[43] 韩宝，徐慧岩.经肛门治疗直肠脱垂的临床观察与体会 [J].世界中西医结合杂志，2011，6（5）：413-414.

[44] 曹科，韩宝，梅荣，等.四黄祛毒方坐浴治疗血栓外痔的临床观察 [J].北京中医药，2013，32（5）：326-327.

[45] 俞艳艳，李国栋，洪子夫，等.祛毒汤熏洗缓解肛瘘术后排便疼痛24例 [J].中医杂志，2008（10）：876.

[46] 赵宝明.正确掌握经典痔切除手术 [J].中国临床医生，2005（4）：6-10.

[47] 何玉瑶，赵宝明，胡文文，等.赵宝明教授辨治脑髓性便秘经验探析 [J].河北中医，2023，45（1）：13-15.

[48] 代红雨，张燕生，刘仍海，等.从肠痈论治炎症性肠病思想溯源 [J].辽宁中医药大学学报，2009，11（1）：41-42.

[49] 袁润，姜芸，雷沥，等.李华山调治便秘型肛肠病用药规律分析 [J].中医药导报，2023，29（9）：96-100，120.

[50] 张国霞，李宇飞，王晓锋，等.李华山教授治疗溃疡性结肠炎的临证经验 [J].中国医药导报，2021，18（20）：120-123.

[51] 李华山，崔国策.李华山教授注射治疗直肠脱垂经验 [J].中国中西医结合杂志，2017，37（12）：1429-1430.

[52] 李佳兴，孙秋月，崔春辉，等.贾小强防治转移性结直肠癌经验探析 [J].中医药临床杂志，2023，35（10）：1957-1960.

[53] 李佳兴，孙秋月，崔春辉，等.贾小强运用内调外导法治疗老年性便秘经验 [J].湖南中医杂志，2023，39（8）：54-57.

[54] 李佳兴，贾小强.贾小强教授从肾虚中陷论治老年性便秘经验 [J].光明中医，2023，38

（2）：238–241.

[55] 翟孟凡，贾小强．西贝助便操及其源流初探 [J].中华中医药杂志，2021，36（3）：1334–1336.

[56] 王芳．基于数据挖掘的贾小强教授治疗慢性功能性便秘用药规律研究 [D].北京：中国中医科学院，2023.

[57] 苏亮，蔡兴娟，赵卫兵，等．贾小强中药熏洗坐浴法治疗肛周湿疹经验 [J].北京中医药，2020，39（7）：704–706.

[58] 严美悦，刘仍海，刘薇，等．刘仍海教授基于"浊毒理论"以补脾柔肝、升清降浊法治疗慢性肛窦炎经验 [J].四川中医，2023，41（9）：8–12.

[59] 韩冰，李敏，刘仍海．刘仍海治疗慢性便秘经验 [J].中国肛肠病杂志，2018，38（5）：63–64.

[60] 江春蕾．刘仍海老师治疗便秘临证经验 [J].北京中医药大学学报（中医临床版），2009，16（6）：33.

[61] 孙蕾，张书信，荆涛，等．张书信教授从健脾解凝论治结肠息肉病经验 [J].世界中西医结合杂志，2023，18（6）：1119–1123.

[62] 赵进喜，贾海忠，张书信，等．通法治百病，魄门为五脏使；从脏腑论治，肛肠诸疾可安 [J].环球中医药，2022，15（12）：2408–2412.

[63] 李诗莹，张书信，屈映，等．张书信从脾肾论治慢传输型便秘 [J].中医学报，2021，36（5）：1018–1020.

[64] 魏义，张书信．张书信治疗溃疡性结肠炎经验总结 [J].湖南中医杂志，2015，31（4）：28–30.

[65] 刘子号，代秋颖，芦煜，等．张书信教授治疗慢性便秘用药特色探析 [J].中国中西医结合消化杂志，2021，29（5）：358–360.

[66] 曾进，姜小帆，李群涛，等．隧道法治疗高位肛瘘 60 例 [J].陕西中医，2014，35（9）：1141–1143.